中华介入超声学

（下　册）

主　编	陈敏华	梁　萍	王金锐	
副主编	严　昆	胡　兵	于晓玲	
	吕国荣	经　翔	贾立群	
	金震东			
主编助理	吴　薇	于　杰	杨　薇	
	武金玉	尹珊珊	戴　莹	

人民卫生出版社

图书在版编目（CIP）数据

中华介入超声学：全 2 册 / 陈敏华，梁萍，王金锐主编 .
—北京：人民卫生出版社，2016

ISBN 978-7-117-23287-6

Ⅰ.①中… Ⅱ.①陈…②梁…③王… Ⅲ.①超声波诊断
Ⅳ.① R445.1

中国版本图书馆 CIP 数据核字（2016）第 219433 号

人卫智网	www.ipmph.com	医学教育、学术、考试、健康， 购书智慧智能综合服务平台
人卫官网	www.pmph.com	人卫官方资讯发布平台

中华介入超声学

（上、下册）

主　　编：陈敏华　梁　萍　王金锐
出版发行：人民卫生出版社（中继线 010-59780011）
地　　址：北京市朝阳区潘家园南里 19 号
邮　　编：100021
E - mail：pmph @ pmph.com
购书热线：010-59787592　010-59787584　010-65264830
印　　刷：北京盛通印刷股份有限公司
经　　销：新华书店
开　　本：889×1194　1/12　　总印张：91
总 字 数：1651 千字
版　　次：2017 年 9 月第 1 版　2022 年 1 月第 1 版第 3 次印刷
标准书号：ISBN 978-7-117-23287-6/R·23288
定价（上、下册）：680.00 元

打击盗版举报电话：010-59787491　E-mail：WQ @ pmph.com
（凡属印装质量问题请与本社市场营销中心联系退换）

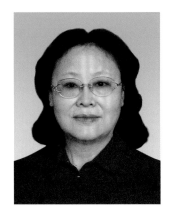

陈敏华，北京大学肿瘤医院超声科首席专家，二级教授，博士生导师，享受国务院特殊津贴。原中华医学会超声医学分会副主任委员，创建介入学组并担任组长。1987～1990年国家公派赴日本北海道大学留学，博士论文获北海道大学放射线"同门会奖"。从事介入超声诊治40余年，最早开展超声引导肝胆胰、胸肺、肾脏等穿刺活检及腹部肿瘤治疗技术。完成《肝超声造影应用指南》及《介入性超声应用指南》，并应邀参与两项相关国际指南的制定。任国家卫计委原发性肝癌诊疗规范及质控标准（消融）制定专家。

获原卫生部、北京市科委及国家科学技术部"863计划"等八项基金。在国内外发表论文300余篇，主编出版专著4部。共获科研奖励14项（其中北京科技进步二等奖六项），其中两项被评为"2015年度首都十大疾病科技攻关惠民型科技进展"。2016年被世界肿瘤消融大会（IOSFC意大利米兰）授予"开创性贡献金奖"。先后获得"首都十大健康卫士""全国医德标兵""全国三八红旗手"等称号。

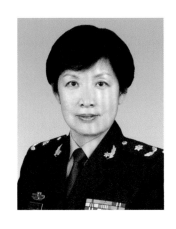

梁萍，解放军总医院介入超声科主任，主任医师、教授，博士生导师。国家自然科学杰出青年基金获得者。中央保健会诊专家，享受政府特殊津贴专家。任中华医学会超声医学分会副主任委员、候任主委、介入学组组长。

1986年毕业于第二军医大学，此后至今一直在解放军总医院从事介入超声诊疗相关工作，1997年至丹麦哥本哈根大学国际超声介入中心学习研修，1998年至香港威尔斯亲王医院放射科客座研究。2009年9月创建了国内首个有独立病房和专用手术室的介入超声学科。

现任世界介入肿瘤委员会理事、亚洲消融学会理事、中华医学会超声医学委员会候任主委等职。承担国家自然科学杰出青年基金、重点、重大仪器专项及科技部"十二五"科技支撑的首席专家等国家级课题19项。以第一或通讯作者发表SCI论文78篇。系列研究获国家技术发明二等奖、国家科技进步二等奖等省部级二等奖以上奖励8项。

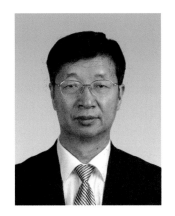

王金锐，教授，博士生导师。现任北京大学医学部影像医学与核医学超声学组组长，北京大学医学部住院医师规范化培训超声学科组组长，《中华医学超声杂志（电子版）》副总编及多个超声专业期刊副主编和编委。曾任中华医学会超声学分会常务委员、中国医学影像技术研究会超声分会副主任委员、中国生物医学工程学会超声分会副主任委员。

发表论文100余篇，主编或主译《实用腹部超声诊断学》《肌肉骨骼系统超声影像学》等8部专著，参编专著21部。先后获得国家有突出贡献中青年专家、全国先进工作者，五一劳动奖章、全国杰出科技工作者一等功，全国卫生文明先进工作者等荣誉称号，享受国务院政府特殊津贴。主要研究方向为超声造影和介入超声。

编辑委员会

一个学科的发展需要几代人的刻苦钻研、合力耕耘，以及不懈的探索、忘我的奉献，以饱满的热情投入科研和教学中。

北京大学肿瘤医院：

陈敏华，严　昆，吴　薇，杨　薇，崔秋丽，丛　悦，戴　莹，

范智慧，范志毅，高　文，黄信孚，李吉友，李荣杰，刘文英，

李香菊，刘毅强，潘振宇，王　崐，王　淞，王延杰，邢宝才，

尹珊珊，张仲一，付静静

中国人民解放军总医院：

董宝玮，梁　萍，于晓玲，于　杰，陈　钢，程志刚，窦健萍，

段少博，范　阳，海　宁，胡琰琰，韩治宇，刘方义，刘　慧，

李华蓉，刘　腾，李　鑫，李秀梅，刘小平，李雅婧，马晓辉，

马　鑫，任　超，孙　亚，王宏光，汪　伟，魏　莹，徐瑞芳，

杨晓环，张冰松，周福波，张　晶，张雯雯，张　旭，张雪花

北京大学第三医院：　　　　　王金锐，崔立刚，江　凌

北京协和医院：　　　　　　　姜玉新，朱庆莉

重庆医科大学附属第二医院：　陈文直

重庆医科大学生物医学工程学院：　陈锦云，胡　亮　王智彪

第二军医大学长海医院：　　　金震东，王　雷

复旦大学附属华山医院：　　　王　怡，潘卉雯，秦茜淼

福建医科大学附属第二医院：　吕国荣，陈秋月，李伯义，李新丰

作者名单

广东省中医院：	张建兴
哈尔滨市第一医院：	武金玉
哈尔滨医科大学附属第一医院：	杨秀华
解放军第四军医大学西京医院：	周晓东，李　涛，罗　文，孟　欣，王建宏
美国托马斯－杰斐逊大学医院：	刘吉斌
南通大学附属医院：	谢阳桂
上海交通大学附属新华医院崇明分院：	沈　理
上海交通大学附属第六人民医院：	胡　兵，陈　磊，陈旖旎，郭　倩，王　韧
同济大学附属上海市第十人民医院：	徐辉雄，贺亚萍
上海交通大学医学院附属仁济医院：	李凤华，陈慧兴，杜　晶，夏　磊，张时君
四川大学华西医院：	彭玉兰
首都医科大学附属北京安贞医院：	杨　娅，科雨彤，李嵘娟，王月丽，张　涵
首都医科大学附属北京儿童医院：	贾立群，王晓曼
首都医科大学附属北京妇产医院：	吴青青，李斯静，郝　焰
首都医科大学附属北京友谊医院：	钱林学
深圳市儿童医院：	夏　焙
天津市第三中心医院：	经　翔，丁建民，王彦冬，周　燕

天津市第一中心医院：	唐　缨，武红涛，杨木蕾
武警总医院：	高永艳
武汉市医疗救治中心：	余松远
西安市儿童医院：	岳瑾琢
浙江大学医学院附属第一医院：	蒋天安，赵齐羽，邓　壮
中国医学科学院肿瘤医院：	周　翔
中南大学湘雅医院：	廖锦堂
中日友好医院：	于明安
中山大学附属第二医院：	罗葆明
中山大学附属第三医院：	郑荣琴
中山大学附属第一医院：	匡　铭，谢晓燕
中山大学附属肿瘤医院：	李安华，韩　峰，李升平，王　俊

Foreword
(Interventional Ultrasonography)

Ultrasound imaging is one of the most rapidly developing modalities in modern cross-sectional imaging technology.The applications of ultrasound have infiltrated into all aspects of clinical practice,are depended upon by clinicians and favored by patients.Ultrasound-guided interventional procedures can be traced back to the early work of H.H.Holm in Denmark and myself in the United States in the late 1960s and early 1970s.Initially,interventional ultrasound was used for guided puncture and drainage for certain diagnoses and treatments.With ongoing biomedical engineering technology advances,the development of ultrasound continues to inject new vitality,promote and expand its applications and create new image-guided procedures for both diagnosis and therapy.Undoubtedly,ultrasound imaging with its own characteristics; i.e.,high resolution,real-time,portability,non-radiation,and cost-effectiveness,make ultrasound the most powerful tool for image-guided interventional technique.

During my ultrasound career,I was fortunate to have opportunities to work with and know many Chinese ultrasound experts who made great contributions in the field of ultrasound.I have seen the use of ultrasound in China grow rapidly and become the first line of imaging modality in the clinical setting.

I wish to congratulate the Editors,Professors Minhua Chen,Ping Liang and Jinrui Wang who have assembled the experts in various interventional ultrasound areas to write this comprehensive book entitled,"Interventional Ultrasonography,"to cover the majority of ultrasound-guided interventional applications and techniques.

I am certain that this book will provide knowledge and reference sources for ultrasound physicians and other specialty clinicians to promote the development and application of ultrasound-guided techniques.The need for adequate training of a large number of physicians as well as updates on the latest technologies provides the basis for the publication of this book.It is my strong belief that the editor and the authors have succeeded in this goal.

Barry B.Goldberg,M.D.

Barry B.Goldberg,M.D.
Professor Emeritus of Radiology
Thomas Jefferson University
Philadelphia,PA,U.S.A.

序 一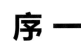

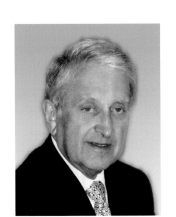

　　超声是现代影像技术发展最快的技术之一，超声应用已经渗入临床实践的所有方面，深受临床医生依赖及病人喜爱。超声引导介入方法最早可以追溯到 20 世纪六七十年代 H.H. Holm 在丹麦的早期工作及我本人在美国的工作。最初，介入超声用于引导穿刺和引流进行诊断和治疗。随着生物医学工程技术的发展，超声发展继续注入了新的活力，提高和拓展了它的应用，并产生影像引导诊断和治疗新技术。毫无疑问，超声因其高分辨率、实时、便捷、无放射性、低廉等优势，使其成为影像引导介入技术最有力的工具。

　　在我的超声职业生涯中，我有幸与许多中国超声专家一起工作，他们在超声领域做出了巨大的贡献。我目睹了超声在中国的快速发展，并成为临床工作影像技术的一线检查手段。

　　我谨在此祝贺陈敏华教授，梁萍教授和王金锐教授，他们汇集了介入超声各方面领域的专家撰写了这部"介入超声"专著，涵盖了大部分超声引导介入应用及技术。

　　我确信这本书将为超声医生和其他专业临床医生提供知识和参考，以促进超声引导技术的发展和应用。大量临床医生培训的需求及新技术的发展为这部书的出版奠定基础。我坚信编辑和作者已经成功地达到了这一目标。

Barry B. Goldberg, MD

2016 年 10 月

Barry B. Goldberg, MD 简介

　　美国托马斯杰斐逊大学终身教授；国际著名医学家、科学家及教育家。曾任世界超声医学和生物学联合会主席，美国超声医学会主席。

　　他领导的杰斐逊超声研究所为世界超声学者提供了顶级的科研交流和进修学习基地。曾 6 次访问中国并相继建立 5 所附属超声教育中心，为中国超声医学发展做出了杰出的贡献。

序 二

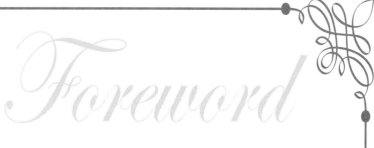

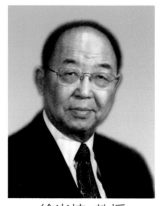

徐光炜 教授

　　近闻期望已久的超声介入治疗学即将问世，甚感欣慰。这是陈敏华教授等继《腹部疾病超声图谱》《消化系疾病超声学》及《肝癌射频消融——基础与临床》诸书之后的又一奉献。本书的面世虽在预期之中，但在浏览本书的目录及书稿时，见主编、副主编及参与写作专家之众以及内容涉及面之广，为始料所不及。洋洋百万余字不仅对各疾病介入治疗的指征、操作、疗效及并发症的预防等均有详细的阐述，且几乎覆盖人体的所有组织及器官，并均有详实的数据为基础，充分说明众多青老年写作者用心之良苦及主编们组织之不易。不但已深入到多种疾病的治疗领域，又因其独特的微创功效而颇受青睐。

　　超声诊疗技术作为一独立的学科，创立至今也仅半个世纪光景。由于该技术无创的特点，既无须特殊的防护又无耗材，且便于动态随访观察，适于在基层开展等因素，以致在国内得以有异于国外仅将此技术作为影像诊断的一分支，而独立地加以发展。各医疗机构不但纷纷设立了超声诊断科室，而且各临床科室也纷纷出自各专业学科发展的需要而开展相应的超声诊疗业务。在此得天独厚的条件下，超声学科得以快速地发展。不但从以解剖学为基础的影像诊断及穿刺技术的应用而发展为以病理学为基础的定性诊断，更由于肝癌射频消融治疗取得令人满意的疗效，从而使超声介入诊疗学得以向各领域发展，逐渐成为一有微创特色的治疗学科，也使超声诊疗学得到里程碑式的发展，不但丰富了临床医学，而且使疾病的治疗也多了一种以"良药苦口"转化为"良药可口"的选择。

　　然而，任何新生事物均有一初创到逐渐成熟的过程，相信本书的问世，将有助超声介入治疗的规范化，供同道们在实践中不断加以完善、充实，以使这一奇葩更好地为人类健康服务。

北京大学肿瘤医院名誉院长

中国抗癌协会名誉理事长

中华医学会肿瘤学会原主任委员

2016 年 11 月

序 三

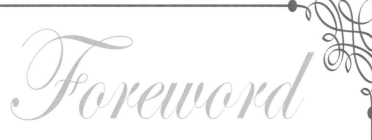

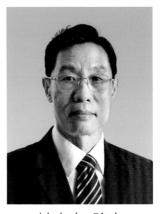

钟南山 院士

已经是 20 多年前的事了。1994 年陈敏华大夫向由我主办的第 13 届国际呼吸病会议（APCDC）投稿"超声及超声引导穿刺活检对胸肺占位诊断应用"，这是我初次认识超声和介入超声还可用于肺部（非胸膜）的诊治。经筛选，在 400 余篇论文中"介入超声"论文入选大会交流。会后，台湾大学附属医院呼吸病教授杨泮池教授（现任台湾大学校长、中央研究院院士）告诉我，陈的论文较前沿，很有临床应用推广价值。我邀请她来广州呼吸病研究所讲课，开阔了我们的眼界，也带动了我们对这项技术在胸肺疾病诊治的应用。后来，她在超声引导胸肺占位病变的早诊和穿刺活检发表不少论文。在中华医学杂志创刊九十周年大会上，我给她颁奖时，她兴奋地告诉我，北医一院一个患者两次支气管镜活检均呈阴性，她用超声检查及穿刺活检确诊了肺泡癌，而使这位两个月来未能确诊的患者获得及时治疗。同时她告诉我正准备撰写胸肺介入超声专著，我一直翘首期待着。然而，2 年后她告诉我，因转入"肝癌射频消融治疗"，只好把"胸肺超声"放一放。我得知近十年来陈教授在肝癌介入超声诊治的研究取得了举世瞩目的成绩。去年，她来信要求我为她主编的"介入超声学"专著写序，我略为吃惊，她至今仍然在门诊、手术和教学科研一线工作，怎么有时间又写书完成这三百余万字的专著？

我看了这本《中华介入超声学》，深有感慨。其一，本书极具实践性及应用性，对临床医生的诊治实践具有很强的指导作用。其二，涉及面广，"超声介入"已经深入到临床各个学科，从诊断到局部治疗以及在手术中的应用。在国内及国际上，很少有这样覆盖到全身所有脏器及部位（从颅脑、甲状腺、乳腺、肺脏、心脏、肝胆胰脾、肾脏到卵巢、子宫、前列腺等）的超声诊治知识及技能的著作。其三，作者们的高度责任感及使命感。以陈敏华教授为首的专家作者们，不仅自己具备丰富的临床经验，而且希望将自己的知识和经验传递给广大医务人员，正像陈教授所述："急需撰写规范的超声诊断及介入参考书……；天将降大任于斯人也……"。这本集全国在该领域的数十名专家共同完成的"介入超声学"，是主编和作者们几十年的临床知识、经验和努力掌握新技术的结晶，覆盖了基本知识、规范操作到适应证选择等，图文并茂、内容丰富。相信不仅对超声科医生，也对临床多学科医生有帮助。我借此序对付出辛勤劳动的本书的作者们表达敬意。而作为一个胸肺科医生，我更期待《胸肺疾病介入超声学》的早日刊出。

中国工程院 院士

中华医学会 原会长

广州医科大学附属第一医院 内科教授

呼吸疾病国家重点实验室 主任

2016 年 12 月

主编前言

自 20 世纪 80 年代初介入超声在我国兴起，三十多年来她已成为超声医学最活跃的领域，应用几乎覆盖了全身各个脏器，成为临床诊疗中不可或缺的手段。

2011 年 3 月，在张运主委的支持下，我们成立了中华超声学会的"超声介入学组"，为介入超声的发展提供了组织保障。学组自成立以来致力于介入超声技术的规范和普及，2014 年完成并出版了《介入性超声应用指南》有力地推动我国介入超声的规范化并有效地提高了介入超声的临床诊疗水平。很多读者希望将指南细化提供更多的信息，经与董宝玮、严昆、梁萍等同仁商议，决定以"指南"为框架，编写介入超声学专著。

由于超声引导介入治疗的优越性越来越被临床认可，涉及内、外、妇、儿、放射、肿瘤、麻醉、神经内外等十余个学科，相关的医生急需普及介入超声的基本知识和引导穿刺操作技能。由于胸肺、颅脑、小儿等方面超声应用欠普及，某些疾病声像图鉴别较困难，故在相关章节中增加了超声诊断或声像图特征的内容，以便查阅和参考。在编写内容的讨论中，我们惊喜地发现许多中青年精英正探索和应用介入超声新技术，以解决临床难题，拓展、延伸了介入超声在诊断治疗中的应用。我们认为本书应努力吸收新理念、新技术及相关的经验教训，因此我们十多次修编目录，由初定的八篇 35 章增至十三篇 56 章。

在以董宝玮、陈敏华、张武为代表的中国介入超声的开拓者和全国同道的努力下，我国介入超声诊疗技术已得到了长足的发展，在很多领域享誉国际。在书稿的整体设计和篇章安排过程中，有多位优秀的超声介入专家作为副主编并成立编委会。本书集本领域做出杰出工作和贡献的老中青三代优秀介入超声医生的智慧，由全国三十余位专家及近百位作者共同努力完成了这部宏篇专著。它不仅是临床需要，也是中国超声界几代人几十年的努力和愿望。我们衷心希望本书有助于介入超声更全面、规范、有效地开展。

由于时间紧迫，本书可能有不少不足之处，欢迎前辈、同道不吝指正。

2016 年 10 月

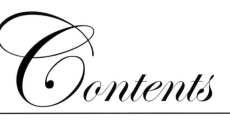

目 录 Contents （上册）

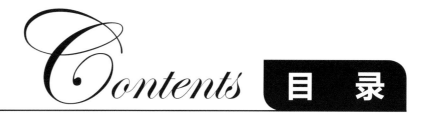

（上册）

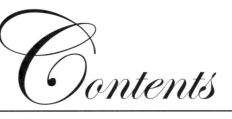

目 录 Contents （下册）

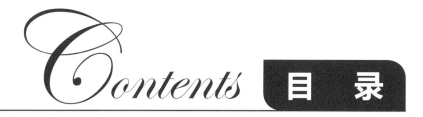

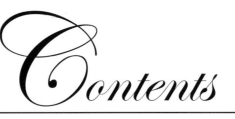

目 录 Contents （下 册）

第七篇 *Article 7*

妇产科介入超声

Interventional Ultrasound in Obstetrics and Gynecology

前 言

　　介入性超声在妇产科方面的应用价值同样引人瞩目，目前已成为妇产科疾病精准诊断和许多微创治疗的无可替代的手段。

　　经阴道二维超声是妇产科介入性超声重要组成部分，它不仅显著提高了输卵管、卵巢、子宫内膜等盆腔病变的检出率，而且对早孕、异位妊娠等的诊断更为精确，已经成为妇产科超声的标准检查方法。经阴道超声导向下穿刺还为卵泡取卵、绒毛取样、组织活检等更精细的操作提供了新途径。宫腔内超声、微型体腔内导管超声、子宫镜超声的应用，能更清晰地显示子宫和输卵管的微小病变，更准确地判断肿瘤对宫壁的浸润深度。

　　在治疗方面，自 1981 年 Brolin、Hlom 和 Bean 等在实时超声导向下对肝、肾等腹部脏器的囊肿、脓肿施行药物硬化或置管引流治疗以来，用这一方法对妇产科某些良性囊肿、盆腔脓肿的治疗提供了更加便捷安全和经济有效方法。1984 年 Feichtinger 首先报道超声导向注射甲氨蝶呤（MTX）治疗早期异位妊娠获得成功。此外，超声引导在宫内手术或对胎儿的某些疾病给予介入性治疗方面起到重要作用。

　　我国妇产科介入性超声近年来进展迅速，自 1984 年张俊发等首先报道了超声引导下胚胎绒毛活检术后，张钰华、张武、传庆诏、严英榴、王金锐、吕国荣、赵扬玉等相继报道了包括盆腔肿块活检、囊肿穿刺治疗、卵泡穿刺取卵、羊膜腔穿刺、脐静脉穿刺、胎儿活检、双胎输血综合征宫内治疗等多项技术，为我国妇产科介入性超声学的发展做出了贡献。

（王金锐　吕国荣）

第一章　子　宫

【概述】

超声是诊断子宫疾病的首选影像方法，特别是经阴道超声，可以使用较高频率的探头扫查，不仅能够发现常规经腹超声难以显示的小病灶，而且由于探头与子宫直接接触，没有肠管等组织的遮挡，为介入性诊断和治疗提供了窗口和安全径路。早在超声问世之前，对子宫的介入性操作已经普遍应用于妇产科疾病的诊断和治疗。如诊断性刮宫，人工流产等。只是术者无论在施行介入操作前或操作中，都无法得知子宫病变及宫腔的解剖结构及其与周围组织的关系，仅凭感觉和经验判断介入器械在宫腔内的大概位置及其对组织的作用，因此，子宫穿孔、出血等并发症一直是困扰妇产科医生的临床问题。

实时超声成像技术的进展为介入性诊断和治疗子宫疾病开拓了全新的视野。由于操作者可以借助超声技术精确地用介入器械对子宫及宫腔病变进行干预，使既往无法实现的操作近乎在直视下进行，不仅使介入方法更加有效和安全，而且也因此催生了许多全新的诊断和治疗方法。介入性超声在许多子宫疾病的诊断和治疗中已成为不可或缺的手段。

第一节　超声监视下宫腔手术

超声可以清楚地实时显示宫腔病变和手术器械，在超声监视下施行宫腔手术具有显著的优越性和广泛的适应证。可以说凡是宫腔内操作发生困难时候，即应想到借助超声监视和导向来解决。特别是超声导向下宫腔镜手术，如经宫颈切除子宫内膜（transcervical resection of endometrium，TCRE）、黏膜下肌瘤（transcervical resection of myoma，TCRM）、子宫纵隔（transcervical resection of septa，TCRS）、宫腔粘连（transcervical resection of adhesion，TCRA）等，不仅显著提高了手术的安全性，而且扩大了其应用范围。

一、疑难人工流产

传统的人工流产术不能在直视下进行，只能凭妇产科医生的感觉和经验，可能出现子宫穿孔、吸宫不全、漏吸、出血多、过度刮宫等并发症。特别是在子宫畸形、瘢痕妊娠等疑难病例，可能导致严重并发症。超声引导人工流产，显著增加了人工流产的安全性。

（一）适应证

无论何种原因的人工流产，都是超声引导的适应证。特别是超声提示子宫畸形、孕囊位置异常、瘢痕妊娠等有困难或有风险的人工流产，都应该在超声引导下施行。

（二）禁忌证

1. 有严重出血倾向的妊娠妇女。
2. 严重高血压等高风险妊娠妇女。

（三）术前准备

同常规人工流产术。对瘢痕妊娠人工流产，应有输血的准备。

（四）手术方法

1. 患者排空膀胱后取膀胱截石位，消毒铺巾，术前超声常规检查子宫位置、大小。根据孕周选择吸管粗细及负压大小，负压不超过 600mmHg。

2. 有无痛要求者，术前开放静脉通道，给予丙泊酚（异丙酚）10~15mg/kg 静脉推注至睫毛反射消失后开始行负压吸引术。

3. 在经腹壁或经阴道超声引导下，吸头抵近孕囊，启动吸引器，按常规负压吸引出孕囊及蜕膜组织后，第 2 次吸引降低负压，400mmHg 以下压力重复吸引宫腔 1~2 周即可。超声见到宫腔线回声清晰、均匀，即可认为宫内无组织物残留。

4. 术毕可以回休息室，待妊娠妇女清醒后，继续观察 1 小时，若无不适，根据患者情况可以回病房或离开医院。

（五）并发症及其预防与处理

在超声引导可视系统下进行人工流产或清宫术能够确定子宫位置、宫腔深度、异物和孕囊大小及着床部位，在手术中能动态观察器械操作的全过程及宫内组织的实时变化，能及时检查吸刮物是否干净及术后子宫收缩情况[1]，因此可最大限度地避免手术中的错误操作，提高手术成功率，显著减少术中、术后并发症的发生。但是，也不能完全避免可能发生的并发症。

1. 子宫穿孔　主要是超声监视和引导者经验不足，切面与吸头成角，吸头前端不在声束扫查平面内，误将吸头体部认为吸头，指挥术者向深部推进，易造成穿孔。监视者和术者都要理解声像图，默契配合，实时跟踪吸头在宫腔的位置，校正探头方向和靶目标的关系。没有监视到吸头，不可贸然粗暴操作。

2. 宫内残留　有纵隔或瘢痕时，由于操作困难或担心穿孔，使胎盘残留。使用超声引

导，仍然难免发生这种情况。

3. 人工流产综合征　指妊娠妇女在人工流产过程中出现恶心、呕吐、头晕、胸闷、呼吸困难、面色苍白、出汗、血压下降、心律不齐、心动过缓等症状，严重者可能出现昏厥、抽搐、休克。对症治疗后一般于半小时内缓解，不会有生命危险。

4. 出血　术中出血量超过 200ml 者为术中出血，出血一旦发生，应给予输液备血，应用宫缩剂加强宫缩。但最有效的方法是迅速清除宫内残留组织。有宫颈裂伤者，进行缝合止血；有子宫穿孔者，行子宫修补术，术后应用抗生素预防感染。预防术中出血的重要方法是严格掌握手术的适应证，严格遵守技术操作规程，熟练手术操作技术。此外，尚需术前询问病史及检查，了解有无凝血机制障碍，有无多次人工流产史及准确判断孕周大小等。有报道术前 2 小时常规阴道内放米索前列醇 400μg，可以减少出血。

其他并发症包括术后感染等少见。

（六）临床价值

人工流产是避孕失败的补救措施，在我国不受法律限制。但无论手术流产还是药物流产，对妇女的身心和今后生育均可能有不同程度的影响。有文献统计，每年全球约 4000 万 ~6000 万妊娠妇女接受人工流产[2]，约 26% 的妊娠以流产为结局。我国在 20 世纪 80 年代，每年对约 1000 万人施行人工流产，90 年代后有所下降，但也有 600 万 ~800 万之多[2]。面对如此巨大的人群，一个安全而高效的人工流产方法对保护女性的健康就显得异常重要。

既往的常规人工流产操作医师看不到宫腔内妊娠囊及宫腔的状态，仅凭手部感觉和经验操作和判断是否完全清理干净。在遇到子宫畸形、肌瘤合并妊娠，特别是剖宫产后瘢痕妊娠等情况，很容易发

生漏吸、残留、穿孔和出血等并发症。此外，在目前采取妊娠妇女麻醉后无痛人工流产，妊娠妇女不知疼痛，医生无法交流，在完全顺从的情况下术者可能不自觉延长手术时间，反复吸刮，从而损伤子宫内膜，裸露或破坏内膜基底层，引起子宫内膜菲薄，致术后患者闭经、月经过少、宫颈粘连狭窄，甚至继发不孕[3]，也更容易发生并发症。

随着剖宫产术的增多，术后再孕的人工流产是对妇产科医师的挑战，尤其是瘢痕部位妊娠的风险更大[4,5]。对盲视下瘢痕子宫的人工流产术，医师与患者都有着较大的心理压力。一方面瘢痕部位薄弱怕子宫穿孔，使手术操作不能充分；另一方面瘢痕粘连致子宫位置改变又面临漏吸、吸宫不全的可能。超声引导和实时监视人工流产是在近于直视下操作，术者可以清楚看到吸头和孕囊及子宫内的解剖结构，术者的每一步操作都清楚准确，可避免在瘢痕处过度吸刮，能减少子宫穿孔、漏吸等并发症的发生。

几组大样本病例的对比研究都表明[5-7]，超声监视人工流产较传统人工流产能够提高手术操作的准确性和安全性。特别是早孕合并高危因素人工流产（包括合并子宫肌瘤、瘢痕子宫、双子宫畸形、纵隔子宫及双角子宫等），弥补了传统人工流产凭感觉和经验盲目操作的缺陷，显著减少了手术的并发症，值得推广应用。

二、超声引导宫腔镜手术

近年来，宫腔镜手术越来越广泛地被应用于治疗多种子宫疾病，并有替代子宫全切除术的趋势[8-11]。但是，宫腔镜电切术的疗效与安全性受多种因素影响，手术成功率除取决于术者的熟练程度外，术前正确的诊断评估以及术中有效的监护是提高手术成功率的重要因素。超声的介入能对病灶的整体组织结构进行细致观察，超声导向和监视下宫腔镜手术能显著提高其安全性和准确性，对提高宫腔镜手术水平具有重要作用。

（一）适应证

1. 清除宫腔内残留物。
2. 疑难人工流产术（包括宫角妊娠、各种原因引起的宫腔畸形合并妊娠者）。
3. 宫内异物去除（TCRF）。
4. 经宫颈子宫内膜切除术（TCRE）。
5. 经宫颈子宫良性病变切除术（TCR），包括子宫中隔、宫腔内索带、内膜下肌瘤、宫颈肌瘤、子宫内膜息肉、炎性息肉样增生、子宫腔粘连切除术。

（二）禁忌证

1. 严重阴道炎、宫颈糜烂，宫腔炎，盆腔炎。
2. 宫颈不能扩张者。
3. 阴道出血。
4. 不能承受手术的严重全身性疾病。
5. 可疑恶性肿瘤。

（三）器械

超声监视下宫腔手术所需要的器械多数属于妇产科专用器械，因手术类型不同而各不相同，应由执行手术的妇产科医师提出或准备。

（四）术前准备

超声科医师和术者都应详细了解患者病史，特别是通过超声检查，了解子宫位置、大小、宫壁状态及宫腔内的情况。对于阴道炎或宫颈炎较重者，术前应予 1:5000 高锰酸钾溶液坐浴，或用优苏纱布填塞阴道清洁 3~4 天，并给予抗生素控制感染。

对于较复杂的宫腔内手术如 TCRE、TCR 手术，术前要进一步明确病变部位、性质，特别是除外恶性病变。当决定手术后，口服达那唑（每日 4 次，每次 200mg）或内美通（每周 2 次，每次 25mg）2~4 周。可以抑制子宫内膜增生，减少子宫内膜血管，使子宫体积缩小，便于手术。手术当天空腹，不排尿。必要时插导尿管，以备术中注水充盈膀胱。

（五）方法和注意事项

根据手术情况，决定是否给予麻醉。

1. 患者取膀胱截石位，常规消毒外阴、阴道，铺消毒巾。膀胱充盈的量因人而异。未施行过盆腔手术的患者，只需显示子宫体的上半部。行宫腔镜手术时，宫颈钳将子宫颈向下牵拉即可暴露出子宫底，不至于因膀胱充盈过度而影响术者操作。施行过盆腔手术的患者，如有盆腔粘连，宫颈钳向下牵拉时子宫移动的幅度小。因此，膀胱充盈的量要较未施行过盆腔手术的患者稍多，以暴露出子宫底为宜。

2. 经腹部引导和监视手术过程。

3. 先用探针探测宫腔方位及深度，在声像图上观察探针进入子宫腔，明确探针到达宫底的方向。监视导引宫腔镜置入宫颈口内，将 0.28mol/L 葡萄糖或 0.28mol/L 甘露醇作为膨宫灌流液注入子宫腔。注入宫腔内的灌流液与充盈的膀胱形成双对比的透声窗。声像图监视探针与施术目标的相对位置，确定目标方位。预计操作方法。

4. 根据需要，扩张宫颈，直至便于操作。常需要超声引导和监视的宫腔镜操作如下。

（1）经宫颈子宫内膜切除术[12, 13]：TCRE 手术是采用宫腔镜电切环切除子宫内膜功能层、基底层及其下 2~3mm 的肌肉组织，以达到减少月经量、减轻痛经，达到人为闭经的目的。在切割环的高频电热作用下，切割后的子宫内壁脱水，呈 3~4mm 厚的强回声带。当切割深度达肌层时，约在切割后 15~40 分钟，强回声带逐渐消失。当切割深度仅限于黏膜层时，形成的强回声带消失迅速，未切除的黏膜仍然是低回声。超声观察强回声带是否完整是防止漏切的重要指征，观察强回声带的持续时间是提示切割深度的超声指征。密切监视切割器的位置，当强回声带的外缘达深肌层时，提示术者停止局部切割，以防子宫穿孔。

（2）经宫颈子宫肌瘤切除术[14-16]（TCRM）：大部分瘤体突入宫腔内的子宫黏膜下肌瘤可用宫腔镜切除。术中超声作用是引导术者于瘤体缘处切割及切割的方向、提示肌瘤基底部切除的深度，避免伤及内翻的子宫壁。宽蒂或无蒂黏膜下肌瘤，先确定其基底部的位置。如基底部位置较低，瘤体直径 < 3.0cm，可监导术者自瘤体的基底部切除。如瘤体基底部位置较高或瘤体较大且充满子宫腔，手术需从瘤体的下缘或一侧开始。术中超声应提示进镜深度，监导术者将瘤体切薄或呈扁圆形，以便用卵圆钳夹住瘤体扭转取出。较大的瘤体往往要经历多次的切割与钳夹才能完全切除。

内突型子宫壁间肌瘤瘤体的 1/2~2/3 位于子宫肌壁内，使瘤体外正常的子宫壁被挤压的很薄，瘤体的 1/3~1/2 突入子宫腔。手术在超声监导下先将瘤体切除至与子宫内壁平行（图 7-1-1-1）。超声可以观察到电切环切割促使子宫收缩，当子宫肌壁内的瘤体因子宫收缩而被挤入子宫腔后，瘤体外缘被挤压的子宫壁可逐渐恢复，瘤体与子宫壁分界清晰，壁内瘤体逐渐向子宫腔内突入，提示术者可继续切割及钳夹瘤体。反复的切割及钳夹作用，使瘤体与正常肌壁逐渐分离，灌流液及汽化作用产生的气体渗入瘤体与肌壁之间，在瘤体与肌壁间形成弧形强回声带，此征象提示瘤体可全部挤入

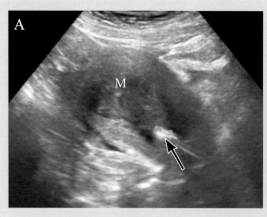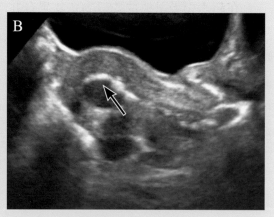

图 7-1-1-1 超声监视子宫黏膜下肌瘤切除

A. 子宫前壁粘膜下肌瘤（M），在超声引导下将电切环置于肌瘤表面切除（↑）；

B. 肌瘤被切除干净，电切后的子宫前壁呈 3~4mm 宽的强回声面（↑）

宫腔，并可经宫腔镜手术一次切除。如果子宫收缩差，声像图显示壁内瘤体未挤入子宫腔，试用缩宫素 10U 注射，促进子宫收缩。超声观察残存瘤体与子宫壁之间有无弧形强回声带，瘤体是否向宫腔移动，以及被压薄的子宫壁是否渐渐变厚。子宫肌壁内瘤体的挤出与被压薄的子宫壁的恢复是随手术进程逐渐完成的，因而超声监视要不断提示瘤体的切除范围及子宫的恢复状况，以保证手术的顺利进行。如一次注射缩宫素后子宫收缩不明显，追加 1~2 次。当瘤体全部切除后，声像图显示瘤床部与周围正常子宫壁基本平行或形成凹陷。如果反复使用缩宫素后，残留在子宫壁内的瘤体仍未挤入子宫腔，提示瘤体不能一次切除，需二次手术完成。

（3）切除子宫纵隔[17-19]（TCRS）：在宫腔有灌注液存在的情况下，子宫纵隔可以清楚显示。借助超声导向，用宫腔镜电切环或针状电极自纵隔末端向基底部切除或划开纵隔。术中超声监视切割深度及切割方向。如纵隔较长，其末端一般较窄，通常采用电切环左、右交替切割纵隔；如果纵隔较短，其

末端一般较宽，常采用针状电极纵行分离法划开纵隔。切除纵隔至宫腔底部后，仔细修正切割面，使子宫底部肌层厚度与宫体前后壁厚度一致，宫底部宫腔成弧形，切割面平坦为止。

（4）切除宫腔粘连[15, 16]（TCRA）：与纵隔切除相似。先在超声监视下，试用探针或宫颈扩张器向宫腔探测，显示清楚粘连带后，在超声引导下切除。如宫腔严重粘连、甚至完全闭合，引导宫腔镜切割器经宫颈进入粘连部的下端沿子宫中轴水平切除粘连组织。解除粘连后，向宫腔内注入灌流液，观察宫腔形态并仔细修整，直至声像图显示子宫腔膨胀良好，内壁光整。为防止宫腔再度粘连，术后宫内放置避孕器，3 个月后取出。

（5）去除宫内残留物（transcervical resection of foreign body，TCRF）：节育器嵌顿、节育器断裂残留宫腔及胎盘或胚胎滞留宫腔均可引发不同程度的临床症状和超声图像特征。首先在声像图上确定残留物的位置，而后

在超声引导下抓取残留物。如果合并宫腔或节育环完全嵌入肌壁，宫腔镜看不到残环。可先在声像图上定位，测量残环距离宫腔面的距离。在超声监视下，先切除或划开粘连组织或切开残环表面的内膜层及肌壁组织，使残环断端露出。然后用宫腔镜电切环或卵圆钳取出。

对残留胎盘组织切除方法与子宫肌瘤切除类似。

（六）并发症[20-22]及其预防与处理

1. 子宫穿孔　宫腔手术的主要并发症是子宫穿孔。尽管在超声监视下操作显著减少了这种严重并发症，但是由于宫腔镜手术涉及的病种多，宫腔内及宫壁的异常改变常常始料不及。突发的宫壁结构的改变，加之宫腔镜电切时的高频电影响以及金属器械在宫腔内操作时产生的伪像干扰，即便是有经验的超声医生，也很难完全避免子宫穿孔。因探针操作不当导致的子宫穿孔很小，如果没有灌流液的渗入，声像图表现为子宫肌壁内的细带样高回声；因宫颈扩张器造成的子宫穿孔，损伤面积较大，声像图显示子宫肌壁和浆膜层回声中断；由电切环等热损伤造成的子宫穿孔，声像图表现为贯穿子宫肌层强回声带。若灌流液经穿孔部位进入腹腔，在声像图上出现不规则液性无回声区。一旦发现穿孔，即刻使用缩宫、止血等药物，可以在超声监视下抽出进入腹腔的液体。腹腔镜修补损伤的子宫壁。

2. 心动过缓　迷走神经反射可能引起严重心动过缓，甚至使血压下降。通常在暂停操作后即可恢复。必要时给予对症治疗。

3. 感染　多数继发于患者盆腔或生殖道炎症。

（七）临床价值

在常规 TCRE 和 TCR 手术中，术者只能通过宫腔镜看到的宫腔内情况进行操作，而对子宫壁的状态无法知晓。所以有时难免出现穿孔。为了增加手术的安全性，1987 年日本学者林宝良采用腹腔内注入林格液充填子宫直肠窝，使其与子宫前方充盈的膀胱及宫腔内灌注的膨宫液形成界面对比，清楚显示子宫壁，即所谓三项对比法，有效地提高了 TCRE 和 TCR 的安全性。1990 年，David 采用腹腔镜监视术中子宫浆膜面变化的方法，以避免 TCRE 子宫穿孔。但是，这两种方法都需要介入腹腔。我国北京复兴医院夏恩兰、张丹自 1990 年以来采用充盈膀胱和膨宫的双重对比法进行超声监视下的 TCRE 和 TCR 手术，获得成功。这一方法，使既往凭感觉在宫腔内的盲目操作，变为近于直视下操作，显著提高了手术的安全性和成功率。特别是在子宫畸形、子宫肌瘤、宫腔粘连等宫腔异常的情况下，能够准确地引导器械接近目标正确操作，使许多常规方法失败的疑难病例很容易获得成功。避免了不必要的手术和可能发生的并发症。

（王金锐　吕国荣）

第二节 子宫肌瘤经皮微波消融

子宫肌瘤是育龄期女性发病率最高的良性病变，发病率高达 20%。随着女性婚育年龄的推迟，未婚育女性发病率也在增高，症状性子宫肌瘤传统子宫切除的治疗方法已不能较好满足患者需求。越来越多的患者希望得到保留子宫基础上的有效治疗。患者的需求催生了无创及微创治疗技术的快速发展。超声引导下经皮微波原位消融治疗子宫肌瘤是 2007 年始用于临床并于近年逐渐成熟并普及的微创治疗新技术。该项技术创伤微小，治疗后患者临床症状可有效减轻或消除，得到患者广泛认同。

一、适应证

经 MRI 或超声检查明确诊断的子宫肌瘤，伴有月经过多、继发性贫血或压迫等症状，并符合以下条件[23, 24]：

1. 未生育或已婚已育但强烈希望保留子宫。
2. 肌壁间肌瘤直径 > 5cm 且 < 10cm[25]；黏膜下肌瘤直径 > 2cm[26]；宽蒂浆膜下肌瘤直径 > 5cm 且 < 10cm、蒂部宽 > 4cm[27]。
3. 经其他方法（手术肌瘤剔除、HIFU 或射频自凝刀治疗等）治疗后肌瘤及其相关症状复发，患者拒绝手术子宫切除。
4. 拒绝手术切除子宫或其他保守治疗方法，有安全的穿刺路径，自愿选择经皮微波消融治疗。

二、禁忌证[24]

1. 孕期、哺乳期、月经期。
2. 细蒂浆膜下肌瘤（阔韧带肌瘤）。
3. 肌瘤紧邻肠管、膀胱、大血管等重要器官，且无法分开。
4. 有未被控制的盆腔及阴道炎症。

5. 严重凝血功能障碍：血小板 < 50×10^9/L，凝血酶原时间 > 25 秒，凝血酶原活动度 < 40%。
6. 肝、肾等重要器官功能障碍。
7. 宫颈 TCT 检查发现癌细胞或子宫颈 CIN3 级以上。
8. 肌瘤短期迅速增大，不能除外恶性。

三、治疗前准备

（一）仪器准备

1. 治疗前检查超声仪器及微波治疗仪是否处于正常工作状态，备好微波消融治疗包、超声探头穿刺架等。
2. 备好抢救设施与急救药品。

（二）患者准备

1. 了解病史及知情告知。有无出血史、盆腔手术史、感染史、服用抗凝药物、心脏起搏器、恶性肿瘤等，向患者详细告知微波消融治疗的优势与不足，预期疗效、潜在并发症及副作用。
2. 完善治疗前常规检查。血、尿、便常规、肝肾功能、凝血功能、胸片、心电图、盆腔超声检查、盆腔 MRI、宫颈 TCT，对于不规律出血且子宫内膜增厚患者需要诊断性刮宫。
3. 有宫内节育器者需取出，消炎止血，有过 1 次正常月经后，避开月经期或排卵期进行治疗。
4. 填写子宫肌瘤相关症状及与健康相关生活质量问卷调查及痛经评分表[25, 26]。
5. 患者本人或授权人（签署授权同意书）签署微波消融治疗、超声造影及组织活检知情同意书。
6. 禁食水 8 小时，严重便秘者可服缓泻剂导泻清理肠道以减少肠气干扰。术前半小时插导尿管（夹闭）。

7. 对病变范围较大子宫内膜显示不清或肌瘤部分突入子宫腔的患者，术前 5 分钟左右向子宫腔内置入宫腔造影双腔气囊导管，以预防子宫内膜热损伤。患者阴道内填塞浸泡冰盐水的大纱球 3 枚，预防阴道黏膜热损伤。

（三）制订治疗预案

1. 增强 MRI[28] 或超声检查[29] 评估并记录病灶位置、大小、血液供应状态，有无安全的经腹穿刺路径，预计穿刺深度，评估穿刺的安全性及准确性。

2. 根据肌瘤大小、位置、血供情况，拟定植入天线数量及天线大小，确定布针方案及进针次数，依据微波消融量效关系[30-32] 拟定消融所用微波能量及时间（表 7-1-2-1），微波输出能量 50W 或 60W 时消融区最接近圆形。尽可能一次完成消融，未婚育年轻女性的巨大子宫肌瘤可分次消融治疗。

表 7-1-2-1　单导微波天线相同功率不同作用时间形成的消融范围（cm^3, $\overline{x} \pm S$）

时间（s）	40W	50W	60W	70W
300	13.9 ± 8.2	17.4 ± 4.2	22.9 ± 11.3	24.6 ± 8.6
600	19.6 ± 7.4	31.2 ± 10.9	36.6 ± 8.5	43.7 ± 12.1

四、操作方法

1. 患者平卧位，暴露腹部：上至肋缘下，下至耻骨。

2. 常规超声扫查，择点、定位、确定穿刺点及穿刺路径，原则上选择皮肤距病灶最近途径并在病灶中心处为第一支微波天线植入点；静脉超声造影，评价病灶血供状态[33]。

3. 常规皮肤消毒、铺无菌巾。探头表面涂适量耦合剂，套无菌探头套，安装穿刺引导架。静脉镇静麻醉，穿刺点 0.1% 利多卡因局部麻醉。

4. 二维灰阶超声引导下经穿刺引导槽向病灶内置入 1~2 根微波天线，设置微波输出能量和时间进行消融（图 7-1-2-1）。

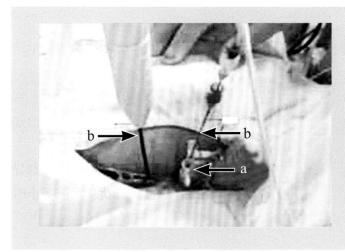

图 7-1-2-1
二维灰阶超声引导下经穿刺引导槽（↑a）向病灶内置入 2 根微波天线（↑b）

5. 治疗中心电监护患者血压、脉搏、心率及血氧饱和度。

6. 消融过程中超声实时监测消融区内回声变化[29]，高回声达预定消融区内缘0.3cm时停止消融（图7-1-2-2），注意子宫内膜回声变化，出现高回声时停止消融。

7. 消融后即刻静脉超声造影[34]，观察消融区无造影剂增强范围，初步判定消融后组织坏死范围（图7-1-2-3），若拟定消融区内仍有造影剂充盈，即刻补充消融。

8. 消融结束，清理穿刺点皮肤，局部加压包扎。取出宫内导管及阴道内纱球，观察阴道有无出血。将患者送至恢复室观察30分钟，心电监护各项生命体征无异常，返回病房。观察导尿管内尿液颜色，无异常则拔除导尿管，无特殊可治疗后6小时进流食并下床活动[35]。

各种类型病变治疗前后超声及 MRI 图像见图 7-1-2-4~ 图 7-1-2-6。

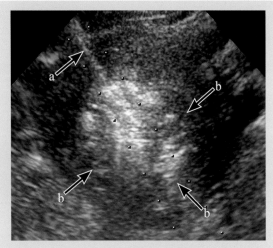

图 7-1-2-2 消融过程中超声实时监测消融区内回声变化，高回声达预定消融区内缘约0.3cm 时停止消融

↑ a：消融针道；

↑ b：消融区高回声边缘

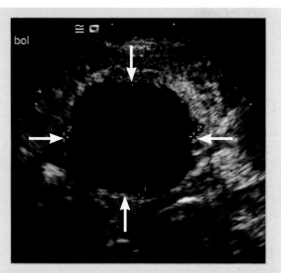

图 7-1-2-3 消融后即刻静脉超声造影，消融区无造影剂增强范围（↑）为消融后组织坏死范围

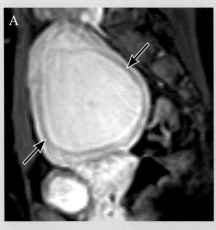

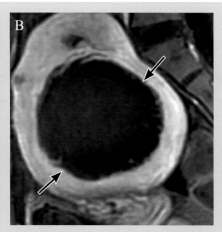

图 7-1-2-4
患者，女，39 岁，
子宫肌壁间肌瘤，
大小约
8.0cm×6.5cm×8.2cm

A. 微波消融前 MRI 增强图像，显示肌瘤高增强（↑）；

B. 微波消融后 3 天 MRI 增强图像，显示肌瘤无增强（↑）

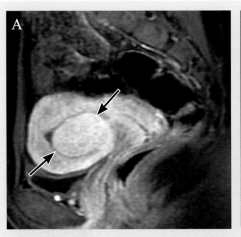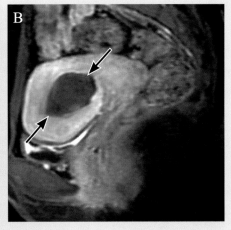

图 7-1-2-5
患者，女，33 岁，
子宫黏膜下肌瘤，大小约
3.8cm×2.8cm×3.5cm

A. 微波消融前 MRI 增强图像，显示肌瘤高增强（↑）；
B. 微波消融后 3 天 MRI 增强图像，显示肌瘤无增强（↑）

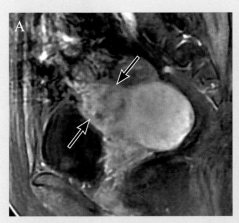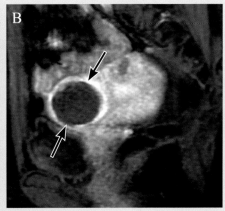

图 7-1-2-6
患者，女，46 岁，
子宫浆膜下肌瘤，大小约
4.4cm×4.0cm×3.9cm

A. 微波消融前 MRI 增强图像，显示肌瘤高增强（↑）；
B. 微波消融后 3 天 MRI 增强图像，示肌瘤无增强（↑）

五、技术要点及注意事项

（一）技术要点

1. 消融中超声检查，根据子宫及肌瘤所在部位确定穿刺途径及布针方案。

2. 超声引导下微波天线插入瘤体中心，天线尖端距离深部浆膜层须 > 0.5cm。穿刺路径绝对避开膀胱、肠管、肠系膜、大血管和网膜，尽量避开子宫内膜，选取穿刺路径尽量穿过腹壁后入直接进入肌瘤内。

3. 参照所用消融治疗仪说明书要求进行消融治疗。对 ≤ 5cm、血供不丰富的肌瘤可置入 1 支微波天线进行彻底消融；对 < 5cm、血供丰富的肌瘤可同时置入 2 支微波天线或多次穿刺多点重叠消融，避免发生消融不充分情况。

4. 治疗结束后，超声全面扫查盆腔，了解有无盆腔内出血或子宫周围组织回声较治疗前增高现象。

5. 蒂部较窄的浆膜下肌瘤，消融前可盆腔注水，使肌瘤与肠管或膀胱之间形成"隔离带"。

（二）注意事项

1. 严格掌握适应证。

2. 服用抗凝药物者停用 2 周，血压、血糖控制在可麻醉范围内。

3. 对于血供异常丰富的肌瘤，消融前应穿刺活检组织，活检后沿穿刺针道置入微波天线进行消融。穿刺活检或微波天线置入过程中，控制呼吸平稳，尽量避免大幅度腹式呼吸。尽量减少穿刺次数。当针尖进入腹壁或肌瘤内显示不清时，适当调整探头角度使针尖显示清晰并确定在预定位置后再进行活检或消融。

4. 消融前插导尿管，消融中观察尿液情况和颜色，依据子宫和肌瘤位置调整膀胱充盈程度，以使肌瘤最大程度接近腹壁，便于穿刺。紧靠膀胱的前位子宫宫底前壁肌瘤，消融时保持膀胱半充盈，必要时可在膀胱内灌注冷生理盐水，以减少热场对膀胱壁的影响。

5. 严格掌握操作规范，消融中注意监测热场范围和温度，密切观察消融区声像图回声变化及盆腔内有无出血征象。消融后观察有无血尿及大便的颜色、性状等，若有周围脏器热损伤及时发现并处理。

六、并发症及其预防与处理

1. 疼痛 部分患者治疗后 8 小时内可出现穿刺点或消融部位疼痛，大部分患者可耐受，8 小时内可自行缓解，无须特殊处理，个别疼痛严重者需对症治疗。

2. 发热 绝大多数患者体温与治疗前相比无明显变化，个别患者可出现短暂体温 0.5~1.0℃增高变化，37.5~38℃为治疗后吸收热，无须特殊处理；超过 38.5℃注意有无感染情况，及时对症处理。

3. 阴道排液 黏膜下肌瘤患者消融后可出现阴道排液，呈淡粉色或洗肉水样。预防：穿刺及消融中尽量不损伤子宫内膜（图 7-1-2-7）。1~2 周内症状可自行消失，若流液时间较长或流出的液体有气味，可口服抗生素 3 天治疗。

4. 阴道黏膜烫伤 发生率 < 0.5%，是由于在消融治疗中热气泡沿子宫腔流动至阴道内所致。消融前将阴道内填塞浸泡冰盐水的无菌大纱球（图 7-1-2-8）数枚予以预防。

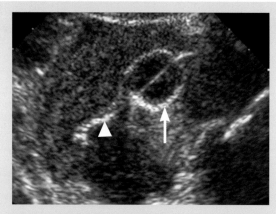

图 7-1-2-7

患者，女，36 岁，子宫多发肌瘤，有生育要求，经皮微波消融治疗前宫腔内放置 8 号导尿管以保护内膜，同时预防消融治疗后阴道流夜。宫腔置管后声像图，↑为球囊注满生理盐水后声像图，△为子宫腔置管后声像图，标志内膜位置。

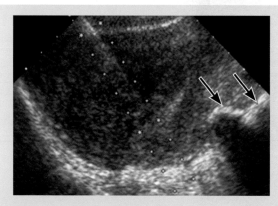

图 7-1-2-8

患者，女，39 岁，子宫肌壁间肌瘤，大小 5.9cm×6.8cm×5.4cm，阴道内塞入二枚浸泡生理盐水的大纱球，使子宫肌瘤更贴近腹壁，便于穿刺进针，同时避免阴道粘膜烫伤。阴道内塞入纱球后声像图（↑）

5. 坏死组织经宫颈排出时受阻造成腹痛　消融后部分或完整的肌瘤坏死组织可经阴道排出（图 7-1-2-9），若排出的坏死组织过大，堵在宫颈口时可引起类似分娩样剧烈疼痛，可在直视下用宫颈钳夹出坏死组织并口服抗生素预防感染。

6. 恶心　麻醉后极少数患者出现恶心，极个别可出现呕吐。预防：尽量缩短麻醉时间，消融前准备工作充分，于开始微波辐射前麻醉给药。对出现症状者予以对症处理。

7. 尿瘘、子宫穿孔、肠瘘　发生率极低，严格掌握适应证，消融中注意安全边界，靠近重要脏器的肌瘤不追求彻底消融，以消除或缓解临床症状为治疗目的。若发生子宫外脏器损伤则手术处理。

8. 皮肤灼伤　注意微波天线植入深度及消融中高回声范围，消融中开启天线冷却装置。若发生，局部按烫伤处理。

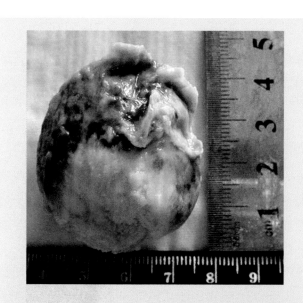

图 7-1-2-9　患者，女，33 岁，子宫黏膜下肌瘤，大小约 4.5cm×4cm×3.7cm，经皮微波消融治疗后 1 个月经阴道排出坏死肌瘤组织，最大径约 4.8cm，其月经量大、贫血症状明显改善，血色素治疗前 86g/L，治疗后 1 个月升至 110g/L

9. 继发感染　严格术中无菌操作，消融后阴道流液量大者，给予抗生素治疗，嘱其 2 周内避免性交、盆浴。若发生按感染处理。

七、治疗效果评价及临床意义

（一）治疗效果评价

1. 消融效果评价　采用静脉超声造影或增强 MRI 评价消融范围[36]。以造影剂无灌注区为组织消融坏死区，以坏死区占肌瘤百分比评价消融率。

（1）充分消融：消融后 1 天内无灌注区体积占肌瘤总体积 > 80%；CDFI：0 级，瘤内和瘤周血流信号消失，超声造影肌瘤内完全无增强呈"空洞征"。消融后 3 个月肌瘤体积缩小率 > 50%。

（2）大部分消融：消融后无灌注区体积占肌瘤总体积 60%~80%；CDFI：0~Ⅰ级；超声造影显示肌瘤内绝大部分区域无增强，小部分区域有增强。

（3）部分消融：消融后无灌注区体积占肌瘤总体积 30%~59%；CDFI：Ⅰ级；超声造影显示肌瘤内大部分区域有造影剂灌注，仅小部分区域无增强。

2. 临床效果评价　评价指标：肌瘤体积缩小率，血红蛋白定量，子宫肌瘤相关症状与健康相关生活质量调查问卷评分。

（1）效果非常显著：符合下列条件之一：消融后 3 个月肌瘤体积缩小率 > 50%，贫血患者非月经期血红蛋白定量在正常人水平，症状评分下降 > 治疗前分值 50%，与健康相关生活质量评分升高 > 治疗前分值 50%。

（2）效果显著：消融后 3 个月肌瘤体积

缩小率 20%~49%，贫血者非月经期血红蛋白定量较治疗前升高 > 3g/L；症状评分较治疗前分值下降 30%~50%，与健康相关生活质量评分较治疗前分值升高 3%~50%。

（3）有效：消融后 3 个月肌瘤体积缩小率 10%~20%，贫血者非月经期血红蛋白定量较治疗前升高 2g/L；症状评分较治疗前分值下降 10%~29%，与健康相关生活质量评分较治疗前分值升高 10%~29%。

（4）无效：消融后 3 个月肌瘤体积缩小率 < 10%；贫血者非月经期血红蛋白定量较治疗前无变化；症状评分及与健康相关生活质量评分较治疗前无变化。

（二）临床意义

子宫肌瘤是女性生殖系统最常见的良性肿瘤，有症状者需要治疗。目前手术切除子宫仍是治疗的主要手段，治疗创伤较大，不但使患者失去生育能力，且越来越多的研究表明子宫切除后卵巢功能可受到影响，卵巢早衰发生率明显增加。随着微创治疗理念的发展，一些子宫肌瘤微创治疗技术如高强度聚焦超声消融（HIFU）、射频消融、微波消融等[37, 38]得到研究并应用于临床，其优点是能保留子宫，创伤小，治疗后恢复快。HIFU 消融治疗无创，可有效缓解患者症状，文献报道有效率为 80%~98%；HIFU 治疗的焦阈较小，较大病灶需要增加治疗时间与治疗次数，据统计直径 7~8cm 的单发肌瘤，HIFU 消融时间大约为 3 小时，当肌瘤更大或多发肌瘤时，常采取多次"3 小时消融"[39, 40]，治疗后偶有血尿、肠穿孔的报道。射频消融治疗子宫肌瘤疗效确切，临床症状明显缓解，生活质量提高，治疗前 SSS（症状严重程度评分）平均值为 60.2~61.1，HRQL（健康相关生活质量）平均值为 37.3~55.6，治疗后 3 个月到 3 年随访，患者 SSS 平均值降到 25.4~31.2，HRQL 平均值升高到 77.2~81.4，随访期间两指标维持在治疗后 3 个月水平，接近但未达到正常人水平[41, 42]，治疗时间 10~30 分钟左右，有效率 90% 以上。射频消融时多经阴道宫腔自然腔道操作，减少创伤，但对于宫颈口小者，射频消融针不易进入，不能超声同步监控操作上需要较好的技巧，有轻微下腹痛、阴道少量不规则流血等并发症，子宫及肠道穿孔有见报道。超声引导经皮微波消融治疗在超声实时引导、监视下进行，向肌瘤内植入的微波天线外径只有 1.8mm，创伤微小、电极植入定位准确，消融中热场可控，凝固病灶组织较彻底[43, 44]，热效率高，5~20 分钟即可完成消融，尚未见肠道、子宫穿孔等严重并发症发生。目前临床研究结果表明超声引导经皮微波消融治疗子宫肌瘤可使肌瘤有效缩小甚至完全消失，消融后第 3~6 个月时肌瘤体积缩小率最显著，6 个月后缩小率 80% 以上，此后肌瘤体积稳定，6 个月到 2 年内缩小率在 80%~100%，黏膜下肌瘤因容易经阴道排出，体积缩小最为显著，完全排出时缩小率可达 100%；消融后 3 个月有效率达 95% 以上，不同类型肌瘤相互比较，疗效无差异；消融后 3~6 个月临床症状及生活质量可恢复至正常人水平（UFS-QOL 调查问卷评估健康人 SSS=22.5±21.1，HRQL=86.4±17.7），消融后 6~24 个月维持在该水平无明显变化；治疗后 6 个月时全部贫血（复发者除外）患者 Hb 均上升至 ≥ 110g/L，贫血症状得到有效纠正，相关临床症状得到有效改善，生活质量提高[45, 46]。此外本治疗对患者月经周期及卵巢功能无明显影响，因而可以满足保留子宫，不改变盆腔器官组织生理结构基础上使肌瘤缩小或消失的目的，也可适用于未婚育的年轻女性[47]。

（张晶 李秀梅）

第三节 子宫腺肌病经皮微波消融

子宫腺肌病是子宫内膜腺体和间质异位至子宫肌层内，在激素的影响下发生周期性出血，肌纤维结缔组织增生，形成的弥漫性或局限性病变。以 30~50 岁经产妇多见，有文献报道发病率高达 10%~65%。近年随着晚婚晚育的女性群体增加，发病年龄有年轻化趋势，保留子宫基础上的保守治疗成为研究重点。子宫腺肌病经皮微波消融治疗是近 5 年来应用于临床的新技术，经过系列的基础实验及临床研究，证实其操作方便、创伤微小、治疗省时、安全、临床疗效好、副作用小，深得患者的认同，目前该项技术已成为临床治疗症状性子宫腺肌病可供选择的有效方法。

一、适应证

明确诊断的子宫腺肌病（子宫结合带宽度 > 13mm），伴有进行性加重的痛经或月经过多、贫血症状，患者未生育或已生育但希望保留子宫，年龄 < 47 岁，有安全的经腹壁穿刺路径，并符合以下条件者[48]：

1. 病灶厚度 > 30mm。
2. 痛经症状评分 > 3 分或 HB ≤ 90g/L，痛经或月经过多症状持续 1 年以上。
3. 经其他治疗方法治疗后症状未得到有效缓解或继续加重。
4. 拒绝手术或其他方法治疗，自愿选择经皮微波消融治疗者。

二、禁忌证

（一）绝对禁忌证

1. 月经期、妊娠期或哺乳期。
2. 子宫颈 CIN 3 级以上。
3. 伴发子宫内膜不典型增生。
4. 有未被控制的盆腔及阴道炎症。
5. 严重的出凝血功能障碍，血小板小于 50×10^9/L，凝血酶原时间大于 25 秒，凝血酶原活动度小于 40%。

（二）相对禁忌证

子宫增大不明显，未经妇科系统治疗，穿刺及消融风险高者。

三、术前准备

（一）治疗室及仪器准备

治疗室层流或紫外线照射 12 小时消毒。超声仪器及微波治疗仪处于正常工作状态，备好微波消融治疗包、超声探头穿刺引导装置、无菌探头套、微波消融天线固定夹。备好抢救设施（氧气、负压吸引器等）及急救药品。

（二）患者准备

1. 了解病史，包括有无出血史、盆腔手术史、感染史、糖尿病、高血压、服用抗凝药物、心脏起搏器、患恶性肿瘤等，向患者详细告知经皮微波消融治疗的优势与不足，预期疗效、潜在的并发症及副作用，同时与患者交流，进一步了解患者求治的目的。
2. 完善治疗前常规检查，包括血常规、生化检查、凝血功能、心电图、超声检查、血 CA125 及 CA199、胸片、盆腔 MRI、宫颈 TCT。
3. 有宫内节育器者需取出，并消炎止血后方可进行治疗。
4. 避开月经期或排卵期。
5. 由患者本人或授权人签署相关知情同意书（微波消融治疗同意书，超声造影同意书，授权同意书，组织活检知情同意书）。
6. 填写子宫腺肌病症状及与健康相关生活质量问卷调查表及痛经评分表。
7. 术前禁食水 6 小时，有严重便秘者可服缓泻剂导泻以减少肠气干扰。
8. 术前半小时插导尿管（夹闭）。
9. 对病变范围较大的子宫腺肌病患者，可于术前 5 分钟左右向患者阴道内填塞浸泡冰盐水的大纱球 2~3 枚，以预防消融中微波热气泡经阴道流出烫伤阴道黏膜，也便于术后即刻观察阴道有无出血。

（三）制定治疗预案

1. 超声检查评估病灶范围、血液供应状态，选择穿刺路径及穿刺深度，评估穿刺的安全性及准确性。

2. 根据子宫位置、腺肌病灶厚度及位置，拟定植入的消融天线数量及电极大小（常规应用辐射点至尖端1.1cm或0.5cm天线），病灶厚度 < 3cm植入1根天线，> 3cm可考虑并排植入2根天线，消融计量可参考微波消融肌组织量效关系参数表[49, 50]。

四、操作方法

1. 患者平卧位，暴露手术部位（上至脐部，下至耻骨）。

2. 常规超声扫查择点、定位、确定穿刺点，原则上选择皮肤距病灶最近途径并在病灶中心处为进针点。穿刺入路上绝对避开膀胱、肠道、网膜、大血管并尽可能避开子宫内膜。静脉超声造影，评价病灶血供状态。常规皮肤消毒、铺无菌巾。探头表面涂适量耦合剂，套无菌探头套，装置穿刺引导架。穿刺点局部利多卡因麻醉。

3. 静脉麻醉或硬膜外麻醉。

4. 在二维灰阶超声实时引导下经穿刺引导槽向病灶内植入微波天线（依据病灶大小决定植入的微波天线数量及微波天线长度）。

5. 设置微波输出能量50W或60W[51, 52]（依据病灶大小和病变血供而定），进行消融（消融时间参见本章第二节表7-1-2-1）。

6. 消融过程中灰阶超声实时监测[53]消融区内回声变化，当高回声达预定消融区边缘约0.3cm时停止消融，消融过程中注意监测子宫内膜回声变化，当内膜或宫腔内出现高回声时停止微波辐射。

7. 术中监护患者的血压、脉搏、心率、血氧饱和度等生命指征。

8. 微波辐射停止后行彩色超声成像及静脉超声造影[54]，观察消融区有无血流信号及无造影剂增强范围，作为初步判定消融后组织坏死范围，若拟定消融的靶目标内仍有血流信号或大范围造影剂充盈区，即刻进行补充消融。

9. 消融结束，停止微波辐射，拔出微波天线，清理穿刺点皮肤，并加压包扎。观察导尿管流出的尿液颜色可拔出导尿管。

10. 将患者送至恢复室观察30分钟，心电监护各项生命体征，无特殊情况，返回病房，嘱去枕平卧2小时，术后6小时无特殊可进流食[55]。

各种类型病变治疗前后效果见图7-1-3-1、图7-1-3-2。

五、技术要点和注意事项

1. 在超声实时引导、监视下穿刺植入微波天线，穿刺路径应绝对避开肠道、膀胱壁或大血管，尽量避免穿过子宫内膜。

2. 无论是植入微波天线还是穿刺活检过程中，请麻醉医生将患者呼吸控制平稳，不要做大幅度的腹式呼吸。

3. 植入微波天线前应预测好电极植入的深度和部位。穿刺活检或微波天线植入过程中，当针尖进入腹壁或病灶内显示不清时，应适当调整探头角度使针尖显示清晰并在预定位置后再行活检或开始微波辐射。微波辐射前确保微波天线尖端距离子宫浆膜层 > 0.5cm。

4. 当消融前需要进行组织穿刺活检时，植入微波天线时应尽量沿穿刺活检针同一针道植入，活检时应尽量减少穿刺次数，通常采用16G组织切割活检针，穿刺1针取出的组织标本量可满足常规病理诊断的需求。

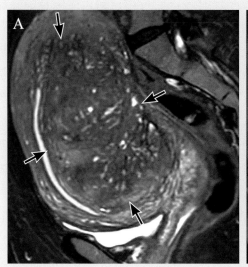
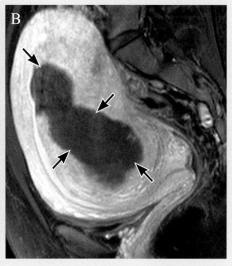

A. 微波消融前 MRI 平扫图像，显示腺肌病病灶（↑）；

B. 微波消融后 3 天 MRI 增强图像，显示腺肌病病灶大部分无增强（↑）

图 7-1-3-1　患者，女，32 岁，弥漫性子宫腺肌病，前壁厚 2.3cm，后壁厚 6.7cm

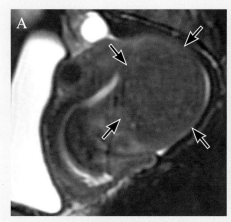
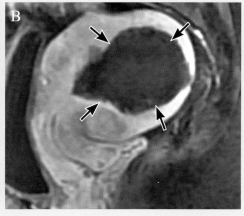

A. 微波消融前 MRI 平扫图像，显示腺肌瘤病灶（↑）；

B. 微波消融后 3 天 MRI 增强图像，显示病灶区为无增强（↑）

图 7-1-3-2　患者，女，44 岁，子宫腺肌瘤，大小约 4.9cm×4.0cm×4.4cm

5. 穿刺天线未达到预定部位或穿刺天线偏离预定部位时，可先采用 40W 微波短时间辐射后再拔出天线重新择点穿刺，以预防有活性的异位内膜组织沿穿刺针道种植。

6. 微波辐射开始前声像图上须清晰显示微波天线尖端，消融中实时超声连续扫查，监测微波能自微波天线辐射点开始向外扩散过程、扩散范围及时间，尤其注意天线尖端及针杆近腹腔及皮肤处的超声回声，当高回声超出预定消融范围时立刻停止微波辐射。

7. 消融前血压、血糖必须控制在可麻醉范围内，服用阿司匹林等抗凝药物者需停用药物 2 周后再进行穿刺治疗。

8. 治疗结束后，再次全面超声扫查盆腔，了解有无内出血或较治疗前增加的盆腔积液。

六、并发症及其预防与处理

（一）常见并发症

1. 疼痛　约 80% 患者在治疗后 8 小时内可出现穿刺点或消融部位疼痛，部分患者可耐受，8 小时内可自行缓解。

2. 阴道排液　约 80% 患者消融后出现阴道排液，呈淡粉色或洗肉水样，多在 1~2 周内自行消失。

3. 阴道黏膜烫伤　发生率极低是由于在消融中热气泡沿子宫腔流动至阴道内所致。

4. 恶心　麻醉后极少数患者可出现恶心，极个别患者可出现呕吐，对症处理。

5. 血压升高　极个别患者麻醉后清醒后可有血压升高。

（二）潜在的严重并发症

肠瘘，尿瘘，子宫穿孔、破裂、脱垂，腺肌病组织沿针道种植：发生率极低，若出现应及时请相关科室处理。

（三）处理

1. 疼痛大部分患者可耐受，8 小时内自行缓解，不能缓解者可对症处理。

2. 阴道排液可宫腔插管预防（图 7-1-3-3）。

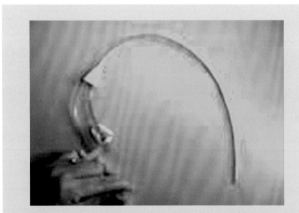

图 7-1-3-3　患者，女，38 岁，子宫腺肌病，有生育要求，经皮微波消融治疗前宫腔内放置 8 号导尿管以保护内膜

3. 阴道黏膜烫伤　术前阴道内填塞浸泡冰盐水的无菌大纱球数枚（图 7-1-3-4），避免消融中阴道黏膜烫伤。

4. 恶心，血压升高对症处理。

5. 消融后坏死组织经阴道排出（图 7-1-3-5）

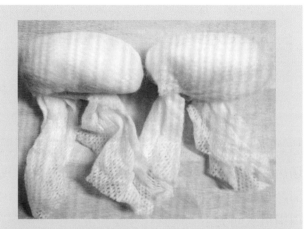

图 7-1-3-4　患者，女，34 岁，子宫腺肌病，前壁厚 2.0cm，后壁厚 4.4cm。阴道内塞入 2 枚浸泡生理盐水的大纱球避免阴道黏膜烫伤

通常无须处理，标本甲醛溶液固定，常规病理检查。若排出的坏死组织过大，堵在阴道口可引起下腹部坠涨或分娩样剧烈疼痛，可在直视下用宫颈钳夹出坏死组织并口服抗生素 3 天预防感染。

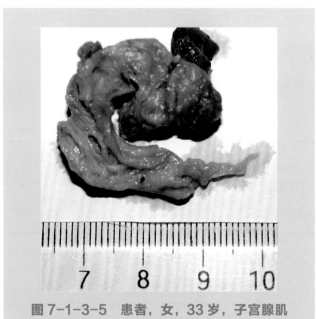

图 7-1-3-5　患者，女，33 岁，子宫腺肌病，前壁厚 2.9cm，后壁厚 6.6cm。经皮微波消融治疗后 8 个月经阴道排出坏死组织，长约 8cm，宽约 2cm，其痛经症状明显改善，痛经评分由 5 分降为 2 分

6. 肠瘘，尿瘘，子宫穿孔等潜在严重并发症若有发生及时请相关科室分解处理。

七、治疗效果评价及临床意义

（一）消融中及消融后有效消融灶范围评价

消融中完成微波消融治疗后即刻可通过灰阶超声高回声范围测量评价消融灶范围，待微波热场热气泡消散后可行静脉超声造影评价消融范围。消融后3天内盆腔平扫+增强MRI评价消融灶与周围组织间关系、病灶消融是否充分及周围组织器官有无损伤。

（二）临床效果评价

1. 临床效果评价指标　①痛经评分（5分评分法）：较治疗前减低1分为有效，减低2分为明显有效；②血红蛋白定量；③子宫肌瘤症状及与健康相关生活质量调查问卷评分；④子宫体大小及子宫肌壁厚度；⑤血清CA125水平。

2. 治疗后随访观察时间一般为消融术后3个月、6个月、9个月、12个月、18个月、2年、3年，如有特殊情况可延长随访时间。

（三）临床意义

近年来随着晚婚晚育的女性群体增加，腺肌病发病年龄有年轻化趋势，保留子宫基础上的保守治疗得到广泛研究，但目前应用于临床的病灶剔除术仅适用于子宫腺肌瘤，不适用于弥漫性子宫腺肌病；口服药物或宫内释放药物的节育器治疗仅可使部分患者病灶缩小，症状减轻，且停药后容易复发，副作用大；高强度聚焦超声消融（HIFU）、射频消融和微波消融是近年来临床应用较广泛的微创或无创治疗技术[56]，三种微创治疗技术疗效较确切，无较大差异，均可有效缓解痛经等临床症状，有效率都在80%~98%。HIFU无创伤性，治疗时间长，一般在1小时以上，病灶大者可达3小时以上，对弥漫性腺肌病治疗效果欠佳；目前射频消融治疗腺肌病多经阴道、宫腔自然腔道进针，后在超声监视下进行，不能超声实时同步监测，需要较好的操作技巧，对于阴道及宫腔狭窄者操作困难。超声引导经皮微波消融治疗子宫腺肌病微创、安全、有效，治疗后可使子宫及动脉有效缩小，目前大样本研究来自301医院介入超声科，随访185例子宫腺肌病患者微波消融治疗后3、6、9、12个月，子宫缩小率分别为45.17%±21.68%、48.41%±18.81%、51.67%±15.00%、50.12%±27.47%，痛经症状缓解率分别为87.10%、84.62%、77.50%及87.80%，痛经明显缓解，其他相关临床症状得到有效改善[57]，生活质量提高。另外本治疗对患者月经周期无明显影响，对卵巢功能无明显影响[58, 59]，为希望保留子宫的腺肌病患者提供了很好的治疗方法，尤其适用于有生育要求[60]的患者。

（张晶　海宁　刘慧）

第四节　子宫肌瘤和子宫腺肌病射频消融

子宫肌瘤和子宫腺肌病是妇科常见疾病。子宫肌瘤是育龄期女性发病率最高的良性肿瘤，发病率高达20%~40%[61]。子宫腺肌病是一种子宫内膜腺体和间质侵入子宫肌层形成的病变，分局限型（又称腺肌瘤）和弥漫型两种[62]。随着女性婚育年龄的推迟，未婚育女性妇科肿瘤发病率也在增高，症状性子宫良性病变传统子宫切除的治疗方法已不再是唯一有效的方法。更多的患者希望在保留子宫的基础上得到有效的微创治疗[63]。现代精准医学的发展和患者的需求促进了无创及微创介入治疗（精准治疗）技术的快速发展。超声引导下经腹热消融治疗子宫良性病变是近年来发展起来的新技术[64, 65]，射频消融由于方便、创伤小、疗效可靠，治疗后患者临床症状可有效减轻或消除，得到临床和患者认同，临床应用范围不断扩大并逐渐普及[66]。

一、适应证

（一）子宫肌瘤

1. 经腹或经阴道超声检查确认患有子宫肌瘤，超声能够清楚显示子宫肌瘤位置、大小，且并有安全进针路线。

2. 患者无围绝经期征象或绝经后肌瘤动态观察增大。

3. 子宫肌瘤分级符合国际妇产学会（FIGO）分级标准0~6级。

4. 一般肌瘤大小2~8cm，黏膜下子宫肌瘤直径＞2cm，宽蒂的浆膜下子宫肌瘤蒂部宽＞3cm，血供丰富者。

5. 患者具有明显临床症状，包括月经量过多、贫血、腹痛等，且由于思想压力强烈要求保留器官并治疗子宫肌瘤。

6. 子宫多发性肌瘤，患者要求控制病灶生长及症状，并保留器官。

7. 患者依从性好，可以随访。

8. 自愿接受治疗并签署知情同意书。

（二）子宫腺肌病

1. 经腹或经阴道超声检查结合临床表现确认患有子宫腺肌病，超声能够清楚显示子宫腺肌病病灶位置及范围，并有安全进针路线。

2. 患者无围绝经期征象。

3. 局限性子宫腺肌病患者具有明显临床症状，包括月经量过多、贫血、腹痛等。

4. 患者没有生育要求。

5. 子宫弥漫性腺肌病，患者要求控制症状，并强烈要求保留器官者。

6. 患者依从性好，可以随访。

7. 自愿接受治疗并签署知情同意书。

二、禁忌证

（一）绝对禁忌证

1. 子宫肌瘤位于黏膜下，患者有生育要求应谨慎。

2. 子宫恶性肿瘤。

3. 患者伴有出凝血功能障碍或严重心脑血管及全身疾病。

4. 患者处于月经期、妊娠期或哺乳期。

5. 患有急性盆腔炎。

6. FIGO分级为7级的浆膜下子宫肌瘤。

7. 子宫颈CIN 3级以上。

（二）相对禁忌证

1. 子宫多发性肌瘤或弥漫性腺肌病，且患者强烈要求保留器官或控制临床症状。

2. 伴有功能性失血、子宫内膜增生过长等疾病。

三、操作前准备

1. 了解病史，包括有无出血史、盆腔手术史、感染史、糖尿病、高血压、服用抗凝药物、心脏起搏器服植入、患恶性肿瘤等，重点询问相关的病史，如月经量、血块、痛经等。向患者详细告知经皮射频消融治疗方法、优势与不足，预期疗效、潜在的并发症及副作用。同时与患者交流，进一步征求患者意见，取得患者理解与配合。

2. 术前超声检查，进一步确认子宫肌瘤/腺肌病病灶的位置及大小，进针路线及布针方案；彩色多普勒超声判断病灶内血流情况；超声造影成像评估病灶内微循环灌注。

3. 完善治疗前常规检查，包括血常规、术前感染四项、肝肾功能、凝血功能、血清CA125 及 CA199 检查，以及心电图、X线胸片等。需与其他疾病进一步鉴别时建议进行盆腔 MRI、宫腔镜等检查。

4. 必要时取出宫内节育器，如宫内节育器影响穿刺进针路线或影响治疗者需取出，并消炎止血后择期方可进行治疗。

5. 避开月经期，患者一般于月经期后 3~5 天入院进行治疗。

6. 由患者本人或授权人签署知情同意书、消融治疗同意书、超声造影同意书、授权同意书及组织活检知情同意书。

7. 填写症状及与健康相关生活质量问卷调查表及痛经评分表。

8. 术前禁食水 6~8 小时，有严重便秘者可服缓泻剂导泻以减少肠气干扰。

9. 术前常规插导尿管（夹闭），可实时调节膀胱充盈度。

10. 对于后位子宫或子宫肌瘤/腺肌病病灶位置偏后下或肌瘤游离于盆腔的患者，可于术前或术中随时经阴道放入阴道超声探头以便固定或调整子宫的位置。阴道探头退出后，需观察阴道有无出血。

四、操作方法

（一）子宫肌瘤经腹射频消融

1. 患者仰卧位（图 7-1-4-1），导尿，备皮，局部皮肤消毒。

2. 给予全身插管静脉麻醉及盐酸利多卡因注射液 5ml 局部组织麻醉。

3. 打开无菌包，铺洞巾，显露术野，超声探头套无菌保护套及引导架

4. 按预设的布针方案，依据肌瘤大小决定植入的消融针数量及长度：2~3cm 肌瘤植入 1 根刀头 2cm 射频电极（针）；4~6cm 子宫肌瘤植入 2 根 2cm 刀头的射频电极（针）或 1 根 3cm 刀头射频电极（针），可采用单针移动式消融方法，即改变进针方向进行多次消融。

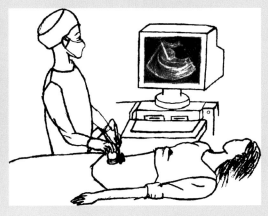
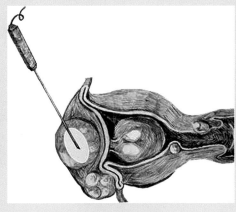

图 7-1-4-1　超声引导下经腹射频消融治疗子宫肌瘤示意图

5. 超声成像显示病灶，再次确认肌瘤位置、大小及范围。打开屏幕引导线，调整进针角度，将射频（电极）针经引导架沿引导线刺入肌瘤病灶的预定部位。反复确认针尖位置，确保针尖在病灶内，启动射频仪器，开始消融。一个消融周期为10~12分钟。必要时，退针调整方向，进入另一个病灶或病灶的不同区域再进行消融，直至覆盖整个病灶（图7-1-4-2）。

6. 设置输出能量，射频80~120W（依据子宫肌瘤大小、部位及病灶血供状况而定）进行消融。

7. 子宫肌瘤单发者，一般采取一次性消融；多发性子宫肌瘤可采取分次消融。

8. 治疗过程中二维灰阶超声实时观察消融汽化区大小及其与周围脏器的关系。

9. 治疗结束，确认设备停止发射功率后，拔出电极针。观察患者生命体征平稳后送回病房。

10. 术后即刻可行超声造影检查明确消融范围。如有残留病灶，可再次进行消融。

11. 术后1、3、6、12个月，可行超声造影或磁共振成像进行随访复查。

（二）子宫肌瘤经阴道射频消融

1. 患者截石位（图7-1-4-3），导尿，备皮，会阴部消毒。

2. 需用扩阴器消毒阴道、后穹隆及子宫颈部。

3. 给予静脉麻醉，局部麻醉可采用21GPTC针抽取1%盐酸利多卡因5ml沿进针路线的后穹隆和子宫颈局部注射少量盐酸利多卡因进行麻醉，也可不用局部麻醉。

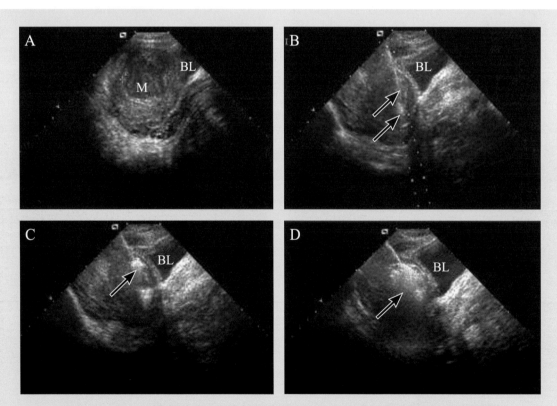

图 7-1-4-2 超声引导下经腹射频消融治疗子宫肌瘤手术过程及声像图改变

A. 术前常规超声确认子宫肌瘤大小及位置；　　B. 超声引导下进针及布针（↑所示针杆及针尖）；
C. 消融1分钟时，消融针刀头两端开始汽化（↑）；　D. 消融5分钟时，汽化区扩大（↑）。
M：肌瘤；BL：膀胱

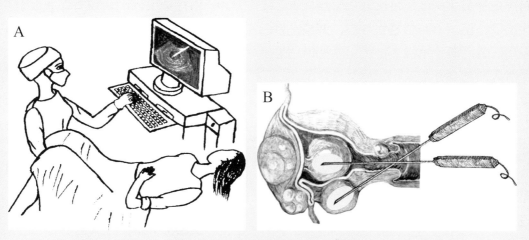

图 7-1-4-3 超声引导下经阴道射频消融治疗子宫肌瘤示意图

4. 打开无菌包，铺洞巾，显露术野，腔内超声探头被覆无菌保护套并安装引导架备用，其余操作方法同经腹射频消融治疗的流程（图 7-1-4-4）。

（三）子宫腺肌病经腹射频消融

1. 患者一般准备、体位及麻醉方法同子宫肌瘤。

2. 打开无菌包，铺洞巾，显露术野，超声探头套无菌保护套及引导架。

3. 预设布针方案，依据腺肌病病灶大小和范围决定植入的消融针数量及长度：腺肌病病灶范围 2~3cm 植入 1 根刀头 2cm 射频电极（针）；病灶范围 4~6cm 植入 2 根 2cm 刀头的射频电极（针）或 1 根 3cm 刀头射频电极（针），也可单针采用移动式消融方法，即改变进针方向行多次消融。

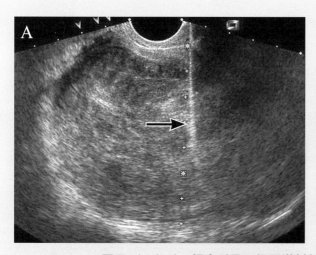
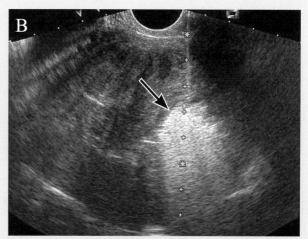

图 7-1-4-4 超声引导下经阴道射频消融治疗子宫肌瘤过程及声像图改变
A. 超声引导下进针（↑）；
B. 消融 5 分钟时超声显示病灶的汽化改变（↑）

4. 超声显示病灶，打开屏幕引导线，调整进针角度，将射频（电极）针经引导架沿引导线刺入病灶预定位置。反复确认针尖位置，确保针尖在病灶内，启动射频仪器，开始消融（图7-1-4-5）。一个消融周期为10~12分钟。必要时，退针调整方向，进入另一个病灶或病灶的不同区域再进行消融，直至覆盖整个病灶。

5. 设置输出能量，射频80~120W（依据子宫腺肌病病灶范围、部位及病灶血供状况而定）进行消融。

6. 局限型子宫腺肌病（腺肌瘤），一般采取一次性消融。

7. 弥漫型子宫腺肌病可采取多针、分次性消融（图7-1-4-6）。

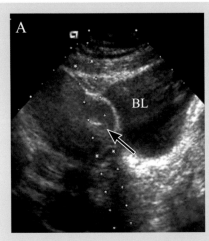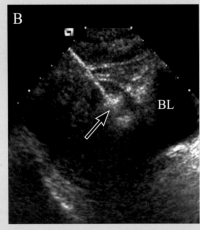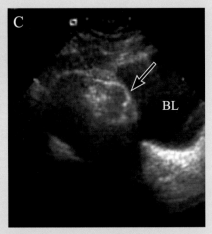

图7-1-4-5　超声引导下经腹射频消融治疗局限型子宫腺肌症（腺肌瘤）过程及声像图改变

A. 超声引导下进针（↑所示为针尖）；　　　　B. 治疗1分钟时超声显示开始汽化（↑）；

C. 治疗后超声可清晰显示消融范围（↑）。　　BL：膀胱

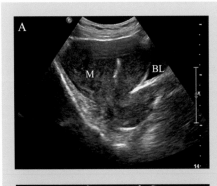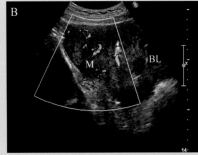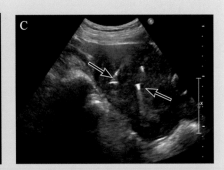

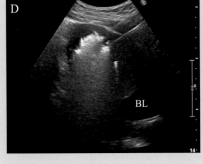

图7-1-4-6
腹超声引导下射频消融治疗弥漫型子宫腺肌症过程及声像图改变

A. 超声成像确认病变范围及大小；　B. 彩色多普勒超声观察病变血供情况；

C. 超声引导下进针及布针（↑）；

D. 两针同时消融5分钟，超声显示病灶汽化（回声增强区域）

8. 合并卵巢巧克力囊肿者，应同时在超声引导下抽吸干净、硬化治疗（图 7-1-4-7），以免影响子宫腺肌病治疗后的临床效果。

9. 治疗过程中超声观察消融汽化区大小及与周围器官的关系。治疗结束，确认设备停止发射后，拔针。观察患者生命体征平稳后送回病房。

10. 术后即刻可行超声造影检查明确消融范围。如有残留病灶，可再次进行消融。

11. 术后 1、3、6、12 个月，可行超声造影或磁共振成像进行随访复查。

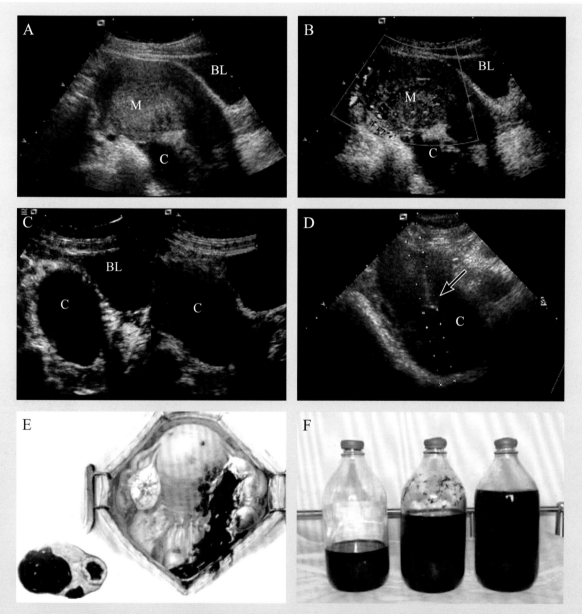

图 7-1-4-7　卵巢巧克力囊肿经腹抽液、硬化治疗过程声像图及示意图

A. 超声确认子宫及卵巢病变大小及范围；　　　　B. 彩色多普勒超声显示检测病变区血供情况；
C. 超声造影显示囊肿内无增强；　　　　　　　　D. 超声引导下穿刺抽液；
E. 手术卵巢巧克力囊肿标本示意图；　　　　　　F. 抽出巧克力囊肿内液体标本。
BL：膀胱；M：腺肌病组织；C：囊肿

（四）子宫腺肌病经阴道射频消融

1. 患者截石位（同子宫肌瘤），导尿，备皮，会阴部消毒。

2. 需用扩阴器消毒阴道、后穹隆及子宫颈部。

3. 给予全身不插管静脉麻醉，局部麻醉可采用21GPTC针抽取利多盐酸卡因注射液5ml沿进针路线的后穹隆和子宫颈局部注射少量盐酸利多卡因麻醉，也可不用局部麻醉。

4. 打开无菌包，铺洞巾，显露术野，腔内超声探头套无菌保护套及引导架备用，其余操作方法同经腹射频消融治疗流程。

五、治疗效果评价

（一）子宫肌瘤消融效果评价

采用静脉超声造影和增强MRI评价消融范围。以造影剂无灌注区为组织消融后坏死区，以坏死区占子宫肌瘤百分比评价消融率。

1. 充分消融 超声造影子宫肌瘤内基本无增强，呈"空洞征"（图7-1-4-8），无灌注区体积占子宫肌瘤总体积＞85%；彩色多普勒血流成像：0级，消融后3个月子宫肌瘤体积缩小率＞50%。

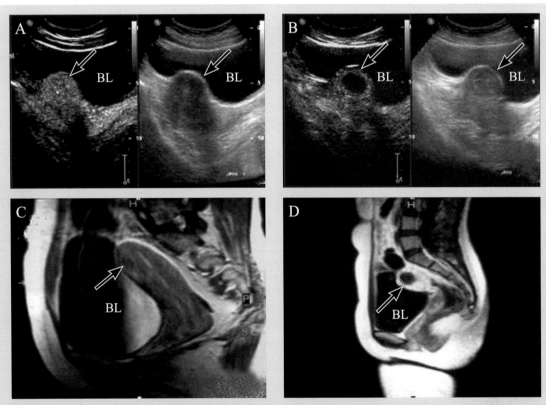

图7-1-4-8 超声造影评估射频消融治疗子宫肌瘤效果与MRI对比的图像

A. 治疗前超声造影显示子宫肌瘤呈明显增强改变（↑）；

B. 射频治疗术后超声造影显示病变区无增强（↑）；

C. 治疗前MRI造影显示子宫肌瘤有明显增强（↑）；

D. 射频治疗时候MRI造影显示治疗后病变区无增强（↑）。

BL：膀胱

2. 大部分消融　无灌注区体积占子宫肌瘤总体积60%~80%，子宫肌瘤内绝大部分区域无增强，但仍有部分增强区。彩色多普勒血流成像：0~Ⅰ级。

3. 部分消融　超声造影子宫肌瘤内部分区域有造影剂灌注，无灌注区体积占子宫肌瘤总体积30%~59%；彩色多普勒血流成像：Ⅰ级。

（二）子宫腺肌病消融效果评价

1. 影像学评价一般采用超声造影，必要时行MRI检查。消融范围及消融率的评估参考子宫肌瘤（图7-1-4-9）。

2. 痛经改善，主要与术前比较，可参考疼痛分级和临床效果评价。

（三）临床效果评价

评价指标：子宫肌瘤体积缩小率，子宫肌瘤相关症状与健康相关生活质量调查问卷评分，血红蛋白定量等。

1. 治疗效果非常显著　需符合下列条件之一：消融后3个月复查常规超声显示子宫肌瘤、腺肌病体积缩小或消失（图7-1-4-10，图7-1-4-11），缩小率＞50%。贫血患者非月经期血红蛋白定量在正常人水平，子宫肌瘤和腺肌病相关症状评分下

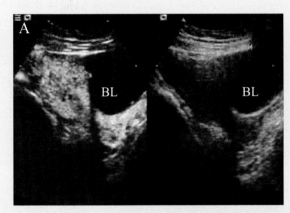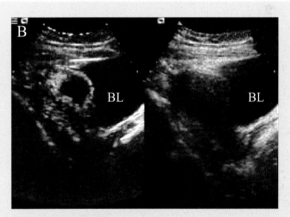

图7-1-4-9　超声造影评价子宫腺肌瘤射频治疗后的效果

A. 腺肌瘤治疗前超声造影显示病灶不均匀增强；　B. 腺肌瘤治疗后超声造影显示病灶区无增强，呈"空洞征"表现。

BL：膀胱

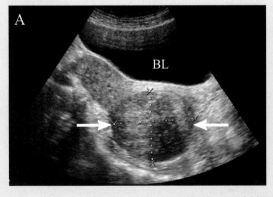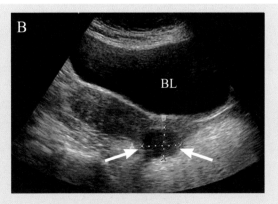

图7-1-4-10　超声评价射频消融治疗子宫肌瘤大小及体积变化

A. 治疗前超声显示肌瘤大小（↑）；　B. 射频治疗后12个月超声显示子宫肌瘤明显缩小（↑）。

BL：膀胱

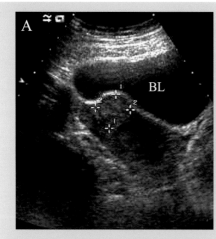
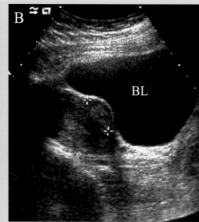
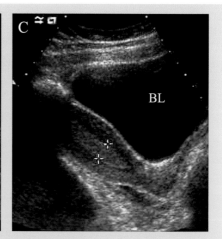

图 7-1-4-11　超声评价射频消融治疗子宫腺肌瘤大小及体积变化

A. 腺肌瘤术前超声显示病灶大小（"+"字符测量其范围）；

B. 腺肌瘤术后 6 个月超声显示病灶缩小（"+"字符测量其范围）；

C. 腺肌瘤术后 12 个月，超声显示原病灶区已基本消失（箭头所示），"+"字符测量内膜厚度正常。

BL：膀胱

    降 > 治疗前分值 50%，与健康相关生活质量评分升高 > 治疗前分值 50%。

2. 治疗效果显著　消融后 3 个月子宫肌瘤体积缩小率 < 49% 且 > 20%（图 7-1-4-12）；贫血患者非月经期血红蛋白定量较治疗前升高 > 3g/L；子宫肌瘤和腺肌病与健康相关生活质量评分升高 > 治疗前分值 30% 且 < 50%[67]。

3. 治疗有效　消融后 3 个月子宫肌瘤体积缩小率 < 20% 且 > 10%；贫血患者非月经期血红蛋白定量较治疗前升高 2g/L；子宫肌瘤和腺肌病相关症状评分下降 > 治疗前分值 10% 且 < 29%。

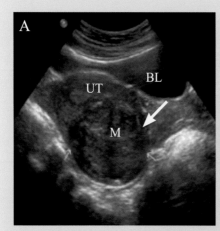
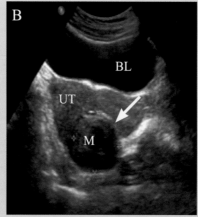
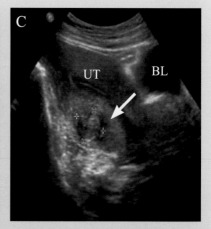

图 7-1-4-12　二维灰阶超声评价射频消融治疗子宫肌瘤大小及体积变化

A. 治疗前超声显示肌瘤大小（↑）；

B. 治疗后 6 个月超声显示肌瘤已缩小（↑）；

C. 治疗后 12 个月超声显示肌瘤明显缩小（↑）

4. 治疗无效消融后 3 个月子宫肌瘤体积缩小率 < 10%；贫血患者非月经期血红蛋白定量较治疗前无变化；子宫肌瘤和腺肌病相关症状评分及与健康相关生活质量评分较治疗前无变化。

六、技术要点及注意事项

1. 通过超声检查，反复确认进针路径上没有肠管及膀胱等重要脏器，以防损伤重要脏器。

2. 膀胱置导尿管可实时控制膀胱充盈程度，调整至膀胱壁显示清晰且不影响进针路线即可。

3. 对于后位子宫或病灶活动度较大时，可利用经阴道超声探头从子宫颈后方向前轻轻推顶，以相对固定或调整子宫的位置。

4. 术后 6 个月内避免妊娠，以防止异位妊娠或流产。

5. 术后随访过程中，如发现新病灶，可再次进行消融。

七、并发症及其预防与处理

1. 术后可因内膜损伤出现阴道排出血性液体，保持清洁、休息、观察即可。

2. 术后下腹部疼痛　子宫肌瘤消融后一般无腹痛或轻微腹痛，而腺肌病消融后都会在麻醉药物作用结束后出现腹痛，甚至较剧烈。经腹部超声检查确认无周围脏器损伤，而单纯由于子宫消融后自主收缩引起，可给予止痛药物。腺肌病热消融后一般常规准备止痛药物。

3. 膀胱、肠管损伤　轻者禁食观察，出现尿液外渗、腹腔积液、严重腹膜炎症状或怀疑肠管穿孔者应立即请相关外科会诊，必要时行手术治疗。

4. 出血　腹部超声可显示盆腔积液，少量可进行动态观察（图 7-1-4-13）；如积液量增大，可进行诊断性穿刺，确认为出血后，静脉给予止血、补液措施；如出血量持续增大，需进行剖腹探查，确认出血部位、止血。

八、临床意义及评价

子宫肌瘤传统治疗方法以手术切除子宫或剜除肌瘤为主。子宫腺肌病可引发痛经及月经失调，但目前尚无十分有效的保留器官的治疗方法。与以往认识不同，近来有报道认为子宫也参与了部分内分泌调节功能[68, 69]。并且由于社会环境的改

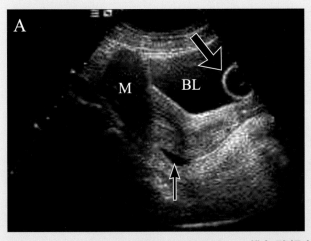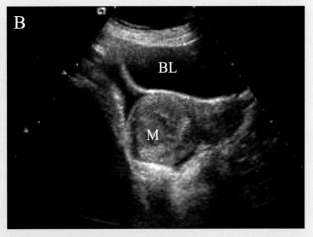

图 7-1-4-13　二维灰阶超声显示射频治疗子宫肌瘤后腹腔积液

A. 超声显示子宫直肠隔窝少量积液；　　　B. 超声显示下腹部少量积液。

小箭头：积液；宽箭头：导尿管水囊；M：肌瘤；BL：膀胱

变，愿意保留子宫的患者越来越多。因此，对于既能保留子宫又能治疗或控制子宫肌瘤或腺肌病的局部治疗新方法，目前已有大量研究和探索。随着微创技术的发展，经皮子宫动脉栓塞及经皮热消融等微创治疗方法在子宫肌瘤和腺肌病方面的应用日益受到关注[70, 71]。

超声引导下射频消融技术通过引起组织内正负离子摩擦产热，能够有效地使组织局部温度升高至60℃以上，造成凝固坏死，达到治疗效果。经射频消融后的子宫肌瘤或腺肌病病灶内血管凝固闭塞，组织细胞坏死，病灶在原位固化。失去血液供应和活性的子宫病灶将不再生长，部分较大者可能出现明显的体积缩小，治疗效果明确。这种方法能够控制子宫肌瘤生长或腺肌病症状，使患者在绝经前获得有效的治疗方法，并保留器官，提高生活质量[72, 73]。Brucker 等[74]研究发现热消融子宫肌瘤比肌瘤切除术，患者住院时间缩短[（10.0±5.5）小时 vs.（29.9±14.2）小时]，术中失血量明显减少[（16±9）ml vs.（51±57）ml]。笔者前期临床研究发现对于直径大于4cm的肌瘤，超声引导下射频消融术比高强度聚焦超声消融取得了更高的完全消融率，并没有明显的严重并发症[66, 75]。超声引导下射频消融技术由于微创和相对安全，可重复进行操作，如后期子宫内出现新的病灶，可重复进行治疗，直至患者绝经。

在实际操作过程中，因子宫位于盆腔，周围空腔脏器较多，因此操作要求谨慎，术前经腹超声多切面进行评估进针路线，避免进针路线上出现肠管或膀胱等。可通过经腹超声探头加压或经阴道超声探头推顶等方法推开肠管，通过适当充盈膀胱来使膀胱壁与子宫界限显示清楚，避免膀胱损伤。

（周晓东　罗文　孟欣）

第五节　子宫肌瘤高强度聚焦超声消融治疗

子宫肌瘤（uterine fibroid，uterine myoma）是女性生殖系统最常见的良性肿瘤，好发于生育年龄。子宫肌瘤为激素依赖性肿瘤，育龄期出现，在性激素分泌旺盛期生长，绝经后萎缩。针对这一自限性良性肿瘤治疗的主要目的是减轻症状，延缓或阻止瘤体生长。高强度聚焦超声（high intensity focused ultrasound，HIFU）作用于子宫肌瘤可使治疗靶区发生凝固性坏死，而周围正常组织不受影响，达到缩小肌瘤、缓解肌瘤相关症状的目的，从而使患者免除子宫切除术等侵入性治疗。

一、适应证

治疗系统机载超声可以显示并有安全声通道的肌瘤。

二、禁忌证

1. 妊娠期妇女。
2. 肌瘤生长快，可疑子宫肉瘤者。
3. 合并妇科其他恶性肿瘤者。
4. 怀疑有盆腔内组织、器官广泛粘连。
5. 胶原结缔组织病患者或有放疗病史（腹部放疗）者。
6. 严重的心、脑、血管、肝、肾等全身性疾病患者。
7. 患者认知障碍，不能准确表达治疗过程中的感受。

三、治疗前评估及准备

（一）患者准备

实验室检查（血常规、肝功能、肾功能、血电解质）；妇科检查：进一步确认诊断，排除其他妇科疾病。除其他肿瘤外，还应排除引起与肌瘤相关症状重叠的其他疾病；了解患者认知能力并对治疗过程与患者进行充分沟通。

（二）模拟定位

在治疗系统上模拟治疗状态下进行，了解肌瘤的位置、回声情况、肌瘤在 X、Y、Z 轴上的三维径线，即左右、前后和上下三条径线。确定焦距是否足够、声通道是否无骨骼和含气的肠道及严重的陈旧性手术瘢痕遮挡。根据焦点移动范围来确定靶肌瘤的可覆盖范围，拟定治疗计划。

（三）治疗时机

1. 非月经期和非妊娠期进行，特别要排除早期妊娠。

2. 安置有宫内节育器的患者必须取出节育器，在取出后无腹痛和阴道流血后进行治疗。取出困难者，选择在下个月经期之后进行超声消融治疗。

3. 人流术后，必须经过一次正常月经后。

4. 下腹部手术 3 个月后。

5. 急、慢性盆腔炎经治疗稳定控制后。

6. 分娩后月经复潮后治疗，阴道分娩不少于 3 个月；剖宫产不少于 6 个月。

（四）声通道准备

1. 肠道准备　因子宫毗邻肠道，加上呼吸运动对内脏器官位置的影响，肠道有潜在进入声通道（超声波入射路径）的风险，因此，消融治疗前必须进行严格的肠道准备。肠道准备包括饮食准备、导泻和灌肠，目的是要清除肠道内的食物和粪便残渣，减少肠道内的气体。

2. 皮肤准备　下腹部备皮、脱脂、脱气。范围与下腹部手术一致，即上至脐水平，下至耻骨联合及会阴部、髂骨，两边为腋前线。

3. 安置尿管　目的是在定位和治疗过程中控制膀胱内的液体量，以便改善声通道。尿管球囊内注水 10~15ml，切忌注入气体。

（五）设备准备

治疗开始前需要检查设备的运行状态是否正常，包括操作控制系统、运动系统、水处理系统以及功率源及功率输出，确保治疗能正常进行。准备内容主要有：①功率源有无输出、输出的能量强度和形成的焦域形态；②术前制备标准的耦合水；③调整引导超声参数使图像显示呈最佳状态。

（六）术中反应与控制

超声消融术中可能发生与消融术相关的疼痛等反应。超声消融子宫肌瘤采用镇静药物可减轻患者的术中反应，避免患者移动，提高患者对治疗中疼痛及不适的耐受能力，并能对语言和轻触摸刺激做出合适的反应，同时保持足够的心肺功能。镇静的深度要求达到 3~4 级（ramsay 评分），镇痛效果要求以患者疼痛评分小于 4 分为佳。实施镇痛镇静的目的是消除患者紧张、焦虑情绪。近年来，采用枸橼酸芬太尼复合咪达唑仑方案，可较好控制镇静深度在 ramsay 评级的 4 级以下且患者能较好地耐受治疗中的不适与疼痛，积极配合治疗[76]。

四、操作方法

（一）治疗体位

患者取俯卧位，双下肢自然屈曲，防止过伸；胸部下方垫软垫防止胸部受压；面部下方垫软垫，防止面部受压。机载超声引导定位后负压真空垫塑形固定患者体位。用封水膜进行封水，下腹部置于脱气水中，两侧水位到腋前线至腋中线。固定体位、封水，下腹部与超声介质接触（图 7-1-5-1）。

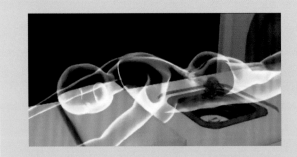

图 7-1-5-1 HIFU 消融治疗子宫肌瘤患者体位模式图（JC 型）

（二）定位、引导、计划

1. 定位 确定肌瘤的位置、大小、周边毗邻关系，确定声通道上无含气脏器和骨骼，必要时使用推挤装置推挤肠道和调整治疗头入射角改善声通道。声通道是指治疗超声所经过的路径，在 JC 型聚焦超声肿瘤治疗系统操作界面显示为绿线所围成的锥形区域（图 7-1-5-2）。

2. 引导 确定显像超声显示矢状位的扫描方向，目的是便于观察膀胱、肠道和肌瘤与骶骨的位置关系（图 7-1-5-2）。

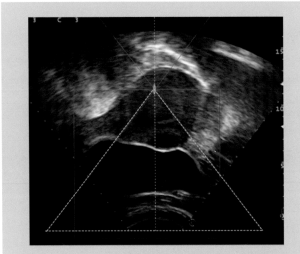

图 7-1-5-2 定位图像下可见腹侧三角形声通道
显示：骶尾骨、子宫、子宫肌瘤、子宫内膜、肠道及其后方的声影，耻骨联合及其后方的声影

3. 计划

（1）治疗计划：在超声矢状位声像图引导下制定治疗计划，在靶肌瘤的左右径范围内分别增加 10mm，从左到右，按照层间距 5mm 制定分层治疗计划。

（2）拟定治疗范围：子宫肌瘤的治疗原则是假包膜内肿瘤消融，并且要求在确保安全的前提下消融较大范围，这是提高临床有效性和减少临床复发的基础。注意与子宫内膜、浆膜、骶骨留有足够的距离，肌瘤完全覆盖的焦点分布治疗范围如下：治疗区的边界与肌瘤的上下（头足）、左右边界之间的距离为 5~10mm，与内膜之间的距离为 15mm，与肌瘤深面边界和浅面边界（骶骨侧边界和腹壁侧边界）的距离为 10mm。

（三）消融治疗

1. 扫描治疗 根据治疗计划，通过控制系统分层扫描。在每一层面上进行点扫描，以生物学焦域的点 – 线 – 面移动组合方式覆盖计划治疗区（图 7-1-5-3）。由治疗过程中通过影像监视焦点与靶组织的空间关系，控制焦点的位置在计划治疗范围内。

2. 剂量控制与调节 依据患者对治疗的耐受性和靶区灰度变化对治疗剂量进行调节。

（1）试探剂量：在对每个层面深面进行首次治疗时或在任何一个点采用一个新的高剂量必须进行剂量的试探。观察患者有无不能接受的反应，如有无放射痛、皮肤烧灼痛或其他患者不能耐受的反应。如果患者无不能接受的反应，可以逐渐加快照射的频率，然后还可以考虑延长照射时间；相反，只能降低照射的频率或缩短一次的照射时间。

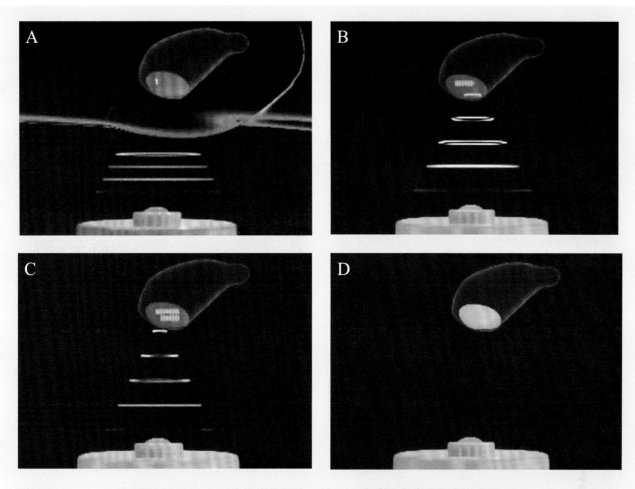

图 7-1-5-3　生物学焦域点－线－面移动组合消融肿瘤模式图

（2）剂量调节：治疗剂量调节，即在患者耐受的前提下调整超声照射时间、照射频率、声功率，确保一定时间内的剂量投放。如：发射声功率达到 350~400W，治疗前壁 5cm 的肌瘤，约需要 1000~1500 秒的声发射时间，结合机载超声显示的灰度变化，调节剂量。以能效因子（energy-efficiency factor，EEF）为超声剂量的生物物理量，根据回归分析的结果消融剂量方程如下：

EEF=6.202+5.557・x1−0.180・x2+2.144・x3　　EEF= 能效因子，即损伤单位体积的肿瘤组织所需的超声能量，x1= 肌瘤位置（前壁 = 1，后壁 = 2），x2= 肌瘤三维径线均值（cm），x3= 肌瘤 Adler 血供分级 + 1。

（3）治疗效果的实时评价标准：引导超声声像图出现灰度值的变化及回声变化情况均与肌瘤的坏死程度相关。术中灰度值增加表明治疗有效，同时以出现团状强回声区，甚至呈现"白化"现象、部分区域气体样强回声（图 7-1-5-4），更具有特征性。整个治疗区出现扩散性的团状灰度增加（图 7-1-5-5），即达到有效的消融，可停止治疗；据统计，出现团状灰度增强变化的概率是 92%。如果肌瘤内出现不扩散的局部团状灰度增加或表现为整体灰度增加时（图 7-1-5-6），需结合剂量参数进行疗效判断，即要达到既定的计划治疗剂量。

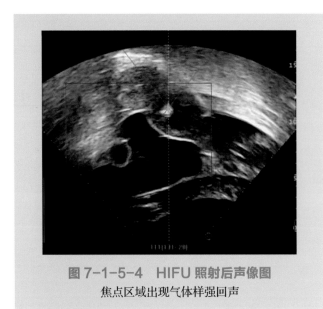

图 7-1-5-4　HIFU 照射后声像图
焦点区域出现气体样强回声

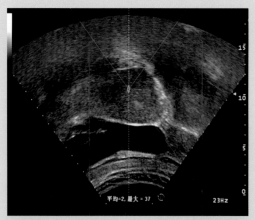

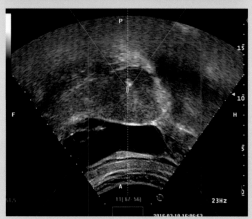

图 7-1-5-6　HIFU 治疗中声像图
HIFU 治疗中达计划剂量时局部团状及整体灰度增加

（四）治疗后处理

1. 局部降温　治疗后立即排空膀胱，向膀胱内注入冷生理盐水（4~10℃）200~300ml，并保持治疗体位 30 分钟，完成降温后可拔除导尿管。

2. 治疗后观察　观察呼吸、心率、血压 2 小时。治疗后 8 小时内观察排尿的次数、尿量和尿液的性状等，以了解有无排尿异常。观察有无腹痛、腹胀和局部压痛、反跳痛以及肠鸣音，判断有无急腹症的可能。观察会阴部和双下肢有无疼痛、感觉和运动障碍，以便判断有无神经毒性。观察阴道分泌物的量及性状。

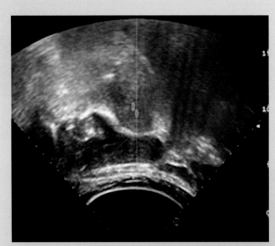

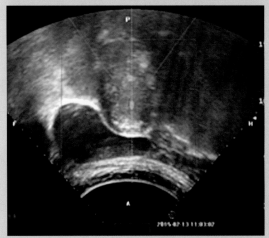

图 7-1-5-5　HIFU 治疗后声像图
团状阶度增加区域覆盖整个计划治疗区（整个肌瘤）

3. 饮食 治疗后 2~24 小时可进流质饮食；24 小时后无腹痛、腹胀、局部压痛、发热和食欲下降等可进半流质饮食；48 小时后无异常可恢复正常饮食。

五、技术要点及注意事项

1. 治疗中膀胱的充盈要适度，避免膀胱将子宫压向骶骨引起骶尾部不适。

2. 控制声波发射的频率和强度，在患者耐受的情况下治疗。

3. 治疗前与患者充分沟通，让患者理解治疗过程，增加患者的配合度。

4. 准确判断治疗过程中出现的下肢痛，避免患者下肢过伸，准确理解患者的表述，及时发现躯体神经刺激，调整扫描治疗方案，预防躯体神经损伤发生。

5. 特殊类型的肌瘤

（1）血管型平滑肌瘤由于血供异常丰富，不适合超声消融治疗。

（2）带蒂的浆膜下肌瘤超声消融后可能吸收缓慢。

（3）宫颈肌瘤受声通道限制，耻骨联合遮挡不适合超声消融治疗。

（4）MRI 显示 T2WI 均匀高信号、血供丰富的肌瘤（组织学上为富于细胞型或其他特殊组织学分型），消融困难且消融后易复发。

六、并发症及其预防与处理

超声消融治疗的并发症少见，根据国际介入放射学会（SIR）分级[77]，一般均为 A~C 级，不需要特殊处理，但要提高警惕、积极预防、严密观察，需要处理时积极处理。目前报道的并发症有：

1. 发热 少数患者可出现 38℃ 以下的低热，通常持续 1~3 天，个别病例体温大于 38℃[78, 79]。

2. 皮肤灼伤 有皮肤水疱、橘皮样改变等（图 7-1-5-7，图 7-1-5-8），根据外科处理原则处理。注意保持皮肤干燥和清洁，定时换药预防继发感染。皮肤毒性多见于使用推挤水囊或（和）皮肤有手术瘢痕者。治疗中定时松开推挤水囊的压迫，适当增加冷却时间，可以预防和减少皮肤毒性。据文献报道，早期发生率 5% 左右[80]。根据国内 10 余家治疗中心 9988 例结果报告[79]，发生概率 0.26%。

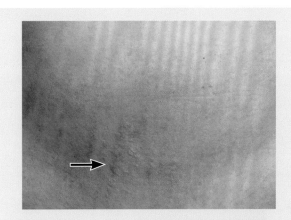

图 7-1-5-7 HIFU 治疗子宫肌瘤后皮肤反应
声通道皮肤出现红斑改变，并局部出现密集小水泡

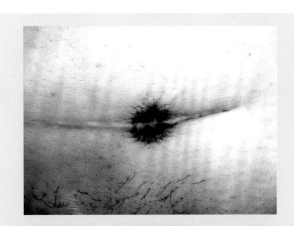

图 7-1-5-8 HIFU 治疗子宫肌瘤后皮肤灼伤
声通道陈旧性剖宫产手术瘢痕局部出现橘皮样改变

3. 下肢疼痛 有感应痛、躯体神经刺激和躯体神经损伤。恢复期分别为数天、数月和1年以上。Stewart 等[81] 报道了 1 例超声消融治疗子宫肌瘤后的坐骨神经麻痹，12 个月后康复，该患者肌瘤邻近骶尾骨，考虑为热量传导所致。躯体神经刺激和损伤的治疗包括：营养神经治疗、抑制炎症反应、控制疼痛、功能锻炼和电刺激理疗。躯体神经刺激和损伤的预防，关键是治疗前要与患者进行良好的沟通，在治疗中控制好镇静的深度，仔细观察患者的反应和准确理解患者的表述，及时调整扫描治疗方案，可以预防其发生。文献报道[79]，下肢疼痛的发生率 0.76%，1 例患者子宫肌瘤位于子宫侧壁浆膜下紧邻神经，考虑消融后高温状态的子宫肌瘤热传导导致神经毒性（图 7-1-5-9）。目前，尚无报道造成永久性后遗症的神经损伤发生。

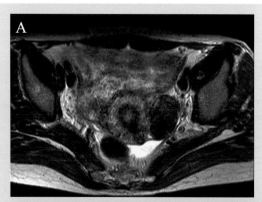
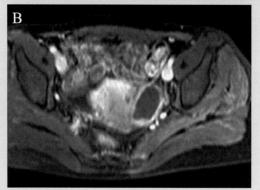

图 7-1-5-9 特殊位置子宫肌瘤消融前后
子宫肌瘤位于子宫左侧，紧邻神经

4. 骶尾部和（或）臀部疼痛 可能与超声刺激骶尾骨和臀肌筋膜有关，多见于后壁肌瘤，特别是后位子宫的患者。表现为臀部和骶尾部胀痛，可持续数小时或数天。多数轻微，不需特殊处理，少数患者可给予非甾体类抗炎药，如双氯芬酸二乙胺（扶他林）等，来减轻疼痛。治疗后立即对骶尾部和臀部冷敷或者冰敷可减轻症状。

5. 肠道损伤和穿孔 肠道毗邻子宫，因此预防和警惕肠道损伤就非常重要。下列情况可能发生：肠道准备不好；肠道与肌瘤有粘连，导致肠道不能被推离声通道，同时粘连区吸收过多能量等。需要高度注意粘连因素：盆腔炎、盆腹腔手术史、子宫内膜异位等。肠道损伤的表现：可以是治疗后出现腹痛，或在治疗后数天甚至数周腹痛再次出现或原有的腹痛加剧，伴有局部的压痛、肌紧张甚至反跳痛，开始可伴有肠鸣音增加，后期可出现肠鸣音消失。可有发热、白细胞计数增高、盆腹腔积液等。处理的原则是手术。根据国内 10 余家治疗中心 7439 例结果报告[79]，术后肠穿孔发生率 0.01%，有 1 例在消融治疗后 2 周出现肠道穿孔，是否与超声消融治疗直接相关，尚无确切证据。

6. 其他超声消融治疗子宫肌瘤的常见不良反应有下腹部不适或疼痛，杨武威等[78] 报道发生率为 72%，一般不需要镇痛处理。其他不良反应症状还包括血尿、尿潴留、阴道分泌物异常等，按照医疗常规处理。

七、临床意义及评价

超声消融治疗子宫肌瘤的主要目的是缓解或消除子宫肌瘤相关症状。超声消融后坏死的肌瘤存在于体内，其转归与评价包括症状的缓解和肌瘤体积缩小、消失的情况。

1. 临床评价　超声消融子宫肌瘤后的临床评价应在治疗后 3 个月（第 3 次月经后）进行。陈文直等[82] 对 99 例共 117 个肌瘤进行超声消融，结果显示超声消融后靶肌瘤体积缩小率达 84.6%，症状评分改善有效率达 92%；据临床观察个别患者术后第一次月经来潮，可能症状缓解不明显，需要延长观察时间确定临床疗效。

2. 生活质量获益评价　子宫肌瘤及其相关症状的长期存在常常导致患者出现焦虑、担忧、恐惧等心理变化，影响到患者社会活动和社会行为等。因此，国际上普遍认为子宫肌瘤临床评价包括相关症状和健康相关生活质量的评价。Wang 等[83] 对 89 例超声消融治疗患者和 41 例肌瘤剔除术治疗患者进行治疗前、治疗后 1 个月和 12 个月的 SF-36 评价量表比较，显示超声消融可有效改善患者生活质量，与肌瘤剔除术相比差异无统计学意义。

3. 子宫及肌瘤局部变化评价　超声消融治疗后通过影像学评价子宫和肌瘤大小、形态的变化。

（1）早期评价：超声消融子宫肌瘤后一般通过超声造影和增强磁共振（MRI）评价消融的结果，测定肌瘤消融范围（图 7-1-5-10）。超声造影和增强 MRI 显示消融后的子宫肌瘤内无血流灌注。通过弥散加权成像等技术确定消融情况也在进一步的研究中[84]。有研究表明[81]，消融 10% 的肌瘤体积，即可获得临床症状的缓解，而症状缓解持续时间的长短与肌瘤体积的消融率成正相关。肌瘤体积消融率小于肌瘤体积的 20%，在治疗后 1 年内因症状加重，需要再次治疗的患者达 28%[85]。陈文直等[82] 报道了两个中心超声消融靶肌瘤的平均消融率为 76.4%。此后多项大样本研究表明，

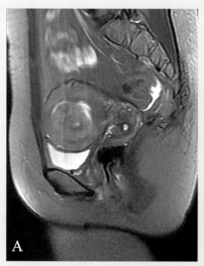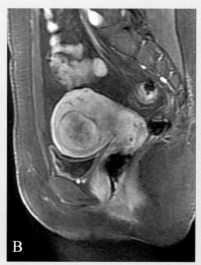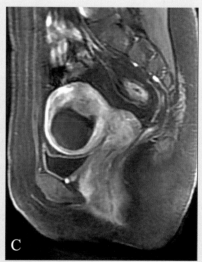

图 7-1-5-10　HIFU 治疗子宫肌瘤前后灌注情况比较

A. T2WI 显示子宫前壁黏膜下肌瘤；　　　　B. HIFU 治疗前肌瘤内血流灌注与子宫肌壁相当；
C. HIFU 治疗后肌瘤内血流灌注消失

目前的超声引导下高强度聚焦超声消融子宫肌瘤的消融体积可达80%左右[86, 87]。

（2）随访评价：超声检查可作为子宫肌瘤超声消融后的长期随访手段。①子宫：超声消融后由于子宫肌瘤的缩小，子宫形态会逐渐恢复，体积缩小，逐渐恢复正常大小。测量子宫的左右径、上下径、前后径，按照椭球体体积计算公式：$0.5233 \times a \times b \times c$ 计算，与治疗前比较。消融3个月子宫缩小约10%，6个月缩小约30%[82]。②子宫肌瘤：子宫肌瘤超声消融后逐渐缩小，一般消融后3个月体积缩小约30%；6个月缩小约50%[82]。由于子宫肌瘤的大小差异很大，因此，完全吸收的过程也差异很大，3cm以下的子宫肌瘤常在1年内可以吸收，超声下不可见；而5cm以上的肌瘤吸收可能需要2~3年甚至更长时间。肌瘤消融后已失去膨胀性生长的特征，因此，基于其膨胀性生长形成的假包膜已逐渐变得不明显并消失。这样的组织学变化，在超声检查时，子宫肌瘤与周围肌层已经失去明显的边界，导致测量数据可能不准确。子宫肌瘤在随访中不缩小，反而增大，需要结合消融情况，排除子宫肉瘤可能。

（陈锦云　汪伟　陈文直）

第六节　宫腔或输卵管声学造影

尽管经阴道超声（TVS）对子宫腔内的病变有一定检出能力，但是敏感度并不高，许多较小的黏膜病变TVS不能显示。因此，传统的诊断性刮宫及近年的宫腔镜检查成为诊断宫腔及子宫黏膜疾病的最常用方法，但是，这些方法都有其局限性。自1984年Richman等[88]首先用经输卵管注射评估输卵管通畅程度以来，许多研究都证实子宫输卵管超声造影不仅是诊断宫腔病变的有效方法，而且对评价输卵管通畅程度有独特的优越性[89-91]，已经成为常用的规范检查方法[92-94]。

一、适应证

1. 子宫异常出血[93, 94]。
2. 子宫畸形。
3. 子宫腔内病变，如子宫黏膜下肌瘤、息肉、宫腔粘连等的诊断。
4. 习惯性流产。
5. 女性不育的病因诊断。
6. 输卵管再通术后的疗效判断。
7. 输卵管梗阻的治疗。
8. 可疑其他宫腔或输卵管病变。

二、禁忌证

1. 妊娠或不能除外妊娠者。
2. 严重阴道炎或盆腔炎患者。
3. 临床不推荐宫腔造影的阴道出血。

三、器械和药物

1. 器械阴道窥器、宫颈钳、探针、输卵管通液器、双腔子宫腔输卵管造影导管（图7-1-6-1）、50ml注射器、血压计、隔离瓶。
2. 药物生理盐水、超声造影剂（如SonoVue等）、阿托品、庆大霉素、利多卡因、地塞米松。

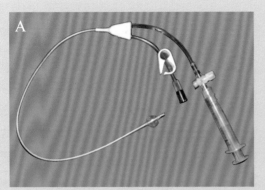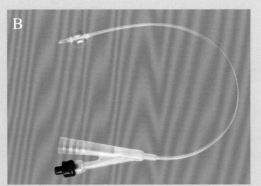

图 7-1-6-1　双腔宫腔和输卵管造影导管（一个腔用于球囊注水，另一个腔用于注入造影液）

A. 专用宫腔输卵管造影管；　　B. 用于替代宫腔输卵管造影管的小儿留置导尿管

四、术前准备

1. 宫腔或输卵管造影时间选择月经干净后 3~5 天，术前 3 天禁止性生活。

2. 术前充分充盈膀胱。

3. 术前半小时肌内注射阿托品 0.5mg，以预防输卵管痉挛。

五、方法

1. 患者取膀胱截石位。常规外阴和阴道消毒，铺消毒巾。

2. 造影前常规阴道内声像图测量子宫内膜和子宫，卵巢。观察是否有盆腔游离液体。

3. 用窥器扩张阴道，暴露子宫颈，观察宫颈有无异常，宫颈管有无脓性分泌物。若有，不宜继续操作造影。若无异常用宫颈钳向上提起子宫颈。

4. 用子宫探针探查宫腔深度。同时用超声探头在耻骨联合上横断扫查，调节远场增益，使声像图清楚显示宫腔。

5. 将双腔子宫腔输卵管造影导管经宫颈管插入宫腔[95,96]。插入造影管之前，导管应用无菌流体冲洗，以避免研究过程中引入空气。若插入困难，可适当扩张宫颈管。确认造影导管进入宫腔后，球囊内注入 1~2ml 生理盐水。向外轻微牵拉导管，用球囊封堵宫颈内口，去除阴道窥器（图 7-1-6-2）。

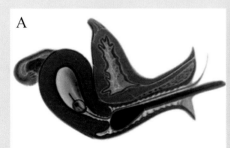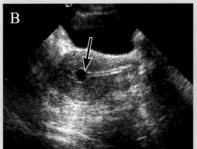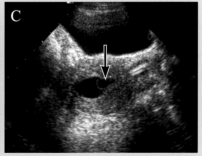

图 7-1-6-2　将造影导管插入宫腔

A. 经阴道宫腔造影示意图；　B. 经腹声像图显示注入生理盐水的球囊（↑）；　C. 向外牵拉球囊，封闭宫颈管（↑）

六、造影方法

（一）宫腔声学造影（sonohysterography，SHG）

通过导管向宫腔内注射适量生理盐水，并维持一定压力，使宫腔膨胀，形成液体与子宫壁的清晰界面。同时经腹壁或经阴道超声观察宫腔及子宫壁（图 7-1-6-3），后者效果更佳。完成造影后撤出造影导管。

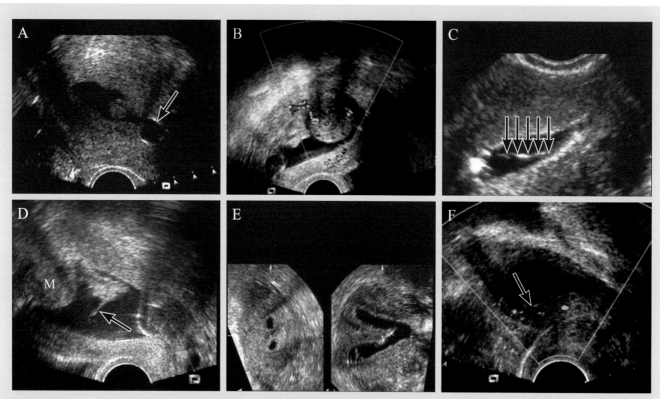

图 7-1-6-3　宫腔内注射生理盐水造影，无回声水与宫腔内病变形成清晰界面，
使常规经阴道超声无法显示的病变清楚显示

A. 子宫黏膜多发小息肉（↑）；　　　　　B. 黏膜下肌瘤及其血管；　　　　　C. 常规超声无法显示的宫腔内粘连带；
D. 黏膜下肌瘤合并宫腔内粘连带；　　　 E. 纵隔子宫；　　　　　　　　　　　F. 子宫内膜癌及其对子宫壁的浸润（↑）

（二）输卵管声学造影（contrast echography in the salpinx）

方法与宫腔造影相似，不同的是使用的造影剂与超声监视的部位（图 7-1-6-4）。按宫腔造影做好准备后，声像图显示双侧宫角和输卵管间质部。同时监视双侧宫角困难时，可以先监视一侧，再监视另侧。

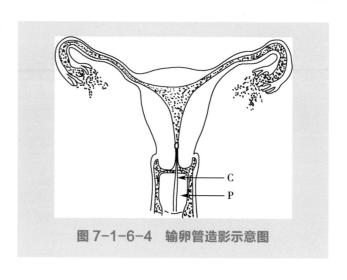

图 7-1-6-4　输卵管造影示意图

1. 单纯通液　按常规通液方法向宫腔内推注含有庆大霉素的生理盐水 20ml，使宫腔内压力保持在 20~25kPa。同时有超声显像监视液体在宫角处和输卵管间质部的分布和流动。输卵管通畅程度评估：

（1）输卵管通畅的征象[97-101]为：①注入液体后，宫腔形成倒三角形无回声区，并可见液体内微气泡形成的高回声点向输卵管迅速移动；②彩色多普勒显示液流形成的彩色信号束，将脉冲多普勒取样容积置于彩色束上，可见连续性频谱；③停止推注后，征象①和②消失，宫腔内压力下降；④子宫后方出现液体无回声区或原有的液体无回声区增大；⑤术者推注阻力小，患者疼痛轻，压力不能维持是输卵管通畅的非超声征象。

（2）输卵管梗阻的征象为：①在高压力推注下，宫腔呈面积较大的倒三角形，或呈倒烧瓶状无回声区，其面积随推注压力的变化而改变；远端梗阻者，可见输卵管近端扩张。②子宫角处无液体流动的声像图表现和彩色多普勒信号。③停止推注后，宫腔内无回声区面积不缩小，宫腔内压力不下降。④子宫后方不出现液体回声或原有的液体回声区不增大。⑤术者推注液体时，阻力很大，患者疼痛较重。

（3）输卵管不全梗阻的征象：①反复推注液体，声像图表现类似完全梗阻，而彩色多普勒可能显示梗阻局部有高速液流频谱；②停止推注后，宫腔内无回声区消失缓慢，压力下降缓慢；③盆腔内出现液体无回声区。由于不全梗阻的程度和部位不同，声像图表现差异较大。

当一侧输卵管通畅，另一侧梗阻时，可见通畅侧有液流通过的征象，而梗阻侧没有。在输卵管通流的同时，还需仔细观察注水后宫腔形态和子宫内膜，对发现宫腔粘连、畸形、小的黏膜下肌瘤、内膜息肉等病变有重要价值。这些病变也可能是女性不育的原因。单纯输卵管通液可以多次注液体，但总量不超过 100ml。

2. 输卵管造影　输卵管造影使用血管内超声造影剂加入生理盐水做造影剂。如将 5ml 生理盐水注入声诺维（SonoVue）安瓿，振荡呈悬浊液。而后用盛有 30~50ml 生理盐水的注射器抽吸 0.5~1ml 配制好的声诺维悬浊液。经造影导管向宫腔内缓慢持续推注配制好混有造影剂的生理盐水，动态追踪观察造影剂通过输卵管的情况及盆腔内的造影剂回声。输卵管通畅程度评估：

（1）输卵管通畅：实时造影灰阶声像图显示推注造影剂时在宫腔和输卵管内见迅速流动的微泡强回声，并自伞端溢入盆腔，输卵管腔呈细管状强回声，盆腔内有造影微泡强回声集聚，形成不规则片状强回声（图 7-1-6-5）。推注造影剂无明显阻力，无液体回流，且患者无明显疼痛。

（2）输卵管阻塞：造影微泡强回声局限于宫腔内，不向输卵管流动；或输卵管腔粗细不均，呈迂曲的盲管状，无造影剂进入盆腔（图 7-1-6-6）。推注阻力大，加压推注患者疼痛，停止推注后液体反流回注射器。

（3）输卵管通而不畅：输卵管显影粗细不均匀，或僵直纤细呈细线状（图 7-1-6-7）；直肠子宫隐窝仅可见少量造影剂强回声。推注阻力较大，反复适度加压可缓慢推进，停止推注仅有少量反流。

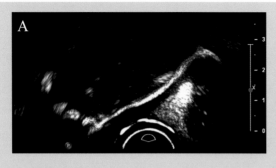
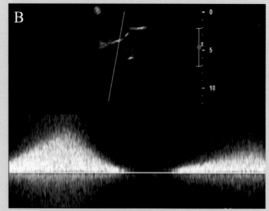

图 7-1-6-5　输卵管通畅的超声造影表现

A. 宫腔内注射配制好的输卵管造影液，输卵管腔显示顺畅，呈细管状强回声，盆腔内出现积聚的造影剂强回声；

B. 将多普勒取样门置于宫角处，推注时出现微泡流动的多普勒信号，停止推注后消失，再推注，又出现多普勒信号

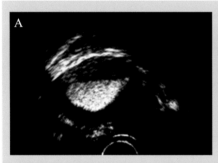
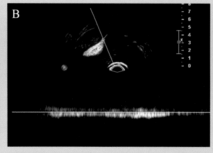
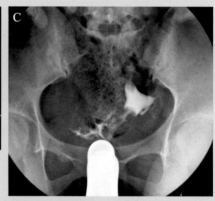

图 7-1-6-6　输卵管阻塞的超声造影表现

A. 宫腔内注射配制好的输卵管造影液，造影剂留滞在宫腔，输卵管不能显示，盆腔内无造影剂强回声出现；

B. 将多普勒取样门置于宫角处，推注时不出现微泡流动的多普勒信号；

C. 同一患者的 X 线输卵管造影与超声造影一致

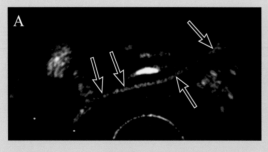
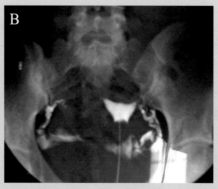

图 7-1-6-7　输卵管狭窄的超声造影表现

A. 宫腔内注射配制好的输卵管造影液，输卵管腔僵直、纤细；

B. X 线输卵管造影显示双侧输卵管纤细、狭窄

输卵管走向迂曲，不在同一平面，加之微气泡显影在双侧输卵管内流动的全过程不易一次同时全部观察，因此，在实时显像下多次注射并多断面、多角度扫查观察或实时录像回放观察十分重要。

七、合并症和注意事项

建议接受造影者术前行妊娠试验。应询问患者有无乳胶等过敏史，或对碘剂和其他局部消毒剂的反应。宫腔造影应在卵泡早期进行，尽可能在月经结束即施行。

宫腔和（或）输卵管通液、造影的主要合并症为盆腔感染。如果患者的病史和体格检查可疑存在盆腔炎，检查应推迟进行。对有较严重阴道或盆腔炎症的患者术前应给予适当抗感染治疗。造影前要严格阴道消毒。为了预防感染，通液或造影术后可以口服抗生素 3 天。

八、临床价值

对子宫及宫腔疾病的临床诊断主要依靠诊断性刮宫或宫腔镜检查。但 Stoch 报道约 60% 诊刮术仅刮到 50% 宫腔，显然带有一定的盲目性，故有漏诊的可能，其准确性受到质疑。宫腔镜被认为是诊断宫腔内疾病的金标准。但是宫腔镜仅能观察宫腔形态和表面变化，不能了解病变与子宫肌层的关系。而且检查需要专用设备，费用高，难普及。SHG 为 Klug 等于 1991 年首先报道。SHG 通过增加子宫内膜和宫腔内病变与宫腔的对比，清晰显示病变的部位、形态、大小、基底部情况及与肌层的关系，并根据不同病变在声学造影时的声像图特征确定病变的性质，弥补了常规超声的不足，显著提高了诊断的准确性[97-102]，SHG 对子宫内膜息肉、子宫黏膜下肌瘤、子宫内膜增生过长的诊断价值与宫腔镜有相同价值，是简便而有效的诊断方法。

输卵管阻塞或通而不畅是女性不孕症的常见原因，约占女性不孕的 1/3。输卵管通液是诊断和治疗输卵管梗阻的常用方法。过去主要根据宫腔内压力和注射阻力推判输卵管是否畅通，缺乏直接的观察指标。特别是对单侧梗阻或不全梗阻无法判断。所以对输卵管通畅性的评价具有一定的盲目性。X 线下碘剂输卵管造影术被认为是诊断输卵管狭窄或梗阻的可靠方法，延用多年。但是研究发现，其可靠性也受到质疑，其假阴性率达 8%~24%。而且由于造影剂对子宫和输卵管黏膜有刺激作用，可致肉芽组织增生，术后可能造成狭窄。自超声成像应用于妇科临床以来，人们就开始探索超声评价输卵管通畅程度的可行性。最先在常规输卵管通液时应用超声实时观察输卵管是否有液体流过，以后使用双氧水通液实时显示输卵管管腔。但是，由于基波声像图的存在，加之输卵管走行扭曲，管腔纤细，混杂在声像图中的输卵管很难被辨认，所以应用价值有限。实时灰阶超声造影显示的是造影剂微泡的非线性谐波信号，即有微泡存在的组织和管腔被清楚地实时显示，而基波信号被滤过。在宫腔内连续缓慢注入造影剂后，由于组织和血管内无造影剂微泡，只有宫腔和通畅的输卵管内有造影剂，所以，仅用极少量造影剂就能够在几乎无回声的背景下显示宫腔和输卵管腔强回声，并且可以清楚地实时显示经输卵管进入盆腔内的造影剂微泡强回声。研究显示新型造影剂输卵管造影与碘剂 X 线输卵管造影比较，二者对诊断输卵管通畅和阻塞的准确性具有高度一致性。输卵管超声造影对通而不畅与通畅的判断存在一定主观因素。此外，部分轻度粘连的输卵管，经反复加压推注，可能被分离。由于超声和超声造影剂对人体都非常安全，所以子宫输卵管超声造影技术有望成为女性不孕症诊断的较好影像检查方法。三维超声造影使宫腔和输卵管的显示更加直观[103, 104]，必将推进这一技术的快速普及。

（王金锐　刘吉斌）

参考文献

1. 曹泽毅. 中华妇产科学. 第 2 版. 北京：人民卫生出版社，2004：2838-2862.

2. 中华人民共和国卫生部. 中国卫生统计年鉴. 北京：人民卫生出版社，2008：195.

3. 胡胜蓝，贾晓航. 人工流产后月经过少的中医药研究进展. 实用中西医结合临床，2011，11（2）：92-94.

4. 李小毛. 剖宫产热点问题解读. 北京：人民军医出版社，2010：5.

5. 俞丽君，崔李宁，徐科君，等. 全程超导可视无痛人工流产 3600 例临床分析. 现代实用医学，2010（7）：803-804.

6. 王芬，曹晓明，胡旭霞，等. 超声可视仪引导下行人工流产术 1211 例. 中国生育健康杂志，2013，24（2）：149-150.

7. 杨杨文艳. 超声引导在瘢痕子宫人工流产中的应用. 医学综述，2014，20（13）：2449-2451.

8. 夏恩兰. 妇科内镜学. 北京：人民卫生出版社. 2001：103-107.

9. 夏恩兰，段华，黄晓武，等. 宫腔镜电切术治疗子宫肌瘤 962 例疗效分析. 中华医学杂志，2005，85（3）：173-176.

10. 严英榴. 介入性超声在妇产科的应用. 国外医学妇产科分册，1991；2：76-80.

11. Goecia ME，Becatfini C，Braeco GL，et a1.Intraoperative ultrasound guidance for operative hysteroscopy. Aprospective study. Reprod Med，2000，45（5）：413.

12. 张丹，夏恩兰，张玫. 两维超声监视经宫颈子宫内膜切除术. 中华超声影像学杂志，1994，3（1）：29-31.

13. 夏恩兰. 介入性超声在宫腔镜手术中的应用. 中国微创外科杂志，2006，6（4）：248.

14. 张丹，夏恩兰. 超声引导宫腔镜子宫肌瘤切除术. 中华超声影像学杂志，1998（3），7：171.

15. 殷桂兰. B 超在引导困难性宫腔操作中的应用. 生殖与避孕，2001，21（2）：119.

16. 罗声娟. 何炜. 周平. 介入超声在宫腔镜手术中的应用价值. 现代医药卫生，2009，25（8）：1156-1157.

17. Amsalem H，Valsky D V，Yagel S，et al.Diagnosis of congenital uterineanomaly using three-dimensional ultrasound.Harefuah，2007，146（4）：276-279.

18. 范秀华，邢盈，陈素琴，等. 超声在宫腔镜电切术治疗子宫纵隔中的价值. 中华超声影像学杂志，2004，13（8）：629-630.

19. 朱丽萍，廖宏伟，杨雪. 三维超声检查在纵隔子宫诊治中的临床应用. 中外医学研究 2013（21）：66-67.

20. Castaing N，Darai E. Chuong T，et a1. Mechanical and metabolic complications of hysteroscopic surgery：report of a retrospective study of 352 procedures.Contracept Fertil Sex，1999，27：210.

21. 夏恩兰，段华，张军，等. 宫腔镜电切子宫穿孔 16 例分析. 中华妇产科杂志，2003，38（5）：280.

22. 廖琪，杨柳，马刚. 宫腔镜手术严重并发症的防治. 微创医学，2008，3（4）：360.

23. 张晶，关铮，钱林学，等. 超声引导经皮微波消融治疗子宫肌瘤临床应用的指南建议. 中华医学超声杂志（电子版），2015，8：353-356.

24. 郝艳丽，张晶，韩治宇，等. 子宫肌壁间肌瘤经皮微波消融后中远期疗效研究. 中华医学杂志，2014，94（9）：664-666.

25. Yang Y，Zhang J，Han ZY，et al.Ultrasound-guided percutaneous microwave ablation for submucosal uterine fibroids.J Minim Invasive Gynecol，2014，21（3）：436-441.

26. 郝艳丽，张晶，韩治宇，等. 经皮微波消融治疗无蒂浆膜下子宫肌瘤 37 例. 中国生育健康杂志，2014，25（2）：123-125.

27. Ma X，Zhang J，Han ZY，et al.Feasibility study on energy prediction of microwave ablation upon uterine adenomyosis and leiomyomasby MRI.Br J Radiol，2014，87（1040）：20130770.

28. 王芳，张晶，韩治宇，等. 经皮微波消融子宫肌层良性病变消融期灰阶声像图表现及临床意义. 中国医学影像技术，2013，29（2）：251-256.

29. 张晶，张冰松，冯蕾，等. 水冷单导植入式微波电极消融肌组织量效关系的实验研究. 中华医学超声杂志（电子版），2009（4）：22-25.

30. 张冰松，张晶，冯蕾，等. 连续与间歇作用微波消融离体肌组织的对比研究. 中华超声影像学杂志，2009，18（7）：628-631.

31. Ma X，Zhang J，Han ZY，et al.Research of dose-effect relationship parameters of percutaneous microwave ablation for uterine leiomyomas - a quantitative study.Sci Rep，2014，4：6469.

32. Wang F，Zhang J，Han ZY，et al.Imaging manifestation of conventional and contrast-enhanced ultrasonography in percutaneous microwave ablation for the treatment of uterine fibroids.Eur J Radiol，2012，81（11）：2947-2952.

33. 王芳，张晶，韩治宇，等. 超声造影在经皮微波消融子宫肌层良性病变围手术期中的作用. 中华医学超声杂志（电子版），2012，9（1）：52-56.

34. 张雪花，张晶，韩治宇，等. 超声引导下经皮穿刺微波消融治疗子宫肌瘤的围手术期效果评价. 中国妇幼保健，2013，28（23）：3849-3851.

35. Feng L，Zhang J，Wen B，et al.Uterine myomas treated with microwave ablation：the agreement between ablation volumes obtained from contrast-enhanced sonography and enhanced MRI.Int J Hyperthermia，2014，30（1）：11-18.

36. 张冰松，张晶. 子宫肌瘤微创治疗及研究进展. 中国超声医学杂志，2008，24（7）：668-671.

37. 张晶. 超声引导下微创治疗子宫肌瘤. 医学与哲学（临床决策论坛版），2008，29（9）：17-20.

38. Zhao WP，Han ZY，Zhang J，Liang P.A retrospective comparison of microwave ablation and high intensity focused ultrasound for treating symptomatic uterine fibroids.Eur J Radiol，2015，84（3）：413-417.

39. Hesley GK，Gorny KR，Woodrum DA.MR-guided focused ultrasound for the treatment of uterine fibroids.Cardiovasc Interv Radiol，2013，36（1）：5-13.

40. .Berman JM，Guido RS，Leal JG，et al.Three years' outcome from the halt trial：A prospective analysis of radiofrequency volumetric thermal ablation of myomas.J Minim Invasive Gynecol，2014，21（5）：767-774.

41. Guido RS，Macer JA，Abbott K，et al.Radiofrequency volumetric thermal ablation of fibroids：a prospective，clinical analysis of two years' outcome from the Halt trial.Health Qual Life Outcomes，2013，11（1）：139.

42. Iversen H，Lenz S，Dueholm M.Ultrasound-guided radiofrequency ablation of symptomatic uterine fibroids：short-term evaluation of effect of treatmenton quality of life and symptom severity.J Int Soc Ultrasound Obstet Gynecol，2012，40（4）：445-451.

43. Zhang J，Feng L，Zhang BS，et al.Ultrasound-guided percutaneous microwave ablation for symptomatic uterine fibroid treatment-a clinical study.Int J Hyperthermia，2011，27（5）：510-516.

44. 张晶，冯蕾，张冰松，等.超声引导经皮子宫肌瘤微波消融后随访研究.中华医学杂志，2011，91（1）：48-50.

45. 张晶，冯蕾，张冰松，等.经皮微波凝固子宫肌瘤效果研究.中华医学超声杂志（电子版），2011，8（1）：84-92.

46. Liang P，Yu XL，Yu J.Microwave Ablation Treatment of Solid Tumors.Dordrecht：Springer Netherlands，2014：259-272.

47. 张冰松，张晶，韩治宇，等.超声引导经皮微波消融治疗子宫良性病变后自然妊娠情况.中国生育健康杂志，2015，26（3）：202-206.

48. 张晶.子宫腺肌病微波消融治疗.中国医刊，2014，49：80-85.

49. 张晶，张冰松，冯蕾，等.水冷单导植入式微波电极消融肌组织量效关系的实验研究.中华医学超声杂志（电子版），2009，6（4）：647-653.

50. 张冰松，张晶，冯蕾，等.连续与间歇作用微波消融离体肌组织的对比研究.中华超声影像学杂志，2009，18（7）：628-631.

51. 周洪雨，张晶，蔡文佳，等.实时超声弹性成像评估微波消融肌组织凝固范围可行性研究.中国超声医学杂志，2013，29（1）：72-74.

52. Ma X，Zhang J，Han ZY，Cai JM，et al.Feasibility study on energy prediction of microwave ablation upon uterine adenomyosis and leiomyomas by MRI.BrJ Radiol，2014，87（1040）：20130770.

53. 王芳，张晶，韩治宇，等.经皮微波消融子宫肌层良性病变围消融期灰阶声像图表现及其临床意义.中国医学影像技术，2013，29（2）：251-255.

54. 王芳，张晶，韩治宇，等.超声造影在经皮微波消融子宫肌层良性病变围手术期中的作用.中华医学超声杂志（电子版），2012，9（1）：52-56.

55. 张雪花，刘芳，王芳，等.超声引导下微波消融治疗子宫腺肌病的围手术期护理.军医进修学院学报，2012，33（8）：865-866.

56. 王芳，张晶.子宫腺肌症无创及微创治疗现状.中华医学杂志，2011，91（19）：1360-1362.

57. 张晶，韩治宇，冯蕾，等.经皮穿刺微波消融治疗弥漫性子宫腺肌病.中华医学杂志，2011，91（39）：2749-2752.

58. 杨宇，张晶，韩治宇，等.超声引导经皮微波消融对子宫腺肌症患者卵巢功能影响.中国生育健康杂志，2014，25（2）：133-135.

59. Yu Y，Jing Z，Zhi-Yu H，et al.Ultrasound-guided percutaneous microwave ablation for adenomyosis：efficacy of treatment and effect on ovarian function.Sci Rep，2015，5（5）：10034.

60. 张冰松，张晶，韩治宇，等。超声引导经皮微波消融治疗子宫良性病变后自然妊娠情况.中国生育健康杂志，2015，26（3）：202-206.

61. Chittawar PB，Kamath MS.Review of nonsurgical/minimally invasive treatments and open myomectomy for uterine fibroids.Curr Opin ObstetGynecol，2015，27（6）：391-397.

62. Garcia L，Isaacson K.Adenomyosis：review of the literature.J Minim Invasive Gynecol，2011，18（4）：428-437.

63. Scarperi S，Pontrelli G，Campana C，et al.Laparoscopic radiofrequency thermal ablation for uterine adenomyosis.JSLS，2015，19（4）.pii：e2015.00071.

64. Hahn M，Brucker S，Kraemer D，et al.Radiofrequency volumetric thermal ablation of fibroids and laparoscopic myomectomy：Long-term follow-up from a randomized trial.Geburtshilfe Frauenheilkd，2015，75（5）：442-449.

65. Luo X，Shu SR，Ma XF，et al.The research of feasibility and efficacy of radiofrequency ablation in treating uterine fibroids.Medicine（Baltimore），2015，94（47）：e1956.

66. Meng X，He G，Zhang J，et al.A comparative study of fibroid ablation rates using radio frequency or high-intensity focused ultrasound.Cardiovasc Intervent Radiol，2010，33（4）：794-799.

67. 张晶，关铮，钱林学，等.超声引导经皮微波消融治疗子宫肌瘤临床应用的指南建议.中华医学超声杂志（电子版），2015（5）：353-356.

68. 孙宝治，蔡斐茜.子宫的内分泌功能及作用.中国实用妇科与产科杂志，1999（5）：277-279.

69. Vilos GA，Allaire C，Laberge PY，et al.The management of uterine leiomyomas.J Obstet Gynaecol Can，2015，37（2）：157-181.

70. Kim HS，Tsai J，Jacobs MA，et al.Percutaneous image-guided radiofrequency thermal ablation for large symptomatic uterine leiomyomata after uterine artery embolization：a feasibility and safety study.J Vas cInterv Radiol，2007，18（1Pt 1）：41-48.

71. Mahmoud MZ，Alkhorayef M，Alzimami KS，et al.High-Intensity Focused Ultrasound（HIFU）in Uterine Fibroid Treatment：Review Study.Pol J Radiol，2014，79：384-390.

72. Berman JM，Guido RS，Garza Leal JG，et al；Halt Study Group. Three-year outcome of the Halt trial：a prospective analysis of radiofrequency volumetric thermal ablation of myomas.J Minim Invasive Gynecol，2014，21（5）：767-774.

73. 何光彬，周晓东，何华，等.超声引导下微波凝固治疗子宫腺肌症的临床应用.医学争鸣，2008，28（23）：2178-2180.

74. Brucker SY，Hahn M，Kraemer D，et al.Laparoscopic radiofrequency volumetric thermal ablation of fibroids versus laparoscopic myomectomy.Int J Gynaecol Obstet, 2014, 125（3）：261-265.

75. 孟欣，李剑平，于铭，等．超声造影评价高强度聚焦超声和射频消融治疗不同大小子宫肌瘤疗效及比较．中华医学超声杂志（电子版），2013（12）：12-15.

76. 朱丽，陈文直，陈锦云等．咪唑安定 - 芬太尼镇静镇痛在超声消融子宫肌瘤中的应用研究．重庆医科大学学报，2009，34（11）：1556-1558.

77. Goldberg SN，Grassi CJ，Cardella JF，et al.Image-guided tumor ablation：standardization of terminology and reporting criteria .J Vasc Interv Radiol, 2009, 20（7Suppl）：S377-390.

78. 杨武威，祝宝让，李静，等．超声消融治疗子宫肌瘤的近期并发症及其影响因素分析．中华妇产科杂志，2010，45（12）：913-916.

79. Chen JY，Chen WZ，Zhang L，et al.Safety of ultrasound-guided ultrasound ablation for uterine fibroids and adenomyosis：A review of 9988 cases.Ultrason Sonochem, 2015, 27：671-676.

80. Leon-Villapalos J，Kaniorou-Larai M，Dziewulski P.Full thickness abdominal burn following magnetic resonance guided focused ultrasound therapy.Burns, 2005, 31（8）：1054-1055.

81. Stewart EA，Gostout B，Rabinovici J，et al.Sustained relief of leiomyoma symptoms by using focused ultrasound surgery.Obstet Gynecol, 2007, 110（2Pt 1）：279-287.

82. 陈文直，唐良苔，杨武威，等．超声消融治疗子宫肌瘤的安全性及有效性．中华妇产科杂志，2010，45（12）：909-912.

83. Wang Fl，Tang LD，Wang L，et al.Ultrasound-guided high-intensity focused ultrasound vs laparoscopic myomectomy for symptomatic uterinemyomas.J Minim Invasive Gynecol, 2014, 21（2）：279-284.

84. 吕发金，肖智博．超声消融后的转归与疗效评价//郎景和，石一复，王智彪．子宫肌瘤．北京：人民卫生出版社，2014.

85. Stewart EA，Rabinovici J，Tempany CM，et al.Clinical outcomes of focused ultrasound surgery for the treatment of uterine fibroids.Fertil Steril, 2006, 85（1）：22-29.

86. Cheng CQ，Zhang RT，Xiong Y，et al.Contrast-enhanced ultrasound for evaluation of high-intensity focused ultrasound treatment of benign uterinediseases：retrospective analysis of contrast safety.Medicine（Baltimore），2015，94（16）：e729.

87. Peng S，Zhang L，Hu L，et al.Factors influencing the dosimetry for high-intensity focused ultrasound ablation fibroids：a retrospective study.Medicine（Baltimore），2015，94（13）：e650.

88. Richman TS，Viscomi GN，DeCherney A.et al.Fallopian tubal patency assessed by ultrasound following fluid injection.Radiology, 1984, 152（2）：507-512.

89. Randolph JR，ying YK，Maier DB.Et al.Comparison of real-time ultrasonography，hysterosalpingography and laparoscopy/hysteroscopy in the evaluation of uterine abnormalities and tubal patency.Fertil Steril, 1986, 46：828-832.

90. Allison SJ，Horrow MM，Kim HY，et al.Saline-infused sonohys-terography：tips for achieving greater success.Radiographics, 2011, 31：1991-2004.

91. 刘吉斌．现代介入性超声诊断与治疗．北京：科学技术文献出版社，2004：504-524.

92. 中国医师协会超声医师分会妇产学组．妇科超声造影临床应用指南．中华医学超声杂志（电子版），2015（2）：94-98.

93. Guideline developed in collaboration with the American College of Radiology，the American College of Obstetricians and Gynecologists，and the Society of Radiologists in Ultrasound. AIUM Practice Guideline for the Performance of Sonohysterography. American Institute of Ultrasound in Medicine, 2015：1-4.

94. Bree RL，Bowerman RA，Bohm-Velez M，et al.US evaluation of the uterus in patients with post-menopausal bleeding：a positive effect on diagnostic decision making.Radiology, 2000, 216：260-264.

95. Spieldoch RL，Winter TC，Schouweiler C，et al.Optimal catheter placement during sonohysterography：a randomized controlled trial comparing cervical to uterineplacement.Obstet Gynecol, 2008, 111：15-21.

96. Hajishafiha M，Zobairi T，Zanjani VR，et al.Diagnostic value of sonohysterography in the determination of fallopian tube patency as an initial step of routine infertility assessment.J Ultrasound Med, 2009, 28：1671-1677.

97. Dubinsky TJ，Stroehlein K，Abu-Ghazzeh Y，et al.Prediction of benign and malignant endometrial disease：hysterosonographic-pathologic correlation.Radiology, 1999, 210：393-397.

98. Lindheim SR，Sprague C，Winter TC III.Hysterosalpingography and sonohysterography：lessons in technique.AJR Am J Roentgenol, 2006, 186：24-29.

99. 杨敬英，周重英，孙雪芳，等．实时灰阶超声造影对输卵管阻塞的诊断价值．中华超声影像学杂志，2008（4）：330-333.

100. 孙雪芳，杨敬英，王金锐，等．子宫输卵管超声造影在输卵管阻塞诊断中的应用价值．临床超声医学杂志，2012，14（4）：250-253.

101. Goldstein RB，Bree RL，Benson CB，et al.Evaluation of the woman with postmenopausal bleeding Society of Radiologists in Ultrasound-Sponsored Consensus Conference statement.J UltrasoundMed, 2001, 20：1025-1036.

102. Berry E，Lindheim SR，Connor JP，et al.Sonohysterography and endometrial cancer：incidence and functional viability of disseminated malignant cells.Am J ObstetGynecol, 2008, 199：241-248.

103. Ghate SV，Crockett MM，Boyd BK，et al.Sonohysterography：do 3D reconstructed imagesprovide additional value? AJR Am J Roentgenol, 2008, 190：W227-W233.

104. 梁娜，吴青青．三维子宫输卵管超声造影临床应用及进展．中国医学影像学杂志，2010，18（4）：306-309.

第二章　卵　巢

【概述】

卵巢恶性肿瘤是女性生殖器三大常见的恶性肿瘤之一。卵巢位于盆腔深部，早期病变隐匿难以诊断，晚期病例也缺乏有效治疗方法。卵巢恶性肿瘤 5 年生存率仍较低，已经成为严重威胁妇女生命和健康的主要肿瘤之一。卵巢虽小，但其组织成分非常复杂，卵巢肿瘤组织学类型也多，且有良性、交界性和恶性之分，是全身脏器中原发肿瘤类型最多的部位[1, 2]，因此，病理诊断较难，超声准确诊断卵巢肿瘤更为困难。

第一节　卵巢占位病变病理及诊断

卵巢占位病变种类多（表 7-2-1-1），认识这些卵巢肿瘤的病理类型有助于选择腹腔内化疗方案或其他治疗方案。

一、病理分型

卵巢肿瘤组织病理分类见表 7-2-1-1。

表 7-2-1-1　卵巢肿瘤组织学分类（WHO，2003，部分内容）

一、表面上皮 – 间质肿瘤
- （一）浆液性肿瘤
- （二）黏液性肿瘤
- （三）子宫内膜样肿瘤
- （四）透明细胞肿瘤
- （五）移行细胞肿瘤
- （六）鳞状细胞肿瘤
- （七）混合性上皮肿瘤
- （八）未分化和未分类的肿瘤
- （上皮 – 间质肿瘤包含良性、交界性、恶性）

二、性索 – 间质肿瘤
- （一）颗粒细胞 – 间质细胞肿瘤：1. 颗粒细胞瘤（成人型，幼年型）；2. 卵泡膜 – 纤维组织瘤：①卵泡膜瘤；②纤维瘤；③印戒细胞间质瘤等
- （二）支持 – 间质细胞肿瘤（睾丸母细胞瘤）
- （三）混合性或未分类的性索 – 间质肿瘤
- （四）类固醇细胞肿瘤

三、生殖细胞肿瘤
- （一）原始生殖细胞肿瘤：1. 无性细胞瘤；2. 卵黄囊瘤；3. 胚胎性癌；4. 多胚瘤；5. 非妊娠绒毛膜癌；6 混合性生殖细胞肿瘤
- （二）两胚层或二胚层畸胎瘤：1. 未成熟型畸胎瘤；2. 成熟型畸胎瘤：①囊性（皮样囊肿），②实性
- （三）单胚层畸胎瘤或伴皮样囊肿的体细胞肿瘤：1. 甲状腺肿瘤；2. 类癌；3. 神经外胚层肿瘤等

四、瘤样病变
- （一）妊娠黄体瘤
- （二）间质卵泡膜细胞增生症
- （三）间质增生症
- （四）纤维瘤病
- （五）卵巢重度水肿
- （六）其他：滤泡囊肿、黄体囊肿、多囊卵巢、子宫内膜异位症、表面上皮包涵囊肿、黄素化滤泡囊肿等

五、继发性肿瘤

二、超声诊断思路

正确诊断卵巢疾病是开展介入性超声诊疗的基础。超声正确地诊断卵巢病变可以减少不必要的介入措施。卵巢病变超声诊断思路如下[3, 4]。

（一）参考肿瘤标志物

各种类型卵巢肿瘤具有相对较特异的标志物，可用于辅助诊断及评价介入治疗的疗效。常用的卵巢肿瘤标志物有：

1. CA125、CA199 为卵巢上皮性肿瘤标志物。
2. AFP 对卵巢卵黄囊瘤、未成熟型畸胎瘤、无性细胞瘤有协助诊断意义。
3. CEA 为卵巢上皮性肿瘤的标志物。
4. HCG 对非妊娠性绒毛膜癌有特异性。
5. 性激素 颗粒细胞瘤、卵泡膜细胞瘤可产生较高水平的雌激素。
6. 鳞癌相关抗原（SCC） 成熟型畸胎瘤恶变时可升高。

（二）确定来源

明确盆腔肿物是否来源于卵巢，显示肿物与卵巢的关系，是明确卵巢肿物来源的关键。盆腔肿物除了来源于卵巢外，还可来源于：①子宫浆膜下肌瘤、阔韧带肌瘤（尤其是肌瘤变性）；②肠系膜及肠道间质性肿瘤；③盆腔腹膜后肿物；④阑尾囊肿或黏液性囊腺瘤；⑤先天性巨输尿管；⑥腹膜间皮瘤。这些病变与卵巢肿瘤的声像图表现极为相似，容易误诊为卵巢肿物。应用经腹超声和腔内超声联合扫查显示双侧正常卵巢结构，并寻找相关病变的声像图特点，可辨别这些盆腔肿物与卵巢关系，排除非来源于卵巢的肿瘤。

（三）确定物理特性

根据超声声像图特点可明确卵巢肿物的物理性质，即囊性、混合性、实性。经腹超声和腔内超声结合可提高对卵巢病变范围、肿物边界、囊壁结构、乳头与分隔、内部回声等细微结构的分辨能力。肿瘤的新生血管是肿瘤生存、发展和转移的必要条件。CDFI 联合 CEUS 可了解肿瘤微循环灌注情况，有助于鉴别卵巢肿物的良恶性。综合文献的 Meta 分析[5-7]，CEUS 鉴别卵巢良恶性病变，其敏感性 94%~95%，特异性 91%~94%，阴性似然比 0.04~0.07，阳性似然比 10.6~15.6，准确性 94%~97%。

（四）了解病变范围

需要了解卵巢病变是双侧或者是单侧，有无累及子宫和阴道等周围器官，有无腹水及其程度，有无累及腹膜、肠系膜，有无腹股沟、盆腔及腹膜后淋巴结转移，有无肝内转移等。有些卵巢肿瘤与乳腺肿瘤、直肠肿瘤遗传相关联（BRCA1 和 BRCA2 基因突变），要注意监测和随访。

（五）判断良恶性

超声检查能够确定附件区或卵巢有无占位病变，并根据声像图特点确定物理性质（囊性、实性、混合性）推断良恶性。此外，根据声像图特征，结合病史，尚可提示肿物为赘生性或非赘生性。

根据典型声像图可较准确地提示肿物良性（如囊肿）或恶性。声像图不典型时不易作出良恶性卵巢肿瘤的诊断。一般说来，卵巢肿物越大，恶性可能性越大。< 5cm 的肿物多数为良性病变，> 10cm 的肿物更倾向为恶性病变；实性成分越多，囊壁和分隔越厚、越不规则，恶性风险越大；血流越丰富，阻力指数越低，恶性风险越大；病变累及范围越广，恶性风险越大。

（六）参考临床资料

声像图表现不典型，鉴别卵巢良恶性有困难时，还要结合病史，综合判断。从病史上，良性肿瘤病程发展缓慢，恶性肿瘤病程短，发展迅速，可伴有消瘦、恶病质等。从年龄上，卵巢上皮性肿瘤多见于中老年妇女，卵巢生殖细胞肿瘤多见于年轻妇女及幼女；成熟型畸胎瘤恶变多见于绝经后患者，而未成熟型多见于年轻妇女。从临床表现上，卵巢性索 - 间质肿瘤常有男性化表现。此外，还可结合卵巢肿瘤相关标志物作辅助判断。

三、卵巢良性囊性病变超声诊断要点

与介入超声有关的卵巢良性囊性病变主要包括滤泡囊肿、黄体囊肿、多囊卵巢、子宫内膜异位症、表面上皮包涵囊肿、黄素化滤泡囊肿等。

(一)滤泡囊肿

滤泡囊肿相当常见。它来源于成熟卵泡未排卵或排卵前发生退化,通常可自行消退,除月经延后外一般不产生其他症状。声像图诊断要点:

1. 早期卵泡发育正常或增长异常迅速,后期增长速度 >3mm/d。
2. 预计排卵期卵泡直径 >3cm,一般为 3~8cm。
3. 预计排卵期后无排卵征象,可持续存在至下次月经前后。

(二)黄体囊肿

绝大多数发生于妊娠早期,称妊娠黄体囊肿;少数可见于正常月经后期称月经黄体囊肿。

妊娠黄体囊肿声像图诊断要点:

1. 普通妊娠妇女,仅在其一侧卵巢内见到一个单房性囊肿,多数呈无回声或极低水平回声,合并黄体新鲜出血时囊肿内回声可增多(图 7-2-1-1)。
2. 囊肿壁薄而光滑,直径多在 3~5cm,极个别可达 10cm。

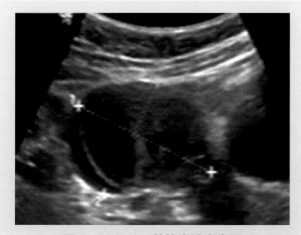

图 7-2-1-1 黄体囊肿声像图
示囊内絮状低回声及条索状中高回声

3. 早孕后期或中孕早期(16 周)囊肿逐渐缩小,以至消失。
4. 月经黄体囊肿与妊娠黄体囊肿声像图表现相似。但囊肿一般较小,持续时间较短。
5. 彩色多普勒显示囊壁血流丰富的彩环,动脉频谱呈低阻性。

(三)黄素化囊肿

多伴发于葡萄胎和绒癌,因大量绒毛膜促性腺激素刺激卵巢引起,或使用促排卵药物过度刺激卵巢引起。声像图诊断要点:

1. 双侧卵巢呈多房性囊肿,边界清,分隔纤细。
2. 直径多数大于 6cm,大者可达 10~15cm(图 7-2-1-2)。

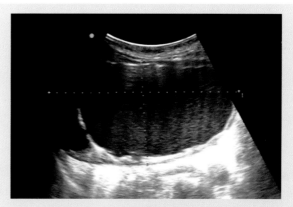

图 7-2-1-2 黄素化囊肿声像图
示囊肿边界清,囊内无回声

3. 原发病治愈后或停用相关药物后囊肿逐渐消失。
4. 严重的卵巢过度刺激症尚可伴有腹水和胸腔积液征象。

(四)子宫内膜异位囊肿

亦称巧克力囊肿。80% 子宫内膜异位症发生于卵巢,反复月经期出血形成囊肿,常可累及双侧卵巢。

1. 附件区含液性病变,呈无回声或低回声型,内有散在的细点状回声;也可呈类实质型和混合型。内部回声可随体位翻动而发生移动或漂浮(图 7-2-1-3)。

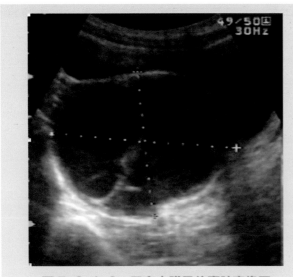

图 7-2-1-3 子宫内膜异位囊肿声像图
示囊壁较厚，其内有分隔及絮状低回声

2. 边界清，囊壁稍厚，欠光滑。

3. 直径一般 5~6cm，最大可达 20cm 以上。

4. 周期性变化，月经期内部回声增多，体积稍增大；月经期过后则相反。

5. CDFI 检查肿物内无血流信号。

（五）多囊卵巢综合征

本病系胰岛素抵抗产生内分泌失衡，导致卵巢不排卵综合征。患者常有肥胖、多毛、月经稀少和不孕等表现。

1. 卵巢体积均匀性增大，双侧性占绝大多数，间质回声增强。

2. 一侧或两侧卵巢各有 12 个以上小囊泡状结构（直径 < 10mm），外周分布居多。

3. 卵巢无优势卵泡生长及排卵征象。

4. 其他：子宫大小正常或偏小，内膜薄，缺乏周期性变化；或内膜呈不同程度增殖改变，无分泌期改变。

（六）卵巢包涵囊肿

本病系手术、炎症、外伤刺激卵巢所引起，也称非赘生性囊肿。声像图表现为：

1. 附件区囊肿，其内可有分隔。

2. 囊性病变包含整个卵巢。

四、鉴别诊断

（一）卵巢良性囊性病变鉴别诊断

1. 黄体血肿的鉴别 体积小的卵巢恶性肿瘤、陈旧性异位妊娠和炎性包块因其内血流丰富、阻力低，易与黄体血肿相混淆。黄体血肿多发生在排卵后，故超声检查卵巢病变宜选择在月经期的头 10 天，以免因黄体期 PI 或 RI 低值引起误判。

2. 月经黄体囊肿破裂的鉴别 月经黄体囊肿破裂后临床表现类似急腹症，有时声像图表现酷似异位妊娠或急性阑尾炎，结合 HCG 及血常规等实验室检查有助于鉴别。

3. 多囊卵巢综合征与卵巢多囊样改变的鉴别 卵巢多囊样改变无临床症状，亦无高雄激素血症支持诊断，多见于月经初潮的青春期女性。

（二）卵巢良恶性病变鉴别诊断

卵巢良恶性肿瘤的鉴别常有赖于手术和病理组织学检查包括活检。超声可从影像信息方面反映肿瘤病理学大体形态改变和血流灌注情况。结合临床病史（包括患者年龄、症状、月经情况、以前检查的结果）和肿瘤相关标志物检查结果，根据以下原则，超声影像可为临床医师提供有用的鉴别诊断依据（表 7-2-1-2、图 7-2-1-4）。

1. 良性囊性病变的超声诊断要点

（1）通常具有典型的囊肿表现，如肿物边界清楚，包膜薄而光滑，内部为无回声区或均匀的低回声（表 7-2-1-2）。

（2）以下情况可提示良性肿瘤：①随月经周期而改变的或与早孕伴随的卵巢肿物，表现为典型囊肿，即使内部有少许回声，往往多属良性。②与葡萄胎或绒毛膜癌伴随的双侧卵巢多房性囊肿，间隔较细者。③囊性肿物直径小于 5cm，囊壁薄而光滑，囊内无实性成分者。④具有典型的囊性畸胎瘤声像特征的某些混合性肿物，多数属良性。⑤ CDFI：无血流，或少量血流信号并呈高阻血流常提示良性。

2. 恶性肿瘤超声诊断要点

（1）囊性肿物伴有囊壁增厚不规则，表面不光滑，不规则多房间隔，内含有较多实性成分；混合性或实性肿物常呈团块状、不规则菜花样，实性成分或向包膜外呈不规则突起；应倾向怀疑为恶性（图7-2-1-4）。

表 7-2-1-2　卵巢良恶性肿物超声评价

声像图	提示良性	提示恶性
大小	小，＜ 5cm	大，＞ 10cm
外形	囊壁薄	囊壁厚（＞ 3mm）
边界	边界清晰、规则	边界不清，不规则
内部回声	单纯囊性（无 / 低回声）	实性，混合性
	间隔薄	间隔厚（＞ 3mm）、不规则
	无实性成分	实性成分：结节或团块状，乳头状突起 ＞ 3mm
多普勒超声	高阻力或无血流	低阻血流
	无血管性结节	有血管性结节
伴随征象	腹水极少见	腹水、腹膜种植、淋巴结转移

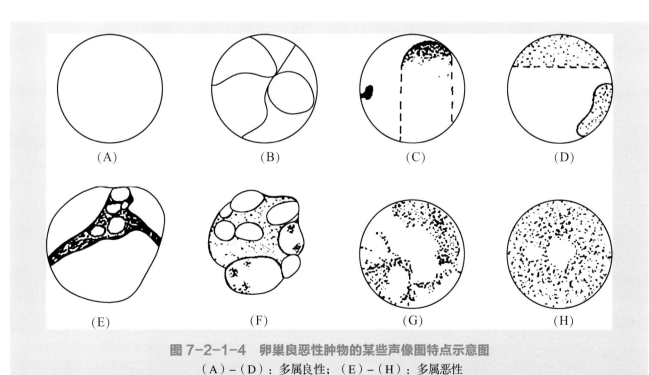

图 7-2-1-4　卵巢良恶性肿物的某些声像图特点示意图
（A）–（D）：多属良性；（E）–（H）：多属恶性

（2）体积较大（直径超过10cm）、分房较多的囊性卵巢肿物，其恶性程度增加，但是也有例外。

（3）实性或实性为主的卵巢肿物以恶性居多。如果形态不规则，或伴有肿物中央坏死液化产生的小片无回声区，以及伴腹水、腹膜转移瘤征象，更应考虑卵巢恶性肿瘤可能。

（4）CDFI检查：肿物内部间隔或实性成分出现丰富的彩色血流信号，或频谱呈现低阻血流信号（RI < 0.40），有利于恶性卵巢肿瘤的诊断。

五、注意事项

1. 卵巢功能性或非赘生性囊肿常与月经周期性改变有关，动态随访观察有助于确立诊断。

2. 经腹超声显示卵巢内细微病变有困难，应配合腔内超声检查。

3. 声学造影可提高卵巢小病变的鉴别诊断能力。

4. 本章节主要介绍卵巢良性囊性病变的超声诊断及穿刺治疗，为的是要强调卵巢囊性病变恶性风险很难预测，在没有确认良性的情况下尽量避免穿刺。

（吕国荣 王金锐）

第二节 盆腔肿物穿刺活检

对盆腔、卵巢或附件区肿瘤的穿刺活检，由于可能导致肿瘤盆腹腔内种植或播散，故较少进行。近年来，随着经阴道超声引导自动活检技术的革新，以及新的化疗方案或新辅助化疗的需求，盆腔内包括卵巢肿物的穿刺活检日益增多[8-10]。

对盆腔肿物术后复发或晚期肿瘤，临床和超声检查常难以作出诊断或病情的评估，采用超声引导行穿刺活检，可明确诊断，为确定治疗方案提供依据。无论是经腹壁或经阴道途径穿刺活检，患者均能较好耐受，已成为诊断盆腔肿物的重要方式。超声引导可以对穿刺过程进行实时监测，使穿刺活检更安全、准确，已为广大育龄妇女所接受。

一、适应证

盆腔肿物尤其是术后复发或晚期实性肿瘤临床上需明确性质者，均是超声引导盆腔穿刺活检的适应证[11-13]。具体如下：

1. 盆腔实性肿物性质不明（图7-2-2-1）。

2. 盆腔实性肿物触诊不清，来源不明（图7-2-2-2），需明确诊断。

3. 可疑盆腔肿瘤复发。

4. 髂血管旁肿大淋巴结，需了解其性质。

5. 盆腔含液性病变，需明确诊断。如临床怀疑卵巢巧克力囊肿或盆腔炎性包块（图7-2-2-3），有明显临床症状，拟行超声引导下无水酒精硬化治疗或穿刺抽吸引流，术前需明确诊断者。

6. 其他区域如腹膜后、系膜来源的肿瘤需明确诊断者。

二、禁忌证

须严格掌握盆腔穿刺活检的禁忌证，以策安全。盆腔穿刺活检的禁忌证如下：

1. 有严重出血倾向，凝血机制有障碍者。

2. 穿刺途径无法避开大血管以及重要脏器者。

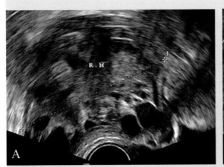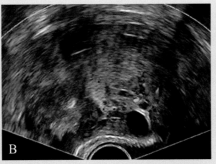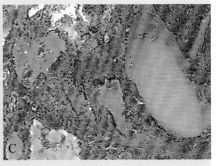

图 7-2-2-1　卵巢甲状腺肿声像图及病理

A. 声像图示卵巢内实性病变性质不明；　B. 病变内可探及较丰富的血流信号；C. 病理结果：卵巢甲状腺肿

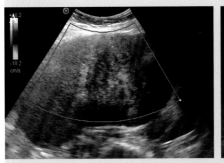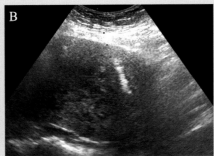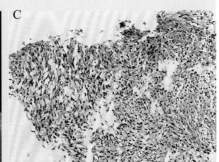

图 7-2-2-2　卵巢交界性肿瘤超声引导下穿刺活检声像图及病理

A. 声像图显示：盆腔巨大低回声肿物，界清，内部回声不均匀，未见血流信号；

B. 盆腔肿物来源和性质不明，经彩超引导下穿刺活检：直线状强回声为穿刺针；

C. 病理结果：局灶细胞较丰富，细胞为均匀一致的梭形细胞，细胞核小、淡染、卵圆形，位于细胞中心，未见核分裂。
结合免疫组化考虑卵巢交界性肿瘤

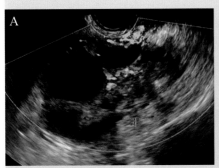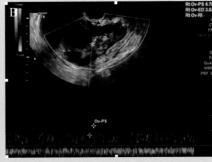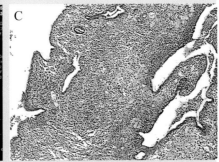

图 7-2-2-3　盆腔炎性包块声像图

A、B. 声像图示盆腔内混合性回声，可探及丰富的中心性血流，RI<0.5。声像图酷似恶性肿瘤，但临床上怀疑盆腔炎症
性病变；

C. 超声引导活检病理结果：输卵管卵巢化脓性炎并出血

3. 超声显示病变不清晰者。

4. 已有明确手术指征的附件肿物，不宜穿刺。如：①具有畸胎瘤声像图特征的附件肿块；②具有大乳头状突起，厚壁分隔，实性成分明显或占优势（＞50% 实性成分），内部血流丰富，阻力指数＜0.5，腹水等可疑恶性肿瘤声像图特征的附件肿块；③对比增强声学造影检查表现为可疑的恶性肿瘤的附件肿块；④卵巢肿瘤风险评估怀疑卵巢恶性肿瘤，临床上有明确手术指征。

三、穿刺前准备

（一）器具准备

1. 超声仪器、探头选择 经腹壁穿刺时选用 3.0~5.0MHz 的穿刺探头，经阴道穿刺时选用 5.0~7.5MHz 的阴道探头。

2. 超声引导技术选择 大多选择与探头匹配的穿刺架进行导向式穿刺活检。

3. 穿刺针及自动活检装置 盆腔肿物穿刺可选用手动活检，亦可选用自动活检。手动活检技术与腹部脏器穿刺相同，故不赘述。多数学者认为，盆腔实性肿物更多采用自动活检装置及其活检技术。手动活检所采用的组织活检针一般为 18~20G，长度 20~30cm。盆腔含液性病变可选用普通的 18~20G PTC 针。

4. 消毒和局部麻醉用品 聚维酮碘消毒皮肤或碘伏消毒阴道，局部麻醉药物为 2% 利多卡因溶液。经阴道穿刺无须麻醉。

（二）患者准备

1. 术前实验室常规检查及相关准备 穿刺前查验血常规（包括血小板计数）、凝血功能、HBsAg、HIV。血常规如显示血小板计数低于 80×10^9/L 应警惕出血的危险。HBsAg、HIV 阳性者应按照相应的隔离处理措施进行操作。

2. 了解相关病史 既往患有慢性病者如糖尿病、高血压等，术前应请相应专科会诊，以控制病情，保证操作安全顺利地进行。

3. 了解服药情况 询问患者是否服用抗凝药、抗生素等。若使用抗凝药，应停用，以免增加出血风险。

4. 了解体位 术前了解患者是否能保持比较稳定的截石位，从而保证阴道后穹隆的有效消毒和穿刺的顺利进行。

5. 选择穿刺方法 根据穿刺径路的安全性和患者的具体情况，选择穿刺活检的途径。

6. 术前谈话及其内容 应向患者解释穿刺活检的必要性、基本流程和安全性及存在的风险，重点说明可能出现术后出血、损伤周围脏器等并发症，以取得患者配合。

7. 签署知情同意书 需向患者解释可能出现取材不满意，导致不能明确诊断。

四、操作常规

以减少贯穿非穿刺器官和通过最短径路是选择穿刺活检途径的基本原则。一般说来，靠近盆底部的肿物最好选择经阴道途径活检。

（一）经腹壁穿刺活检

1. 患者取平卧位，常规消毒，铺巾。

2. 用消毒过的穿刺探头再次扫查，确定穿刺点和穿刺途径。

3. 用 2% 利多卡因局麻穿刺点。使用穿刺探头扫查，清晰显示肿物后，保持探头相对稳定。

4. 在实时超声监测下，将穿刺针迅速刺入实性肿物内，按下自动弹射扳机，行肿物的组织学活检。行诊断性穿刺时，可采用普通 PTC 针刺入含液性病变的中心部位，抽取内容物行细胞学检查，之后再行相应介入治疗。

5. 拔针后局部加压片刻，用 75% 酒精消毒穿刺点，敷料包扎。

（二）经阴道穿刺活检或治疗

靠近盆底部的肿物最好选择经阴道途径活检。

1. 患者取截石位，常规消毒外阴和阴道，铺巾。
2. 将消毒过的阴道探头放入阴道内，清晰地显示肿物，并保持探头相对稳定。
3. 在实时超声引导下，将穿刺针迅速刺入实性肿物内，按下自动弹射扳机，行肿物的组织学活检。
4. 行诊断性穿刺，可采用普通 PTC 针刺入含液性病变内，抽取内容物行细胞学检查。
5. 根据抽取物酌情再行相应介入治疗。

五、技术要点

1. 术前应完善相关检查，严格掌握禁忌证。
2. 穿刺前，超声检查确定病灶的位置，正确选择经腹壁或经阴道穿刺。
3. 确定肠管、膀胱、大血管等位置，设计合理的穿刺路径，以避免损伤脏器。
4. 探头适当加压，尽量避开肠管。穿刺时，用探头对腹壁或阴道后穹隆适当施压推移肠管，使肿物贴近腹壁或后穹隆。在无肠梗阻、肠淤血、肠壁水肿的情况下，18~20G 穿刺针即使穿过肠管，也是相对安全的。
5. 穿刺时，应迅速进针并刺入肿物并取材，否则活动度大的肿物易被推移导致穿刺针滑脱。
6. 重视一针两用的原则。获取的组织条，可同时行印片细胞学检查，提高诊断效能。

六、注意事项

1. 卵巢肿物穿刺活检首选自动活检技术，可提高取材的准确性和取材质量。有研究表明，采用自动活检技术，其诊断准确性高达 89%~92%[9]。
2. 采用粗针活检（手动活检 16G，自动活检 18G）可获得较好的组织学诊断结果。
3. 盆腔肿物活检首选彩色多普勒超声引导方式，若病变隐蔽、患者肥胖可改用经阴道途径活检或 CT 引导下活检更为安全。
4. 少量腹水对盆腔穿刺活检有利，若大量腹水，应先抽取之后再行活检，以免出血。

遵循上述活检经验，盆腔穿刺多可获得较好的组织学诊断结果。

七、并发症及其预防与处理

1. 盆腔肿物的穿刺活检通常是安全的，很少发生并发症。相对常见的并发症为局部疼痛、出血、感染及周围组织或器官的损伤。
2. 探头适当加压，清晰地显示肿物及针尖所在的位置，术前应用彩色多普勒血流显像技术确定血管位置并在操作中注意避让，这些都是充分保证穿刺活检安全的前提。
3. 术后应立即进行超声复查，一旦发生较明确的出血，应采取相应治疗措施。
4. 经阴道穿刺后，可根据阴道探头带血多少，大致判断阴道出血的情况。出血较多时，可用消毒纱布填塞阴道，压迫止血数分钟后取出。
5. 穿刺活检无须应用抗生素，但疑为炎性肿物或可疑肠管损伤时可预防性使用。

八、临床意义及评价

近年来，由于卵巢晚期肿瘤化疗方案的不断改进和新辅助化疗的使用，卵巢肿瘤的治疗效果已日益改善[8]。化疗前常需获取组织学诊断和分型，因此，盆腔穿刺活检亦日益增多[9-13]。笔者近几年对 52 例盆腔肿物进行自动组织学活检，包括原发性卵巢肿瘤、转移性卵巢癌、盆壁肉瘤和外生性子宫肌瘤或肉瘤等病变，采用 18G 活检针，均能获得有效的确诊。

（吕国荣　王金锐）

第三节 卵巢良性含液性病变介入治疗

卵巢含液性病变所包含的疾病种类繁多，声像图表现无特异性，良性和恶性含液性病变声像图有时难以鉴别。国际上对卵巢囊肿（包括其他液性病变），多采用腹腔镜下的微创治疗，较少采用超声引导介入治疗[14-16]。在亚洲和中国，卵巢良性含液性病变采用超声引导下介入治疗已有多年历史[17-21]，并取得了较好的效果。但在我国有扩大治疗适应证的趋势，临床上甚至有医生错误地将黏液性或浆液性囊腺瘤等疾病也列入超声介入治疗，须引以为戒。卵巢良性含液性病变的介入治疗可选择经腹壁或经阴道途径，途径的选择主要取决于患者情况、病变位置和病变性质。病变位置深在、较肥胖的患者采用经阴道途径较为适宜，一次性治疗或非感染性疾病采用经腹壁途径较为恰当。经阴道途径的介入治疗在相关章节已有阐述，故不赘述。本节主要介绍经腹壁卵巢良性含液性病变的超声介入治疗。

一、适应证

必须严格掌握和遵循卵巢良性含液性病变的超声介入治疗适应证，不宜随意扩大其治疗范围。卵巢良性含液性病变介入治疗的适应证如下[17, 22-26]：

1. 卵巢巧克力囊肿，尤其是卵巢及附件区复发性巧克力囊肿。
2. 卵巢出血性囊肿或盆腔术后积液，尤其是卵巢复发性出血性囊肿。
3. 卵巢囊肿符合以下条件者：①单纯性囊肿；②合并妊娠；③患其他原发性肿瘤；④其他无法耐受或不适合手术者。
4. 卵巢或附件区脓肿。

二、禁忌证

卵巢良性含液性病变介入性治疗的禁忌证与腹腔含液性病变抽吸或引流术的禁忌证大致相同，故不赘述。其他的禁忌证如下：

1. 临床怀疑卵巢黏液性或浆液性囊腺瘤，其声像图主要表现为囊肿较大，其内有较多分隔（图7-2-3-1）。
2. 临床怀疑卵巢交界性含液性肿瘤（图7-2-3-2）。

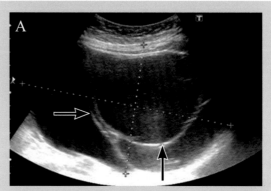
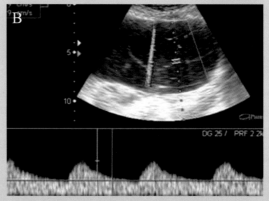

图 7-2-3-1 卵巢黏液性囊腺瘤声像图

A. 声像图示囊内多房分隔（箭头所指处）；

B. 分隔上可探及低阻血流信号

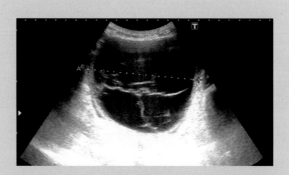

图 7-2-3-2 卵巢交界性黏液性囊腺瘤声像图

声像图显示肿瘤分隔多，不适宜介入治疗

3. 临床怀疑卵巢恶性含液性病变（图7-2-3-3）。

4. 含液性病变病灶大、多房、液体浓稠不易抽吸；或脓肿腔小、分隔多、呈蜂窝状（图7-2-3-4）。

5. 患者病情危重不能配合穿刺操作。

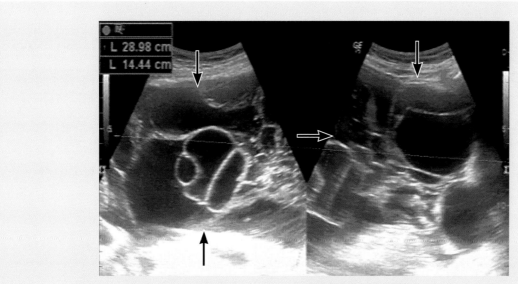

图 7-2-3-3　卵巢黏液性腺癌声像图
根据声像图表现高度怀疑恶性肿瘤，不适宜穿刺治疗

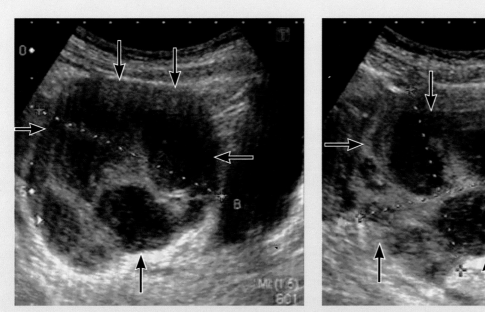

图 7-2-3-4　盆腔脓肿声像图
盆腔脓肿多房分隔，穿刺治疗难以成功，为穿刺治疗相对禁忌证

三、介入治疗前的准备

（一）穿刺针具准备

1. 20~21G 细针，长 15~20cm，单纯性囊肿抽吸时采用。

2. 14~18G 粗针，用于穿刺抽吸脓液或巧克力囊液，选用自制窗式穿刺针抽吸效果更佳（图 7-2-3-5）。

在穿刺针杆靠针尖处开两个大小约 5mm×0.5mm 的窗，即形成自制的窗式穿刺针，有长针和短针两种针型。导管或导管针亦可开窗。窗式穿刺针的优点：①过滤作用，不易被凝固物或坏死物堵塞；②不易形成单向活瓣样阻塞；③缩短针干长度，提高抽吸效率；④长条状窗口有利于注射物弥散。

3. 导管针，外径 0.9mm、1.2mm、1.4mm 或 2.0mm，长 10~20cm，最好采用前端带有侧孔的直形或猪尾形导管。导管针用于置管引流术。

4. 其他（少用）包括：①导丝，直径 0.9mm 或 1.2mm，前端柔软呈"J"字形；②导管，8~12F，长 15~20cm，前端带侧孔的导管效果较好。也可采用自制窗式导管，其效果更佳。上述器械主要用于导丝法的置管引流术。

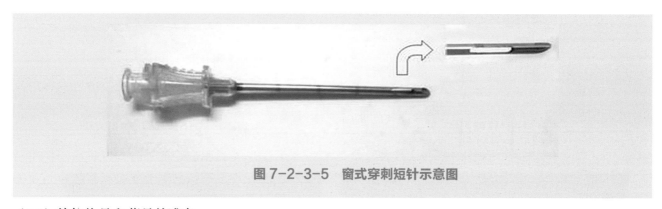

图 7-2-3-5　窗式穿刺短针示意图

（二）其他物品和药品的准备

1. 常规准备穿刺包（包括消毒用具、纱布、洞巾、血管钳、尖头手术刀片）及手套。

2. 各类注射器及麻醉药品。

3. 急救药品。为防止意外，应常规准备急救药品，必要时准备除颤器。

4. 硬化剂的准备。目前国内使用的硬化剂有无水酒精、高渗糖水、中药消痔灵、聚桂醇等。从临床实践看，选择无水酒精疗效较稳定，选择聚桂醇治疗患者一般无明显疼痛反应。

5. 抗生素的选择。脓肿或积液合并感染时，首选甲硝唑冲洗，必要时根据药物敏感性试验的结果选择有效抗生素。

6. 超声仪器及导向装置。首选彩色多普勒超声诊断仪，凸阵式探头配穿刺引导架，亦可选用专用穿刺探头配引导槽，探头频率 3.5~5.0MHz。穿刺探头事先消毒备用。

（三）患者准备

1. 术前常规检查血常规、凝血功能，必要时查血清 HBsAg 和抗 HIV 抗体及心电图等检查。

2. 术前应做好沟通工作，告知可能发生的不良反应、并发症等，要求患者配合签署手术同意书。

四、操作方法

（一）一般抽液治疗

1. 患者取仰卧位，根据穿刺的基本原则，即选择最短径路和避开重要脏器及尽量减少贯穿非穿刺器官的原则，确定穿刺点和进针径路。

2. 局部消毒、铺巾，用2%利多卡因局部浸润麻醉。

3. 超声引导下按预设径路将穿刺针由穿刺点经腹壁各层刺入盆腔抵达靶病灶。当有突破感或针尖在积液内时即可停止进针，并进行抽液。

4. 应尽量将囊内液体抽尽，必要时用生理盐水冲洗至清亮。

5. 对于脓肿或感染性积液，可经穿刺针注入药物。

6. 卵巢巧克力囊肿尽可能抽净液体并用生理盐水冲洗囊腔后，采用无水酒精硬化治疗，注入无水酒精量为抽出液体量的1/2~2/3，10分钟后将无水酒精抽尽，必要时再注入等量无水酒精，10分钟后再将无水酒精抽尽。为了不影响卵巢的功能[6]，不提倡无水酒精囊内保留。退针前注入少量利多卡因亦可减少无水酒精溢出刺激腹膜所导致的疼痛。

（二）置管引流治疗

当脓肿或积液量较大或经抽吸治疗后未能治愈者，可于超声引导下行置管引流术。置管引流方法有两种。

1. 导管针法　此法简便有效，已成为置管引流的首选方法。将导管仔细地套在与之相匹配的穿刺针上，在超声引导下将穿刺针刺入病变内，抽出针芯，发现囊液或脓液流出后便继续推进导管，同时缓慢退出穿刺针，固定引流导管。

2. 导丝法　此方法操作烦琐，现已较少用。用14~18G穿刺针沿探头引导方向刺入靶病变，抽出针芯，便有囊液或脓液流出。抽出少许液体后，将导丝从穿刺针管插入至囊腔后退出穿刺针，沿导丝插入引流管，之后退出导丝。囊液经导管流出，证实置管成功。

五、并发症及其预防

（一）与穿刺有关的并发症及预防

超声引导下卵巢良性含液性病变的介入治疗并发症发生率很低，可能的并发症为盆腔感染、盆腔内出血、肠管或膀胱损伤等。只要选择合适的穿刺点及进针路径，充分显示进针过程和针尖，通常能避免这些与穿刺有关的并发症。

（二）与引流有关的并发症及预防

1. 引流管周围渗液　为防止渗液应保持引流管通畅，皮肤切口不宜太深，扩张器不宜送到盆腔。

2. 感染　与引流管放置时间过长或反复注射药物有关。预防的方法首先是防止引流管周围渗液，其次是引流管放置时间不能过长，且严格遵循无菌操作，及时换药。

3. 引流管堵塞　采用窗式或带有侧孔的导管可降低其发生率。

六、临床应用及评价

1. 卵巢单纯性囊肿、出血性囊肿和术后积液，采用超声引导经腹壁抽吸必要时配合无水酒精硬化治疗，其疗效相当显著，有效率高达90%以上[23]，可避免手术治疗。

2. 经皮抽吸治疗卵巢输卵管脓肿，其有效率仅50%~60%[25]，若改用置管引流治疗，其有效率亦可达80%以上。但对于多房性脓肿、蜂窝样脓肿仍需采用腹腔镜下微创手术或开放性手术治疗。

3. 经皮无水酒精硬化治疗卵巢巧克力囊肿疗效良好（图 7-2-3-6），有效率高达 90% 以上[18-22]。但对于多房性或多发性或巨大的卵巢巧克力囊肿，其疗效欠佳，仍需采用腹腔镜下的微创治疗或开放性手术治疗[20]。

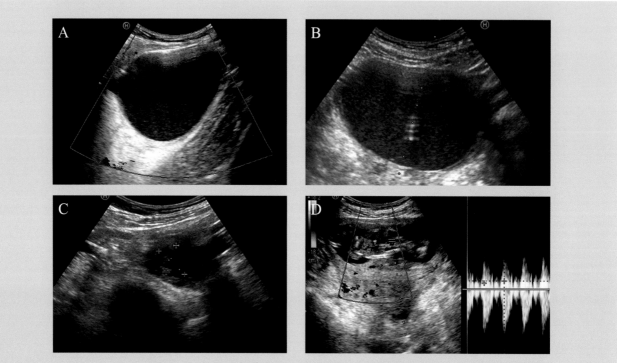

图 7-2-3-6 超声引导下卵巢巧克力囊肿硬化治疗

A. 左卵巢巧克力囊肿：大小 9.0cm×7.3cm，未见血流信号；   B. 超声引导下穿刺：囊内强回声为穿刺针；

C. 硬化术后 6 个月，囊肿明显缩小，大小 2.5cm×2.0cm；   D. 该例为 9 年不孕症患者，硬化治疗 6 个月后宫内妊娠

（吕国荣 王金锐）

第四节 卵巢恶性病变腹腔内化疗

卵巢癌是最常见的妇科癌症之一，就诊时约 70% 的患者已属晚期，成为位居全球女性第五位的死亡原因。而对于晚期卵巢恶性肿瘤的治疗手段不多，超声介入诊疗人们关注也甚少。虽然理想的减灭瘤手术联合静脉化疗治疗卵巢癌可获得较好的治疗效果，但近年来业已证实，若在上述疗法的基础上配合腹腔内化疗（intraperitoneal chemotherapy，IPC）可获得更佳的治疗效果，已成为晚期或复发性卵巢癌的标准治疗方法[27, 28]。美国国立癌症研究所发布的公告宣称：根据第三期随机临床试验的结果，理想的卵巢减灭瘤术后的患者，静脉化疗联合腹腔内化疗比单纯静脉化疗有显著的生存受益[27-32]。腹腔热化疗（hyperthermic intraperitoneal chemotherapy，HIPEC）和新辅助化疗治疗卵巢恶性肿瘤新方法也日益受到关注[28-31]。

一、适应证

卵巢恶性肿瘤的治疗原则以手术为主，辅以化疗、放疗等综合治疗，强调首次治疗的彻底性和计划性。因此，腹腔内化疗的主要适应证如下[27-29, 33-41]：

1. Ⅲ、Ⅳ期卵巢恶性肿瘤减灭瘤术后，或复发性晚期卵巢恶性肿瘤，联合静脉和腹腔内化疗。
2. Ⅲ、Ⅳ期输卵管癌减灭瘤术后的综合治疗。
3. 转移性卵巢肿瘤的治疗。这些转移瘤常来自于消化道肿瘤的种植转移和乳腺癌的血行转移。
4. 盆腔的原发性腹膜癌综合治疗。

二、禁忌证

超声引导下IPC相对较安全,没有绝对禁忌证。相对禁忌证如下：

1. 严重出血倾向者，出血、凝血机制障碍。
2. 患者极度虚弱或器官功能衰竭，不能配合或不能承受穿刺治疗或（和）化疗。
3. 严重的骨髓功能抑制者。
4. 盆腹腔感染或结核。
5. 胃肠梗阻或有严重消化道症状。
6. 穿刺部位肠管广泛粘连不易避开。

三、操作前准备

（一）器具的准备

1. 导管针外径0.9mm、1.2mm、1.4mm或2.0mm，长10~20cm，最好采用前端带多侧孔的直形或猪尾形导管。
2. PTC穿刺针规格18G或16G,用于引导导丝。
3. 导丝直径0.9mm或1.2mm,前端柔软呈"丁"字形。
4. 导管8~12F，长15~30cm，前端带多侧孔的导管。

研究表明，对导管针或导管带侧孔改为开窗，形成长5~6mm，宽0.5~0.6mm的长条形窗口其引流效果更佳。导管针用于一步法穿刺[39, 40]，即直接法穿刺；其他器具用于二步法穿刺，即导丝法置管。

5. 静脉切开消毒包。

（二）患者准备

1. 了解病史，控制风险。尤其应注意了解基础性疾病的病情控制情况和用药史。
2. 充分沟通，避免纠纷。尤其要注意告知IPC的风险和相关预案的准备。签署知情同意书。
3. 严格掌握适应证、禁忌证，确保医疗安全。
4. 完善常规检查，以便IPC治疗后评价。尤其要注意完善血常规、出凝血功能、生化检查、影像学检查及肿瘤相关标志物等检查。

（三）确定治疗方案和模式

腹腔内化疗治疗卵巢恶性肿瘤有两种主要模式[36, 37]，即单纯的IPC和HIPEC。IPC主要适用于卵巢恶性肿瘤减灭瘤术后的综合治疗，HIPEC主要适用于卵巢种植性转移癌或晚期复发性卵巢癌合并较多量腹水的患者。

IPC有多种方案可供选择（表7-2-4-1）[27-32]。最常用的静脉和腹腔联合的化疗方案：第1日紫杉醇（$135mg/m^2$）静滴，持续静滴时间不少于24小时；第2日腹腔内注射顺铂（$75~100mg/m^2$），第8日腹腔内注射紫杉醇（$60mg/m^2$）。疗程间隔3周，共6个疗程。

HIPEC也有多种方案可供选择[33-39]。常见的方案有：①卵巢癌患者选用顺铂（$50mg/m^2$）和多柔比星（$50mg/m^2$）腹腔内热灌注治疗；②来自消化道的卵巢种植性转移癌患者选用丝裂霉素（$12.5mg/m^2$）腹腔热灌注治疗，于第1日、第2日和第4日进行。

表 7-2-4-1 卵巢癌减灭瘤术后辅助 IPC 化疗的三个关键 GOG 试验的疗效比较

研究及参考	病例数	IP 与对照组	方 案	无进展生存期（月）	总生存期中位数（月）
GOG 172（2009）	205	IP	IV 紫杉醇 135mg/m^2（第 1 日）+IPC 顺铂 100mg/m^2（第 2 日）+IPC 紫杉醇 60mg/m^2（第 8 日）	24	65.6
	210	对照组	IV 紫杉醇 135mg/m^2（第 1 日）+IV 顺铂 75mg/m^2（第 2 日）	18	49.7
GOG 114（2001）	235	IP	IV 卡铂两个周期（28 日为一周期），四周后 IV 紫杉醇 135mg/m^2（第 1 日）+IPC 顺铂 100mg/m^2（第 2 日）	28	63
	227	对照组	IV 紫杉醇 135mg/m^2（第 1 日）+IV 顺铂 75mg/m^2（第 2 日）	22	52
GOG 104（1996）	267	IP	IV 环磷酰胺 600mg/m^2+IPC 顺铂 100mg/m^2	NR	49
	279	对照组	IV 环磷酰胺 600mg/m^2+IV 顺铂 100mg/m^2	NR	41

注：GOG 妇科肿瘤组，IPC：腹腔内灌注化疗；IV：静脉注射；NR：没有报道。紫杉醇静滴时间需持续 24 小时以上

四、操作方法

（一）直接法

直接法穿刺既适用于有腹水的卵巢肿瘤患者，也适用于无腹水的卵巢肿瘤患者。无腹水时行 IPC 应创造人工腹水，即人工腹水法直接穿刺。具体方法如下：

1. 建立静脉输液通道，IPC 前 30 分钟静脉输注 20mg 奥美拉唑钠和 4mg 奥坦西隆，以减少迷走神经反应和化疗反应。
2. 彩色多普勒超声检查腹水、盆腹腔转移灶、肠管粘连、血管分布以及膀胱充盈情况。
3. 选择双下腹腹壁薄（此处无腹直肌）、网膜少，肠管活动良好（即肠管随腹式呼吸与腹壁滑行良好）处作为穿刺部位。其位置相当于髂前上棘与脐连线中外 1/3 处，通常选择右下腹。
4. 确定穿刺部位，按常规消毒、铺巾、局麻。
5. 超声引导将导管针逐层穿刺并进入腹腔，进入腹腔时有一突破感。退出针芯，注入林格液，超声监测下观察林格液在腹腔内的分散情况，了解导管针是否在腹腔内。若导管针在腹腔内，退出针芯，可将导管继续推进。
6. 通过导管滴入 500ml 林格液于盆腔内，造成人工腹水。并随时通过超声监测林格液的分散情况。
7. 通过导管注入化疗药物，之后用 50ml 林格液冲洗导管。

8. 通过改变床的位置，头高脚低，左右倾斜，使腹腔内药物充分混匀，之后可撤管。

（二）Seldinger 法

这种穿刺方法与腹腔置管引流方法相同，故不赘述。

五、技术要点及注意事项

1. 直接法（一步法）既适用于未合并腹水的晚期卵巢癌的治疗，又适用于有腹水的卵巢恶性肿瘤的治疗。导丝法（二步法）通常用于需要管径较粗、引流置管时间较长的腹腔热化疗患者的置管化疗。

2. 采用直接法穿刺造成人工腹水，对于腹壁较厚的患者或（和）盆腔术后广泛肠管

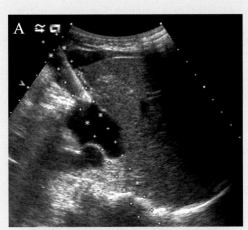

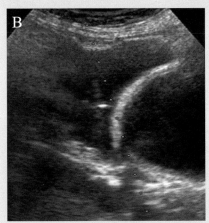

图 7-2-4-1 人工腹水法腹腔内化疗声像图

A. 右上腹制造人工腹水；

B. 人工腹水制造成功后，于右下腹置管，强回声为导管针

粘连者，有时较为困难，可在人工气腹后在 X 线配合下于右下腹再进行置管[40]。同样，亦可于超声引导下在右上腹穿刺造成人工腹水后，再选择性地从下腹穿刺置管进行腹腔内化疗，即改良的人工腹水法（图 7-2-4-1）。

3. 腹腔内注入药物应缓慢。个别患者对腹腔内注入药物反应敏感，且很多药物不宜腹腔内注入，要特别注意预防药物反应。

4. 大量放液时速度不宜过快，每小时放液量不应超过 1000ml，一次放液量不应超过 4000ml。放液时应严密观察生命体征，随时控制放液量和速度。

5. 腹腔内热化疗时，流入腹腔内的热化疗液宜慢，速度约 450~600ml/min，温度约 43℃，腹腔内温度控制在 41.5~42.5℃。

6. 经阴道超声弹性成像技术可用于 IPC 和新辅助化疗治疗卵巢癌效果的评价[41]，化疗有效时其病变变硬。有条件时可采用之。

六、并发症及其预防与处理

IPC 或 HIPEC 主要有以下三种并发症[27-35]。

（一）导管相关并发症

以往 IPC 或 HIPEC 一般都是采用术中置管或采用腹腔镜下置管，其创伤性较大，且放置时间长，常引发导管相关并发症。导管相关并发症包括导管阻塞、感染、引流管周渗漏、引流口处肿瘤细胞种植转移和引流管脱落等。其发生率高达 20%~30%，也是 IPC 或 HIPEC 中断治疗的主要原因。然而现在改用影像引导下直接法穿刺放置 IPC 管，属微创治疗方法且放置时间短，这种并发症已很少发生。但是必须强调的是，规范引流管放置的位置、路径，加强引流管护理和相关人员培训，必要时采用预防性抗生素治疗，仍然是减少导管相关并发症的主要预防手段。

（二）穿刺相关并发症

穿刺相关并发症包括术后皮下出血、腹腔内感染、肠腔内注射、迷走神经反应、浅表静脉及盆腹腔脏器损伤等。规范介入操作和加强相关人员培训是预防的主要措施。有条件的医院最好采用彩色多普勒超声引导，以减少血管的损伤。

（三）化疗相关并发症

化疗相关并发症包括：胃肠道不良反应、骨髓功能抑制、肝肾毒性损害，继发感染等。调整用药量，加强护理尤其是口腔护理，强化无菌观念、手卫生及对症处理，是预防和处理的主要措施。

七、临床意义及评价

IPC 和 HIPEC 是原发性卵巢恶性肿瘤和转移性卵巢肿瘤的有效治疗方法[27-39]。

1. 对于原发性卵巢恶性肿瘤尤其是卵巢上皮癌的 IPC 治疗，其疗效是显著的，无进展生存期达 24 个月，总生存期中位数高达 65 个月以上（表 7-2-4-1）。而且研究还证实，HIPEC 或 IPC 联合静脉化疗的疗效要优于单纯静脉化疗或单纯的 IPC。

2. 文献报道，近年来对于卵巢转移性肿瘤的 IPC 或 HIPEC 治疗，其 1 年生存率在 50%~60%，3 年生存率 30%~40%，4 年生存率 20%~30%，5 年生存率约 10%。而且，HIPEC 要优于 IPC 和单纯的静脉化疗。

（吕国荣 王金锐）

第五节 超声引导下经阴道取卵术

辅助生殖技术（assisted reproductive technology，ART）是采用人工的方法帮助患有不孕症的夫妇生育的技术，是生殖内分泌、细胞生物学、超声和内镜技术等的有机结合，有力地推动了医学和生命科学的不断发展[42]。近十年来，超声影像技术作为一门新成像技术，已广泛应用于生殖医学的研究和对不孕患者的临床治疗[43]。收集成熟的可受精的卵子是辅助生殖技术的关键步骤之一，超声引导下穿刺取卵术与传统的开腹取卵或腹腔镜下取卵术比较，不仅其取卵率、受精率及妊娠率与传统的腹腔镜穿刺取卵术的结果相似，而且创伤小，更容易为患者所接受。近年来，阴道超声引导下穿刺取卵已发展为首选的方法，几乎取代了腹腔镜或腹部超声引导下的穿刺取卵术[42, 44-47]。

一、适应证

各种原因所致的不孕均是阴道超声引导下穿刺取卵的适应证[42, 48]，具体如下：

1. 输卵管疾患引起的不孕症。

（1）输卵管缺如。

（2）输卵管阻塞。

（3）输卵管结扎术后需再妊娠者。

2. 子宫内膜异位症经药物或手术治疗后仍未受孕者。

3. 宫颈黏液异常者。

4. 不明原因所致的不孕症。

5. 男性不育，精液、精子减少，精子活动力低弱，或免疫性不育，在精子处理后行人工授精而又失败者。

6. 遗传缺陷者，可用健康人的精子或卵子作体外受精或人工授精。

7. 自愿捐卵者。

8. 优生优育检查或研究。

二、禁忌证

1. 患有急性传染病或明显生殖道感染者。
2. 反复尿路感染者。
3. 有严重出血倾向者。

三、穿刺前准备

（一）器具准备

1. 实时超声显像仪备有穿刺装置，阴道穿刺选用 5.0~7.5MHz 的阴道探头，手术前需消毒并用生理盐水冲净。
2. 专用卵泡穿刺针或自动穿刺枪，阴道穿刺针直径 16~17G，长度 30~40cm，使用前需消毒。抽吸卵泡的穿刺针要求壁薄、腔大且光洁度好。
3. 负压吸引器压力控制在 13.3~26.6kPa 之间。
4. 卵泡培养液及观察卵子和培养受精卵的设备。
5. 其他扩阴器、宫颈钳和洞巾等。

（二）患者准备

1. 超声监测卵泡发育可指导使用 HCG，以促使卵泡成熟在恰当时间[43]。见成熟卵泡直径大于 18mm 时，给予注射 HCG 促使卵子的最后成熟[42, 49]。
2. 于注射 HCG 后 36 小时内进行穿刺取卵。
3. 术前向患者做好沟通解释工作，告知可能发生的不良反应、并发症等，要求患者配合并签署知情同意书。

四、操作步骤

近年来首选采用阴道超声探头引导经阴道穹隆穿刺取卵术，具体操作步骤如下[42]：

1. 术前确认成熟卵泡，患者排空膀胱后取膀胱截石位，常规消毒外阴、阴道，铺巾，以扩阴器暴露子宫颈及阴道穹隆。
2. 将消毒的阴道探头放进阴道内，在穹隆部检查并确认卵巢及成熟卵泡位置，将探头固定于穿刺部位，使需穿刺的卵泡位于穿刺引导线上，并正确测定进针深度。

3. 培养管一端接穿刺针，另一端接负压器。
4. 在阴道超声引导下，用穿刺针通过穿刺引导管，用适当力度和速度经穹隆刺入卵泡内，或用手动穿刺枪穿刺穹隆直达卵泡内（图 7-2-5-1）。在穿刺针抵达卵泡表面时，稍作停顿，随后适度加力、加速，使穿刺针刺入卵泡腔内。

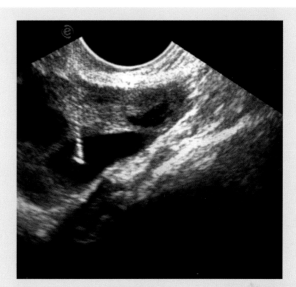

图 7-2-5-1　阴道超声引导下经阴道穿刺取卵声像图

直线状强回声为穿刺针

5. 屏上见针尖回声位于卵泡内，即开启负压吸引器（压力约为 13.3kPa）抽吸卵泡液，直至卵泡塌陷。穿刺吸引液可呈淡红色、淡黄色或血性液体。一个卵泡的卵泡液约为 3.0~5.0ml，每个卵泡用培养液冲洗两次。
6. 应将一个卵泡的卵泡液抽尽后再将针刺入邻近较大的卵泡。双侧卵巢内大于 15mm 以上的卵泡均应穿刺抽液。对于位于同一穿刺线上的卵泡可由浅至深于一次进针内完成；不同穿刺线上的卵泡，退针至卵巢表面而不退出阴道壁，改变穿刺方向再行穿刺。一侧穿刺结束后再行另侧卵巢穿刺。
7. 穿刺结束，将穿刺针退至体外后需常规扫查盆腔，检查是否有内出血或血肿形成。

8. 显微镜下观察抽出的卵泡液中有无卵子，经验丰富者用肉眼即可见正常卵子在液体中浮动。

五、并发症及其预防与处理

尽管超声引导下阴道穿刺取卵术的并发症并不常见，发生率很低，但仍需要引起足够的重视[44, 45, 50-52]。主要并发症包括出血、感染及脏器损伤等。

1. 出血　由于取卵时穿刺针必须经过阴道壁及卵巢，并有可能经过宫颈、盆腔静脉丛、膀胱和其他盆腔脏器，从而导致出血[44]。术中应注意穿刺针的整个行程，避免反复进出针，并辨清卵巢边缘，勿将盆腔血管横断面误认为卵泡，以避免出血的发生。

2. 感染　术中严格无菌操作，用生理盐水彻底冲洗阴道，避免多个阴道穿刺点及肠管损伤有助于减少术后感染发生的概率。存在感染高危因素者可预防性应用抗生素。

3. 脏器损伤　主要与术中操作不当、盆腹腔严重粘连及盆腔器官解剖位置变异有关。术前应排空膀胱、清洁灌肠，术中遵守操作规程，充分显示进针过程，尽量避开风险因素。对于部分经阴道取卵困难者可应用腹部超声引导或腹腔镜穿刺取卵[45, 51]。

4. 其他罕见并发症　如腹直肌鞘血肿、脊椎骨髓炎、血栓形成、阴道穿孔等[47, 51]。

六、临床意义及评价

因经阴道超声检查无须充盈膀胱，且探头分辨力高，更贴近卵巢等盆腔脏器，能够更加清晰地显示子宫、卵巢等盆腔脏器结构[43]，对保证穿刺取卵术的成功具有重要实用价值。因此，在阴道超声引导下经阴道穹隆穿刺取卵术已被认为是目前最理想的穿刺取卵术[42, 44-46]。

（陈秋月　吕国荣　王金锐）

参考文献

1. Tavassoli FA，Devilee P. 乳腺及女性生殖器官肿瘤病理学和遗传学. 北京：人民卫生出版社，2006：138-140.

2. 谢幸，薛文丽. 妇产科学. 第 8 版. 北京：人民卫生出版社，2013：359-362.

3. 张武. 现代超声诊断学. 北京：科学技术出版社，2008：444-450.

4. Hagen-Ansert SL.Diagnostic Ultrasonography.6th ed.St Louis：Mosby，2006.

5. 陈秋月，吕国荣.GI-RADS 分类在妇科附件肿块诊断中的应用. 中国超声医学杂志，2013，26（6）：527-530.

6. Ma X，Zhao Y，Zhang B，et al.Contrast-enhanced ultrasound for differential diagnosis of malignant and benign ovarian tumors：systematic review and meta-analysis.Ultrasound Obstet Gynecol，2015，46（3）：277-283.

7. Qiao JJ，Yu J，Yu Z，et al.Contrast-enhanced ultrasonography in differential diagnosis of benign and malignant ovarian tumors.PLoS ONE，2015，10（3）.E0118872.

8. Teo MC.Update on the management and the role of intraperitoneal chemotherapy for ovarian cancer.Curr Opin Obstet Gynecol，2014，26（1）：3-8.

9. Griffin N，Grant LA，Freeman SJ，et al.Imagine-guided biopsy in patients with suspected ovarian carcinoma：a safe and effective technique? Eur Radiol，2009，19（1）：230-235.

10. Benedetti-Panici P，Perniola G，Marchetti C，et al.Intraperitoneal chemotherapy by ultrasound guided direct puncture in recurrent ovarian cancer：feasibility，compliance and complication.Int J Gynecol Cancer，2012，22（6）：1069-1074.

11. O'Neill M，Rafferty E，Lee S，et al.Transvaginal interventional procedures：aspiration，biopsy，and catheter drainage. Radiographics，2001，21（3）：657-672.

12. 吕国荣，姜玉新，吕珂. 盆腔穿刺活检. 中国医刊，2014，49（增刊）：21-28.

13. Fischerova D，Cibula D，Dundr P，et al.Ultrasound-guided Tru-cut biopsy in the management of advanced abdomino-pelvic tumors.Int J Gynecol Cancer，2008，18（4）：833-837.

14. Dubuisson J，Fehlmann A，Petignat P.Management of presumed benign giant ovarian cysts：a minimally invasive technique using the Alexis laparoscopic system.J Minim Invasive Gynecol，2015，22（4）：540.

15. Brun J L，Fritel X，Aubard Y，et al.Management of presumed benign ovarian tumors：updated French guidelines.Eur J Obstet Gynecol Reprod Biol，2014，183（1）：52-58.

16. Caspi B，Ben-Arie A，Appelman Z，et al.Aspiration of simple pelvic cysts during pregnancy.Gynecol Obstet Invest，2000，49（2）：102-105.

17. 吕国荣，张武. 腹部介入性超声学. 香港：香港新世纪出版社，1993：127-159.

18. 王锡斌，王双艳，程阅．三维超声在介入治疗分隔型卵巢囊肿中的应用．中国介入影像与治疗学，2010，7（5）：529-531.

19. 董晓秋，王璐璐，毕伟，等．卵巢巧克力囊肿无水乙醇硬化治疗前后卵巢功能的变化．中国超声医学杂志，2007，23（12）：939-942.

20. 李伯义，吕国荣，周云清，等．超声引导穿刺及硬化治疗卵巢巧克力囊肿疗效评价．中国医学影像学杂志，2002，10（3）：213-216.

21. 富丽，赵福杰．卵巢巧克力囊肿腹腔镜剥除术与乙醇硬化治疗效果的对比研究．中国实用妇科与产科杂志，2002，18（4）：247-248.

22. 郭春苗，吕国荣，王静意，等．超声引导卵巢囊肿穿刺抽液和硬化治疗．实用医学杂志，1994，10（3）：280-281.

23. McGahan JP，Wu C.Sonographically guided transvaginal or transrectal pelvic abscess drainage using the trocar method with a new drainage guide attachment.Am J Roentgenol，2008，191（5）：1540-1544.

24. Gjelland K，Ekerhovd E，Granberg S.Transvaginal ultrasound-guided aspiration for treatment of tubo-ovarian abscess：a study of 302cases.Am J Obstet Gynecol，2005，193（4）：1323-1330.

25. Anuradha S，Arellano RS，Gervais DA，et al.Transvaginal drainage of pelvic fluid collections：results，expectations，and experience.Am J Roentgenol，2008，191（5）：1352-1358.

26. 向燕萍，吴文泽，刘佩武．B超引导下经阴道穿刺硬化治疗卵巢囊肿的疗效分析．中华全科医学，2008，6（8）：781-782.

27. Kwa M，Muggia F.Ovarian cancer：a brief historical overview of intraperitoneal trials.Ann Surg Oncol，2014，21：1429-1434.

28. Jelovac D，Armstrong DK.Recent progress in the diagnosis and treatment of ovarian cancer.CA Cancer J Clin，2011，61：183-203.

29. Teo MC.Update on the management and the role of intraperitoneal chemotherapy for ovarian cancer.Curr Opin Obstet Gynecol，2014，26：3-8.

30. Bakrin N，Classe JM，Pomel C，et al.Hyperthermic intraperitoneal chemotherapy（HIPEC）in ovarian cancer.J Visc Surg，2014，151：347-353.

31. Van Driel WJ，Lok CA，Verwaal V，et al.The role of hyperthermic intraperitoneal intraoperative chemotherapy in ovarian cancer.Curr Treat Options in Oncol，2015，16：14.

32. Le Brun JF，Campion L，Berton-Rigaud D，et al.Survival benefit of hyperthermic intraperitoneal chemotherapy for recurrent ovarian cancer：a multi-institutional case control study.Ann Surg Oncol，2014，21：3621-3627.

33. Burgazli KM，Mericliler M，Kavukcu E，et al.Discovery of asymptomatic krukenberg tumors diagnosed during caesarean section：therapy with hyperthermic intraperitoneal chemotherapy.Postgraduate Medicine，2013，125（4）：87-90.

34. Esselen KM，Rodriguez N，Growdon W，et al.Patterns of recurrence in advanced epithelial ovarian，fallopian tube and peritoneal cancers treated with intraperitoneal chemotherapy.Gynecol Oncol，2012，127：51-54.

35. Liu Y，Endo Y，Fujita T，et al.Cytoreductive surgery under aminolevulinic acid-mediated photodynamic diagnosis plus hyperthermic intraperitoneal chemotherapy in patients with peritoneal carcinomatosis from ovarian cancer and primary peritoneal carcinoma：result of a phase I trial.Ann Surg Oncol，2014，21：4256-4262.

36. Berry E，Kellie S，Diljeet K，et al.An outpatient intraperitoneal chemotherapy regimen for advanced ovarian cancer.Gynecol Oncol，2009，113：63-67.

37. Ba MC，Long H，Cui S，et al.Multivariate comparison of B-ultrasound guided and laparoscopic continuous circulatory hyperthermic intraperitoneal perfusion chemotherapy for malignant ascites.SurgEndosc，2013，27：2735-2743.

38. 赵辉，杜楠，王海滨，等．腹腔内贝伐珠单抗联合腹腔热灌注化疗治疗卵巢癌腹腔积液的临床观察．临床肿瘤学杂志，2012，17（12）：1101-1104.

39. Benedetti-Panici P，Perniola G，Marchetti C，et al.Intraperitoneal chemotherapy by ultrasound-guided direct puncture in recurrent ovarian cancer.Int J Gynecol Cancer，2012，22：1069-1074.

40. Melissa S，Curtis L，Angle JF，et al.It's not just for laparoscopy anymore：use of insufflation under ultrasound and fluoroscopic guidance by interventional radiologists for percutaneous placement of intraperitoneal chemotherapy catheters.Gynecol Oncol，2011，123：342-345.

41. Xie M，Zhang X，Jia Z，et al.Elastography：a sensitive tool for the evaluation of neoadjuvant chemotherapy in patients with high-grade serous ovarian carcinoma.Oncol Lett，2014，8：1652-1656.

42. 常才．经阴道超声诊断学．第2版．北京：科学出版社，2007：350-355.

43. 周永昌，郭万学．超声医学．第6版．北京：人民军医出版社，2011：1218-1223.

44. Yang BQ，Teng YC.Rupture of ovarian abscess following ultrasound-guided transvaginal oocyte retrieval for invitro fertilization in a patient with ovarian endometriomata：a case report.J Reprod Contrac，2015，26（2）：121-125.

45. 姜婷，李昆明．阴道超声引导穿刺取卵术的并发症及处理．医学综述，2014，20（7）：1274-1277.

46. Ludwig AK，Glawatz M，Griesinger G，et al.Perioperative and post-operative complications of transvaginal ultrasound-guided oocyte retrieval：prospective study of ＞1000 oocy te retrievals.Human Reproduction，2006，21（12）：3235-3240.

47. Rizk B，Garcia-Velasco J，Sallam H，et al.孙鲲，主译．不孕症与辅助生殖．北京：人民卫生出版社，2013：626-627.

48. 丰有吉，沈铿．妇产科学．第2版．北京：人民卫生出版社，2010：412.

49. Rose BI.Approaches to oocyte retrieval for advanced reproductive technology cycles planning to utilize in vitro maturation：a review of the many choices to be made.J Assist Reprod Genet，2014，31（11）：1409-1419.

50. Aragona C，Mohamed MA，Espinola MS，et al.Clinical complications after transvaginal oocyte retrieval in 7098 1VF cycles.Fertil Steril，2011，95（1）：293-294.

51. 高惠娟，黄荷凤．经阴道超声阴道取卵术并发症的预防和处理．中国实用妇科与产科杂志，2006，22（12）：886-888.

52. 杨艳红，王晓红．阴道超声引导下穿刺取卵术并发症．生殖医学杂志，2008，17（3）：233-235.

第三章　产　科

【概述】

超声技术的发展可准确识别胎儿的正常解剖和诊断大量的结构畸形。超声导向技术的快速发展使利用羊膜穿刺技术诊断染色体异常和遗传性代谢异常疾病成为最便捷的手段。经腹和经宫颈羊膜取样，脐血穿刺，胎儿尿液、胸腔积液和腹水抽吸，胎儿组织活检（皮肤、肌肉和肝脏），超声导向下胎儿特殊的外科操作（膀胱－羊水分流）等技术也随着超声设备分辨力的提高有了快速进展。

第一节　产前诊断标本获取

在产科的诸多超声导向介入性操作中，以产前胎儿染色体异常的筛查活检应用最多。这是因为染色体病是出生缺陷的常见原因之一，以智力低下和生长发育迟缓等为共同特征。活产新生儿染色体异常率高达 0.5%~1.0%[1]。对高风险胎儿在早、中孕期进行细胞遗传学产前筛查是避免此类胎儿出生的最有效措施[2-4]，筛查的关键是获取胎儿的细胞或携带胎儿基因的物质，须采取超声引导下介入手段。

一、获取标本原则

（一）取材时间

1. 绒毛膜取样宜在孕 10~13^{+6} 周。
2. 羊膜腔穿刺术 16~22^{+6} 周。
3. 经皮脐血管穿刺术宜 18 周之后。

必须强调的是产科的超声介入性操作具有较强的专业性。特别是用于胎儿染色体异常的细胞遗传学产前诊断技术，需要在不损伤胎儿和妊娠妇女的前提下实施，必须由经过专业培训的有资质医师承担。医师应与患者进行充分沟通，了解妊娠妇女的个人史、既往史、孕产史、遗传病家族史等，明确产前遗传学诊断的指征，严格掌握

适应证。不仅要解释清楚选择介入性诊断的理由和操作程序，更应该让妊娠妇女知晓和理解介入性操作可能发生的各种风险。须告知患者，产前获取胎儿标本是一项相对安全的有创性介入性诊断技术，但也存在较多风险。

（二）获取标本风险

1. 妊娠妇女发生出血、流产的可能。
2. 穿刺有损伤胎儿可能性。
3. 因妊娠妇女子宫畸形、腹壁太厚、胎盘位于子宫后壁、胎盘太薄等原因，可能发生绒毛取材失败。
4. 如术前妊娠妇女存在隐性感染或术后卫生条件不佳，有发生宫内感染及流产的可能。
5. 疼痛、紧张等刺激有诱发妊娠妇女出现心脑血管意外的可能。
6. 细胞培养制备胎儿染色体进行产前诊断，在培养、分析过程中可能出现以下情状况。
   （1）培养失败：由于活细胞数量少、质量差或宫内感染等原因导致细胞生长较差或不生长，使培养失败。
   （2）影响检测结果：细胞生长较差以及染色体可分析核型过少或形态较差时，影响分析结果。

（3）常规染色体检查不能诊断染色体微小结构改变、单基因遗传病、多基因遗传病、环境以及药物导致的胎儿宫内发育异常。

（4）如妊娠妇女术前存在隐性感染，则细胞培养可能因感染而失败，无法得到产前诊断结果。如因细胞培养失败而无法得到结果，则有再次取材的可能。

（三）术前签署知情同意书

对上述获取标本可能出现的风险，必须对患者充分告知，必须在患者完全知情并签署同意书后方可施行。

对遗传学产前筛查的相关技术，2010 年 6 月 8 日，原卫生部（现国家卫生计生委）发布了《胎儿常见染色体异常与开放性神经管缺陷的产前筛查与诊断技术标准》。该标准对上述技术的实施做了明确规定和规范[5]，在开展胎儿染色体异常相关的检查前，需仔细阅读。

二、绒毛膜取样（chorionic villus sampling，CVS）

绒毛是组成胎盘的最小单位，和胎儿有相同的染色体，因此，抽取绒膜绒毛细胞进行检查，在理论上可以诊断胎儿任何染色体遗传性疾病。可以检测到的遗传性疾病包括：①各种先天性代谢性疾病；②各种基因序列已明确的单基因疾病。

CVS 由 Mohr 在 1963 年首先提出，1975 年由中国学者首次完成。在当时没有超声引导进行操作的情况下，作者称有很高的概率获取绒毛组织，但是可能有 5% 的概率导致流产。1982 年，Kazy 等强调了超声引导技术在绒毛膜取样中的重要性。

（一）适应证

绒毛活检的目的是用于有医学指征的孕 10~13^{+6} 周的产前诊断[5]。其适应证包括存在各种导致胎儿染色体异常风险增高的因素，并且可通过现有的实验室方法（生物化学、细胞学、分子生物学、基因检测等）诊断胎儿遗传性疾病。

各种导致胎儿染色体异常风险增高的因素包括：

1. 夫妇一方染色体异常或单基因疾病。
2. 既往有过染色体异常的胎儿、畸形儿生育史。
3. 有不明原因的死胎、多次流产史的妊娠妇女。
4. 早孕期血清筛查提示高风险。
5. 胎儿颈项透明层（NT）增厚或结构异常。
6. 高龄妊娠妇女（＞ 35 岁）。
7. 家族有遗传性疾病或近亲结婚。
8. 夫妇任一方曾接触致畸因素。

随着超声仪器的改进和对唐氏综合征患儿（简称唐氏儿）各种超声征象的不断认识，目前又将新的超声指标列入评估唐氏儿的风险危险因素，如鼻骨、静脉导管、三尖瓣反流、胎儿生长受限等。胎儿同时具有的异常超声指标越多，则发生唐氏儿的概率越高，越需要进行产前诊断。因此，在一些医院，常将妊娠妇女年龄、孕周、病史、NT 值及血清学筛查数值加权后结合计算一个风险数值，根据风险值的大小建议妊娠妇女是否行绒毛活检。

（二）禁忌证

1. 如果 Rh 阴性妊娠妇女已经被 Rh 阳性胎血致敏，不宜绒毛取样，因为可能使过敏加重，若必须产前诊断，可用羊膜囊穿刺代替。
2. 有子宫颈病变，生殖道感染，如生殖道疱疹、淋病、慢性宫颈炎等，不宜经阴道 CVS。
3. 有出血倾向者。
4. 无医学指征的胎儿性别鉴定。
5. 妊娠妇女存在不宜介入检查的疾病。
6. 妊娠妇女频繁宫缩；有流产征象者。

（三）术前准备

1. 认真核对适应证及有无禁忌证。
2. 查血常规、HIV 抗体、HBsAg、抗梅毒抗体、ABO 血型和 Rh 因子。如 Rh（－），查间接 Coombs 试验，告知胎母输血的风险，建议准备抗 D 球蛋白。

585

3. B超检查了解胎儿情况以及胎盘附着情况。

4. 除了常规穿刺所必需的准备外，欲接受经宫颈活检者，必须进行严格的阴道无菌准备。

5. 绒毛膜活检针（长度27cm，外直径1.9mm，内有能够被超声清楚显示的不锈钢导丝）。

（四）操作方法

超声引导经宫颈绒毛膜取样可以用经阴道探头扫查引导穿刺，也可以经腹扫查引导穿刺。前者对解剖结构显示得更清晰，且不受患者肥胖影响。

1. 经宫颈绒毛取样（transcervical chorionic villus sampling，TC-CVS）

（1）妊娠妇女排空膀胱，取膀胱截石位，窥阴器暴露宫颈，消毒阴道。

（2）超声检查再次确定子宫方位、子宫颈管方向，胚囊位置。

（3）在实时超声引导下，将绒毛活检针经宫颈轻轻推进达到胚囊附着部位的边缘，此时手感柔软，阻力小，能够清晰显示绒毛吸取管，其理想位置是沿胎盘长轴进入，远离胚囊和子宫肌层（图7-3-1-1）。

（4）将针放置到适当位置后，拔出导丝，用含有3~4ml细胞转移液的20ml注射器抽吸。当看到有少许血液进入导管时说明取样可能成功。在注射器保持负压（约抽吸5ml标记）状态下拔出穿刺针，将活检针内容物转移入细胞培养液中检查所取绒毛量。

必要时可重复抽吸1次，一般不超过3次。

一次抽取绒毛一般不超过25mg。

术毕超声观察胎心及胎盘情况。

2. 经腹壁取样（transabdominal chorionic villus sampling，TA-CVS）

（1）妊娠妇女适度充盈膀胱，取平卧位，经腹扫查选择最安全的穿刺部位。穿刺应沿着胎盘的最长轴进针（图7-3-1-2）。

（2）在超声引导下，将引导套针经腹壁及子宫穿刺入胎盘。拔出针芯，将活检针经引导套针内送入胎盘绒毛组织。

（3）将含2~4ml生理盐水的20ml注射器，以5ml左右的负压上下移动活检针以吸取绒毛组织。

（4）取绒毛量一般不超过25mg。获取需要量的绒毛标本后插入针芯，拔出穿刺针。

（5）术毕超声观察胎心及胎盘情况。

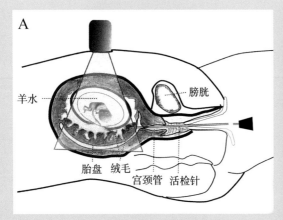
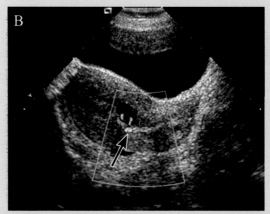

图 7-3-1-1 经宫颈绒毛膜取样
A. 示意图； B. 声像图显示针尖在胚囊附着处边缘

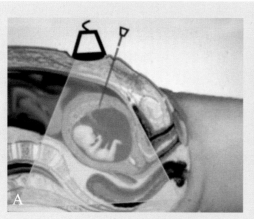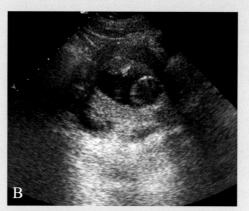

图 7-3-1-2　经腹壁绒毛膜取样
A. 示意图；　B. 穿刺针尖位于胎盘内

（6）如引导套针两次穿刺均未穿入胎盘绒毛组织则应终止手术，1~2 周后重新手术。

穿刺时，子宫的收缩可能帮助或妨碍操作。当子宫的收缩影响操作时，可等待 15~20 分钟子宫收缩减弱后继续进针，将有可能到达取样部位。当胎盘后位时，穿刺针应尽量避免穿破羊膜结构。母体的膀胱完全排空和超声探头加压可以使子宫变直，后位胎盘可以从子宫基底部直线进针。但是要特别注意进针时不要损伤小肠。选择好进针点后，消毒皮肤，覆盖无菌手术孔巾，在超声实时引导下，活检针经妊娠妇女腹部、子宫肌层进入胎盘，尽量延长活检针在胎盘内的走行距离。穿刺成功后，随后的操作同经宫颈取样。

经宫颈和经腹操作绒毛膜取样同样有效，胎儿死亡率也大致相同。因此，根据患者情况和医生的经验，在绒毛膜取样的操作过程中，应选择最简便且安全的方法穿刺胎盘。对存在阴道炎者，尽可能避免经宫颈取样。

（五）并发症

1. 胎儿死亡　CVS 后 2 周内死亡的胎儿通常被认为与穿刺操作有关。一些胎儿的死亡是因为感染或者由于超过规定时间的操作使胎儿的胎膜破裂所致。与早孕期 CVS 操作有关的 1% 的胎儿死亡率与在孕中期进行羊水穿刺基因诊断的胎儿死亡率相似。

2. 流产　经宫颈 CVS 的流产率较经腹 CVS 高，但无统计学差异。可能引起流产的因素包括[6-10]：①年龄和孕期因素。妊娠妇女的年龄和孕期在 CVS 中必须予以考虑。例如，30~36 岁妇女自然流产的概率增高 1.9%，而 40 及 40 岁以上妇女增高达 10.9%。因为大部分流产发生在 12 孕周内，因此有学者建议将 CVS 推迟到孕 12 周后。但是，从实用的角度来讲，大多数妊娠妇女选择胎盘绒毛取样在妊娠 10~11 周之间。②穿刺后绒毛膜下血肿或阴道出血会使流产的风险增加。③感染引起的流产发生率约 0.3%。宫颈细菌、真菌或支原体培养阳性者，经宫颈 CVS 的流产率有所增加。④操作者的经验与流产关系密切。经阴道 CVS 需要有数百例的经验积累方可使胎儿流产率趋于稳定。

3. 出血　在经宫颈绒毛活检中的发生率为 7%~10%，甚至有报道，约 1/3 的妊娠妇女可能出现点滴的阴道出血。经腹绒毛活检后阴道出血的概率较少，在多数情况下，阴道出血可自行停止。可给予保胎治疗后结局良好。

4. 感染　CVS 引起感染容易发生在使用同一导管进行多次穿刺的情况。虽然经腹 CVS 为无菌操作，但是也有引起腹膜炎的报道。理论上讲，经宫颈 CVS 可能将阴道内的菌群带入子宫。16.3% 的经宫颈 CVS 活检针上细菌培养阳性，但实际的细菌感染率远低于此。可见，经宫颈 CVS 者阴道灭菌非常重要，术后应给予抗生素治疗。

5. 胎膜破裂　CVS 可导致胎膜破裂，可能与机械性或化学性损伤、感染有关，发生率约 0.3%。

6. Rh 因子致敏　对 Rh 阴性的未致敏妊娠妇女，CVS 之后要接种 Rh（D）免疫球蛋白。由于 Rh 疾病有潜在恶化的风险，所以，对 Rh 阴性的妊娠妇女，应选择羊膜腔穿刺术而不宜行 CVS。

7. 胎盘植入　CVS 病例中，发生胎盘植入者约 1%，通常为局部植入，对产妇不会造成严重影响。

（六）术后注意事项

1. 向妊娠妇女说明可能发生的并发症。

2. 嘱妊娠妇女若有腹痛、阴道出血、阴道流液等及时就诊。

3. 禁止性生活 2 周。

4. 2 周后复诊。

（七）临床评价

　　早在 2007 年，美国妇产科医师学会建议对所有妊娠妇女进行产前筛查，不论妊娠妇女年龄大小，根据筛查结果决定是否行介入性产前诊断[2]。尽管绒毛细胞的遗传性分析具有较高的成功率和准确性，特别是对常见的染色体异常如 21 三体、13 三体、18 三体、Turner 综合征、三倍体等几乎都可以做出明确诊断。但是产前细胞遗传学诊断和实际胎儿染色体核型的符合程度仍然是 CVS 担心的问题。样本的污染或者来自胚胎和胚胎外组织如胎盘的生物学干扰都可能造成结果的不真实

或难以解释[11, 12]。因此，施行 CVS 前除了对可能发生的并发症告知妊娠妇女外，还要将可能得到的不确定结果甚至与实际不符的情况对妊娠妇女解释清楚。

　　美国的一个多中心研究认为仅有 1.1% 的患者需要再次通过羊膜腔穿刺或胎儿脐血穿刺来进一步明确诊断。补充检查的目的多半是为解决染色体镶嵌和模棱两可的结果。其次是穿刺失败和母体细胞污染。随着技术的进步，在显微镜下区别绒毛的叶状结构和母体蜕膜不再困难，还可以借用分子技术鉴别母体蜕膜和人类的基因多态性。所以因母体细胞污染导致的诊断困难已经得到解决。

　　胎盘的镶嵌性是困扰诊断的一大难题，在绒毛活检的发生率约为 1%~2%。遇到这种情况，都应该行羊膜腔穿刺进一步明确诊断。

　　人们对 CVS 的另一忧虑是引起胎儿畸形。1991 年，Firth 等[13] 首先报道了在孕 66 天之前行 CVS 的 539 例妊娠妇女中有 5 例婴儿出现了严重短肢畸形。这引起人们对 CVS 安全性的严重关切。但是，其后的多中心研究并未显示 CVS 后短肢畸形的发生率如此之高，仅约 0.6‰。且都集中在早期（孕 7~8 周）施行 CVS 的人群中，在孕 9~12 周行绒毛活检者中没有出现。为证实 CVS 的安全性，1996 年 Froster 等[14] 对 1992–1994 年向 WHO 报告的共 138 996 例 CVS 病例进行总结，结果显示，CVS 既未增加全部肢体短缺畸形的发生率，也未增加某一特殊类型肢体畸形的发生率。明确指出孕 10 周后的 CVS 不会增加胎儿短肢畸形的概率，但孕 10 周前证据不足。最终的结果是，不再推荐在月经龄 10 周之前行 CVS。

附：中晚期妊娠胎盘活检术

　　胎盘活检术或 CVS 可以在中晚妊娠期施行。在羊水过少的妊娠妇女中，胎盘活检术或经皮脐带血抽样术（percutaneous umbilical cord blood sampling，PUBS）可能是唯一可以获得胎儿染色

体核型的选择。胎盘活检的方法与经腹壁 CVS 相同。在吸取绒毛组织之前，导管的尖端应在胎盘的分叶中停留片刻并且不要贴近子宫肌层，最好是在靠近脐带附着的胎盘处取样。在过于贴近绒毛膜的部位只能取得极少量的绒毛组织。脐带穿刺的方法见"经皮脐带血抽样术"。

中晚期妊娠胎盘活检术的风险并不比胎血取样的风险高。声像图提示有核型异常者和无核型异常者，胎儿丢失率分别为 10% 和 2%。

三、羊膜腔穿刺（amniocentesis）

（一）适应证

主要用于有胎儿染色体检查指征的孕 16~22^{+6} 周的产前诊断[5]。因为在此期间羊水内包含了来自胎儿泌尿生殖道、消化道、皮肤等部位的细胞，容易培育并进行染色体分析。其次，也用于某些产前治疗。

1. 妊娠妇女预产期年龄大于等于 35 岁。
2. 妊娠妇女曾生育过染色体异常患儿。
3. 夫妇一方有染色体结构异常者。
4. 妊娠妇女曾生育过单基因病患儿或先天性代谢病患儿。
5. 21 三体综合征、18 三体综合征产前筛查高风险者。
6. 其他需要抽取羊水标本检查的情况：
   （1）神经管缺陷：羊水中甲胎蛋白测定。
   （2）胎儿成熟度评估：通过对羊水中肌酐、胆红素、卵磷脂和鞘磷脂、皮肤桔红细胞等的检测。
   （3）母子血型不合的诊断：测定羊水中胆红素含量对诊断胎儿溶血有一定价值。

（二）禁忌证

1. 先兆流产。
2. 术前两次测量体温（腋温）高于 37.2℃。

3. 有出血倾向（血小板 ≤ 70×10^9/L，凝血功能检查有异常）。
4. 有盆腔或宫腔感染征象。
5. 无医疗指征的胎儿性别鉴定。

（三）术前准备

1. 认真核对适应证及有无禁忌证。
2. 查血常规、HIV 抗体、HBsAg、抗梅毒抗体、ABO 血型和 Rh 因子。如 Rh（－），查间接 Coombs 试验；告知胎母输血的风险，建议准备抗 D 球蛋白。
3. 超声检查了解胎儿情况以及胎盘附着情况。
4. 消毒的腹部超声探头和穿刺适配器。
5. 针具 20~22 G，15~20cm 长穿刺针。
6. 根据穿刺目的准备药物和设备。

（四）操作方法

1. 妊娠妇女取仰卧位，常规产科检查并确定羊水最深部位作为穿刺进针点（尽量避开胎盘和胎儿）。
2. 常规消毒穿刺部位，铺无菌巾。
3. 在超声引导下术者将穿刺针快速穿刺进入羊膜腔内（图 7-3-1-3），取出针芯，连接注射器抽出 3ml 羊水遗弃；更换注射器，再抽吸 10~20ml 羊水，送细胞培养。如需要治疗可注入相应的药物。术毕拔出穿刺针。
4. 术毕超声观察胎心、胎动和羊水情况。

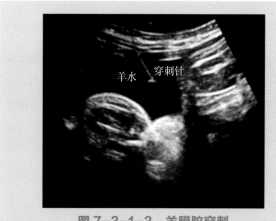

羊水　穿刺针

图 7-3-1-3　羊膜腔穿刺

5. 若2次穿刺未成功，应终止穿刺，二周后再穿刺。

（五）术后注意事项

1. 向妊娠妇女说明可能发生的并发症。

2. 嘱妊娠妇女若有腹痛、阴道出血、阴道流液等及时就诊。

3. 禁止性生活2周。

4. 2周后复查。

（六）并发症

1. 母体

（1）感染：消毒不严格时可能发生感染，但发生率极低，约0.1%。

（2）出血：发生率约2%~3%，主要表现为羊水血染。

（3）胎盘早剥：Cederholin等[15]报道21748例35~49岁的羊水穿刺，与同期未穿刺的对照组相比，胎盘早剥的发生率没有增加。

2. 胎儿

（1）流产：1986年，Tabor等[16]对4606例羊膜腔穿刺病例进行分析，通过对照研究，认为与羊膜腔穿刺相关的流产率为1%。随着穿刺技术不断改进，特别是超声技术应用于穿刺术以后，羊膜腔穿刺的流产风险随之降低。国外一些研究表明，单胎妊娠羊膜腔穿刺的流产风险为0.5%~1%[4, 17-19]。羊膜腔穿刺引起的流产率目前难以估计，这与人群的自然流产率、胎儿是否异常有关。与人群相比较，孕中期羊膜腔穿刺并未引起流产率的增加；但与孕中期未进行羊膜腔穿刺者比较，则孕中期羊膜腔穿刺有增加流产率的趋势。与CVS比较，妊娠丢失率及自然流产率仍低于前者。流产的原因可能为：①穿刺点经

过胎盘的位置；②母体血清甲胎蛋白高；③羊水内血染。

（2）胎儿或新生儿感染：如肺炎。

（3）胎儿损伤：皮肤穿伤、脐带损伤等。可能发生在羊水过少的情况。但是在超声引导下很少发生。

（七）临床价值

临床多在孕16~24周进行羊膜腔穿刺术。在B超引导下进行的孕中期羊膜腔穿刺术，获取羊水的成功率可高达98%~100%。通过分析羊水中的胎儿脱落细胞或羊水中的各种酶、蛋白及代谢产物，可进行染色体核型、酶学以及基因鉴定等诊断，从而明确胎儿有无某种疾病。尽管羊膜腔穿刺术也可能对妊娠妇女或胎儿带来不利影响，但是很少出现。因此，孕中期羊膜腔穿刺取样仍然是目前介入性产前诊断中最安全的标本获取方法[19, 20]。

四、经皮脐带血抽样术（percutaneous umbilical cord blood sampling，PUBS）

目的主要用于有医学指征的孕18周以后的产前诊断[5]。

（一）适应证

1. 胎儿核型分析。

2. 胎儿宫内感染的诊断。

3. 胎儿血液系统疾病的产前诊断及风险估计。

4. 其他需要抽取脐血标本检查的情况，包括：

（1）胎儿脐血血气分析，了解胎儿是否存在宫内缺氧。

（2）胎儿病毒、细菌、弓形虫感染的诊断。

（3）绒毛及羊水培养出现假嵌合体或培养失败进行矫正或补救诊断。

（4）评估用泼尼松或高剂量静脉注射 γ - 球蛋白治疗胎儿血小板显著减少的效果。

（二）禁忌证

1. 先兆晚期流产。

2. 术前两次测量体温（腋温）高于 37.2℃。

3. 有出血倾向（血小板 ≤ 70×10^9/L，凝血功能检查有异常）。

4. 有盆腔或宫腔感染征象。

5. 无医疗指征的胎儿性别鉴定。

（三）术前准备

1. 认真核对适应证及有无禁忌证。

2. 查血常规、HIV 抗体、HBsAg、抗梅毒抗体、ABO 血型和 Rh 因子。如 Rh（－），查间接 Coombs 试验，告知胎母输血的风险，建议准备抗 D 球蛋白。

3. 超声检查了解胎儿、脐带和胎盘情况。

4. 采用 22~23G，15~20cm 长的 PTC 穿刺针。要求穿刺针尖锋利，斜面小于 30°。

（四）操作方法

1. 妊娠妇女排空膀胱，平卧。

2. 常规胎儿检查，确定胎盘位置，初步确定脐带穿刺点和径路。

3. 妊娠妇女腹壁穿刺部位常规消毒铺巾，0.5% ~1% 利多卡因腹壁局麻。

4. 超声探头带无菌隔离套。根据操作者习惯安放穿刺适配器或无约束穿刺。尽量选取距脐带插入胎盘 2cm 处的或距胎儿脐部约 2~3cm 处的脐带穿刺，此二处的脐带活动度小，容易穿刺成功。脐带长轴与穿刺针尽可能垂直。此二处穿刺困难者，选择距探头最近且与腹壁平行的脐带游离部分穿刺也可，但活动度大，不易穿刺成功。

5. 根据腹壁厚薄选用 22G 或 23G、长 15~20cm 的 PTC 针穿刺。一定要看到针尖的确切位置，当针尖接触到脐带表面时，不要急于穿刺，应捻转穿刺针，用针尖破坏光滑的脐带表面层，而后迅速进针，见针尖进入脐带血管内时，拔出针芯接上注射器立即抽血，如果针尖在血管内，血

液很容易抽出，用 CDFI 监视，可以显示针腔内的血流信号（图 7-3-1-4）。穿刺脐带根部易刺入血窦混入母血，必须注意避免。

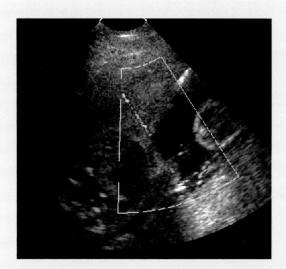

图 7-3-1-4　脐带穿刺

6. 碱变性试验确认是否为胎儿血。此方法快速简便可靠，仅需几秒钟即可完成[21, 22]。确认为胎儿血后，抽取 1.5~2ml（不超过 5ml）胎儿血送检。

7. 插入针芯后退出穿刺针，超声继续观察胎盘、脐带穿刺点有无出血。有出血时在穿刺部位有流入羊水内的血液云絮状回声，记录出血持续时间。还要注意局部有无血肿形成以及胎心变化。穿刺时间不宜超过 20 分钟。如果 2 次穿刺未成功，应停止穿刺，可在二周后重新穿刺。

8. 术后卧床休息 1 小时，必要时吸氧，严密观察胎心的变化。抗生素预防感染。观察 24 小时后出院。

9. 术后告诉妊娠妇女可能出现的并发症及症状，一旦出现随时就诊。定期随访。

（五）并发症及其预防与处理

理论上，羊膜穿刺发生的并发症都可能在 PUBS 出现，主要包括：

1. 流产 发生率约 1.6%~3.8%。有报道用无约束穿刺的流产率高于用穿刺附加器引导[4, 23, 24]。这与操作者的熟练程度有关。无约束穿刺术者有较大的自由选择，但是对术者的技术要求较高。

2. 胎儿心动过缓[25-27] 发生率约 3%~12%。大多数情况下，心动过缓发生在生长受限的胎儿或畸形胎儿。多普勒超声研究表明，PUBS 可导致长时间的胎儿心动过缓，脐动脉舒张期血流消失。当心率恢复正常，舒张期血流重新建立。这些结果表明，PUBS 后的心动过缓原因可能为穿刺引起脐动脉痉挛及子宫收缩导致胎盘灌注不良所致。此外，操作时间过长也是原因之一。妊娠妇女左侧卧位，吸氧可缓解。必要时给予 10% 葡萄糖和维生素 C 或阿托品 0.5mg 加葡萄糖 20ml 静脉注射。

3. 穿刺点出血 与穿刺针粗细有关，常在 1~2 分钟内出血停止。超过 2 分钟者约 2%。偶尔，羊膜腔内出血可能导致胎儿严重失血。Daffos 等[28]报道，用较粗的针（20G）采集脐血后，脐带出血持续时间超过 2 分钟的发病率为 2%。与 22G 针相比，20G 针用于采样时，脐带出血发生得更多见、时间更长。胎儿血小板减少症也增加了脐带出血的持续时间。PUBS 后发生出血的类型取决于穿刺的血管。从动脉穿刺部位的出血是喷射状的；而从脐静脉穿刺部位的出血较慢，且是间歇性的。PUBS 后脐带血肿的发病率约为 0.5%~1%，主要发生在脐带游离段的穿刺，或血管内输血后。大多数脐带血肿不影响脐带的血流量。但较大的血肿可能部分或完全压迫脐带血管，导致胎儿窘迫或死亡。

4. 胎儿宫内死亡 发生率约为 1.1%。

5. 感染 羊膜腔内感染、胎儿感染。

有报道当 PUBS 操作超过 10 分钟或超过 3 次尝试后，并发症的发生率有所增加。在妊娠前 19 周内进行胎儿的血液采样，胎儿的流产率也有增加（5.2%）。PUBS 时，健康胎儿死亡的风险（0.58%）明显低于先天性畸形的胎儿和已经受损的胎儿（11.24%）。

穿刺失败的原因有：①妊娠妇女过于肥胖，超声图像不清晰；②穿刺针太细，针管内血液凝固；③羊水过少导致脐带显示不清。

（六）临床价值

直接进入胎儿血液循环，预示着一个新时代的产前诊断和治疗的开始。最初是通过胎儿镜检获得胎儿的血液。超声技术的应用使获取胎儿血液变得简单而安全。PUBS 成为胎儿染色体快速分析的常用手段，并且已迅速成为诊断胎儿贫血的金标准。超声引导的 PUBS 在诊断胎儿的状况以及在选定治疗方案方面，将继续发挥至关重要的作用。在未来，孕中期脐带穿刺，可能会用于特定先天性造血障碍胎儿的宫内干细胞治疗。

PUBS 后妊娠妇女出血可能会增加妊娠妇女红细胞同种免疫的严重性。Bowman 等发现 57.5% 的未免疫妇女发生 PUBS 后胎盘出血。与既不经历 PUBS 也不经历羊膜穿刺术的妊娠妇女相比，发生至少 0.5ml 的妊娠妇女出血，PUBS 和羊膜穿刺术分别增加 185 倍和 15 倍。

（王金锐　吕国荣）

第二节　胎儿介入超声治疗

一、胎儿含液病变穿刺治疗

对子宫内胎儿施行穿刺是较少应用的方法，用于防止胎儿体内囊肿或液体压迫导致正常组织的发育障碍或破坏。

（一）适应证

1. 胎儿大量胸腔积液和（或）腹水，影响胎儿生长发育或分娩者。
2. 膀胱以下尿道梗阻引起的尿潴留，双侧性肾积水。
3. 巨大囊肿引起压迫者，如囊性腺瘤样畸形（cystic adenomatoid malformation）等。

任何胎儿穿刺之前都应进行胎儿核型测定。

（二）器械

20~22G PTC 穿刺针。

（三）方法

选择距靶目标近的穿刺点和穿刺径路，在超声引导下，将穿刺针刺入宫腔，针尖接近胎儿皮肤时稍停顿，当胎儿不动且靶目标在路径内针道时，迅速穿入胎儿积液或囊肿内，而后迅速抽吸积液，以防胎儿活动致穿刺针脱出。

1. 胎儿胸、腹水穿刺分流　超声引导下穿刺进入羊膜腔后达胎儿胸或腹壁，快速进针达胸或腹腔，抽吸胸腹水，可以暂时缓解胸腹腔内压力。穿刺时应严格控制进针深度和方向，以防胸腹腔内脏器损伤。导管应置于一侧胸腔低侧位以便最大限度的分流和减少导管堵塞的可能。
2. 巨大囊肿穿刺治疗　如肺部、腹部巨大囊肿，可以在超声引导下穿刺，抽吸囊液缓解对重要脏器的压迫。

（四）并发症

同羊膜腔穿刺。

（五）临床价值

胎儿大量胸腔积液、腹水或巨大囊肿可以压迫邻近器官，影响组织器官发育。穿刺减压可以有效缓解压迫，待出生后治疗。通过 MEDLINE 检索，Hagay 等对 54 例有胸腔积液的胎儿穿刺得到了预期的效果，24 例胎儿仍需要重新穿刺。新生儿的死亡率，不包括终末死亡率，在保守和介入治疗后胎儿胸腔积液的存活率没有明显提高。目前的共识是只对特殊病例进行治疗。4 个公认的介入治疗指征包括：①孕龄低于 32 周者伴有胎儿一侧肺不成熟；②胎儿水肿；③有挤压引起肺发育不良的危险；④经 2 次穿刺后胸腔积液又快速出现。Picone 等[29] 对胎儿胸腔积液合并水肿进行胸腔羊膜腔分流后胎儿围生期的预后进行评估，47 例继续妊娠，31 例（66%）存活。相关的死亡原因是这 31 例中都有乳糜胸，此外还包括胎膜早破和早产。其他报道的并发症包括低蛋白性贫血和分流管的移位。胸腔穿刺的流产率约 0.5%~1%。穿刺抽吸胸腔积液后肺膨胀不良是预后差的一个指征。

胎儿囊性病变引起压迫症状，会对胎儿产生严重影响，甚至致死。穿刺抽吸后胎儿可一次治愈或使妊娠继续有机会出生后治疗。如胎儿先天性肺囊腺瘤样畸形（congenital cystic adenomatiod malformation，CCAM），是最常见的胎儿肺囊性病变，约占全部胎儿肺囊性病变的 85% 以上，约占先天性肺部病变的 25%。常累及肺叶一部分或整个肺叶，90% 可发生纵隔移位，部分压迫心脏引起心功能障碍。进行介入性治疗，术后可继续妊娠至足月顺利分娩（图 7-3-2-1）。

是否导致胎儿水肿是胎儿预后评价的重要指标。最常用的一种方法是超声测量胎儿头肺比值（CVR），即 CCAM 体积（宽 × 高 × 长 ×0.523）／胎儿头围。当 CVR 大于 > 1.6 者，75% 出现水肿，预后差。而没有出现水肿的病例常在 25~28 周后，其肿块逐渐缩小，预后较好。

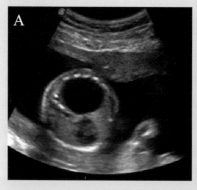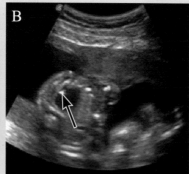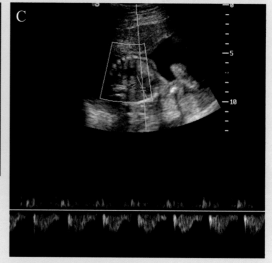

图 7-3-2-1　胎儿肺囊腺瘤样畸形穿刺治疗（治疗后足月产，囊肿逐渐消失）

A. 孕 26 周，胎儿左肺囊腺瘤样畸形（Ⅰ型），CVR=2.0，心脏受压移位，皮肤有水肿；

B. 超声引导穿刺抽吸囊肿；　C. 囊肿抽吸干净后心跳正常

胎儿宫内穿刺是一种复杂的操作过程，要求术者及超声医师具有很高的操作技巧。国外对此进行了大量的研究工作，但因其技术难度大，较难推广。国内由于受多种因素影响，目前仍较少开展。在进行此种治疗之前，必须对胎儿进行全面仔细的检查。对合并严重胎儿发育异常者，应放弃治疗。

二、多胎妊娠选择性减胎术（multifetal pregnancy reduction，MFPR）

辅 助 生 育 技 术（assisted reproductive technology，ART）的快速发展和广泛应用使多胎妊娠的发生率明显增加。但是，多胎妊娠的母婴合并症发生率远高于单胎妊娠，特别是超多胎妊娠。不论对胎儿发育还是母体，危害均很大，常导致妊娠的不良结局。所以，及早诊断并处理多胎妊娠，对保护母婴具有意义。多胎妊娠减胎术包括减少多胎至双胎妊娠或多胎妊娠异常胎儿的选择性减胎。在排除复杂性双胎的情况下，药物减胎的技术比较成熟和安全，妊娠成功率接近自然双胎的妊娠结局。

（一）适应证

1. 妊娠 11~24 周三胎以上要求减少胎儿数目。
2. 产前诊断一胎为遗传病、染色体病或结构异常者。
3. 有减胎要求的双胎妊娠。
4. 夫妇双方知情同意。

（二）禁忌证

1. 单羊膜或单绒毛膜胎盘双胎妊娠儿乎都发生于单卵双胎。单羊膜腔妊娠注药后直接损害存留胎儿。而单绒毛膜胎盘，两个胎儿的血供在胎盘可有相通，一个胎儿注药后可通过胎盘影响另一胎儿。
2. 减胎前一周内有阴道流血等先兆流产的临床表现。
3. 生殖道炎症。

（三）术前准备

1. 三胎或三胎以上妊娠者多数为有多年不育而使用促排卵药物后受孕。这些患者盼子心切，所以在术前必须告知患者减胎术有导致完全流产的可能。

2. 经阴道或宫颈减胎者，手术前一天需常规做阴道灭菌准备。并给予抗生素预防感染。

3. 术前半小时肌注地西泮 10mg。

（四）器械和药物

妇科常规检查器械；宫颈钳；22~23G PTC 针；10%氯化钾。

（五）方法

1. 经腹壁穿刺减胎术　在超声引导下，使用 22G 细针穿过腹壁、子宫前壁进入胎囊。吸出羊水后，能穿刺胎体或胎心，注入 10% 氯化钾 1~2ml。连续监视胎心搏动。一般在注药后 5~10 分钟胎心搏动消失。需要时穿刺另一胎囊注射药物。经腹壁穿刺时由于子宫运动，所以准确性差。特别是肥胖妊娠妇女，容易失败。穿刺失败后可在 3~7 天后再于同一胎儿穿刺减胎。

2. 经阴道穿刺减胎术　患者取膀胱截石位。常规消毒外阴、阴道。用附有穿刺导向器的阴道探头选择孕囊穿刺。穿刺成功后按前述方法注药（图 7-3-2-2）。对于孕龄小的患者可用较粗的穿刺针吸尽胎囊内容物，不需注射药物。

经阴道穿刺探头分辨率高，进针距离短，子宫活动度小，所以准确性高，为多数学者推荐使用。

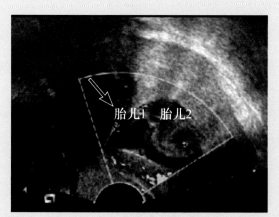

图 7-3-2-2　经阴道减胎术
超声引导穿刺针刺入欲灭活胎儿的心脏，注射 10% 氯化钾 1ml

3. 经腹壁或阴道监视经宫颈减胎术　既往有报道在超声导向下先扩张宫颈。然后通过宫颈管吸出胎囊。这种方法容易导致流产，已不多采用。在宫颈管与宫腔较平直的病例，先用 18G 针鞘经宫颈管接近胎囊后，再用 22G 细针通过针鞘穿刺胎囊，穿刺成功后注药或吸干净胎囊内容物。这一方法准确性更高。

术后卧床休息。除连续使用抗生素预防感染外，尚需给予黄体酮减轻宫缩，预防流产。术后第二天超声检查，观察胎儿存活情况及宫内变化。以后根据需要进行超声监测，了解存活胎儿生长状态。

超声引导穿刺针刺入欲灭活胎儿的心脏，注射 10% 氯化钾 1ml。

（六）并发症及其预防与处理

1. 流产　选择性减胎术后流产的发生率较高，但是随着经验的积累，流产率显著下降。有报道总体流产率三胞胎为 4.5%，四胞胎 7.3%，五胞胎 11.5%，六胞胎 15.4%。所以术后必须注意采取保胎措施。在月经龄 13 周前进行减胎术流产率较低。

2. 阴道出血　减胎术后常发生少量阴道出血，可能持续数周。超声监测留存胎儿存活，可不必处理。若出血量多，提示可能流产。

3. 感染　穿刺或阴道出血均可合并感染。这也是导致流产的因素之一。有感染迹象时，应积极控制感染。

（七）临床价值

实时灰阶超声问世使多胎妊娠的诊断不仅很容易，而且早至妊娠 6 周就能做出诊断。在超声导向下有选择的早期减胎，不仅能保留 1~2 个胚胎，使其健康发育，达到预期生育目的，而且可以避免多胎妊娠的多风险和不良结局。Berkowitz 报道 200 例 3~8 个胎儿的超多胎妊娠在超声导向下经腹部施行穿刺减胎术，术后 6 例获单胎，189 例获双胎，

5 例获三胎；其中 181 例（90.5%）在妊娠 34 周后分娩活婴儿，19 例（9.5%）分娩死胎。全部病例无一发生羊膜炎及母体合并症。超声导向是目前减胎最简便、安全、有效的方法。

单绒毛膜双胎的减胎术，技术要求较高，对保留胎儿和母体有一定的风险，需要不断探索提高。

三、羊膜腔穿刺治疗

（一）适应证

1. 胎儿成熟度评估 通过对羊水中肌酐、胆红素、卵磷脂和鞘磷脂、皮肤桔红细胞等的检测，可以评估胎儿各系统发育成熟度，判断早产儿出生后的存活可能性。

2. 母子血型不合的诊断 测定羊水中胆红素含量对诊断胎儿溶血有一定价值。

3. 羊水过多或过少 急性羊水过多时，可以通过羊膜腔穿刺，抽出适量的羊水，缓解羊膜腔内压力，防止早产或流产。羊水过少时，由于胎儿肢体或与子宫壁间无羊水分隔，容易造成粘连畸形。可以行羊膜腔内注入生理盐水缓解羊水过少。

4. 引产 通过羊膜腔内给药终止妊娠。

5. 促胎儿成熟治疗 对有早产可能、糖尿病妊娠妇女或胎儿宫内缺氧需提前终止妊娠者，羊膜腔内注入地塞米松 100mg 促使胎儿肺成熟。

6. 胎儿宫内发育迟缓或羊膜炎患者羊膜腔内注入氨基酸等营养物质和抗生素治疗。

（二）禁忌证

同"羊膜腔穿刺"。

（三）器械与药物

20~22G，15~20cm 长穿刺针。根据目的准备药物。

（四）方法和并发症

同"羊膜腔穿刺"。

（五）临床价值

经超声引导穿刺羊膜腔内给药克服了胎盘屏障，减少了药物对母体的影响。胎儿吞食药物后直接由其胃肠道吸收，显著提高了利用率。近年来有研究通过羊膜腔注射药物以治疗胎儿生长受限、胎儿酸中毒及促胎肺成熟等收到良好效果。但是反复穿刺羊膜腔可能增加宫内感染和早产的风险。

（王金锐 吕国荣）

第三节　未破裂型异位妊娠介入治疗

异位妊娠（ectopic pregnancy）为妇产科常见的急腹症，是指胚泡着床于子宫腔内膜以外，95％以上发生在输卵管[30-32]，传统的治疗方法是手术切除，已沿用百余年。1987年Feichtinger和Kemeter首先开展通过超声引导局部注射甲氨蝶呤（methotrexate，MTX）治疗输卵管妊娠（fallopian tubes pregnancy，FTP）获得成功。阴道超声检查的广泛应用使输卵管妊娠早期诊断率大大提高。在超声引导下，将针刺入孕囊内，抽吸囊液，注射药物，使MTX治疗更安全、有效。其操作简便、费用低廉，并能保护输卵管的完整性。尤其对有FTP手术史或渴望保留生育能力的患者，更为一较佳的选择[33-35]。

一、适应证

1. 无明显急腹症，生命体征稳定。
2. 未破裂型FTP，孕囊直径0.2~1.5cm，无胚芽。
3. 输卵管包块直径 < 3.0cm。
4. 血β–HCG阳性。
5. 盆腔无或仅有少量出血，最大深度 < 3.0cm。
6. 肝肾功能、凝血功能正常。

二、禁忌证

1. 输卵管包块 > 3.0cm；孕囊直径 > 1.5cm，有胚芽及心管搏动。
2. 盆腔积血深度 > 5.0cm。
3. 患者有严重的肝肾疾病及凝血功能障碍。
4. 多次介入治疗效果不佳者。

三、操作前准备

1. 科室条件具有超声介入室，备抢救设施及抢救药物。
2. 超声仪器、探头、穿刺架、彩色多普勒超声仪，阴道探头频率7.5MHz（4~8MHz），探头能安装穿刺架。
3. 注射器、针具、5ml注射器、20G穿刺针。
4. 患者准备

（1）完善治疗前的常规检查（血常规、肝肾功能检查、凝血功能、心电图、超声检查、血β–HCG值）。

（2）确定治疗方案策略：①根据病情确定：采取单纯性超声介入治疗或全身用药治疗与超声介入联合治疗；②介入治疗策略：超声引导、实时监控、选择最短穿刺入路、一次性穿刺注药成功。

（3）签署知情同意书。

四、操作常规与方法

1. 患者排空膀胱，采取膀胱截石位。
2. 常规外阴、阴道消毒。
3. 探头外套消毒套，经阴道再次超声检查。确定穿刺途径。
4. 在超声引导下，采用20~22G细针快速穿刺，在穿刺时，避开宫颈、卵巢、大血管及肠管，沿着最佳穿刺入路直达孕囊内，首先抽吸囊内液体，然后向滋养层及孕囊内缓慢推注MTX 20~50mg（溶于1.0~1.5ml生理盐水）[8]（图7-3-3-1，图7-3-3-2）。
5. 治疗结束后，再次全面超声扫查盆腔，了解有无盆腔内出血。

五、技术要点及疗效评价

（一）技术要点

1. 操作者具备熟练的穿刺技巧。
2. 选择最佳穿刺入路，对小于5mm的妊娠囊，准确定位，快速穿刺，确保1次性穿刺成功。
3. 注药前首先抽吸妊娠囊液体，缓解输卵管张力。
4. 介入治疗术中、术后注意患者生命体征变化，术后抗感染、止血，定期超声检查和血HCG检测，若发生FTP继发性破裂征象及时手术治疗。

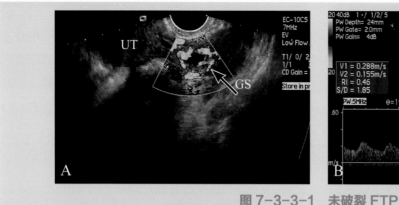

图 7-3-3-1 未破裂 FTP

A. 妊娠囊周边环状血流信号；　B. 滋养动脉血流，低阻力特性

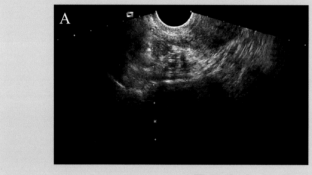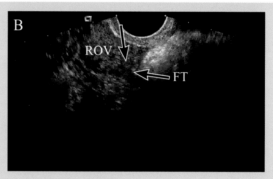

图 7-3-3-2 FTP 介入治疗及术后随访图

A. 孕囊注入 MTX；　B. 术后 3 个月随访，输卵管（FT）包块消失

5. MTX 对肝脏有一定损害，全身用药尤为明显，局部多次用药也可导致肝功能损伤。介入治疗术后定期复查肝功能，追加治疗前检测肝功能，并注意用药剂量。若有肝功能损害，追加治疗严禁应用 MTX，及时护肝治疗。

（二）疗效评价

1. 术中评价　完成介入治疗后，通过术中超声对本次介入治疗作出明确判断，是否一次性穿刺并注药成功，达到治疗预期目的。

2. 术后评价　介入治疗后 2 周内每隔 3~4 天随诊，半个月后每隔 1 周随诊，1 个月后每隔 2 周随诊，随诊时间为 3 个月。观察内容为：

（1）观察血压、腹痛、阴道流血。

（2）药物的不良反应。

（3）超声检查观察包块大小、孕囊大小、滋养层周围血流丰富程度。

（4）盆腔积血深度。

（5）血 β-HCG 水平变化。

3. 疗效评定标准　由于 MTX 为抗叶酸类抗代谢药，是一种叶酸拮抗剂，它能竞争性抑制 DNA 和 RNA 合成所需的二氢叶酸还原酶，对滋养细胞具有高敏感度，抑制胚胎滋养细胞增生，破坏绒毛，使胚胎组织坏死、脱落、吸收。经阴道输卵管胚囊内注射 MTX，原则上，FTP 诊断越早，胚囊越小，越适合介入治疗，治疗效果也越好；可以使 MTX 与滋养层细胞直接接触，迅速进入绒毛内血管，最大限度地发挥杀死胚胎的作用[9, 10]。

（1）治愈：血 β-HCG 连续检测 3 次阴性，输卵管包块消失或缩小 1/2，孕囊消失，滋养层周围血流信号消失，盆腔无积血。

（2）有效：血 β-HCG 下降未达正常值，输卵管包块未缩小，滋养层周围血流信号未消失，盆腔有少量积血。

（3）无效：血 β-HCG 逐渐升高或下降后又持续上升，输卵管包块增大，滋养层周围血流信号丰富，盆腔积血增多。在介入治疗术后 1 周内，有腹痛或腹痛逐渐加剧，孕囊不消失，滋养层周围血流信号丰富，盆腔积血增多，血 β-HCG 水平升高或下降 < 10%，则酌情予以重复介入治疗或选择手术治疗。

4. 随访及远期评价　采取介入治疗后 2 周内每隔 3~4 天随诊，观察有无腹痛、阴道出血量、蜕膜组织排出，血 β-HCG 水平，超声检测妊娠囊有无消失，滋养层周围血流丰富程度，盆腔积血深度；半个月后每隔 1 周随诊，观察血 β-HCG 水平，经阴道超声检测滋养层周围血流信号有无消失；1 个月后每隔 2 周随诊，主要观察血 β-HCG 水平术后何时降至正常，超声造影检测输卵管结构恢复征象，随诊时间为 3 个月。

六、常见并发症及其预防与处理

（一）常见并发症

1. 盆腔出血　多因术中多次穿刺损伤导致输卵管出血。

2. 输卵管妊娠破裂　多因输卵管妊娠滋养细胞侵蚀输卵管肌层，或注射药物前妊娠囊液体未抽出加之注药，使输卵管张力增高，导致输卵管妊娠破裂。

3. 发热　患者术前不规则阴道流血，加之经阴道实行介入治疗术，有极少数患者并发感染。

4. 药物副作用　MTX 一般不良反应有恶心、呕吐、纳差、骨髓抑制、腹泻、脱发、口腔炎，对严重者停药并对症治疗。

（二）预防方法

1. 介入手术时，准确定位，选择最佳穿刺入路，一次穿刺成功，是预防输卵管出血的关键。

2. 穿刺针进入妊娠后首先抽吸妊娠囊液体，降低输卵管张力，然后推注药物，可预防输卵管妊娠破裂。

3. 介入术后应用抗生素预防感染。

（三）处理措施

1. 介入治疗术后监测生命体征，观察有无发热、腹痛、阴道流血等。

2. 定期检测肝肾功能及血 β-HCG 的水平。

3. 应用超声定期检测并给予预防感染、止血等治疗，防止并发症的发生，一旦发生并发症应积极处理。

七、临床意义

现代社会各种因素导致输卵管妊娠发生率不断上升，其中未婚或未生育女性所占比例也越来越大。如何安全有效的治疗 FTP 并保护患者生育能力是临床探索和研究的热题。超声介入技术的发展无疑又丰富了 FTP 的治疗方法。超声介入治疗 FTP 微创、精准、最大限度地保持了输卵管的完整性，保留了患者的生育功能，而且能有效降低 FTP 破裂引起的腹腔大出血的风险，值得在临床推广应用。今后，拓展适应证，开发介入药物，选择联合用药，介入操作技术的改进，以及治疗后对生育情况的中长期观察等都将是研究方向。

（谢阳桂）

参考文献

1. 陈竺. 医学遗传学. 北京：人民卫生出版社，2001：45.

2. ACOG Committee on Practice Buuetins. ACOG Practice Bulletin No.77：screening for fetal chromosomal abnomalities. Obstet Gynecol，2007，109：217-227.

3. 郭丹华，何德钦，李英. 等 .5961 例介入性产前诊断指征及妊娠结局分析. 中华围产医学杂志，2014（1）：39-42.

4. 李洁，茹彤，朱海燕，等. 不同指征介入性产前诊断的异常染色体检出率及其安全性分析. 中华围产医学杂志，2009：12（2）：88-92.

5. WS 322.2-2010. 胎儿常见染色体异常与开放性神经管缺陷的产前筛查与诊断技术标准. 北京：中国标准出版社，2010.

6. 王谢桐，左常婷，李红燕，等. 各孕期产前诊断取材技术的临床应用. 现代妇产科进展，2005，14（5）：392-396.

7. 杨昕，廖灿，李东至，等. 介入性产前诊断术后妊娠结局分析. 中华围产医学杂志，2014，17（7）：482-483.

8. Enzensberger C，Pulvermacher C，Degenhardt J，et al.Fetal lossrate and associated risk factors after amniocentesis，chorionicvillus sampling and fetal blood sampling.Ultraschall Med，2012，33：E75-79.

9. Kozlowski P，Knippel A，Stressig R.Individual risk of fetal loss following routine second trimester amniocentesis：a controlledstudy of 20，460 cases.Ultraschall Med，2008，29：165-172.

10. Nicolaides K，BrizotMde L，Patel F，et al.Comparison of chorionicvillus sampling and amniocentesis for fetal karyotypingat 10-13weeks' gestation.Lancet，1994，344：435-439.

11. 侯巧芳，廖世秀，李涛，等. 产前诊断标本的母体细胞污染及其影响. 中华妇产科杂志，2013，48（2）：86-98.

12. 黄尚志. 产前基因诊断中差错的来源与对策. 中华医学杂志，2008，88（46）：3241-3243.

13. Firth HV，Boyd PA，Chamberlain P，et al. Severe limb abnormalities after chorionic villus sampling at 56-66 days gestation. Lancet，1991，337：762-763.

14. Froster UG，Jackson L. Limb defects and chorionic villussampling：results from an international registry，1992-1994. Lancet，1996，347：489-494.

15. Cederholin M，Haglund B，Axelsson O. Maternal complications following amniocentesis and chorionic villus sampling for prenatal karyotyping. BJOG，2003，110：392-399.

16. Tabor A，Philip J，Madsen M，et al.Randomised controlled trial of genetic amniocentesis in 4606 low-risk women.Lancet，1986，1：1287-1293.

17. Wilson RD，Davies G，Gagnon A，et al.Amended Canadianguideline for prenatal diagnosis（2005）change to 2005-techniquesfor prenatal diagnosis.J Obstet Gynaecol Can，2005，27：1048-1062.

18. Eddleman KA，Malone FD，Sullivan L，et al.Pregnancy lossrates after midtrimester amniocentesis.Obstet Gynecol，2006，108：1067-1072.

19. 刘俊涛. 侵入性产前诊断技术的系列评估. 北京：中国协和医科大学，2011：20-39.

20. 周容. 介入性产前诊断. 实用妇产科杂志，2008（1）：10-12.

21. Ogur G，Gul D，Ozen S，et al. Application of the Apt testin prenatal diagnosis to evaluate the fetal origin of bloodobtained by cordocentesis：results of 30 pregnancies. Prenat Diagn，1997，17：879-882.

22. 田矛，覃婷，张继红，等. 脐血血红蛋白电泳在产前诊断中的价值，广西医学，2013（9）：1174-1175.

23. Petrikovsky B，Schneider EP，Klein VR，et al. Cordocentesisusing the combined technique needle guide-assisted and freehand. Fetal Diagn Ther，1997，12：252-254.

24. 吴新华，伍招娣，邬玲仟，等.羊膜腔穿刺与脐静脉穿刺比较研究.中国现代医学杂志，2006（10）：1513-1516.

25. Tongsong T，Wanapirak C，Kunavikatikul C，et al. Cordocentesis at 16-24 weeks of gestation：experience of 1320 cases. Prenat Diagn，2000，20：224-228.

26. 陆林苑，董兴盛，江陵. 超声引导下脐静脉穿刺出现胎心减慢的相关临床分析，中国计划生育和妇产科，2013（2）：43-45.

27. 廖灿，潘敏，李东至，等. B 超引导下的脐静脉穿刺术在产前诊断应用中的安全性研究. 中华妇产科杂志，2004，39（12）：813-815.

28. Daffos F，Cappella-paviovsy M，Forestier F，et al.Fatal blood sampling during pregnancy with use of a needle guided by ultrasound：a study of 606 consecutive cases.Am J Obstet Gynecol，1985，153（6）：655-660.

29. Picone O，Benachi A，Mandelbrot L，et al.Thoracoamniotic shunting for fetal pleural effusions with hydrops.Am J Obstet Gynecol，2004，191（6）：2047-2050.

30. Kirk E，BoumeT. Ectopiepregnancy. Obstetr Gynaecol Reprod Med，2011，21（7）：207-211.

31. Walker JJ. Ectopic pregnancy. Clin Obstet Gynecol，2007，50：89-99.

32. VarmaR，GuptaJ. Tubal ectopic pregnancy. Clin Evid，2009，20：406.

33. 谢阳桂，黄健，黄德年，等. 彩超引导介入治疗早期输卵管妊娠的临床研究. 中国医学影像技术，2004，20（3）：416-418.

34. 谢阳桂，于秀，张璇，等.超声介入技术用于早期输卵管妊娠治疗.中国超声医学杂志，2005，21（8）：610-612.

35. 谢阳桂，于秀，黄健，等.TVCDI 与血 β-HCG 对输卵管妊娠超声介入治疗术后的随访价值. 江苏医药，2006，32（11）：1045-1046.

第四章　盆　腔

【概述】

盆腔包裹性积液包括积脓、积血，多继发于盆腔炎和盆腔疾病术后，亦可为消化道疾病穿孔后的并发症，患者常有明显的临床症状并需要手术处理。无论是开腹手术、阴式手术还是腹腔镜手术，都需要住院治疗，费用高，复发率高，而且有些患者手术治疗效果不理想。对于盆腔内较大量积液，一般采用经腹壁穿刺抽液或置管引流的方法，可获得较好的临床效果（其内容已在相关章节中阐述）。对于聚积于盆腔深部的包裹性积液、积脓、积血，因前方（或浅方）肠道、膀胱、子宫、大血管、骨骼的遮挡和影响，无法经腹壁穿刺抽液或置管引流。近年来，对已婚妇女行经阴道超声引导穿刺抽液和（或）置管引流治疗盆腔积液作为安全、经济、简便、微创的新型治疗方法，已引起广泛关注[1-7]。

卵巢恶性肿瘤常见，发病率和死亡率位居全球女性第五位，且多数卵巢肿瘤患者就诊时已属晚期。肿瘤细胞减灭术后联合静脉化疗和腹腔内化疗或热化疗已成为卵巢癌综合治疗的常规手段（其内容也已在相关章节中阐述）。放射治疗为卵巢非上皮肿瘤手术和化疗的辅助治疗。某些非上皮性肿瘤对放射治疗较为敏感，如无性细胞瘤、颗粒细胞瘤等，对于这些非上皮性和转移性卵巢肿瘤、盆腔复发性肿瘤可于超声引导下放射粒子植入行间质性放疗，其效果良好[8-16]，初步的研究结果提示，具有广阔的应用前景。

本章主要介绍经阴道盆腔积液抽吸和（或）置管引流治疗以及盆腔复发性肿瘤的间质性放疗。

第一节　经阴道盆腔积液抽吸和（或）置管引流

传统上盆腔积液抽吸和置管引流是经腹壁途径进行的，但其路径较长，或穿刺径路常需贯穿多个器官。许多盆腔病变接近阴道穹隆部，故经阴道穿刺是理想的穿刺途径。超声引导下实施穿刺抽吸或置管引流快速准确，但临床应用尚不够普及。由于超声工作者对此途径的穿刺认识不足，本节主要介绍该技术的适应证、禁忌证、操作技术、相关并发症及其预防和处理。

一、适应证

（一）积液抽吸适应证

经阴道途径的穿刺抽液多为一次性治疗措施。适应证如下[1-5]：

1. 复发性子宫内膜异位症的治疗。
2. 复发性出血性卵巢囊肿的治疗。
3. 术后积液的治疗。
4. 选择性卵巢囊肿的诊断。这种情况包括难以承受外科手术或合并妊娠的患者，或已患有其他原发性肿瘤的患者。
5. 输卵管积液。
6. 宫颈及阴道壁囊肿。

（二）置管引流适应证

经阴道盆腔积液置管引流主要适用于盆腔有感染的病灶，一次性治疗措施常难以解决，主要适用于以下几种情况[1-7]：

1. 妇科的盆腔脓肿，如单纯性或复合性输卵管卵巢脓肿。
2. 非妇科疾病引起的盆腔脓肿，如阑尾穿孔、憩室炎所致的盆腔脓肿。
3. 术后盆腔脓肿。
4. 盆腔积液、积血、积脓经抽吸治疗效果不佳。

二、禁忌证

1. 未婚或无性生活史女性。
2. 可疑卵巢和输卵管恶性肿瘤。
3. 不能排除卵巢浆液性、黏液性囊腺瘤或囊性畸胎瘤。
4. 多房性包裹性积液，分房多而小，不适宜穿刺。
5. 子宫后壁有粘连慎用，与肠管有粘连禁用。
6. 其他禁忌证与一般穿刺相同。

三、操作前准备

（一）患者准备

1. 术前常规检查血常规、出血和凝血功能、传染病四项（即乙肝、丙肝、艾滋病、梅毒）。
2. 了解有无酒精等药物过敏史。
3. 心电图检查。
4. 术前应与患者充分沟通，取得患者的理解和配合，并签署知情同意书。

（二）器具及物品准备

1. 彩色多普勒超声诊断仪，腔内探头，工作频率 7.0~10MHz，匹配穿刺架。
2. 针具
（1）导管针，16~20G，穿刺针长 30~35cm。

（2）7.0~7.5F 猪尾巴多侧孔引流套管或专用胆道引流管套装。
（3）参照 McGahan[6] 的方法自制引流导管和引导针。
3. 常规准备穿刺包，包括消毒用品、纱布、窥阴器、宫颈钳、无菌手套、各类注射器和妇检垫。此外还需准备引流液储存容器。
4. 消毒耦合剂及消毒的探头套。

四、操作常规和方法

1. 排空膀胱，取膀胱截石位。用碘伏常规消毒，先消毒外阴，再消毒阴道。消毒外阴顺序为小阴唇、大阴唇、阴阜、会阴和肛门周围。用窥阴器暴露宫颈，以宫颈钳钳住宫颈后唇，向前上方牵拉，暴露后穹隆并消毒。
2. 无须麻醉。将套有消毒避孕套或消毒外套的阴道探头安装穿刺架后置入阴道，并使探头前端位于并紧贴后穹隆部位。
3. 选择最短路径。在积液较深且超声显示最清晰处，避开血管及内脏器官，启动穿刺引导线，探头加压固定穿刺点，在超声监视下将穿刺针快速刺入积液中心（图 7-4-1-1）。
4. 拔出针芯，用注射器抽取液体，根据抽出液体的性状选择性送常规、生化、细胞学、CA125、细菌培养及药敏试验等检查，剩余液体引流至接近消失。在超声监视下根据残留液体量，随时调整进针深度。
5. 脓液黏稠时，可用 0.9% 生理盐水稀释脓液并冲洗抽吸。抽尽液体后，根据抽出内容物的性质选择注入抗生素并反复冲洗，必要时亦可配合无水酒精冲洗（可参考囊肿酒精硬化治疗相关章节）。
6. 经阴道超声引导下的经阴道穿刺抽吸或置管引流失败或穿刺有困难时，可改用经腹壁超声引导下的经阴道穿刺抽吸或置管引流。此时，在窥阴器直视下，在阴道后穹隆中央或稍偏病侧，距离阴道后壁与宫颈后唇交界处稍下方平行宫颈管刺入，再经腹壁超声监视下调整进针方向，亦可获得较好的穿刺效果。

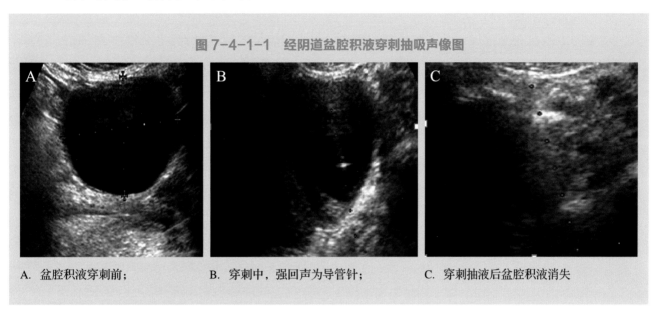

图7-4-1-1　经阴道盆腔积液穿刺抽吸声像图

| A. 盆腔积液穿刺前； | B. 穿刺中，强回声为导管针； | C. 穿刺抽液后盆腔积液消失 |

五、技术要点及注意事项

1. 经阴道盆腔积液穿刺抽吸和置管引流治疗首选导针法或一步法。由于阴道肌肉丰富和阴道神经敏感，采用多步骤的 Seldinger 插管法或二步法操作难度大，操作时间长，患者常感不适。因此，经阴道穿刺抽吸和置管引流治疗盆腔积液首选导针法或一步法。

2. 引流管的固定是经阴道盆腔积液穿刺和置管引流治疗成功的基础。研究表明，引流管脱落是导致盆腔积液治疗失败的主要原因之一。

3. 选择穿刺抽吸还是置管引流是治疗盆腔积液成功的关键。一般说来，对于术后积液采用抽吸方法治疗，可获得较好效果；而输卵管卵巢脓肿则更常需要置管引流方法治疗。

4. 盆腔囊肿采用单纯抽吸常难以奏效，需配合无水酒精硬化治疗。

5. 选择合理抗生素冲洗。根据药敏试验选择合理抗生素。药敏结果报告前，根据经验选择抗生素冲洗。由于盆腔脓肿多为需氧菌、厌氧菌及衣原体的混合感染，因此抗生素多采用联合用药。初始治疗选用甲硝唑联合喹诺酮类药物冲洗。必要时配合无水酒精冲洗可获得更好的治疗效果。

六、并发症及其预防与处理

（一）常见并发症

单纯经阴道穿刺抽吸和（或）置管引流其并发症发生率约10%。常见并发症如下：

1. 出血，肠管、膀胱损伤等潜在的穿刺并发症。

2. 感染性积液置管引流可能引起上行感染、双重感染、瘘管形成。

3. 导管引流不畅或脱落。

4. 引流导管相关性疼痛。

（二）预防和处理

1. 术前排尽尿液。

2. 严格按操作常规行阴道消毒。

3. 穿刺操作要掌握好深度及方向，使穿刺针避开直肠、子宫、膀胱、大血管。

4. 加强引流导管的护理，若引流不畅常需重新穿刺置管。

5. 发生导管相关疼痛可于超声监视下调整导管位置，避免导管刺激囊壁或盆腹壁。

七、临床意义及评价

超声引导经阴道穿刺抽吸或（和）置管引流已成为盆腔积液诊断与治疗的有效方法。这种微创技术可使 75%~93.4% 的患者免于剖腹手术[1-7]。能够使患者在最小损伤的条件下，达到与手术引流相媲美的治疗效果。

超声检查对盆腔局限性含液性病变的诊断敏感性高。然而，单纯性积液、血肿或脓肿难以辨别，超声引导经阴道穿刺抽吸有助于迅速确诊，成功率达 100%。不仅如此，采用经阴道穿刺抽吸和（或）置管引流对术后积液治疗有很高的治愈率[2, 3]。对于那些经内科治疗无效的输卵管卵巢脓肿不失为代替外科治疗的另一种方法[4]。对于卵巢囊肿单纯经阴道穿刺抽吸治疗有时可能难以奏效，但可明显缓解症状。治疗无效时仍需采用外科治疗[2]。

在少数情况下，如弥漫性多发性小脓肿，或蜂窝样积液，或多房脓肿，或脓肿合并窦道、瘘管等复杂情况，仍需要相应的手术治疗。

（吕国荣　谢阳桂　崔秋丽）

第二节　复发性肿瘤放射性粒子植入

盆腔复发性肿瘤系指来源于子宫、卵巢、结直肠、腹膜后、膀胱等盆腔脏器肿瘤治疗后复发的肿瘤。临床上大多数患者已采取根治性手术、根治量放疗和（或）联合化疗，盆腔内器官已存在广泛损伤或存在全身性化疗毒副作用，生存质量差，治疗手段较少。

放射性粒子植入即间质性放疗是一种由影像引导的肿瘤姑息性微创治疗方法，已广泛用于前列腺、头颈部和胸腹部复发性或晚期恶性肿瘤的治疗。业已证实，这种新技术可有效地杀灭局部肿瘤细胞并较少对周围组织或器官发生损伤作用，可提高患者生存质量并相应延长寿命。但这项技术用于盆腔复发性肿瘤的治疗尚少见报道[8-16]。目前用于盆腔复发性肿瘤间质性放疗所采用的放射性核素主要有 ^{125}I、^{131}Cs 和 ^{198}Au 三种，本节主要介绍盆腔复发性肿瘤 ^{125}I 粒子植入的间质性放疗。

一、适应证

盆腔肿瘤的间质性 ^{125}I 放疗主要用于根治术后肿瘤复发的姑息性治疗，其适应证如下：

1. 妇科肿瘤根治术后复发。

2. 盆腔内其他器官肿瘤包括直结肠癌根治术后复发。

3. 术后盆腔内淋巴结转移或盆腔腹膜后晚期肿瘤。

4. 胃肠道恶性肿瘤发生卵巢或盆腔的种植性转移。

5. 盆腔肿瘤患者不愿接受或不能接受其他治疗。

6. 需要保留功能性组织或手术切除将累及重要脏器的盆腔肿瘤。

7. 外照射效果不佳或失败的病例。

8. 内外照射剂量不足，作为局部剂量补充。

9. 妇科肿瘤术后残存肿瘤或切缘距肿瘤太近（< 0.5cm）。

二、禁忌证

1. 出血倾向，包括凝血功能障碍，肿瘤部位有活动性出血、坏死或溃疡等。

2. 全身衰竭，不能配合治疗。

3. 血液病合并有明显的骨髓抑制。

4. 病灶范围广泛，不适宜放射性治疗。

5. 对放疗不敏感的肿瘤。

6. 有麻醉禁忌证。

三、操作前准备

1. 患者准备　术前行血常规、出凝血功能、心电图、胸片、肝肾功能检查，了解患者基本情况。术前行超声、CT 等影像学检查确定肿瘤部位、大小和数量。

2. 设备和物品的准备

（1）彩色多普勒超声诊断仪及其导向装置。

（2）放射粒子治疗计划系统。

（3）放射性 ^{125}I 粒子若干，粒子的能量 27~35keV，半衰期 59.6 天，半价层 0.025mm 铅，组织穿透能力 1.7cm。可按照公式：植入粒子数 =（长 + 宽 + 厚）÷3×5÷ 每粒子活性，来计算拟准备植入的粒子数。

（4）穿刺植入针一套。

（5）静脉穿刺包一个。

3. 制定粒子植入计划和策略　应用 TPS 计划系统确定植入放射性粒子数量以及放置的部位，计划靶体积（PTV）定义为大体肿瘤体积（GTV）外扩 1.5cm。PTV 边缘由 80%~90% 等剂量曲线覆盖。打印出治疗计划以供治疗时参考。

四、操作方法和疗效评估

（一）粒子植入

在超声引导下确定穿刺的部位，注意避开重要血管及器官。位于盆腔前部的肿瘤可经下腹部、耻骨联合上方穿刺植入；位于盆腔后部的肿瘤可经直肠、经会阴或经阴道穿刺植入。穿刺到位后应回抽确认无血液回流后，每隔 1cm 放置一颗 ^{125}I 粒子，治疗后给予盆腔 X 线片和 CT 扫描进行放疗质量评估，以保证整个靶区放疗剂量充足和周围正常组织得到保护。

（二）近期疗效观察

疼痛缓解情况：治疗结束后 2 个月症状缓解情况按疼痛缓解四级法分为：①完全缓解，疼痛完全消失；②部分缓解，疼痛明显减轻，睡眠基本不受干扰，能正常生活；③轻度缓解，疼痛有些减轻，睡眠基本不受干扰，能正常生活；④无效，疼痛无减轻。

（三）影像学评价

治疗结束后 2 个月，应用超声或（和）PET-CT 复查，参考 WHO 实体肿瘤疗效评价标准进行影像学评价：①完全缓解（CR），肿瘤完全消失，PET-CT 显示瘤灶内无放射性浓聚或放射性缺损，仅残留粒子影像；②部分缓解（PR），肿瘤缩小，有活性的部分（放射性浓聚区域）长宽乘积比治疗前减少 ≥ 50%（图 7 4 2-1）；③稳定（NC），有活性的肿瘤组织（放射性浓聚区域）长宽乘积比治疗前减少 < 50% 或增大 < 25%；④进展（PD），有活性的肿瘤组织（放射性浓聚区域）长宽乘积比治疗前增大 ≥ 25% 或出现新病灶。

五、技术要点及注意事项

1. 避免贯穿盆腔及其周围的器官，减少穿刺相关并发症。

2. 彩色多普勒超声引导可避开血管，减少出血并发症，提高治疗质量。

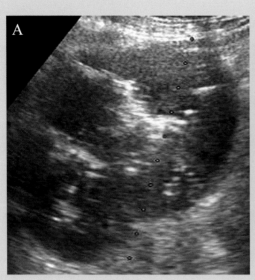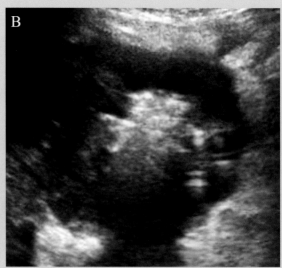

图 7-4-2-1　盆腔复发性肿瘤间质性放疗声像图

A. 粒子植入，强回声即为植入粒子的回声；

B. 植入后 3 个月复查肿瘤明显缩小，局部肿瘤缓解

3. 穿刺植入粒子全覆盖。经腹壁途径植入 ^{125}I 有困难时，可经阴道、经会阴、经直肠等途径植入粒子，做到盆腔复发性肿瘤间质性治疗全覆盖[11-16]。

4. 按 TPS 模拟布源计划进针及布放粒子是减少放射性相关并发症的关键。

5. 可配合经动脉栓塞化疗，或体外放疗，或腹腔内化疗等综合治疗方法，以获得更佳的治疗效果[11-16]。

六、并发症及其预防与处理

（一）穿刺相关并发症

这些并发症包括出血、损伤周围器官、疼痛等。其预防的主要方法：加强培训，规范操作，术后加强监测。这样可避免或减少穿刺相关并发症的发生。术中疼痛可用 10mg 吗啡肌注止痛。

（二）放射性治疗相关并发症

这些并发症主要包括瘘管、瘘道形成，继发感染，粒子移位，放射性肠炎，放射性前列腺炎和膀胱炎等。术前按照 TPS 模拟布源计划进针及放置粒子，可减少放射性治疗相关并发症的发生。粒子移位文献已有较多报道，无严重症状时一般无须特殊处理。

七、临床疗效评价

盆腔复发性恶性肿瘤预后较差，治疗棘手。以宫颈癌为例，其 1 年生存率小于 20%，5 年生存率仅 10% 左右。对于盆腔复发性恶性肿瘤的治疗手段包括再次外科手术、区域或全身化疗、放射治疗等。但上述治疗手段均有局限性。外科手术创伤较大，再次根治性切除率很低；区域或全身化疗因局部手术或放疗后纤维组织增生使药物不易进入，有效率较低；放疗的副作用比较大，患者的耐受性差，使其应用受到了限制。

放射性粒子间质性放疗治疗恶性肿瘤已有悠久的历史，近十余年来发展极快，成为最佳"适形"治疗的典型。在欧美国家，由于前列腺癌发病率高，放射性 ^{125}I 粒子植入治疗在前列腺癌方面应用较多，而且已相当规范。与此同时，国内外学者也不断尝试放射性粒子植入在其他实体肿瘤中的

运用，并取得了较好的临床疗效。我国学者在复发性鼻咽癌、中晚期头颈部恶性肿瘤、肺癌、肝癌、胰腺癌等方面的探索，给这些临床治疗上很棘手的恶性肿瘤带来新的希望。有关^{125}I间质性放疗治疗盆腔复发性恶性肿瘤也取得了显著疗效，治疗有效率（PR+CR）约70%~95%（表7-4-2-1），初步结果显示这种新的放疗技术具有较为广阔的应用前景。

表7-4-2-1 盆腔复发性肿瘤间质性放疗近期和远期效果

作者	例数	治疗效果（PR+CR）（%）	作者	例数	生存情况
Sharma	21	95	Monge	29	1、2、4年生存率分别为：75%、35%、21%
范卫君	18	77.7	Hockel	48	5年局部控制率48%
郑家卫	23	69.6	袁爱华	112（晚期直肠癌复发）	5年生存率高于未行间质性放疗
Wooten	14	84.4	Wang	13	1、2年实际生存率46.2%和11.5%
武峰	22	77.2	Moak	20	中位生存期25.4个月
Sharma	40	67	2年无病生存率33%		
Martine	45	88	3年生存率约73.3%		
Weitmann	23	78	5年生存率43%，局部控制率47%		
Brabham	19	78.9	2年无病生存率约52.6%		

（吕国荣　李伯义　王金锐）

参考文献

1. GJelland K，Ekerhovd E，Granberg S.Transvaginal ultrasound-guided aspiration for treatment of tubo-ovarian abscess：A study of 302 cases.Am J ObstetGynecol，2005，193（4）：1323-1330.

2. Saokar A，Arellano RS，Gervais DA，et al.Transvaginal drainage of pelvic fluid collections：results，expectations，and experience. AJR，2008，191（5）：1352-1358.

3. O'Neill MJ，Rafferty EA，Lee SI，et al.Transvaginal interventional procedures：aspiration，biopsy，andcatheter drainage. Radiographics，2001，21（3）：657-672.

4. Feld R，Eschelman DJ，Sagerman JE，et al.Treatmnet of pelvic abscesses and other fluid collections：efficacy of transvaginal sonographically guided aspiration and drainage.AJR，1994，163（5）：1141-1145.

5. Caspi B，Zalel Y，Or Y.Sonographically guided aspiration：an alternative therapy for tubo-ovarian abscess.Ultasound Obstet Gynecol，1996，7（6）：439-442.

6. Mcgahan JP，Wu C.Sonographically guided transvaginal or transrectal pelvic abscess drainage using the trocar method with a new drainage guide attachment.AJR，2008，191（5）：1540-1544.

7. Kuligowska E，Keller E，Ferrucci JT.Treatment of pelvic abscesses. value of one-step sonographically guided transrectal needle aspiration and lavage.AJR，1995，164（1）：201-206.

8. 冉维强，葛辉玉，王金锐，等.经直肠或阴道超声引导 ^{125}I 粒子植入治疗盆腔复发肿瘤.中国微创外科杂志，2011，11（8）：733-735.

9. Sharma S K，Forgione H，Isaacs J H.Iodine-125 interstitial implants as salvage therapy for recurrent gynecologic malignancies.Cancer，1991，（10）：2467-2471.

10. 范卫君，张亮，张福君，等. CT 导向下 ^{125}I 粒子植入治疗复发性盆腔恶性肿瘤. 中国微创外科杂志，2007，7（2）：127-129.

11. 李长江，黄金华，范卫君，等. CT 导向下 ^{125}I 粒子植入联合髂内动脉化疗灌注治疗盆腔复发肿瘤. 介入放射学杂志，2005，14（6）：610-612.

12. Wooten C E，Randall M，Edwards J，et al. Implementation and early clinical results utilizing Cs-131 permanent interstitial implants for gynecologic malignancies .Gynecol Oncol，2014，133：268-273.

13. Stock R G，Chan K，Terk M，et al.A new technique for performing syed-neblett template interstitial implants for gynecologic malignancies using transrectal-ultrasound guidance.Int J Radiat OncolBiol Phys，1997，37：819-825.

14. Monk BJ，Tewari KS，Puthawala AA，et al.Treatment of recurrent gynecologic malignancies with iodine-125permanent interstitial irradiation.International Journal of Radiation Oncology Biologyphysics，2002，52：806-815.

15. Weitmann HD，KnockeTH，Waldhusl C，et al.Ultrasound-guided interstitial brachytherapy in the treatment of advanced vaginal recurrences from cervical and endometrial carcinoma.Strahlentherapie Und Oncologie，2006，182（2）：86-95.

16. Monk BJ，Tewari KS，Puthawala AA，et al，Treatment of recurrent gynecologic malignancies with iodine-125 permanent interstitial irradiation.International Journal of Radiation Oncology Biology Physics，2002，52：806-815.

第五章　女性盆腔腹腔镜超声应用

【概述】

腹腔镜超声（laparoscopic ultrasonography，LUS）是将超声扫描与腹腔镜设备结合并应用于手术的超声技术。由于腹腔镜技术的飞速发展与普及，腹腔镜手术的一些缺陷也暴露出来，如触觉反馈消失效应；二维手术视野不能提供足够的信息；对深部病变的漏诊。为了解决这些问题，由腹腔镜与超声结合的腹腔镜超声应运而生。腹腔镜超声使用简便，消毒方式与腹腔镜手术器械相同，在手术中探头芯片通过 10mm Trocar 通道进入腹腔扫查。目前，腹腔镜超声大量应用于外科手术中，在妇科手术中应用是一个新的领域，还处于探索阶段。它的优势在于可以给临床医生提供更好的术前、术中评估，降低了手术难度和提高了手术的精准度；但在技术操作方面，对超声医生有了更高的要求。目前腹腔镜超声在妇产科良性病的辅助诊治方面取得了良好的效果，随着科技不断发展相信腹腔镜超声的应用价值也将取得良好的发展[1, 2]。

第一节　腹腔镜超声妇科临床应用

妇科超声的检查方式中，经腹超声、阴道超声、腹腔镜超声发展较快。经腹超声扫查范围广，但受腹壁厚度以及肠气等影响，有时获得的图像质量不高，影响诊断；经阴道超声使用简便不充盈膀胱，对靠近宫颈的病变显示良好，但对宫底及巨大肿物的显示较差；而腹腔镜超声的优势在于对微小病变及细微结构的显示优于前两者，它结合手术视野且不受肠气影响，图像质量好，但同时也受手术条件的限制。在临床应用范围较广泛，并可发挥不可替代的作用。

一、适应证

（一）监测子宫肌瘤剔除术

1. 腹腔镜超声可明确肌瘤的空间位置和毗邻关系，适用于辅助治疗手术中因无法触诊而不能治疗的肌壁间肌瘤，避免术中穿透子宫内膜的风险。

2. 对剥除位于子宫下段接近宫颈内口的宫颈肌瘤，腹腔镜超声可以辅助术者避免损伤子宫动脉。

3. 在剥除极易损伤输尿管的阔韧带肌瘤时，腹腔镜超声可在术中判断附于瘤体表面及周边的条索状物是否为输尿管，减少损伤输尿管及转行开腹手术的概率[3, 4]。

（二）监测子宫切除术

1. 腹腔镜下子宫全 / 次切除术、腹腔镜辅助阴式全 / 次切除术是目前妇产科常见的腹腔镜手术，该技术对手术医生的解剖知识要求较高，在盆腔发生粘连的情况下，如何分离结扎子宫动脉和避免损伤输尿管是手术成功的关键。

2. 腹腔镜超声置于子宫峡部扫查，利用彩色多普勒可准确显示子宫动脉。

3. 腹腔镜超声在髂血管附近扫查，可清楚显示直径较细的无血流信号的输尿管斜切面。

（三）腹腔镜附件手术

1. 腹腔镜超声监测卵巢手术：腹腔镜超声可以定位微小病变并避开血管，以最短距离探查卵巢，减少不必要的手术创伤，避免术后出现雌激素过低的情况，对卵巢功能尽早恢复、减少患者术后粘连发生率有积极的作用[5, 6]。

2. 腹腔镜超声监测输卵管手术：腹腔镜探查术诊断异位妊娠，是通过观察增粗的输卵管及盆腹腔包块诊断异位妊娠，腹腔镜超声对于微小病变的诊断具有显著的优势，它可以提高腹腔镜探查术诊断异位妊娠的阳性率[7]。

（四）对妇科恶性肿瘤分期诊断指导和手术治疗：

子宫内膜癌、卵巢癌和宫颈癌是妇科三大恶性肿瘤，目前腹腔镜手术已经应用于癌症的分期诊断和广泛切除术。

1. 腹腔镜超声监测妇科恶性肿瘤的腹腔镜下根治术：腹腔镜手术治疗恶性肿瘤已日益成熟，应用于早期的子宫内膜癌、卵巢癌和Ⅱa期以内的宫颈癌根治术。利用腹腔镜超声可以清晰地显示肿物的浸润程度，与周边组织、血管的关系。

2. 监测腹腔镜下淋巴结扫查：应用腹腔镜超声可以检测患者淋巴结并进行分期，其评价效果优于经腹超声和CT，对于直径 > 5mm 的可疑淋巴结，其准确率可达 85%[8-10]。

（五）在宫腔镜手术中的应用

超声引导下宫腔镜手术目前常规应用于切除黏膜下子宫肌瘤及子宫内膜息肉，分离宫腔粘连，切除子宫纵隔等手术中。

1. 在术中清晰地显示宫腔内手术操作器械与粘连的宫腔或黏膜下子宫肌瘤的位置关系，以及器械与子宫肌层的关系，避免发生子宫穿孔等并发症。

2. 术中观察输卵管腔及流动的液体为输卵管

整形术提供更好的术前评估。

3. 腹腔镜超声在子宫纵隔切除手术中能够显示子宫的冠状切面，更清楚地显示隔的厚度、宫底肌层的厚度和两侧宫角的形态，还可以测量纵隔的长度，这是腹部超声、阴道超声无法比拟的优势[11]。

二、禁忌证

超声作为无创的检查手段，主要依赖于腹腔镜手术，故腹腔镜手术的禁忌证为操作前的禁忌证[12]。

1. 严重心肺功能不全，难以耐受 CO_2 气腹者。

2. 严重的凝血功能障碍。

3. 绞窄性肠梗阻。

4. 大的腹壁疝或膈疝。

5. 腹腔内广泛粘连、包裹性积液的患者。

6. 弥漫性腹膜炎和内脏炎性病变的急性期。

7. 中等量以上腹水。如确需检查，宜在术前1~2天引流部分腹水，使患者适应术中腹腔减压，防止检查中腹腔突然减压引发患者休克等严重并发症。

第二节 仪器及器具

一、仪器

目前主要的仪器及特色：

1. 阿洛卡 α7 彩色多普勒超声诊断仪，腹腔镜超声探头 5550 型，频率为 4~10MHz，中心频率为 7.5MHz，转动范围为 220°。

2. 百胜 MLTWICE（EHD）版，腹腔镜探头 LP323，其转动范围可以达 360°。

3. BK 超声的 8666 型，配备的腹腔镜超声探头，除了转动范围可以达 360°，还配有探头穿刺孔和遥控器，可实现单人操作。

二、消毒

采用低温等离子消毒方法，时间 53~56 分钟。

第三节　操作方法

一、术前准备

1. 无菌操作，须术前检查探头消毒袋是否破损，及核对消毒日期。
2. 受术者术前排空膀胱。
3. 体位取决于手术方式，膀胱结石位及平卧位均可。
4. 置探头于腹部，术者可注适量生理盐水协助扫查。

二、操作方法

1. 操作者需刷手上台，将转换器递至台下助手。助手将转换器插头插入超声机器并调整至腹腔镜超声条件。
2. 通过 10mmTroca 插入腹腔，转动探头上手柄以最佳角度进行扫查。
3. 用单极在肿物表面烧灼焦痂进行定位。
4. 腹腔镜超声的观察项目有：子宫大小，肌瘤大小及数目，确定肌瘤部位，与内膜、浆膜层的关系，周边有无血管环绕，寻找最佳切口；附件肿物大小，位置，与周边脏器组织的关系，观察血流分布情况，判断肿物性质，尤其是卵巢肿物与卵巢门的关系，如何避开卵巢血管进行手术；子宫纵隔宽度，子宫是否旋转；残角子宫内是否存在内膜；术后置入宫内节育器后，观察其是否置入宫底，两臂是否展平等。

三、操作要点及注意事项

1. 腹腔镜超声通过穿刺孔进入盆腔内，贴合脏器表面进行扫查，如其弯曲度无法达到扫查标准，可以略抬高患者头侧，向盆腔灌注生理盐水形成透声窗，探头在腹壁入口的选择通常采取腹腔镜常规的入口，穿刺口直径为 10mm，应尽量选择病变对侧，这样可以增加探头的活动角度及空间，也可以根据需要增加新的腹壁入口。
2. 辅助手术扩大手术范围，特别是在盆腔广泛粘连的病例中，腹腔镜超声可以探查肿物与周边组织的位置及血运关系，指导手术避开血管并分离病变。特别是子宫峡部肌瘤、阔韧带肌瘤等，过去是腹腔镜手术的禁忌证。
3. 精准定位细化手术，需重视：
   （1）腹腔镜超声可以协助术者寻找最短距离剥除肿物，避开血管减少出血，尤其对于卵巢微小病变，以最大限度保留正常卵巢组织，避免术后出现雌激素过低的情况。
   （2）在宫腹腔镜联合手术中，常规用腹腔镜观察宫腔镜光源来判断是否出现穿孔，而一旦发现异常，子宫肌层已经出现损伤。利用腹腔镜超声的引导可以清晰地显示宫腔内手术操作器械与病灶及子宫肌层的关系，避免发生子宫穿孔等并发症。
   （3）腹腔镜超声在子宫中隔切除术中能够显示子宫的冠状切面，更清楚的显示隔的厚度、宫底肌层的厚度和两侧宫角的形态，还可以测量中隔的长度，这是腹部超声、阴道超声无法比拟的优势。

【典型病例】

病例 1. 子宫峡部肌瘤（图 7-5-3-1）：患者，45 岁，主因"腹胀伴尿频 1 年"入院。术前超声：子宫前位，肌壁间见多个低回声结节，最大位于宫底，外凸，大小 6.2cm×6.9cm×6.8cm。术中剔除宫底肌瘤 1 枚，直径约 7cm。腹腔镜超声扫查发现肌瘤 3 枚，其中一枚直径约 2.5cm 的肌瘤位于子宫右后壁峡部，周边可见子宫动脉绕行。术者以 LUS 定位避开血管成功剥除。LUS 有着良好的分辨率，可以良好显示肌瘤的位置、与周围比邻的脏器血管关系，扩大了腹腔镜手术的手术范围。

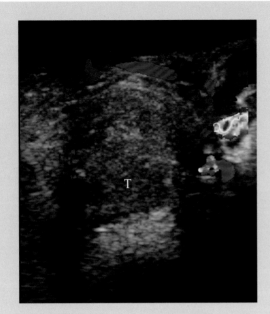

图 7-5-3-1 腹腔镜超声
纵切面扫查显示子宫峡部肌瘤（T）

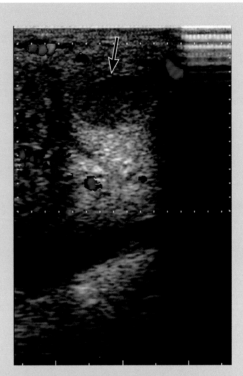

图 7-5-3-2 腹腔镜超声
纵切面扫查显示子宫囊性腺肌瘤，呈低回声（↑）

病例 2. 子宫囊性腺肌瘤（图 7-5-3-2）：患者，23 岁，主因"痛经加重 2 个月"入院。术前超声显示子宫左宫角外凸一大小 2.0cm×1.5cm 的囊实性肿物，内见一囊腔直径 0.9cm，可见细点状回声。诊断子宫肌瘤变性、残角子宫与囊性腺肌病待鉴别。术中见肿物位于子宫左壁，其后侧可见左侧输卵管及左侧卵巢固有韧带，使用 LUS 扫查发现肿物壁厚，囊腔内见密集细点状回声，囊腔与宫腔不相通，考虑子宫囊性腺肌瘤。术中切除肿物，并剖视可见囊腔内巧克力色液体。术后病理与 LUS 诊断相符。LUS 图像质量高，结合腹腔镜视角可协助诊断及治疗。

病例 3. 卵巢微小畸胎瘤（图 7-5-3-3）：患者，32 岁，主因"体检发现附件肿物 6 个月余"入院。术前超声显示左侧卵巢畸胎瘤，大小 5.5cm×3.6cm，右侧卵巢内见偏强回声直径 1.6cm。术中剔除左侧卵巢畸胎瘤后，LUS 扫查发现右侧卵巢内可见 1.5cm×1.3cm 囊实性包块，周界清晰，形态规则，取背侧距离包膜约 0.4cm 处切开取出。LUS 辅助术者以最短距离最小切口剥除畸胎瘤，以最大限度保留正常卵巢组织，避免术后出现雌激素过低的情况。

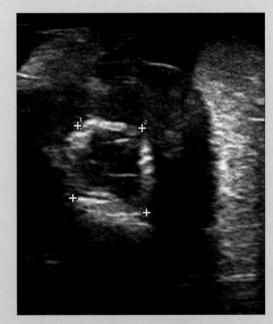

图 7-5-3-3 卵巢畸胎瘤
腹腔镜超声扫查，横切面显示卵巢内微小畸胎瘤，呈边界清晰的强回声团

病例4.监测宫腔镜下子宫中隔（图7-5-3-4）切除术：患者25岁，主因"体检发现子宫中隔6个月"入院。术前超声宫腔上1/3可见不全纵隔。腹腔镜超声在子宫中隔切除手术中能够显示子宫的冠状切面，更清楚地显示隔的厚度、宫底肌层的厚度和两侧宫角的形态，还可以测量中隔的长度，这是腹部超声、阴道超声无法比拟的优势，切除中隔后宫底平坦，减少二次手术发生率。

病例5.复杂盆腔粘连术中定位：患者31岁，主因"发现附件肿物2个月"入院。术前超声提示：右附件区可见囊实性包块，范围4.2cm×2.7cm×2.8cm，形态不规则，壁厚毛糙，其右侧向内可见一乳头状突起，范围0.7cm×1.0cm×0.9cm，CDFI其内可见血流信号，RI=0.89，其左上极可见部分卵巢组织回声，长径约2.5cm。术中见盆腔广泛粘连，右卵巢与右输卵管粘连，未见明显肿物。腹腔镜超声自右侧宫角向右侧盆壁扫查，发现右侧主韧带与肠管及右输卵管之间见一囊性包块，直径2.4cm，内见强回声，直径约0.5cm，并指导剥离，术后证实为盆腔包裹性积液（图7-5-3-5）。

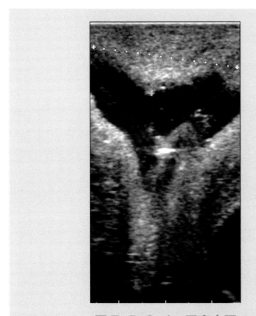

图7-5-3-4　子宫中隔
腹腔镜超声扫查，宫底冠切面显示子宫中隔，
呈中等回声突向宫腔

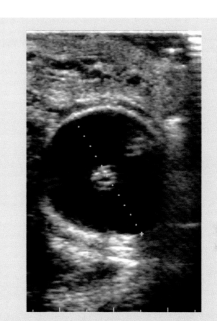

图7-5-3-5　盆腔包裹性积液
腹腔镜超声扫查，横切面显示盆腔包裹性积液，
低回声区内可见偏强回声漂浮

第四节　并发症及预防处理

一、并发症

由于超声本身是无创检查，本身不引起并发症，腹腔镜超声检查的并发症与常规腹腔镜相似。国内文献报道，妇科腹腔镜手术并发症发生率为0.69%~3.12%，近年来有下降趋势，同腹腔镜手术的开展、医生的技术不断改进有关[13]。其中医生的手术技巧、手术难易程度、手术方式是腹腔镜手术并发症发生和严重程度的关键因素。另外，也与患者的年龄、体重、既往手术史、盆腔粘连程度、子宫大小等因素有关。同时术前对病情估计不足或术中操作不当也可导致并发症的发生[14, 15]。在临床上腹腔镜超声检查可能出现的并发症主要有以下几个方面：

1. 内脏出血　出血是妇科手术危险最大的主要并发症，穿刺活检、注药或操作不慎、意外损伤脏器实质或血管均可导致出血也是导致死亡和腹腔镜检查中需改为开腹手术的主要原因。

2. 腹部脏器损伤　如探头等在腹腔内活动过度，造成肠管损伤及肠梗阻，膀胱及输尿管损伤等。国外文献报道，妇科腹腔镜手术消化系统损伤的发生率为 0.16%[3]。

3. 纵隔气肿和空气栓塞　纵隔气肿多为注气过多或患者膈肌裂孔过松等，气体溢入纵隔所致。空气栓塞是致命性并发症，其主要原因是注气过程中，气腹针误入体内血管所致。

4. 腹腔内出血及腹壁切口出血。

5. 其他　如切口疝、持续性异位妊娠、神经损伤、恶性肿瘤腹腔镜术后切口种植、术后卵巢功能低下、肠功能紊乱、下肢静脉血栓、腹痛、呃逆、皮下气肿、酸中毒、子宫穿孔、肿瘤种植等。

二、预防与处理

（一）气腹相关并发症

1. 腹腔压力 12~16mmHg，通气速度以不大于 1L/min 为宜。

2. 气腹相关并发症有气栓、皮下气肿、气胸。

（1）气栓罕见，一旦发生有致命危险，预防主要是明确气腹针是在腹腔方可注气，怀疑气栓立即停止注气；中心静脉插管，抽取右心房内气体，输液，吸氧。

（2）气胸时停止注气，行胸腔内穿刺抽气。

（3）皮下气肿可穿刺排气，无须特殊处理。

3. CO_2 吸收引起并发症：充气不宜过快，气腹压力不宜过高，手术时间不宜过长，使用加湿、加温的 CO_2 气体，术后尽量排除残余气体[12-14]。

（二）血管损伤

1. 腹壁血管损伤：透照试验可显示腹壁浅血管，取 Trocar 前要检查有无活动性出血、血肿形成[13]。

2. 置入套管前，固定皮肤，进 Trocar 采用旋转式，切勿暴力穿刺，不当的穿刺极易造成损伤。

3. 明确穿刺部位、距离，评估有无腹腔粘连等。

（三）腹膜及盆腔血管损伤

1. 穿刺针及 Trocar 均可损伤腹膜及盆腔血管，常规操作，头低脚高时，腹主动脉与脐部距离缩短，Trocar 进入时患者平卧，穿刺时朝向骶骨上方，辅助 Trocar 对着宫体方向，不可对着骶骨或侧盆壁[13-14]。

2. 腹壁血管损伤可电凝或缝合止血，腹膜后血管损伤需开腹缝合。盆腔血管损伤一般可电凝、钛夹或缝合止血，大的血管需开腹手术。

（四）内脏器官的损伤

内脏损伤主要为肠管和泌尿系统损伤。

1. 肠道损伤

（1）损伤类型：穿刺损伤，分离粘连撕裂损伤和能量器械的损伤。

（2）处理方法：肠管小的损伤，术中发现后，有经验者可镜下缝合。损伤大于 5mm，需开腹缝合，术中大量生理盐水冲洗，术后禁食，胃肠减压，抗生素使用[14]。

2. 泌尿系统损伤

（1）膀胱损伤最常见，预防方法：术中放置尿管，减少膀胱充盈，正确穿刺及使用能量器械，分离膀胱时紧贴宫颈，不可用力撕裂，一旦发生损伤即行缝合，术后留置尿管，尿液变清后膀胱造影，伤口愈合方可拔掉尿管，可适量预防应用抗生素[13-14]。

（2）输尿管损伤：近年有上涨趋势，常见为进入盆腔部、侧腹壁、子宫动脉下方、宫骶韧带及膀胱入口处。发生时间常见于术中、术后三天或术后两周，最远三周。症状表现为：发热，腹膜炎。

处理方法：术者须清楚了解输尿管走行方向；有粘连时，怀疑有移位，应先游离尿管；输尿管表面出血，双极电凝，点到即止；手术结束前详细检查双侧尿管蠕动情况，也可用腹腔镜超声检查输尿管充盈情况；疑损伤时及时检查，可用膀胱镜或宫腔镜检查输尿管喷尿情况。根据损伤部位可行置 Double-J 管，尿管 - 尿管吻合或尿管 - 膀胱吻合术[13-14]。

第五节　临床疗效及意义

腹腔镜超声探头频率高，避免了腹壁及肠气的干扰，能发现术前超声所不能了解的信息，结合腹腔镜诊断可以更明确肿物的性质，与周围脏器的位置关系，并能明确诊断，减少误诊。

腹腔镜超声可以定位指导术者剥除无法直视的壁间肌瘤，减少多发子宫肌瘤剔除术后的残余率及复发率[16]。在恶性肿瘤的腹腔镜手术中，利用腹腔镜超声可以清晰地显示肿物的浸润程度，与周边组织、血管的关系，还可以清晰地显示增大的淋巴结，诊断术前超声无法诊断的腹膜后肿物和转移淋巴结，并减少术中残余及术后复发率。

因此，腹腔镜超声可以给临床医生提供更好的术前、术中评估，明确诊断，提高手术准确度。腹腔镜超声作为一种新技术是妇科手术中重要的辅助检测和引导工具，具有良好的应用前景。

（吴青青　李斯静　郝焰）

参考文献

1. Kane RA.Intraoperative ultrasonography：history，currentstate of the art，and future directions.J Ultrasound Med，2004，23（11）：1407-1420.
2. 李斯静，吴青青，李晓菲.腹腔镜超声在妇科临床的应用.中华妇产科杂志，2013，48（3）：228-229.
3. Lin PC，Thyer A，Soules MR .Intraoperative ultrasound during a laparoscopic myomectomy.Fertil Steril，2004，81（6）：1671-1674.
4. Angioli R，Battista C，Terranova C，et al.Intraoperative contact ultrasonography during open myomectomy for uterine fibroids.Fertil Steril，2010，94（4）：1487-1490.
5. 胡波，周碧华，付庆明，等.腹腔镜超声在辅助妇科手术中的应用.现代实用医学，2009，21（4）：239，336.
6. 牛建梅，刘峰，李丽蟾，等.术中超声在畸胎瘤手术时对侧卵巢探查中的价值探讨.上海医学影像，2009，18（3）：196-198.
7. Wong AS，Cheung E，Chan S，et al .The use of laparoscopic ultrasound in an unusual case of bilateral ectopic pregnancies：a case report.Ultrasound Obstet Gynecol，2011，38（S1）：280-281.
8. Cheung TH，Lo WK，Yu MY，et al.Extended experience in the use of laparoscopic ultrasound to detect pelvic nodal metastasis in patients with cervical carcinoma.Gynecol Oncol，2004，92（3）：784-788.
9. Cheung TH，Lo KW，Yim SF ，et al.The technique of laparoscopic pelvic ultrasonography for metastatic lymph node.J Laparoendosc Adv Surg Tech A，2011，21（1）：61-65.
10. Cheung TH，Lo KW，Yim SF，et al.Clinical use of laparoscopic ultrasonography in detecting nodal metastasis in advanced-stage cervical carcinoma.Int J Gynaecol Obstet，2011，112（2）：154-158.
11. 李斯静，李晓菲，杨丽曼，等.腹腔镜超声在妇科手术中的应用价值.中华医学杂志，2013，93（37）：2986-2988.
12. 罗丁.腹腔镜超声诊断学.北京：军事医学出版社，2003：159-167.
13. 方梓羽，曾定元，等.妇科腹腔镜手术并发症及相关因素分析.实用妇产科杂志，2013，4（4）：290-291.
14. 张燕，周红，李立安，等.妇科腹腔镜手术常见并发症的分析与处理.中华腔镜外科杂志，2010，3（3）：40-42.
15. Tian YF，Lin YS，Lu CL，et al.Major complications of operative gynecologic laparoscopy in southern Taiwan：a follow-up study.J Minim Invasive Gynecol，2007（14）：284-292.
16. Shimanuki H，Takeuchi H，Kikuchi I，et al.Effectiveness of intraoperative ultrasound in reducing recurrent fibroids during laparoscopic myomectomy.J Reprod Med，2006，51（9）：683-688.

第八篇 *Article 8*

颈部、乳房及浅表淋巴结介入超声

Interventional Ultrasound in Neck, Breast and Superficial Lymph Node

前 言

颈部连接头部和躯干，除了一些与人体新陈代谢密切相关的腺体（如甲状腺、甲状旁腺等）和大量分布的淋巴系统外，还走行着许多复杂且对人体至关重要的血管、神经等结构，如颈总动脉、气管、食管、迷走神经、臂丛神经、副神经、喉返神经等。

1967 年，超声开始应用于颈部甲状腺检查[1]。1975 年，Holm 等[2]报道了超声引导细针活检在甲状腺中的应用。1977 年，Walfish 等[3]首次将超声与细针抽吸联合应用于高功能甲状腺结节活检中以提高穿刺标本的准确性。1979 年，高分辨力实时超声[4]的临床应用为颈部疾病（尤其是甲状腺结节）提供了首选的影像引导方法[5]。超声引导细针抽吸活检成为颈部病灶诊断的重要方法[6]，具有很高的临床应用价值[7]，与超声引导粗针活检结合，为临床高度可疑的病例提供了病理诊断并辅助确定恰当的治疗方案[8]。

介入性超声在颈部病变治疗中的应用领域也不断拓展。最早用的方法是超声引导无水酒精注射治疗，该方法最早报道于 1985 年，Solbiati 等[9]和 Porenta 等[10]分别将其用于治疗继发性甲状旁腺功能亢进和甲状腺囊性结节；1990 年，Livraghi 等[11]报道了该方法在治疗自主动能性甲状腺结节中的应用；2002 年，Lewis 等[12]在治疗甲状腺乳头状癌颈部淋巴结转移中证实了该方法的价值。进入 21 世纪，超声引导热消融治疗在颈部疾病微创治疗中的应用日趋广泛。激光（2000 年）[13]、射频（2006 年）[14]、高强度聚焦超声（2010 年）[15]和微波（2012 年）[16]等热消融技术分别应用于良性甲状腺结节的临床治疗。颈部恶性肿瘤的热消融治疗也初步应用于临床，2006 年，Monchik 等[17]报道了射频消融治疗局部和远处转移的分化型甲状腺癌；2014 年，Yue 等[18]报道了 T1N0M0 期甲状腺乳头状癌的微波消融治疗。总之，介入超声具有操作简便、显像清晰、实时监测、切面灵活、无放射线辐射等优点，在颈部疾病的诊断和治疗中发挥着越来越重要的作用。

（梁萍 程志刚）

第一章 甲状腺及甲状旁腺

【概述】

随着人们健康体检意识的提高，甲状腺和甲状旁腺结节的检出率也逐年增加。多种影像学可以诊断此类结节，包括超声、CT、MRI 和核素，无论甲状腺还是甲状旁腺，超声的敏感性和准确性均较高，但最终确诊还需依靠病理学诊断。除手术切除获得大标本行病理诊断外，超声引导下穿刺活检是一种安全、微创的获得病理学诊断的技术，可获得细胞学或组织学标本，为病变的下一步治疗提供强有力依据。虽然两器官结节的治疗首选手术，但随着微创技术的发展，超声引导下的消融治疗越来越显示出多方面的优势。已有研究表明，该技术可有效灭活良性甲状腺及甲状旁腺结节组织，通过消融区逐步吸收缩小减轻肿瘤压迫症状和心理负担，降低甲状旁腺激素水平，调节机体钙磷代谢，改善患者生活质量。而对于微小甲状腺癌，消融也经初步临床应用展现了良好的灭瘤效果。由于该技术在局麻下即可操作，还可使很多身体条件不适合全麻或静脉麻醉而无法手术的患者获得救治。因而，微创消融技术为甲状腺和甲状旁腺结节患者带来了新的选择。

第一节 穿刺活检

一、甲状腺细针穿刺抽吸活检

甲状腺细针穿刺抽吸活检（fine needle aspiration biopsy，FNA）是术前评估甲状腺结节良恶性敏感度和特异度较高的方法[19]。超声引导下 FNA 可进一步提高取材成功率和诊断准确率，诊断敏感性及特异性均在 85% 以上，且操作简便易行。术前 FNA 有助于减少不必要的甲状腺结节手术，并帮助确定恰当的手术方案。

（一）适应证

依据患者的临床情况和（或）超声检查结果选择需要进行穿刺的甲状腺结节。近年来，国际和国内各个学科指南提出：凡直径 >1cm 的甲状腺低回声实性结节，均可考虑 FNA 检查。直径 <1cm 的甲状腺结节，如存在下述情况，可考虑超声引导下 FNA：①超声提示结节有恶性征象；②伴颈部淋巴结超声影像异常；③童年期有颈部放射线照射史或辐射污染接触史；④有甲状腺癌或甲状腺癌综合征的病史或家族史；⑤多发性内分泌肿瘤 2（MEN2）/家族性髓样癌（FMTC）- 相关 RET 原癌基因变异；⑥降钙素大于 100pg/ml。

具有可疑超声征象的甲状腺结节，FNA 穿刺的阳性率高，其中多数为甲状腺乳头状癌。可疑超声征象包括：①结节为较明显低回声（回声低于颈前肌肉回声）；②形态不规则，纵横比大于 1.0；③结节边界不清；④结节内部可见微小钙化灶；⑤结节内部血流增多；⑥囊实性结节中实性部分有可疑征象者。但是结节过小（小于 5mm）穿刺假阴性增高。

（二）禁忌证

1. 有严重出血倾向，凝血机制有障碍者。
2. 超声显示病变不清晰者。
3. 患者不能配合者。

操作前准备

1. 仪器探头采用 7~12MHz 的线阵探头。
2. 病理检查所需载玻片及液基瓶。
3. 细胞学检查穿刺针通常选用 22~25G 注射针头。

（三）操作方法

1. 术前复习患者影像学资料，确认活检病变位置，向患者本人及家属交代穿刺目的及危险，请患者知情认可并签署同意书。确认患者凝血检查结果无异常。

2. 患者选择平卧位，颈肩部用枕头垫高。先用高频超声探头扫查，确定穿刺点、穿刺途径。

3. 常规消毒、铺巾，消毒探头或探头套无菌套。

4. 操作时既可单人左手持探头，右手持针操作；也可助手持探头引导，术者持针操作。徒手操作（free hand）操作灵活、多角度取材，相比固定穿刺架更适合进行 FNA 操作。用消毒过的探头、耦合剂再次确定穿刺点和穿刺途径，1% 利多卡因局麻。

5. 在实时超声监视引导下，将穿刺针自探头的侧缘刺入，进针方向应保持和探头的长轴平行，以便清晰显示针鞘。确认穿刺针进入病灶后，开始取材，取材的方法有两种：①负压法：10ml 注射器保持 1~2ml 负压进行反复提插抽吸约 10~20 次，抽吸时可改变针道方向，尽量对结节多点取材，尤其是对超声可疑部位（如钙化区）重点取材。取样满意后，去除负压再退针，避免退针过程中吸入针道骨骼肌组织。②虹吸法：空针在组织内提插或原地旋转针芯后静置数秒，使切割的细胞进入针内。该方法获得的细胞量较少，但是组织损伤小，可保持组织细胞结构；出血量少，涂片背景干扰少。退针后如果需要再次进针取材，应换用新的注射器进行。

6. 拔针后，将针头内组织液进行涂片，置入 95% 乙醇固定。玻片上的凝血块甲醛溶液固定，可以进行免疫组化检测，石蜡微包埋切片检查。标本注明来源，并完整填写重要临床信息，对穿刺标本的病理诊断非常重要。

7. 拔针后要充分压迫止血，防止发生出血。复查病灶无出血，可结束操作。穿刺处覆盖无菌敷料。

（四）技术要点及注意事项

特殊甲状腺结节的取材：囊实性甲状腺结节应对结节内的实性部分首先穿刺取材，尽量避免过多抽吸入囊内液体，造成取材假阴性；结节表面伴有弧形钙化者，由于钙化质地硬，应从钙化灶的间隙进入结节内部后再取材（图 8-1-1-1）；如病灶可疑为甲状旁腺来源，抽吸物以生理盐水稀释后测甲状旁腺激素（PTH），有助于诊断。

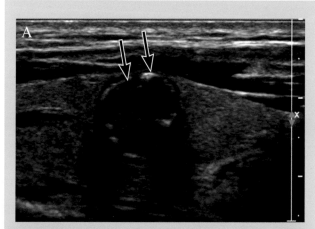

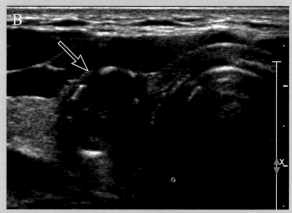

图 8-1-1-1 甲状腺乳头状癌

患者男性，42 岁，查体发现甲状腺右叶实性结节伴钙化

A. 病灶表面见数条形强回声（↑）；

B. 穿刺时选择钙化的间隙（↑）进结节内部后再取材。穿刺病理：甲状腺乳头状癌

（五）并发症及其预防与处理

1. 穿刺时避开大的血管（颈动脉，甲状腺上动脉，甲状腺下动脉）及重要器官，如气管等。

2. 抽吸活检中一旦出现出血，立即停止操作，拔出针头压迫止血。多数血肿可自行吸收不需要特殊处理。

（六）临床意义及评价

FNA的诊断准确性取决于多种因素，包括穿刺操作者的经验、涂片标本的制片、细胞病理学家的诊断经验等。目前在经验丰富的机构，FNA假阴性率为2%~5%，是非常可靠的方法。超声引导甲状腺结节穿刺的首要任务是获得足够的标本量，避免取材假阴性，因此应尽量多点、重点、充分取材涂片。

即使取材充分，有时也难以断定甲状腺细胞的良恶性，这与甲状腺疾病的病理表现有密切关系。甲状腺滤泡癌是来源于滤泡上皮的恶性肿瘤，分化好的甲状腺滤泡癌与甲状腺滤泡状腺瘤细胞形态相似，二者的区别在于是否有包膜或者血管的侵犯，因此细胞学上不能诊断，只能依靠手术切除整个结节进行组织病理检查。

2009年提出的Bethesda分类方法为甲状腺FNA诊断提供了统一规范的方法。不同诊断类别对应不同的甲状腺癌风险，及不同的临床处理方式，目前已广泛应用。具体分类如下：

Ⅰ：无法诊断。每张涂片上有≥6个细胞团，每个细胞团至少有≥10个细胞，认为是标本满意。如果标本不满意，重复穿刺抽吸后50%~88%可获得准确诊断；如重复穿刺仍为无法诊断，结合超声图像除外囊性后，可考虑手术。

Ⅱ：良性。涂片满意且没有发现恶性细胞可诊断良性病变。此时甲状腺癌的风险是0~3%，临床随访即可。

Ⅲ：意义不明确的非典型病变/滤泡病变。甲状腺癌的风险3%~6%，80%的病灶经重复FNA可获明确诊断，如患者有临床或超声的高危因素，可直接手术。

Ⅳ：滤泡肿瘤或可疑滤泡肿瘤。甲状腺癌的风险15%~30%。尽管FNA不能鉴别滤泡癌与腺瘤，但是从细胞形态上还是能够与一般的良性结节鉴别的。因此该类诊断往往提示有滤泡癌的可能，应予手术。

Ⅴ：可疑恶性。甲状腺癌的风险60%~75%，该类病灶应进行手术。

Ⅵ：恶性。甲状腺癌的风险97%~99%，该类病灶应进行手术，但转移癌、非霍奇金淋巴瘤、未分化癌除外。

对于临床或影像学检查高度怀疑为恶性病变的患者，如细胞学检查结果为良性，应重复穿刺，如2次穿刺结果均为良性，可进行临床随诊；或者行粗针组织切割活检或手术切除。

二、甲状腺穿刺组织学活检

组织活检（core needle biopsy，CNB）的标本可以保留完整的组织结构，易于做出准确的组织学诊断，特别是在需要区分甲状腺炎症与淋巴瘤时可应用此方法。

（一）适应证

1. 甲状腺弥漫性病变。
2. 甲状腺病变范围较大，在活检针安全射程范围以内。

（二）禁忌证

1. 有严重出血倾向，凝血机制有障碍者。
2. 超声显示病变不清晰者。
3. 患者不能配合者。

（三）仪器、常规用品和针具

1. 仪器探头采用7~12MHz的线阵探头。

2. 皮肤消毒和局部麻醉用品聚维酮碘，2%利多卡因溶液。

3. 穿刺针及自动活检枪组织活检针一般常用18~20G，长度10~15cm以下。

（四）操作步骤和方法

1. 术前复习患者影像学资料，确认活检病变位置，向患者本人及家属交代穿刺目的及风险等，请患者知情认可并签署同意书。

2. 患者选择平卧位，颈肩部用枕头垫高。先用普通探头扫查，确定穿刺点、穿刺途径。

3. 常规消毒、铺巾，消毒探头。

4. 用消毒过的探头、耦合剂再次扫查，确定穿刺点和穿刺途径。用1%利多卡因局麻。

5. 在使用前一定要了解自动活检枪的射程和穿刺针槽的长度。在活检前应常规试用自动组织活检枪。试枪时应背离患者，避免引起患者紧张情绪。取材时，尽量不使用"开枪"等令患者紧张的词汇。

6. 在实时超声监视引导下，将穿刺针沿探头边缘刺入病灶内，扣动扳机。进行取材之前，务必要清晰显示针道，确认气管、颈动脉不在射程范围内，并且留有一定的安全距离（图8-1-1-2）。

7. 拔针后，将活检针内组织条放入甲醛溶液固定。

（五）注意事项

1. 穿刺时避开大的血管神经及重要器官，如气管等。取材前注意活检枪的射程，预留安全距离和角度。

2. 拔针后要充分压迫止血，防止发生出血。

3. 抽吸活检中一旦出现出血，立即停止操作，拔出针头压迫止血。

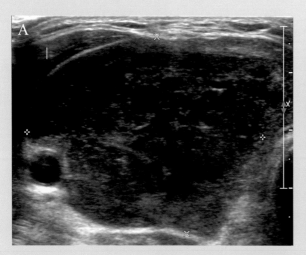
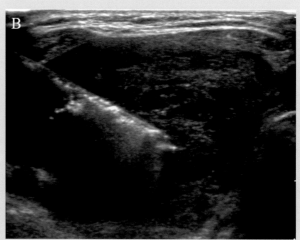

图 8-1-1-2　甲状腺弥漫大 B 细胞型非霍奇金淋巴瘤

患者女性，53 岁，甲状腺明显肿大伴发热 3 月余

A. 超声示甲状腺右叶弥漫性肿大，回声减低；

B. 18G 组织活检针，射程 1.5cm，取组织 2 条。病理诊断：（甲状腺右叶）纤维组织中见大量淋巴细胞浸润，伴坏死。结合免疫组化及基因重排结果不除外非霍奇金淋巴瘤。

手术病理：甲状腺弥漫大 B 细胞型非霍奇金淋巴瘤，生发中心细胞来源

（朱庆莉　姜玉新）

第二节　甲状腺活检联合分子标志物检测

甲状腺细针穿刺抽吸活检（FNA）虽然是明确甲状腺结节性质的首选方法，仍有 20%~25% 的细胞学结果不确定或可疑恶性[20]。在细胞学检查结果不确定或可疑恶性的病变中有 20%~30% 为恶性结节，而细胞学结果诊断为非典型改变或不能确定性质的滤泡样变，则有 5%~10% 的恶变率[21]；若对这部分不确定或可疑恶性结节患者进行甲状腺切除术，则有 70%~80% 的患者因为良性结节接受了不必要的手术治疗。近年来越来越多的学者在甲状腺 FNA 样本的基础上进行分子标志物的检测，旨在进一步提高甲状腺疾病诊断的准确率，弥补 FNA 的不足。

肿瘤分子标志物是反映肿瘤存在的一类化学性物质，其在肿瘤组织中的含量远远超过正常组织里的含量，它们的存在或量变可以提示肿瘤的性质，借以了解肿瘤的组织发生、细胞分化、细胞功能，以此帮助肿瘤的诊断、分类、预后判断及治疗指导。对甲状腺癌基因的检测目前主要有 BRAF、RAS 基因突变，RET/PTC、PAX8/PPARγ 基因重排以及半乳糖凝集素 -3(galectin-3)免疫组化检测，还有一种基于 167 种 mRNA 检测的 Afirma 基因表达分类方法的检测[22-25]等。

一、适应证

1. 符合甲状腺细针穿刺抽吸活检的适应证。
2. 2014 年美国甲状腺协会关于甲状腺肿瘤的指南中指出[26]：对于 FNA 细胞学检查结果为意义不明确的非典型病变或滤泡病变、滤泡肿瘤或可疑滤泡肿瘤及可疑恶性的患者可综合考虑临床、超声图像特征及患者意愿行分子标志物检测。

二、禁忌证

同甲状腺细针穿刺抽吸活检的禁忌证。

三、操作前准备

1. 准备好细针穿刺抽吸活检的仪器和耗材(在此不赘述)。
2. 离心机。
3. 生理盐水、去离子水、DNA 提取试剂盒、紫外分光光度计、配置突变扩增阻滞体系。
4. 知情同意书：术前向患者及其家属详细说明患者病情并介绍甲状腺 FNA 联合分子标志物检测的目的和 FNA 术中及术后易发生的风险，充分征求患者及家属的意见。

四、操作方法

1. FNA 穿刺操作方法同前一章节。
2. 超声引导下获得 FNA 穿刺细胞涂片样本。
3. 放入预先加好的生理盐水中，确认获得的样本中有可疑或癌细胞。
4. 将样本离心去上清液。
5. 使用去离子水裂解红细胞防止其干扰之后的 DNA 抽提。
6. 使用 DNA 提取试剂盒进行 DNA 提取：消化样本、沉淀蛋白、取上清液沉淀 DNA、缓冲液洗脱即获得可用 DNA。
7. 紫外分光光度计测 DNA 浓度及质量。
8. 应用突变扩增阻滞系统法（amplification refractory mutation system，ARMS ）进行实时荧光定量 PCR 技术检测突变基因（图 8-1-2-1 ）。
9. 根据不同的 DNA 试剂盒标准判读最终结果。

五、技术要点及注意事项

1. 经 FNA 抽吸活检的细胞涂片样本应尽快送去进行 DNA 提取，以保证 DNA 提取浓度最大。
2. 操作步骤要轻柔，减少 DNA 的人为降解。

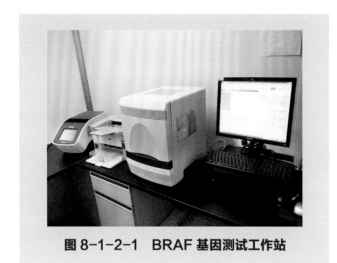

图 8-1-2-1 BRAF 基因测试工作站

3. 根据不同基因检测试剂盒的要求达到相应浓度的 DNA,否则浓度太低会出现假阴性。

4. 进行实时荧光定量 PCR 技术检测突变基因时,每次检测必须设置一个阴性对照、一个阳性对照以及内参和外控,以确保实验结果的准确性。

六、并发症及其预防与处理

同 FNA 检查的并发症预防及处理。

七、临床意义及评价

近年来,甲状腺癌发病率不断增加,对于甲状腺结节患者重中之重是诊断其结节的良恶性,甲状腺 FNA 细胞学检查是目前甲状腺结节患者术前最安全且有价值的诊断方法,但其具有一定的局限性。2009 年提出的 Bethesda 分类方法对甲状腺 FNA 细胞学检查结果进行了分类,一共分为六类,本章第一节已详细阐述。对于确诊良恶性的结节可行随访或手术,但对其余四种细胞学类型除进行反复穿刺再次确诊外,分子标志物联合 FNA 检测无疑是甲状腺切除术前的一个优化的选择。

大量的研究表明分子标志物联合 FNA 检测可提高甲状腺结节的诊断准确率。通过评估基因突变对甲状腺结节良恶性诊断的高敏感性和高特异性可得出排除(阳性检出)和纳入(阴性检出)标准。

BRAF 基因是研究较多的一类甲状腺癌分子标志物,Rodrigues 等[27]从权威数据库中对 37 家研究 BRAF 基因在甲状腺结节术前 FNA 样本中的作用的机构进行综合评估,证实在甲状腺乳头状癌的结节中,BRAF 基因突变的诊断特异性为 100%。BRAF 基因据报告与甲状腺乳头状癌患者预后也有一定的相关性,甲状腺乳头状癌 BRAF 突变型颈部淋巴结转移更多见,而甲状腺乳头状癌 BRAF 野生型颈部淋巴结转移少见,预后更佳(图 8-1-2-2,图 8-1-2-3)。因此术前 FNA 联合 BRAF 基因检测也可用于评估患者预后,决定患者手术方式。

虽然 BRAF 基因突变诊断特异性高,但其敏感性很低,因此相关研究扩展了对基因突变的研究范围,对多种基因进行检测,包括 BRAF、RAS 点位突变以及 RET/PTC、PAX8/PPARγ 基因重排,其敏感性达到 48%~63%,但其同样较低的敏感性也不能作为排除标准,而只能作为纳入标准[26]。采用一种基于高敏感性和高阴性预测值的 Afirma 基因表达分类方法可以作为排除标准,这种方法诊断的敏感性可达 92%,阴性预测值为 95%[25]。Afirma 基因表达分类方法对不确定 FNA 细胞学结果患者诊断的特异性从单独使用 FNA 的 0 上升到 52%,这意味着在甲状腺切除术之前,将近一半的不确定 FNA 细胞学结果的患者可被诊断为良性结节,从而减少不必要的甲状腺癌切除风险[28]。

甲状腺肿瘤分子标志物不仅与其发生相关,与其转移、预后等也密切相关,目前对 FNA 不确定样本进行分子标志物检测的数据还远远不够,仍需进一步研究这些甲状腺肿瘤分子标志物与甲状腺癌发生、发展、转移、预后之间的关系。而甲状腺穿刺联合分子标志物检测能否应用于临床,甚至基于 FNA 检测无法诊断的标本,能否根据研究发现的标志物制定一个分子标志物辅助 FNA 检测的详细指导方针,还需要多方面技术支持和机

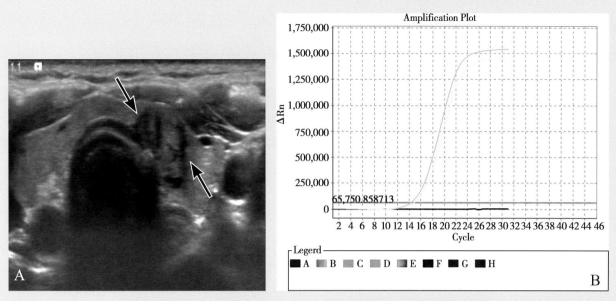

图 8-1-2-2　患者女性，50 岁，甲状腺活检联合 BRAF 检测

A. 超声提示甲状腺左叶偏峡部结节（↑），TI-RADS 4B 类。FNA 细胞学诊断为恶性结节。术后组织病理报告为甲状腺乳头状癌，同侧中央组淋巴结转移：2 个（7）；B. BRAF 基因表达提示为突变型（黄线上升，蓝线为参考线）

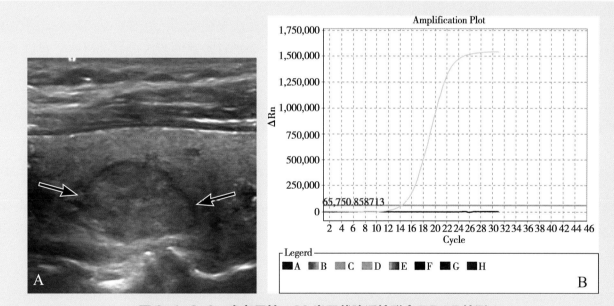

图 8-1-2-3　患者男性，69 岁甲状腺活检联合 BRAF 检测

A. 超声提示甲状腺左叶结节（↑），TI-RADS 4A 类。FNA 细胞学怀疑为恶性结节。术后组织病理报告为甲状腺乳头状癌，同侧中央组淋巴结转移：0 个（8）；B. BRAF 基因表达提示为野生型（蓝线为参考线）

构认证。随着技术的发展，FNA 联合甲状腺分子标志物检测将成为甲状腺癌个体化诊断和治疗不可或缺的重要环节。

（徐辉雄　贺亚萍）

625

第三节 甲状腺良性结节消融治疗

甲状腺结节（thyroid nodule）是指来源于甲状腺组织、位于甲状腺实质内或突出甲状腺外、呈结节性生长、具有占位效应的疾病总称[29]。近10年来，全球范围内甲状腺结节的发病率呈快速上升趋势。一般人群中，触诊可发现的甲状腺结节约为3%~7%，而高分辨率超声可检查出20%~76%的甲状腺结节[30, 31]，其中甲状腺癌约为5%~15%[32]。因此，良恶性是甲状腺结节评估的要点，决定了进一步需要采取的处理方案。超声、放射性核素等影像学方法以及甲状腺功能、抗体、血清降钙素等实验室检查可以协助诊断，但细针穿刺抽吸活检（FNA）或穿刺组织学活检（CNB）病理学检查是除手术活检外敏感性和特异性最高的鉴别诊断方法[33]。目前对恶性甲状腺结节主要是采取手术治疗的方法，消融治疗的临床实践较少，尚未被国内外大多数甲状腺诊治指南推荐为可选的治疗方法，需要更多的循证医学证据证实其临床应用的远期疗效，因此本节未进行相关内容的介绍。

甲状腺结节中大部分为良性结节，包括腺瘤、结节性甲状腺肿、胶质潴留性囊肿以及影像学上形成肿块状的桥本甲状腺炎。对于没有任何临床症状的良性甲状腺结节（benign thyroid nodules，BTNs）患者来说，一般采取定期随访观察的方法，无须特殊治疗。仅当患者合并下述情况时可考虑进行治疗：①出现与结节相关的局部压迫症状；②合并甲状腺功能亢进，内科治疗无效；③结节位于胸骨后或纵隔内；④结节呈进行性生长，临床考虑有恶变倾向或合并甲状腺癌高危因素；⑤因美观需求或思想顾虑过重影响正常工作生活而强烈要求治疗者，可作为治疗的相对适应证[30]。目前，针对良性甲状腺结节的治疗方法主要包括[34]：①手术；②促甲状腺激素（thyroid stimulating hormone，TSH）抑制治疗；③放射碘治疗（radioiodine therapy）；④经皮无水酒精注射（percutaneous ethanol injection，PEI）；⑤经皮消融（射频、微波、激光等）治疗（percutaneous ablation therapy）。经皮无水酒精注射治疗属于化学消融方法，曾经被用于治疗良性甲状腺结节，但由于治疗过程中无水酒精的不定向、不均匀弥散等原因，容易造成患者术中疼痛明显、甚至难以耐受、疗效不确定的问题，因此目前该方法主要用于治疗甲状腺囊肿或以囊性为主（囊性部分>80%）的结节。本节内容主要介绍经皮射频、微波、激光等消融技术在治疗良性甲状腺结节方面的应用。

影像引导经皮射频[35, 36]、微波[16, 37]、激光[38, 39]等消融技术治疗良性甲状腺结节具有操作简便、安全有效、微创、不良反应轻微、并发症发生率低、能够保留甲状腺功能等优点，已经在临床得到了比较广泛的应用[40]。消融后6个月结节体积缩小率达44%~93.5%；患者的症状评分和美观评分均较术前明显改善；并且术后对患者甲状腺功能影响轻微，包括甲状腺部分切除术后的患者[41]和双侧甲状腺结节的患者[42]。

一、适应证[16, 35-39, 43, 44]

1. 病理诊断证实为良性甲状腺结节（至少1次CNB或2次FNA），并具有以下表现：
   （1）结节最大径≥2cm。
   （2）结节呈进行性生长。
   （3）实性部分不少于结节体积的20%。

2. 有临床症状的良性甲状腺结节（如：颈部胀痛、异物感、喉部不适感、言语障碍、压迫症状等）。症状评分采用患者自评的方法，在10cm可视模拟标度尺上按0~10级标记。

3. 结节影响患者美观。美观评分采用体格检查的方法，分为4级：
   （1）触诊未发现结节。
   （2）触诊发现结节但不影响美观。

（3）仅吞咽时影响美观。

（4）明显影响美观。

4. 因全身状况（高龄、体弱、儿童或孕前女性等）不能耐受手术或拒绝手术。

5. 自主功能性结节引起甲状腺毒性症状[35]。

6. 患者思想顾虑过重影响正常工作生活且拒绝临床观察。

二、禁忌证

1. 绝对禁忌证

（1）严重凝血机制障碍且难以纠正、严重出血倾向。

（2）心肺等重要脏器有严重疾病不能耐受治疗。

2. 相对禁忌证

（1）结节小于 5mm。

（2）病理提示甲状腺滤泡性肿物或可疑恶性。

（3）结节所在部位对侧的声带功能不正常。

（4）尽管 CNB 或 FNA 考虑良性，但超声声像图表现具有典型恶性特征者（如：结节长径大于宽径、显著低回声结节、内有微钙化、边界不清等）。

（5）既往曾行头颈部手术或放疗。

三、操作前准备

1. 患者一般情况评估 详细了解病史，尤其与颈部及甲状腺有关的病史。常规行甲状腺体格检查，按标准完成症状评分和美观评分。术前患者需遵医嘱停用抗凝治疗或抗血小板药物 5~7 天。

2. 实验室检查 血常规；血生化（包括血清钙、磷等电解质、心肌酶谱、肝肾功能、血脂等）；血清降钙素；甲状腺功能（TT4、TT3、fT3、fT4、TSH 等）；甲状腺抗体（TG-Ab、TPO-Ab、TR-Ab）；血清四项；凝血四项；血糖等。

3. 影像学检查 常规行灰阶及多普勒超声检查（包括甲状腺大小、形态和血供情况；结节大小、数量、部位、内部回声、血供情况、周边毗邻血管和神经等结构；颈部有无异常淋巴结等）、纤维喉镜检查评估声带功能；推荐对结节行超声造影和弹性成像评估；必要时行胸部 X 线、甲状腺核素扫描、颈部 CT/MRI 等。合并心肺疾病者检查超声心动图及肺功能。

4. 病理检查 至少 1 次 CNB 或 2 次 FNA，病理确诊为良性病灶。

5. 制定消融治疗方案 根据上述结果，评估患者是否具有消融治疗适应证，有无消融治疗的禁忌证。对具有消融治疗适应证的患者，根据拟治疗目标结节的大小、部位、血供情况及周边毗邻结构等条件制定消融治疗方案，包括拟消融的范围（结节全部或大部）以及是否需采用液体隔离法分离目标结节及其周围大血管、神经、气管、食管等重要毗邻结构。术前患者需禁食水 8 小时，常规建立静脉通道。

6. 知情同意 遵循知情同意原则。治疗前向患者和家属详细说明病情并介绍消融治疗的目的、操作方法、术中注意事项和预后，告知治疗中和治疗后可能出现的不良反应和并发症以及处理措施。征得患者同意，签署手术知情同意书。

7. 消融治疗室及配置

（1）房间要求：面积 $\geq 30m^2$，洁净级别 $\geq$ 万级，层流空气清新。水、电、空调系统设施齐备。安装观片灯、对讲系统、电话线路、网线、医用气体及负压吸引装置。

（2）超声仪器：彩色多普勒超声仪配有高频（6~10MHz）线阵探头，最好具有超声造影和弹性成像功能。

（3）消融设备及针具：微波、射频、激光等消融设备及相应的消融针具。

（4）急救设备：消融治疗室备有呼吸机或维持呼吸所需简易设备、心电监护、除颤仪等急救设备。

（5）药品：局麻药品2%盐酸利多卡因；急救车内备有常规止血、止痛、抗过敏、纠正心律失常、升压及降压等急救药品及喉镜等相关器械。

8. 消融治疗人员配置 一般需要5名医护及辅助人员配合完成治疗，包括副主任医师以上职称1名（主要术者）、主治或住院医师1名（第一助手）、技术员1名（操作消融设备）、巡回护士1名（患者核对、器械药品准备）、记录人员1名（超声仪器调节、图像记录、出具消融治疗图文报告）。

四、操作方法

1. 确认消融仪及消融针工作正常 常规检查消融仪和消融针工作状态，如有异常及时处理。设定消融初始功率（通常微波20W、射频20W、激光2W），术中可根据辐射中声像图变化酌情增加。

2. 麻醉及监护局麻下进行操作 治疗中全程心电监护，监测患者呼吸、心率、血压等生命体征。

3. 恰当的患者体位和进针路径 患者的体位以超声检查时能清楚显示结节和便于医生操作为原则。一般选用平卧位，颈后部适当垫高，头后仰，充分显露颈部。探头压力适当，超声检查清楚显示甲状腺结节及其与周围结构的关系。确认进针路径上不经过较大血管等重要结构，测量进针深度并在消融针上进行标记。

4. 无菌操作下消融 操作区常规皮肤消毒，铺无菌巾。探头外套无菌薄膜观察目标结

节的解剖位置，如靠近迷走神经、喉上神经、喉返神经、气管、食管等重要结构时，采用液体隔离法辅助治疗。一般采用经峡部入路穿刺，进针前再次确认进针点，1%盐酸利多卡因局部麻醉，尖刀片在皮肤上切2mm小口或采用套管针经皮肤穿刺至甲状腺表面（微波消融时采用，射频或激光消融时可直接进针），消融针经皮肤切口或套管针鞘穿刺至结节内预定部位。采用移动靶点技术（moving-shot technique）或移动靶点技术结合固定消融技术进行消融治疗[45]，按照术前拟定的治疗方案进行目标结节的治疗。

5. 术中疗效评价 实时超声监测声像图上目标结节内部回声变化，观察到结节逐渐被消融过程中产生的强回声覆盖，且彩色多普勒超声检查治疗区无血流信号，作为评价结节坏死范围的参考依据。但常规超声评价坏死范围价值有限，因此推荐采用超声造影评价消融范围，以超声造影显示的无增强区作为评价坏死范围的依据（图8-1-3-1）。完成术前拟定的治疗方案后结束治疗，无须凝固针道即可退出消融针，一般不会发生出血和针道种植风险。

6. 术后观察处理 退针后即刻行超声检查甲状腺周围有无异常积液及血肿形成等情况，确认无活动性出血后，对患者颈部进行酒精消毒，局部无菌敷料覆盖并采用冰袋冷敷。在术后恢复室留观至少30分钟，监测生命体征无异常后返回病房，继续观察有无声音嘶哑、饮水呛咳等神经损伤以及延迟出血等表现，及时对症处理。

7. 疗效评估及随访 术后第二日复查超声造影及甲状腺功能等实验室检查评价疗效，完成术前消融方案且无明确不良反应或并

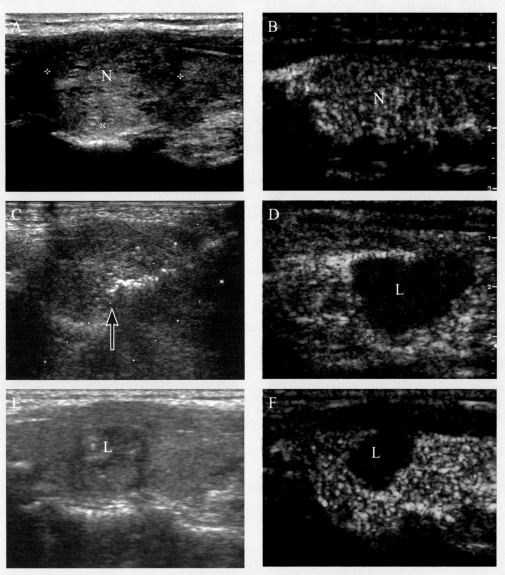

图 8-1-3-1　超声造影评价甲状腺结节微波消融疗效

患者男性，54 岁，发现甲状腺占位 1 年余，穿刺病理示结节性甲状腺肿。行超声引导微波消融治疗。

A. 术前灰阶超声示甲状腺右叶实性结节（N），大小 2.4cm×1.6cm×1.5cm；

B. 术前超声造影显示结节（N）呈均匀高增强；

C. 微波治疗中，消融针辐射时，针尖周围呈强回声（↑）；

D. 术后即刻超声造影治疗区 (L) 呈无增强；

E. 术后 6 个月复查常规超声治疗区 (L) 明显缩小，大小为 1.3cm×1.2cm×1.1cm；

F. 术后 6 月超声造影显示治疗区 (L) 呈无增强

发症后患者可出院。之后进入随访期，术后 1、3、6、12 个月及以后每 6~12 个月复查超声及甲状腺功能等实验室检查，评估症状及美观评分，计算结节体积缩小率（图 8-1-3-2）。在随访期内发现复发病灶可适当缩短随访间隔。如复发病灶明显增大（体积较前次检查增加 50% 以上），应行 CNB 或 FNA，排除恶性可能后，择期再次进行消融治疗。

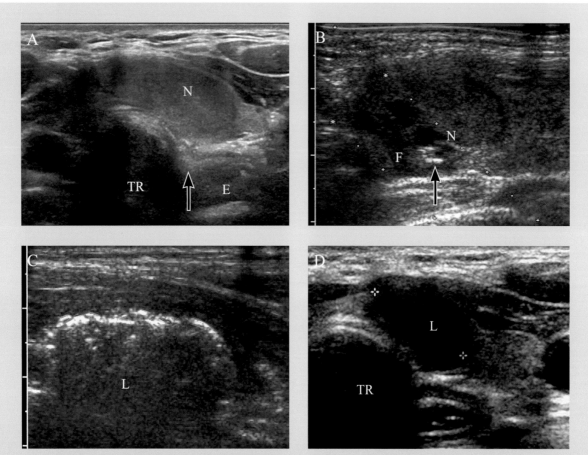

图 8-1-3-2 紧邻气管、食管的良性甲状腺结节消融治疗

患者女性，56 岁，甲状腺囊腺瘤术后 34 年，发现甲状腺左叶下极近峡部结节近 6 年，近 1 年来增大较明显，穿刺病理示腺瘤。行超声引导液体隔离法辅助微波消融治疗，术后患者恢复好，无气管、食管及神经损伤并发症。

A. 术前灰阶超声示甲状腺左叶下极近峡部结节（N），大小 2.5cm×1.4cm×2.1cm，近气管（TR）、食管（E）及食管气管旁沟（↑），

B. 采用液体隔离法辅助治疗。超声引导 21G PTC 针进针至甲状腺内侧间隙与食管气管旁沟之间，（↑）所示为 PTC 针针尖，注入生理盐水（F）分离结节（N）与气管、食管；

C. 消融后即刻超声观察治疗区（L）呈强回声，覆盖整个结节；

D. 术后 3 月复查治疗区（L）缩小，大小 1.7cm×0.9cm×1.3cm，结节体积缩小率 72.9%

五、技术要点及注意事项

1. 移动靶点技术[42]由韩国 Baek 教授首先提出并应用于良性甲状腺结节的消融治疗中（图 8-1-3-3）。其操作方法是将拟治疗的目标结节分为多个概念上的消融单元，这些消融单元的大小（与消融针、治疗功率和辐射时间有关）根据其在结节内的位置和结节周边解剖结构确定：对于比较靠近周边重要结构的部位采用较小的消融单元，而在结节内部比较安全的部位采用较大的消融单元。据此，操作消融针尖端按照一定的顺序（声像图上由深至浅、由远及近）移动辐射直至完成目标结节的消融治疗。

2. 液体隔离法是指在超声实时监视下将 21~22G PTC 针精确穿刺至甲状腺周围间隙内并注入液体（生理盐水或 5% 葡萄糖溶液），隔离目标结节与周围重要结构，降低消融过程中对周围结构的热损伤，从而达到提高治疗安全性和减少并发症的目的。液体隔离的主要间隙包括：甲状腺外侧及后间隙、前间隙、内侧间隙（见图 8-1-3-3）。根据目标结节的解剖位置进行选择。

3. 甲状腺上极或下极（食管气管旁沟）分别靠近喉上神经和喉返神经，且超声难以显示上述神经，因此消融时需根据解剖部位判断神经走行，避免神经的热损伤，建议采用超声引导甲状腺周围间隙液体隔离法辅助治疗。

4. 迷走神经走行于颈总动脉鞘内，高频超声可以清楚显示该段神经走行，术前应行超声检查确认迷走神经及与目标结节的毗邻关系，必要时采用液体隔离法辅助治疗（图 8-1-3-4）。

5. 甲状旁腺位于甲状腺后方，常规超声一般不能显示。因此当目标结节紧邻甲状腺后方时应预防甲状旁腺损伤。应于启动辐射前确认结节边界和针尖位置，保证消融针尖位于结节内再行消融治疗。

6. 术中患者的吞咽动作可能引起消融针尖位置的变化。为保证治疗的安全性，每次启动辐射前嘱患者配合不做吞咽动作。

7. 术中患者诉疼痛或不适时应及时停止消融，询问患者的具体症状，分析可能的原因，及时对症处理。

8. 术中需间断与患者交流，根据回答判断是否有声音嘶哑或减低等表现。如有异常改变，应停止治疗，及时处理。

9. 术后第二日常规复查血生化，尤其注意血清钙、磷变化。

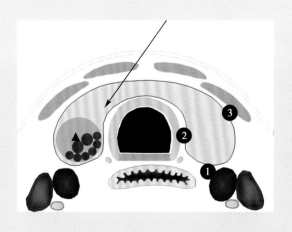

图 8-1-3-3　移动靶点技术消融治疗甲状腺结节示意图

超声引导消融针（↑）经峡部入路穿刺进入甲状腺目标结节（▲）内，对其内多个概念上的消融单元（绿色目标结节内大小不等的红色圆形区域）按顺序逐个进行消融：靠近周边重要结构的部位采用较小的消融单元（较小的红色圆形区域），而在结节内部比较安全的部位采用较大的消融单元（较小的红色圆形区域）。完成目标结节该平面的消融后，移动探头和消融针进入下一个平面，继续上述消融过程，直至完成整个结节或术前拟定方案的治疗。①甲状腺外侧及后间隙；②内间隙；③前间隙

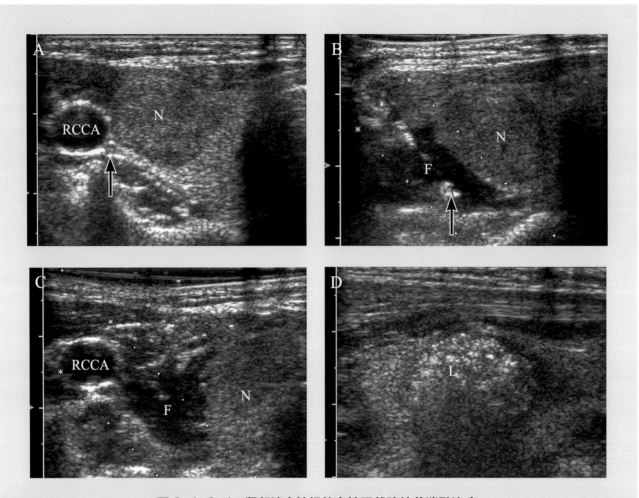

图 8-1-3-4 紧邻迷走神经的良性甲状腺结节消融治疗

患者女性，32岁，查体发现甲状腺右叶结节，穿刺病理示腺瘤。行超声引导液体隔离法辅助微波消融治疗，术后患者恢复好，无血管迷走反射及颈总动脉或迷走神经损伤并发症。

A. 术前灰阶超声示甲状腺右叶结节（N），大小2.4cm×1.4cm×1.3cm，紧邻右侧颈总动脉（RCCA）及右侧迷走神经（↑）；

B. 采用液体隔离法辅助治疗。超声引导21G PTC针进针至甲状腺外侧及后间隙与右侧颈动脉鞘之间，（↑）所示为PTC针针尖，注入生理盐水（F）分离结节（N）与右侧颈动脉鞘；

C. 甲状腺结节（N）与右侧颈总动脉（RCCA）和迷走神经被注入的生理盐水（F）成功分离；

D. 消融后即刻超声观察治疗区（L）呈强回声，覆盖整个结节

六、并发症及其预防与处理

超声引导消融治疗甲状腺良性结节是一种安全微创的方法，患者术中和术后的不良反应较轻微，包括轻度疼痛、血管迷走反射、低热以及咳嗽等，多数可自行缓解，不需特殊处理。另外，消融治疗中和治疗后的并发症发生率也较低。轻微并发症包括局部血肿、呕吐、皮肤灼伤等；严重并发症包括声音改变和（或）饮水呛咳、结节破裂伴或不伴脓肿形成、甲状腺功能减退、臂丛神经损伤等，但都不属于可致命的并发症[46]。介入超声医生应熟练掌握颈部及甲状腺周围解剖，充分认识理解上述并发症的形成原因和处理方法，在消融操作中尽量避免或降低并发症发生率。

1. 血肿发生率约为 1.02%，可出现于甲状腺周围、包膜下和结节内，超声表现为上述位置出现形态不规则的不均质回声区，多由于消融针穿刺损伤所致。应用止血药物、局部适当加压或冷敷可缓解，一般于术后 1~2 周内可吸收。

2. 呕吐发生率约为 0.62%，术后出现，可酌情应用止吐药物，1~2 天内恢复。

3. 皮肤灼伤发生率约为 0.27%，表现为穿刺部位皮肤的一度烧伤。患者会出现局部皮肤颜色改变、轻度疼痛和不适，术后 1 周内可恢复。

4. 声音改变和(或)饮水呛咳发生率为 1.02%，可于术中或术后出现，多因治疗结节靠近喉返神经和（或）喉上神经、治疗中造成神经的热损伤或局部出血渗出等压迫神经所致。多数患者的症状为一过性，可于术后 1~3 天自行缓解；少数症状较重的患者术后经药物、理疗、喝水及发音训练 1~3 个月后可好转。

5. 结节破裂伴或不伴脓肿形成发生率为 0.21%，出现于术后随访期间，一般于 2 个月内出现，表现为颈部突然出现的肿胀和疼痛，超声显示为甲状腺前包膜破裂和前颈部出现不均质回声的血肿形成，可继发感染形成脓肿。此类并发症多数患者可自行恢复，但少数患者需手术治疗。

6. 甲状腺功能减退发生率为 0.07%，术后 6 个月出现，表现为颈部肿胀，超声示甲状腺弥漫性肿大但未发现结节，血清甲状腺功能检查提示甲状腺功能减退。

7. 臂丛神经损伤发生率为 0.07%，表现为手部小指和环指麻木和感觉减弱，2 个月后逐渐恢复。

七、临床意义及评价

超声引导消融治疗良性甲状腺结节的临床应用具有操作简便、安全微创、术后结节缩小率高、结节相关的疼痛和美观问题（图 8-1-3-5）改善明显、术中和术后并发症发生率低、对甲状腺功能保留好等优点，为症状性良性甲状腺结节患者提供了一种新的微创治疗选择。

射频、激光和微波三种消融技术都在良性甲状腺结节的治疗中取得了满意的临床结果，展示出良好的应用前景。2013 年，Lim 等[36] 报道了 111 例患者 126 枚良性甲状腺结节射频消融治疗后的长期随访结果，平均随访时间（49.4±13.6）个月，结节体积明显缩小，从术前的平均（9.8±8.5）ml 下降到术后的（0.9±3.3）ml，平均体积缩小率（93.5±11.7）%。总复发率和并发症发生率低，分别为 5.6%（7/126）和 3.6%（4/111）。2014 年，Papini 等[47] 报道的多中心研究，对 101 枚实性良性甲状腺结节进行激光消融治疗，随访时间 36 个月，平均体积缩小率 57%±25%，其中 67.3% 的结节体积缩小率超过 50%。Yue 等[37] 在对 222 例患者共计 477 枚良性甲状腺结节进行微波消融后，发现所有的结节在手术后体积均明显缩小，其中随访至 6 个月的 254 枚结节，体积缩小率超过 50% 以上的达 82.3%，而 30.7% 的结节完全消失。另外消融技术在自主功能性甲状腺结节的治疗中也显示出一定的优势。2014 年，Chianelli 等[48] 报道的研究提示 ^{131}I 联合激光消融治疗能够更快的控制患者的甲亢症状并缩小结节体积。2015 年，Sung 等[44] 报道了 5 个中心超声引导消融治疗 44 例患者 44 枚自主功能性甲状腺结节的临床治疗结果，平均随访（19.9±12.6）个月，术后患者血清 T3、游离 T4 和 TSH 较术前明显改善，放射性核素扫描 35 枚术前的热结节变为冷结节，另外 9 枚虽然仍表现为热结节，但放射性核素吸收水平较术前下降，表明了消融治疗对自主功能性甲状腺结节的有效性，可以作为手术和放射碘治疗之外的另一种治疗选择。

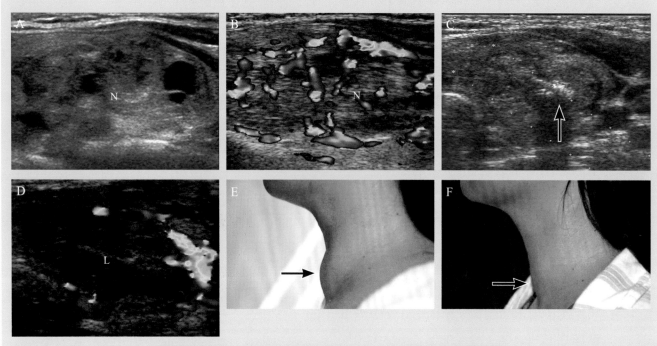

图 8-1-3-5　良性甲状腺结节消融治疗后改善患者美观问题

患者女性，41 岁，发现甲状腺占位 18 年，逐渐增大半年，穿刺病理示结节性甲状腺肿。行超声引导微波消融治疗，术后患者美观问题明显改善。

A. 术前灰阶超声示甲状腺左叶实性为主结节（N），大小 3.9cm×2.2cm×3.3cm；

B. 术前 CDFI 显示结节内（N）血流信号丰富；

C. 微波治疗中，消融针辐射时，针尖周围呈强回声（↑）；

D. 术后 CDFI 显示结节内 (L) 血流信号消失；

E. 术前患者颈部凸起明显（↑）影响美观，评分 4 分；

F. 术后 3 个月复查患者颈部美观问题明显改善（↑），美观评分 2 分

　　不容否认的是，目前消融治疗良性甲状腺结节的文献报道多数仍然是单中心小样本量研究，适应证和禁忌证的选择还没有形成统一的规范，加之射频、微波和激光三种消融技术在良性甲状腺结节消融治疗中的各自优势和不足也尚未揭示，因此有必要组织进行多中心、大样本量、前瞻性的对照研究对三种消融技术的临床应用进行系统比较[49, 50]，推动制定统一的适应证和禁忌证，实现超声引导良性甲状腺结节消融治疗的规范化临床应用。另外，受本身成像原理的影响，超声有时不能清楚显示颈部部分神经的走行，尤其在治疗较大结节时这种影响会更明显，这可能是造成神经损伤并发症的原因之一。解决这个问题的一种有效方法是采用近年来在临床逐渐开展应用的多模态影像融合导航技术[51]，随着导航的精度和准确性不断提高，特别是将来全自动配准功能的实现、组织形变以及呼吸和运动补偿功能的完善之后[52]，必定会推动超声引导消融治疗良性甲状腺结节向更为安全、微创和有效的方向发展。

（程志刚　韩治宇　段少博）

第四节　甲状旁腺良性结节消融治疗

甲状旁腺功能亢进,简称甲旁亢,是指各种原因导致甲状旁腺激素(parathyroid hormone,PTH)分泌过多,引起的钙磷比例失调和骨代谢紊乱的一种全身性疾病。分原发性和继发性两种。原发性甲旁亢(primary hyperparathyroidism,PHPT)主要病因是甲状旁腺腺瘤、腺癌和甲状旁腺增生,治疗方法首选手术治疗;继发性甲旁亢(secondary hyperthyroidism,SHPT)主要由慢性肾衰竭(chronic renal failure,CRF)引起,较PHPT更为常见,与尿毒症骨病、心血管钙化、高死亡风险的发生密切相关,需要积极治疗[53, 54]。其首选治疗方法为活性维生素D类药物治疗,但部分患者对药物反应不佳,称为难治性SHPT[55],这时也多采用外科手术治疗。其中,甲状旁腺全切并自体组织前臂皮下移植是最常见的术式[56],但有时"全切"并不彻底,或移植腺体仍过度增生,均可导致复发[57]。由于术后粘连等原因,手术切除复发性甲旁亢比较困难,且并发症也增多。与上述治疗方法相比,超声引导热消融治疗定位准确,无须全麻,对患者创伤小,可反复进行,疗效也比较可靠。现阶段的许多临床研究发现热消融对原发性及继发性甲旁亢治疗有效,具有传统治疗方法不可比拟的优势[58-63]。本章节主要介绍射频及微波消融治疗。

一、适应证

1. 血清甲状旁腺激素(PTH)>300pg/ml。
2. 经超声、核素或增强CT/MRI检查发现甲状旁腺病变。
3. 患者高龄或合并严重的全身性疾病等,不能耐受手术或全身麻醉。
4. 药物治疗效果不佳。

二、禁忌证

1. 核素或增强CT/MRI显示异位甲状旁腺病变,且消融针无法探及者。

2. 存在影响钙、磷及骨代谢的其他疾病。
3. 正在服用糖皮质激素。
4. 有严重的凝血障碍,或停用阿司匹林、氯吡格雷等抗凝药物未达规定天数。

三、操作前准备

（一）仪器准备

1. 超声诊断仪配备高频线阵探头,并具有彩色多普勒血流显像(CDFI)及超声造影功能。
2. 消融系统根据拟消融病灶大小选择适当的消融方法及针具。德国 Celon ENT ProBreath 单针双极式射频电极(电极外径1mm、总长80mm、发射段长5mm)适合消融直径小于10mm的病灶;而中国南京康友微波消融天线(天线外径2mm,总长100mm,发射段长3/5mm)适合消融直径大于10mm的病灶。水冷装置可降低电极周围的组织温度,有效防止组织炭化的发生,进而可获得更大的消融范围;另外,可避免电极与组织粘连,减少患者术中疼痛程度,并避免术后感染的发生。

（二）患者准备

1. 基本信息采集包括姓名、性别、出生日期、常住地址及联系方式等。
2. 病史采集
   （1）有无肾病及透析史。
   （2）有无骨痛、皮肤瘙痒、剧烈呕吐等临床症状,并记录其严重程度。
   （3）有无心、脑等重要脏器病史及治疗史。
   （4）有无手术史。
   （5）是否长期服药,尤其是抗凝药。
3. 实验室检查
   （1）血清PTH,血钙及血磷水平。
   （2）血清四项、血常规及凝血功能。

4. **影像学检查** 行颈部高频超声（含超声造影）及核素扫查，必要时行颈胸部增强CT/MRI等影像学检查，确定病变甲状旁腺数目、大小及血供情况等，以及与周围血管、神经的关系。

5. **术前告知** 主要操作者需告知患者病情、预期采用的治疗方法与目的、治疗中可能出现的风险、术后随访方法，以及高值耗材费用等内容。医患双方应在充分告知后于知情同意书上签字确认。

四、操作方法

1. **患者体位** 去除患者颈部饰物及上衣，仰卧于治疗床之上。于其肩下放置软垫，使颈部略后伸。

2. **多发病变编号** 部分患者特别是继发性甲旁亢患者，常有多个甲状旁腺同时增生。此时如对多发病变合理编号，即可保证治疗时不会遗漏。编号方法可按不同侧别、由上极至下极、由背侧至腹侧的顺序对所有拟消融腺体编号。

3. **消融腺体的选择** 原发性甲旁亢（腺瘤、增生）多为单发病变，可对病灶一次性消融；继发性甲旁亢（尿毒症引起）常有多个腺体同时增生，此时，应根据增生腺体数量及患者耐受性等决定消融方式。通常，增生腺体数量 ≤ 3 个时，可一次性全部消融；≥ 4 个时，可完全消融 2~3 个腺体，剩余腺体部分消融。原则上优先消融较大病灶或经证实的 PTH 优势分泌病灶。

4. **选择穿刺入路** 采用横切面或斜横切面扫查，保证拟消融甲状旁腺与颈部重要组织（气管、食管、颈动脉、颈静脉等）同时处于视野范围内。消融治疗前应再次确认病变甲状旁腺的位置，根据拟消融腺体的不同位置选择进针方向及穿刺路径，应以操作方便及穿刺安全为主要原则。进针方向通常选择由颈外侧向颈中线穿刺（图 8-1-4-1），特殊情况可选择由颈中线向颈外侧穿刺。彩色多普勒发现明显血流信号的位置应尽量回避。

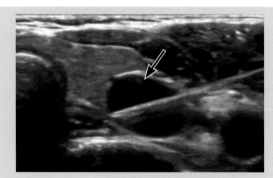

图 8-1-4-1 由颈外侧向颈中线的穿刺方向
箭头：甲状旁腺结节

5. **建立静脉通路** 静脉通路可用于超声造影，亦可用于术中急救用药及补液。可使用六氟化硫微泡剂（SonoVue, Bracco, Italy）作为超声造影剂。术前造影可增强病变腺体与周围组织对比，进一步明确腺体大小及其血供情况（图 8-1-4-2）；术中造影可用以判断腺体是否消融完全（图 8-1-4-3）。

6. **消毒与麻醉** 颈部皮肤常规消毒，消毒范围上至下颌、下至两乳头连线、左右至胸锁乳突肌后缘。铺无菌洞巾后，以 1% 利多卡因对皮肤穿刺点、穿刺路径、拟消融甲状旁腺包膜周围进行局部麻醉。

7. **建立液体隔离带** 甲状旁腺常规位于甲状腺背侧，与喉返神经、颈部血管等重要组织相毗邻，如未行处理直接消融，极易引起周围组织不可逆性热损伤。术中在甲状旁腺周围建立隔离带对保护喉返神经及周围重要组织非常关键。一般采用利多卡因与生理盐水混合液（5ml 利多卡因 +15ml 生理盐水）作为隔离液。在超声引导下将液体注入拟消融甲状旁腺周围，使腺体与周围组织分离。为保证隔离效果，液体隔离带的宽度应不少于 5mm。

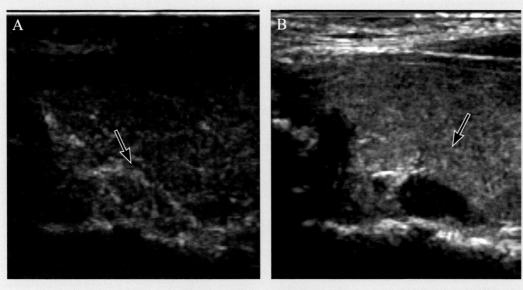

图 8-1-4-2　术前超声造影

A. 造影图像，显示增生的甲状旁腺与周围甲状腺同时增强（↑）；

B. 实时二维超声图像。（↑）：消融前的甲状旁腺结节

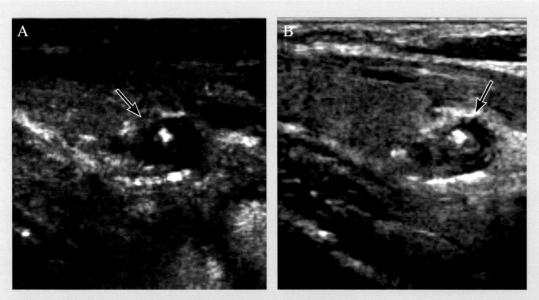

图 8-1-4-3　术后超声造影

A. 造影图像，显示病灶无增强（↑），提示消融完全；

B. 实时二维超声图像。（↑）：消融后的甲状旁腺结节

8. 启动消融　较小的病变腺体（<0.5cm）可采用单点消融，即将针尖置于腺体中央，期间不改变针尖位置，一次性彻底消融；较大的病变腺体（≥0.5cm）可采用多点消融，即在消融过程中不断调整针尖位置，或消融一点后停止微波/射频发射，将针尖调至另一区域后再次启动微波/射频，直至消融范围覆盖整个腺体。其中，多点消融应由深及浅、由远及近逐步消融，以避免气化区遮挡消融针。

637

消融功率及时间根据具体设备及病灶大小不同而设定。消融过程中应密切观察声像图的实时变化，通常以强回声气化区大小表示消融范围大小（图8-1-4-4），当气化区完全覆盖病灶时停止消融，或观察消融腺体回声是否改变，通常当腺体由低回声变成不均质略高回声时代表消融完全。此时应行术中超声造影检查，若无增强范围完全覆盖术前病灶增强范围，则表明消融完全；反之，则需对仍增强部分继续消融。

9. 安全性观察　治疗中、治疗后观察出血、声音嘶哑、疼痛、吞咽困难等，如出现上述情况应及时停止治疗。

10. 疗效评估　于治疗后1天、1周、1个月、3个月、6个月、12个月对下列指标随访：

（1）临床症状：包括骨痛、皮肤瘙痒及其他神经精神症状等的改善情况。

（2）实验室检查：包括血清PTH及血钙、血磷水平。

术后一周血清PTH下降幅度小于原水平的15%者，可能存在消融不完全或有其他甲旁亢结节存在的可能，此时应再次行影像学检查，确定存在病变并符合消融条件情况下可于2个月后进行第二次治疗。

（3）消融灶的超声表现：包括腺体大小、形态及血流变化等。另行超声造影判断病变有无复发。

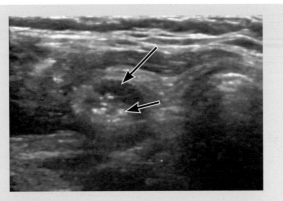

图8-1-4-4　消融术中的强回声气化区
长箭头：甲状旁腺结节；短箭头：强回声气化区

五、技术要点及注意事项

（一）设备安全

应选择适合甲状旁腺的消融设备。操作前对消融针及消融仪仔细检查，排除故障隐患。使用单极式射频消融针时，应避免金属手术器械直接接触电极针，以防发生电弧灼伤事故。如患者术前放过冠脉金属支架或心脏起搏器时，要慎用单极射频设备，以防射频信号导致心脏意外。

所有消融针需遵循一次性使用原则。消融时间过长，将增加故障及断针的发生风险，对于需要多个结节治疗的情况，必要时可以分次消融。

（二）急救准备

消融过程中应密切观察患者呼吸是否通畅、神志是否清晰等。制定相关急救预案，并准备各种急救器械及药品，以便紧急情况发生时及时给予患者相应处置。

（三）消融腺体的选择

本技术主要以降低血清PTH水平为目的，对增生腺体大小及数量无确切要求。为避免双侧喉返神经损伤，建议先消融一侧较大增生腺体，当消融结束后，患者声音无任何改变，观察5~10分钟，再进行另一侧增生腺体的消融，或者分两次消融。

（四）有效隔离带的保持

隔离液体在操作过程中不断流动并被周围组织吸收，以致隔离带宽度不足，严重影响操作安全性。为保证有效隔离带的存在，需在治疗中随时观察隔离带宽度并及时补充液体。

注射隔离带后，少数患者出现颈部压迫感，可于停止或减慢注射后改善；亦有部分患者出现咽部刺痒感，单纯使用生理盐水作为隔离液即可避免（但消融过程中患者可能出现明显疼痛）。

六、并发症及其预防与处理

（一）出血

长期服用抗凝及活血药物的患者，应在治疗前停服1周以上。所有患者需在术前检查血常规及凝血功能，存在出血倾向的患者不予治疗。如发现明显出血，应立即采用彩色多普勒探查出血点，并大功率消融止血。图 8-1-4-5、图 8-1-4-6 即为消融治疗中微波止血及止血后 24 小时复查图像。

（二）喉返神经及喉上神经损伤

　　主要操作者应熟知喉返神经及喉上神经走行规律，消融前在拟消融甲状旁腺周围注射液体隔离带，将腺体与喉返神经及喉上神经分隔。由于隔离液对神经具有压迫作用，少数患者可产生短暂性声音嘶哑；当采用生理盐水及利多卡因混合液作隔离带时，利多卡因可暂时麻痹喉返神经，亦可产生短暂性声音嘶哑。以上两种情况多可在治疗后 2~3 小时内自愈。大部分喉返神经损伤患者可在术后 7~30 天恢复，少数患者喉返神经严重损伤，需达数月至半年或更长时间方可恢复[11]。图 8-1-4-7~ 图 8-1-4-9 即为喉返神经严重损伤的患者术前、术中及术后图像。此例患者由于增生甲状旁腺和喉返神经距离过近，消融时隔离液体吸收，热损伤所致。

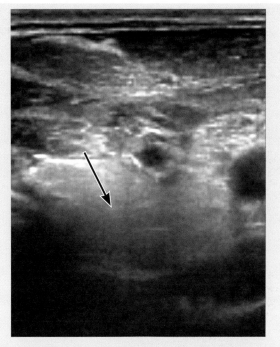

图 8-1-4-6　术后 24 小时复查未见出血迹象

（↑）：原出血部位

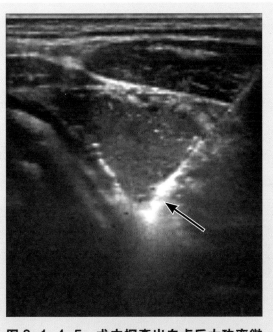

图 8-1-4-5　术中探查出血点后大功率微波消融

（↑）：微波消融出血点

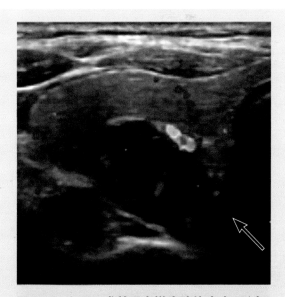

图 8-1-4-7　术前观察增生腺体大小、形态、位置、血流等，增生腺体内可见血流信号

（↑）所示为喉返神经所在处

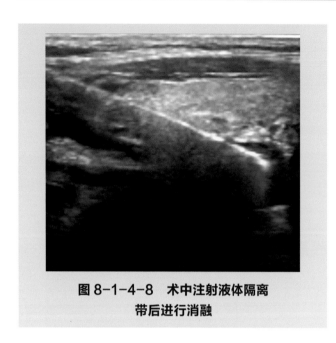

图 8-1-4-8 术中注射液体隔离带后进行消融

（三）利多卡因中毒反应

利多卡因具有蓄积效应，应注意使用总量。面色苍白、头晕无力、恶心呕吐、胸闷、呼吸困难等为利多卡因中毒表现。中毒后需静脉持续补液，促进其代谢分解，另需维持呼吸道畅通，辅以吸氧等措施。

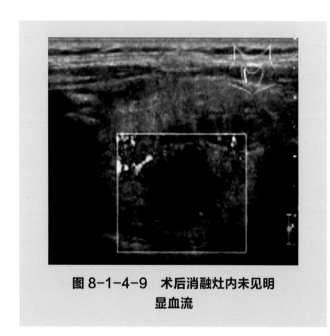

图 8-1-4-9 术后消融灶内未见明显血流

七、临床意义及评价

超声介入治疗甲旁亢有很多方法。其中，国内外学者对无水乙醇注射治疗的研究较多。然而，此技术存在乙醇弥散不可控及注射时剧烈疼痛等应用局限，目前已逐步被局部热消融方法取代。

超声引导热消融治疗甲旁亢具有疗效好、微创、快捷、并发症少且可重复治疗等特点，具有传统疗法不可比拟的优势。目前国内外均有相关报道[58-62]，治疗后患者血清 PTH 下降，且临床症状得以缓解。但大多数报道所含病例数较少，难以充分评价该治疗的疗效及并发症情况。首都医科大学附属北京友谊医院统计了 56 名 SHPT 患者全部实现完全消融，术后血清 PTH 明显下降[63]，并且患者肌痛及皮肤瘙痒等临床症状明显改善。这 56 名患者中有 3 名患者出现术后声音嘶哑，2 名患者于 7 日后不治自愈，1 名患者给予神经营养药物治疗，约 4 个月后逐渐恢复，未出现不可逆性声音嘶哑的病例。尽管国内外学者已发现超声引导介入治疗 SHPT 的较好前景，目前仍存在一些问题亟待解决。比如，术中及术后的近远期疗效评估方法及标准的制定，各种并发症发生率及处理方法的研究，危险部位腺体增生时介入方法的选择，介入治疗后辅助药物的剂量与品种选择（继发性甲旁亢消融治疗术后是否辅助用药，以及其剂量和种类的选择可由肾病科临床大夫根据患者具体情况而定）等。另外，对于目前最具前途的热消融技术，还缺乏多中心、大样本、随机、对照研究，无法对此技术进行综合分析评价。随着对上述问题的不断研究，超声介入治疗甲旁亢将展现更广阔的应用前景，有望在不远的将来成为甲旁亢的重要治疗方案。

（钱林学 于明安 梁萍）

1. Fujimoto Y，Oka A，Omoto R，Hirose M.Ultrasound scanning of the thyroid gland as a new diagnostic approach.Ultrasonics，1967，5：177-180.

2. Holm HH，Pedersen JF，Kristensen JK，et al.Ultrasonically guided percutaneous puncture.RadiolClin North Am，1975，13（3）：493-503.

3. Walfish PG，Hazani E，Strawbridge HT，et al.Combined ultrasound and needle aspiration cytology in the assessment and management of hypofunctioning thyroid nodule.Ann Intern Med，1977，87（3）：270-274.

4. Scheible W，Leopold GR，Woo VL，et al.High-resolution real-time ultrasonography of thyroid nodules.Radiology，1979，133（2）：413-417.

5. Novoa E，Gürtler N，Arnoux A，et al.Role of ultrasound-guided core-needle biopsy in the assessment of head and neck lesions：a meta-analysis and systematic review of the literature.Head Neck，2012，34（10）：1497-1503.

6. Baatenburg de Jong RJ，Rongen RJ，Verwoerd CD，et al.Ultrasound-guided fine-needle aspiration biopsy of neck nodes. Arch Otolaryngol Head Neck Surg，1991，117（4）：402-404.

7. Lee EW，Chen C，Sauk S，et al.How diagnostic is ultrasound-guided neck mass biopsy（fine-needle capillary sampling biopsy technique）?：evaluation of 132nonthyroid neck mass biopsies with pathologic analysis over 7years at a single institution.J Ultrasound Med，2009，28（12）：1679-1684.

8. Pfeiffer J，Kayser G，Technau-Ihling K，et al.Ultrasound-guided core-needle biopsy in the diagnosis of head and neck masses：indications，technique，and results.Head Neck，2007，29（11）：1033-1040.

9. Solbiati L，Giangrande A，De Pra L，et al.Percutaneous ethanol injection of parathyroid tumors under US guidance：treatment for secondary hyperparathyroidism.Radiology，1985，155（3）：607-610.

10. Porenta M，Fettich JJ.Treatment of thyroid cysts by sclerosation.RadiobiolRadiother（Berl），1985，26（2）：249-254.

11. Livraghi T，Paracchi A，Ferrari C，et al.Treatment of autonomous thyroid nodules with percutaneous ethanol injection：preliminary results.Work in progress.Radiology，1990，175（3）：827-829.

12. Lewis BD，Hay ID，Charboneau JW，et al.Percutaneous ethanol injection for treatment of cervical lymph node metastases in patients with papillary thyroid carcinoma.Am J Roentgenol，2002，178（3）：699-704.

13. Pacella CM，Bizzarri G，Guglielmi R，et al.Thyroid tissue：US-guided percutaneous interstitial laser ablation-a feasibility study.Radiology，2000，217（3）：673-677.

14. Kim YS，Rhim H，Tae K，et al.Radiofrequency ablation of benign cold thyroid nodules：initial clinical experience.Thyroid，2006，16（4）：361-367.

15. Esnault O，Rouxel A，Le Nestour E，et al.Minimally invasive ablation of a toxic thyroid nodule by high-intensity focused ultrasound.Am J Neuroradiol，2010，31（10）：1967-1968.

16. Feng B，Liang P，Cheng Z，et al.Ultrasound-guided percutaneous microwave ablation of benign thyroid nodules：experimental and clinical studies.Eur J Endocrinol，2012，166（6）：1031-1037.

17. Monchik JM，Donatini G，Iannuccilli J，et al.Radiofrequency ablation and percutaneous ethanol injection treatment for recurrent local and distant well-differentiated thyroid carcinoma.Ann Surg，2006，244（2）：296-304.

18. Yue W，Wang S，Yu S，et al.Ultrasound-guided percutaneous microwave ablation of solitary T1N0M0papillary thyroid microcarcinoma：initial experience.Int J Hyperthermia，2014，30（2）：150-157.

19. 中华医学会内分泌学分会，中华医学会外科学分会，中国抗癌协会头颈肿瘤专业委员会，中华医学会核医学分会.甲状腺结节和分化型甲状腺癌诊治指南.中国肿瘤临床，2012，39（17）：1249-127.

20. Gharib H，Papini E，Paschke R，et al.American Association of Clinical Endocrinologists，Associazione Medici Endocrinologi，and European Thyroid Association medical guidelines for clinical practice for the diagnosis and management of thyroid nodules：executive summary of recommendations.J Endocrinol Invest，2010，33（5Suppl）：51-56.

21. Cooper DS，Doherty GM，Haugen BR，et al.Revised American Thyroid Association management guidelines for patients with thyroid nodules and differentiated thyroid cancer.Thyroid，2009，19（11）：1167-214.

22. Guo HQ，Zhao H，Zhang ZH，et al.Impact of molecular testing in the diagnosis of thyroid fine needle aspiration cytology：data from mainland China.Dis Markers，2014，2014：912182.

23. Lee SR，Jung CK，Kim TE，et al.Molecular genotyping of follicular variant of papillary thyroid carcinoma correlates with diagnostic category of fine-needle aspiration cytology：values of RAS mutation testing.Thyroid，2013，23（11）：1416-1422.

24. Sahpaz A，Onal B，Yesilyurt A，et al.BRAF（V600E）Mutation，RET/PTC1and PAX8-PPAR Gamma Rearrangements in Follicular Epithelium Derived Thyroid Lesions-Institutional Experience and Literature Review.Balkan Med J，2015，32（2）：156-166.

25. Ali SZ，Fish SA，Lanman R，et al.Use of the afirma（R）gene expression classifier for preoperative identification of benign thyroid nodules with indeterminate fine needle aspiration cytopathology.PLoSCurr，2013，5：ecurrents.eogt.e557cbb5c7e4f66568ce582a373057e7.

26. 2014.American Thyroid Association Management Guidelines for Patients with Thyroid Nodules and Differentiated Thyroid Cancer.ATA

27. Rodrigues HG，DE PAA，Adan LF.Contribution of the BRAF oncogene in the pre-operative phase of thyroid carcinoma.OncolLett，2013，6（1）：191-196.

28. Kloos RT，Reynolds JD，Walsh PS，et al.Does addition of BRAF V600E mutation testing modify sensitivity or specificity of the Afirma Gene Expression Classifier in cytologically indeterminate thyroid nodules.J Clin Endocrinol Metab，2013，98（4）：E761-768.

29. 章建全.甲状腺结节经皮射频、微波消融治疗.中国医刊，2014，49（增刊）：90-96.

30. 腾卫平，刘永峰，高明，等.甲状腺结节和分化型甲状腺癌诊治指南.中国肿瘤临床，2012，29（17）：1249-1272.

31. Cooper DS，Doherty GM，Haugen BR，et al.Management guidelines for patients with thyroid nodules and differentiated thyroid cancer.Thyroid，2006，16（2）：109-142.

32. American Thyroid Association（ATA）Guidelines Taskforce on Thyroid Nodules and Differentiated Thyroid Cancer, Cooper DS, Doherty GM, Haugen BR, et al.Revised American Thyroid Association management guidelines for patients with thyroid nodules and differentiated thyroid cancer.Thyroid, 2009, 19（11）: 1167-214.

33. Gharib H, Papini E, Paschke R, et al.American Association of Clinical Endocrinologists, Associazione Medici Endocrinologi, and European Thyroid Association medical guidelines for clinical practice for the diagnosis and management of thyroid nodules: executive summary of recommendations.J Endocrinol Invest, 2010, 33（5Suppl）: 51-56.

34. 冯冰, 梁萍.甲状腺结节局部消融治疗的现状及进展.中华耳鼻咽喉头颈外科杂志, 2011, 46（8）: 695-697.

35. Jeong WK, Baek JH, Rhim H, et al.Radiofrequency ablation of benign thyroid nodules: safety and imaging follow-up in 236patients.EurRadiol, 2008, 18（6）: 1244-1250.

36. Lim HK, Lee JH, Ha EJ, et al.Radiofrequency ablation of benign non-functioning thyroid nodules: 4-year follow-up results for 111patients.EurRadiol, 2013, 23（4）: 1044-1049.

37. Yue W, Wang S, Wang B, et al.Ultrasound guided percutaneous microwave ablation of benign thyroid nodules: safety and imaging follow-up in 222patients.Eur J Radiol, 2013, 82（1）: e11-16.

38. Valcavi R, Riganti F, Bertani A, et al.Percutaneous laser ablation of cold benign thyroid nodules: a 3-year follow-up study in 122patients.Thyroid, 2010, 20（11）: 1253-1261.

39. D?ssing H, Bennedb?k FN, Hegedüs L.Long-term outcome following interstitial laser photocoagulation of benign cold thyroid nodules.Eur J Endocrinol, 2011, 165（1）: 123-128.

40. Ha EJ, Baek JH.Advances in nonsurgical treatment of benign thyroid nodules.Future Oncol, 2014, 10（8）: 1399-1405.

41. Ha EJ, Baek JH, Lee JH, et al.Radiofrequency ablation of benign thyroid nodules does not affect thyroid function in patients with previous lobectomy.Thyroid, 2013, 23（3）: 289-293.

42. Ji Hong M, Baek JH, Choi YJ, et al.Radiofrequency ablation is a thyroid function-preserving treatment for patients with bilateral benign thyroid nodules.J Vasc Interv Radiol, 2015, 26（1）: 55-61.

43. Na DG, Lee JH, Jung SL, et al.Radiofrequency ablation of benign thyroid nodules and recurrent thyroid cancers: consensus statement and recommendations.Korean J Radiol, 2012, 13（2）: 117-125.

44. Sung JY, Baek JH, Jung SL, et al.Radiofrequency ablation for autonomously functioning thyroid nodules: a multicenter study.Thyroid, 2015, 25（1）: 112-117.

45. Ha EJ, Baek JH, Lee JH.Moving-shot versus fixed electrode techniques for radiofrequency ablation: comparison in an ex-vivo bovine liver tissue model.Korean J Radiol, 2014, 15（6）: 836-843.

46. Baek JH, Lee JH, Sung JY, et al.Complications encountered in the treatment of benign thyroid nodules with US-guided radiofrequency ablation: a multicenter study.Radiology, 2012, 262（1）: 335-342.

47. Papini E, Rago T, Gambelunghe G, et al.Long-term efficacy of ultrasound-guided laser ablation for benign solid thyroid nodules. Results of a three-year multicenter prospective randomized trial.J Clin Endocrinol Metab, 2014, 99（10）: 3653-3659.

48. Chianelli M, Bizzarri G, Todino V, et al.Laser ablation and 131-iodine: a 24-month pilot study of combined treatment for large toxic nodular goiter.J Clin Endocrinol Metab, 2014, 99（7）: E1283-1286.

49. Gharib H, Hegedüs L, Pacella CM, et al.Clinical review: Nonsurgical, image-guided, minimally invasive therapy for thyroid nodules.J Clin Endocrinol Metab, 2013, 98（10）: 3949-3957.

50. Fuller CW, Nguyen SA, Lohia S, et al.Radiofrequency ablation for treatment of benign thyroid nodules: systematic review. Laryngoscope, 2014, 124（1）: 346-353.

51. Turtulici G, Orlandi D, Corazza A, et al.Percutaneous radiofrequency ablation of benign thyroid nodules assisted by a virtual needle tracking system.Ultrasound Med Biol, 2014, 40（7）: 1447-1452.

52. Mauri G, Solbiati L.Virtual Navigation and Fusion Imaging in Percutaneous Ablations in the Neck.Ultrasound Med Biol, 2015, 41（3）: 898.

53. Douthat WG, Garay G, de Arteaga J.Espectrobioquímico e histológico de la osteodistrofia renal en Argentina.Nefrología, 2003, 23（2）: 47-51.

54. Young EW, Akiba T, Albert JM, et al.Magnitude and impact of abnormal mineral metabolism in hemodialysis patients in the dialysis outcomes and practice patterns study（DOPPS）.American Journal of Kidney Diseases, 2004, 44（2）: 34-38.

55. 平杰, 章建全, 张玲.超声介入治疗在继发性甲状旁腺功能亢进中的应用.临床超声医学杂志, 2004, 6（6）: 350-352.

56. Zou Q, Wang HY, Zhou J, et al.Total parathyroidectomy combined with partial autotransplantation for the treatment of secondary hyperparathyroidism.Chinese Medical Journal, 2007, 120（20）: 1777-1782.

57. Conzo G, Perna A, Candela G, et al.Long-term outcomes following "presumed" totalparathyroidectomy for secondary hyperparathyroidism of chronic kidney disease.G Chir, 2012, 33: 379-382.

58. Carrafiello G, Lagana D, Mangini M, et al.Treatment of secondary hyperparathyroidism with ultrasonographically guided percutaneous radiofrequency thermoablation.Surgical Laparoscopy, Endoscopy & Percutaneous TEC, 2006, 16（2）: 112-116.

59. Wang RD, Jiang TA, Chen ZM, et al.Regression of calcinosis following treatment with radiofrequency thermoablation for severe secondary hyperparathyroidism in a hemodialysis patient.Internal Medicine, 2013, 52: 583-587.

60. Pollard RE, Craig DL, Richard WN, et al.Percutaneous ultrasonographically guided radiofrequency heat ablation for treatment of primary hyperparathyroidism in dogs.JAMA, 2001, 218（7）: 1106-1110.

61. Hansler J, Harsch I A, Strobel D, et al.Treatment of a solitary adenoma of the parathyroid gland with ultrasound-guided percutaneous Radio-Frequency-Tissue-Ablation（RFTA）. Ultraschall in DER Medizin, 2002, 23（3）: 202-206.

62. 章建全, 仇明, 盛建国, 等.超声引导下经皮穿刺热消融治疗甲状旁腺结节.第二军医大学学报, 2013, 34（4）: 362-370.

63. 赵军凤, 钱林学, 祖圆.超声引导下经皮热消融治疗继发性甲状旁腺功能亢进的疗效.中华医学超声杂志（电子版）, 2013, 10（11）: 898-902.

第二章 乳 房

【概述】

乳房是女性分泌乳汁、哺育后代的重要器官。乳房众多疾病中，乳腺癌已成为严重威胁女性身心健康的疾病。近50年来乳腺癌的发病率在全球呈上升趋势，美国癌症学会发布的《2015癌症统计》数据显示，在女性罹患的各类恶性肿瘤中，乳腺癌发病率最高，比位居第二的肺癌高出一倍多，但乳腺癌的死亡人数约仅为肺癌的一半，乳腺癌早发现早诊断早治疗已经成为全球关注的重要课题。

超声是乳腺检查的重要手段之一，乳腺超声检查的优点是可以清晰显示乳房各解剖层次，通过发现异常回声、结构改变，形成初步诊断。按照ACR BI-RADS分类[1]进行恶性风险评估，对4类及5类结节进行超声引导下穿刺活检可获得明确的病理诊断，指导下一步治疗。超声引导下置入导丝，可协助小病灶精准定位，利于手术切除。目前一些乳腺病变及乳腺癌局部微创治疗也在尝试，如消融治疗等。

第一节 穿刺活检

当乳腺病变通过综合影像检查难以明确诊断，或疑诊乳腺癌拟进行手术治疗者，需要对病灶进行病理学检查。影像引导下穿刺活检是目前最常用的诊断方法，其中超声引导空芯针穿刺活检（ultrasound-guided core needle biopsy，US-CNB）因其无放射性，操作简便快捷，实时显示等优势成为国内目前应用最多的穿刺取材方式。

一、适应证

1. 临床可触及到且超声可显示的乳腺瘤样病变或非肿块性病灶，需明确良恶性（BI-RADS 4）。
2. 临床触及不到但超声可检出的乳腺瘤样病变，需明确病变性质。
3. 影像典型的乳腺癌及复发性乳腺癌，术前及治疗前活检，指导治疗。
4. 新辅助化疗后为了评价疗效，需再次行病理检查，以指导进一步治疗。

二、禁忌证

1. 患者一般状况差、无法耐受穿刺术。
2. 超声无法显示病变。
3. 有严重出血倾向。
4. 进针区域内皮肤破溃、感染或结痂。

三、操作前准备

（一）患者准备

1. 患者需提供近期的血常规及凝血检查结果，排除凝血功能障碍及严重感染等，结果异常暂时不能穿刺。经过治疗，以上检查结果正常后再行穿刺活检。
2. 穿刺当日不必空腹，应适当进食进水，以免穿刺前后因紧张或疼痛，发生虚脱等症状。
3. 患者需仔细阅读并亲自签署《穿刺知情同意书》，了解穿刺过程、穿刺风险及可能并发症，有疑问及时咨询相关医生。
4. 精神紧张患者应消除紧张情绪后再行穿刺，必要时可服用适量镇静剂或更改穿刺日期。

（二）器材准备

1. 穿刺针 组织学检查所用活检针根据内径的大小分为不同型号，国外最常使用14G活检针，而国内医院更多使用16G及18G活检针，针长10~20cm左右，配以自动活检枪使用。细胞学或抽吸液体使用20~22GPTC针。

2. 探头 乳腺穿刺多采用高频探头，如肿瘤位置较深需应用穿刺架引导时也可采用低频探头。因探头多为工程塑料质地，且匹配层不宜反复擦拭，所以穿刺前探头的消毒不宜采用消毒液浸泡、擦拭、熏蒸及高温消毒等方式。目前常用一次性无菌防护套套在探头外面并固定好后使用。

3. 穿刺引导架 乳腺穿刺可不使用引导架，根据肿瘤深度自超声探头的一端倾斜相应角度进针，一般可清晰显示穿刺针全貌（图8-2-1-1，图8-2-1-2）。当乳腺肿瘤位置深在，与胸壁或大血管关系密切，且肿瘤穿刺径大于1.5cm时，可以采用高频探头配合穿刺架引导。如穿刺引导架有不同角度时，进针前务必确定超声仪上穿刺引导线角度与欲使用的穿刺引导架角度一致，以免误穿。

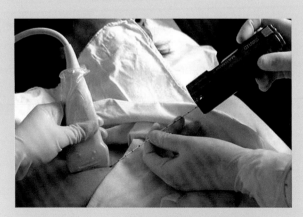

图8-2-1-1 超声引导乳腺穿刺端侧进针

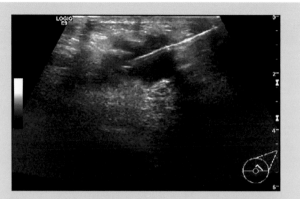

图8-2-1-2 超声示左乳外上象限低回声占位，形态不规则，穿刺活检针取材达病变深部

4. 注射器及麻药 常备5ml或10ml注射器1~2支，必要时可用20ml或50ml注射器行穿刺抽吸及囊性病变抽液等。麻醉采用皮肤及皮下局部麻醉，麻醉药常用1%利多卡因注射液。

四、操作方法

（一）穿刺前超声检查

患者卧于检查床上，患侧上肢上举，对乳腺肿瘤及周围进行再次扫查，初步确定穿刺部位及消毒范围，并根据肿瘤具体位置及适合的穿刺路径决定采取仰卧位、斜卧位或侧卧位，斜卧位时可在患者抬起一侧的背部加软垫以固定体位，充分暴露穿刺区域。

（二）确定进针点原则

避免在乳头附近进针。对于有保乳可能的病人，进针点须选择在区段手术切除范围内。

（三）穿刺前操作

穿刺区域常规碘伏消毒，铺无菌孔巾；使用无菌处理的探头进行再次扫查，显示出肿瘤最大长径并测量，确定进针点后，在皮肤上精确标记；如需使用穿刺架引导时，首先合理选择穿刺引导线角度，然后分别测量穿刺引导线路径上皮肤至肿瘤取材区的距离以及引导线穿过肿瘤的长度；选择合适的活检枪激发长度，备用；采取1%利多卡因 1~2ml 局部麻醉，自穿刺标记点沿穿刺角度进针，在局部皮内及皮下注入麻药。

（四）穿刺取材

穿刺取材分为常用的组织学活检及较少应用的针吸细胞学检查两种方法。

1. 组织学活检　常用的方式是自由手引导，不使用引导架。

（1）放置无菌探头于穿刺区域，并稳定探头，使其一端紧贴穿刺标记点。

（2）持活检枪自穿刺标记点沿探头长轴进针，探头实时监控进针方向，将活检针前端放至肿瘤浅方。

（3）探头显示出穿刺针道，确认针尖所在位置及深度后，打开活检枪保险，激发扳机，同时注意超声仪显示屏上活检针针尖向肿瘤活检区域深方移动情况。

（4）拔出活检针。

（5）助手将活检针从活检枪中取出，用消毒滤纸刮取活检针针槽内的组织，判断组织取材满意度，将组织标本置于 10% 福尔马林溶液中固定。

（6）一般同一个病灶取材 2~4 次。

2. 细胞学检查　细胞学检查大致步骤与组织学活检相似，不同点如下：细胞学穿刺针入肿瘤取材区域后，拔出针芯，将针套外接注射器进行抽吸，同时小幅度提拉下插穿刺针 3~4 次以上，以便能够吸取更多的细胞。抽吸完毕后释放负压后拔出穿刺针，将针内抽吸物推置于载玻片上进行涂片，并即刻置入 95% 乙醇溶液中固定标本，后送染色、镜检等。

乳腺肿瘤穿刺活检较少单独采用细胞学检查方法。常采取组织活检后"一针两用"方法，即组织活检针取材除送组织学检查外，用注射器将针筒内残留物推出、涂片，同时送细胞学检查。

（五）穿刺后处置

穿刺活检后伤口覆盖无菌敷料，嘱患者按压 15~20 分钟，按压时要覆盖全针道并在穿刺室外观察 1 小时，注意患者一般情况，观察穿刺部位有无活动性出血。给患者《穿刺后注意事项》仔细阅读，内容包括：穿刺 2 日内局部不要沾水，避免剧烈活动；有进行性局部疼痛或胸痛、气短、呼吸困难等症状应及时就医等。

五、技术要点及注意事项

1. 肿瘤应显示在屏幕正中或更靠近进针端一侧，缩短进针路径，使穿刺过程更容易、快捷。

2. 选择进针角度时，应避开进针区域内大血管，特别是乳头后方，血供较丰富。严格控制穿刺方向及深度，避免伤及肺组织造成气胸。

3. 穿刺枪金属制成，结构精密，不适合长期浸泡或熏蒸消毒，操作时应严格区分无菌区域与污染区域。

4. 同一穿刺点进针，变换取样方向，调整穿刺深度，尽量在肿瘤内多点取材。

5. 囊实性肿瘤穿刺注意尽量避开囊性区域，实性区域内的取材应选择有血流的部分，以减少取到坏死组织的概率。

6. 乳头后方肿瘤穿刺时尽量避免从乳晕进针而应从靠近乳晕的正常皮肤进针，减少患者疼痛。

7. 组织条取出后观察其颜色及完整度，决定取材部位和取样次数。

8. 一名医生操作，方便超声显示穿刺针位置及穿刺过程。如果是两名医生配合操作，操控探头的医生要显示出穿刺针的长轴与肿瘤的相互位置，便于穿刺医生掌握针道走向。如进针后未能在显示屏上发现穿刺针，应嘱穿刺医生停止进针，固定进针端一侧探头做扇形扫查，直到显示穿刺针长轴。如穿刺针位置不理想时，可以指导穿刺医生将穿刺针退至皮下重新变换正确方向再次进针。穿刺医生要注意在进针时按照探头的长轴方向进针至皮下，直到显示出穿刺针长轴且方向正确后再将针尖放至待穿刺肿瘤的表面。

六、并发症及其预防与处理

超声引导下乳腺穿刺引起的并发症较少。

1. 皮下淤血　最常出现，多由于穿刺时间长，进针次数多，穿刺针型粗，穿刺后按压力度不够或按压时间过短造成的。一般穿刺24小时后采用局部热敷，即可减轻症状，多在1周后淤血减少或消失。

2. 出血　穿刺结束后，部分患者由于按压不及时或按压位置不正确，局部有可能会渗血。及时协助患者于正确位置按压10~20分钟后即可。

3. 疼痛　一般情况下穿刺后局部会有轻微疼痛或不适，大多数人都能忍受并多在1~2天内症状消失，如果遇到进行性疼痛，持续时间较长不能缓解的，建议及时来医院就诊，除外气胸等严重并发症。

4. 气胸　穿刺角度过于垂直、进针较深时有可能会穿透乳腺后方胸壁，伤及肺组织，造成气胸甚至血气胸；嘱患者如穿刺后出现呼吸困难、胸闷气短、咯血等症状，应及时入院就诊，严密观察，必要时行胸腔闭式引流。

5. 感染　由于患者免疫力低下或局部穿刺点无菌贴敷掉落未及时处理，造成穿刺区域红肿，甚至伴随发热等症状时，需抗感染对症治疗。

6. 针道转移　国内外报道，乳腺穿刺引起的针道转移罕见。

七、临床意义及评价

影像引导空芯针穿刺逐渐取代外科切除活检、细针穿刺活检及细胞学检查，成为诊断乳腺疾病的主要方法，术前通过穿刺活检明确病理类型，可以给患者提供更全面的治疗计划，为新辅助化疗的广泛应用提供可能和依据。

超声引导穿刺可以动态观察肿瘤与穿刺针之间的相互位置，定位准确，取材满意率高，原则上，对于超声可视的病灶均可行超声引导下穿刺活检。钼靶立体定位引导穿刺活检对含有微钙化的病灶存在优势，但对于多病灶或邻近腺体边缘病灶的穿刺引导不如超声引导灵活、有优势。

国外影像引导穿刺多应用14G空芯穿刺针，文献报道穿刺活检准确率94.1%~100%，并发症发生率低于0.1%[2-7]。而国内多个中心报道使用更细的16G及18G活检针，在取样次数相同的情况下，取出的标本同样能够进行免疫组化的分析，且对周围组织的损伤更小[8]，并发症发生概率相对较小；另外穿刺针越细，穿刺过程中针的切割阻力越小，适合致密型乳腺的穿刺，有统计显示应用16G和18G针对大于10mm的肿块型病灶的穿刺活检，穿刺活检准确率92.4%~98.6%，并发症发生率低于0.05%。14G、16G及18G活检针在取材满意率、假阴性、敏感性及高危病灶低估率方面没有显著差异，但对于非肿块型病灶或直径小于10mm的肿块型病灶，由于病变缺乏明确边界以及图像的部分容积伪像，选用内径较大的14G空芯针穿刺更合适[9]。

超声引导下空芯针穿刺活检已经成为目前最常用的乳腺病变诊断手段。

（高文　李安华　吴薇）

第二节　超声引导微小癌术前定位

随着乳腺病变筛查的开展，影像手段发现的临床触诊不清的乳腺癌越来越多。很多临床触诊不清的乳腺病变是在对其他可触及的病灶进行超声检查时意外发现，或是超声筛查时发现的。目前乳腺肿块定位方法主要是超声引导导丝定位。定位后进行乳腺肿块切除活检，该方法取材完整、诊断准确，且兼有治疗作用，在国内的接受程度较高。

一、适应证

主要适用于超声可显示而临床触诊不清的乳腺病灶。其他同穿刺活检。

二、禁忌证

超声不能清晰显示病灶者。其他同穿刺活检。

三、操作前准备

（一）物品准备

高频线阵探头，20G乳腺定位针，穿刺包，碘伏。

（二）术前准备

复习患者影像学资料，包括X线、MRI，确认需定位的病变，向患者本人及家属交代穿刺目的及危险，请患者知情认可并签署同意书。

四、操作方法

一般于手术当天或前一天定位。患者平卧，尽量采取与手术相同的体位，即平卧位患侧上臂外展。先行超声检查，确定病变部位、穿刺点及穿刺途径。之后常规消毒、铺巾，消毒探头或在探头表面套上无菌手套，在实时超声引导下，将定位针刺入肿块内，达肿块深部后，缓缓推出导丝，确认导丝倒钩在结节深部打开勾住病灶后，退出针鞘，导丝体外部分用胶布固定于胸部，而后以无菌纱布覆盖。

定位穿刺点的选择：

1. 避免经过乳晕。乳晕由致密纤维结缔组织构成，质地硬，穿刺困难；同时乳晕处血管神经丰富，穿刺时不仅疼痛明显，而且出血多；穿刺点距病灶尽量近。这样不仅针尖容易到位，而且便于引导术者顺利、准确找到病灶。如手术采用环乳晕的手术切口，则穿刺点应尽量靠近乳晕侧。

2. 定位针从探头一端斜形刺入病灶，清晰显示针道及进针过程对于定位的准确性及安全性十分重要。针尖穿过结节至结节深部组织后，固定导鞘不动，向前方推出导丝，导丝前端倒钩完全打开后，缓慢退出针鞘（图8-2-2-1）。一部分活动度大的肿块，可考虑垂直进针，便于定位针刺入肿块内部。

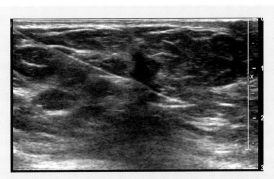

图8-2-2-1　女，48岁，查体发现左乳实性结节（0.9cm×0.6cm×0.6cm）

超声示肿块形态不规则，边界欠清。超声引导下定位针穿过结节，直达至结节深部组织。箭头所示为定位金属导丝尖端倒钩，起到固定导丝位置的作用。手术病理证实为中分化浸润性导管癌

五、技术要点及注意事项

病灶较浅或较小时，应适当增加进针深度，推出导丝后，以导丝倒钩勾住病灶深缘，避免手术时牵拉致使定位导丝脱出。

六、并发症及其预防与处理

1. 气胸对位于乳腺深部的肿块，避免穿刺针损伤胸肌、胸膜等组织，造成气胸。尤其是体形瘦、腺体薄的患者。

2. 定位针移位尽可能选择手术当天进行定位，这样能够缩短定位与手术的间隔时间，减少定位针移位的发生；定位针避免进针过深至肌层；定位导丝的体表部分应固定于胸壁皮肤，也能够避免定位针移位。

七、临床意义及评价

乳腺超声临床应用十分广泛，有关超声发现但触诊不清乳腺癌报道愈来愈多，多为病变小、部位深或部分腺体致密的病例，尤其在亚洲妇女的乳腺癌诊断方面价值高。因此，对临床触诊不清的乳腺病变而言，超声引导定位可保证乳腺病变被准确切除，减少手术创伤，而且操作方便、迅速，患者容易接受，无放射性，对乳腺癌的早期诊断、治疗有较高价值。

超声定位具有以下优势：①超声定位可以实时地显示针道、针尖与病变的位置关系，便于操作者及时调整进针方向，使针尖准确到达肿块前缘。相比 X 线定位更为准确。②超声定位时患者采用仰卧位，与手术时体位相同，乳房不受压迫，避免了定位金属丝与病变的相对位置发生移动。③超声定位适合于乳腺各区域病变，包括乳晕周围、近腋窝处的病变。④超声定位避免了患者多次受 X 线照射。⑤超声定位与 X 线定位相比，其并发症发生率低，尤其是迷走神经反应的发生大为减少，这与超声定位过程简单、患者采取平卧的体位有关。

超声定位也有一定局限性。超声对于簇状微小钙化的显示率明显低于 X 线，故微小钙化病灶的定位需 X 线引导完成。目前通常的做法是超声能够清晰显示的乳腺肿块术前金属丝定位主要采用超声引导的方法，而微小钙化的定位则主要应用 X 线[10-12]。

（朱庆莉 姜玉新）

第三节 良性结节经皮微创旋切术

随着乳腺影像技术的发展及应用，乳腺小肿块以及微小钙化的检出越来越多[13-15]，对乳腺小肿块以及微小钙化的定性和切除已经成为当代乳腺外科的新困难。同时，乳腺癌的术前新辅助治疗日益受到认可，其新辅助治疗前的病理诊断显得非常重要，特别是一些关于乳腺癌治疗反应和预后指标的检测，如 ER、PR、C-erBb2、P53等，这都需要有足够的病理标本，普通的穿刺活检已不能完全满足要求[16, 17]。为了适应现代乳腺外科技术的要求，强生公司研发出了麦默通（Mammotome）真空微创穿刺旋切活检系统（简称 Mammotome，图 8-2-3-1），该技术于 1995年 4 月通过美国 FDA 认证，迅速地在全球得到应用。近年，不同厂家发展出了不同类型的真空微创活检及旋切系统，包括单次穿刺、无线的活检系统等，如 Mamomtome elite 系统（图 8-2-3-2，图 8-2-3-3）等将真空辅助活检组织样本质量与空芯针的易用性和速度相结合，大大地提高了乳腺活检的质量和效率，并具有调节切割槽功能，以方便获取较小或者贴近皮肤的病灶（图 8-2-3-4）。

乳腺微创活检及旋切系统是在超声或钼钯立体定位引导下，通过计算机控制的真空辅助高速旋切设备，用于乳腺肿块的微创切除治疗或活检。相对传统手术，不同厂家真空微创活检系统（EnCor®，Mammotome® and Vacora®）均具有如下特点：操作方便快速；定位精确，准确切除病灶，对可疑病灶的活检可取得大而连续的标本，因而诊断准确；切口微小，美容效果好；安全性好，并发症少等[18]。真空微创活检系统不仅可以作为乳腺疾病的微创诊断手段，而且可以作为良性肿瘤的微创治疗措施，为乳腺外科的微创治疗提供技术支持。研究表明微创旋切术在手术切口长度（图 8-2-3-5）、术中出血量、手术时间、愈合时间、瘢痕大小、并发切口感染和乳房变形方面优于传统开放手术，对于肿瘤大小、术后并发出血、皮下淤血、瘀斑、血肿和肿瘤残留的发生率与传统开放手术相比无明显差异[19]。

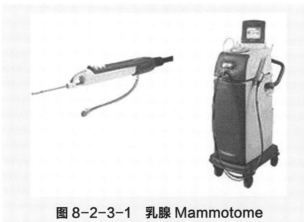

图 8-2-3-1　乳腺 Mammotome 微创活检系统

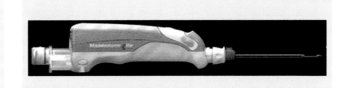

图 8-2-3-2　Mamomtome elite 系统

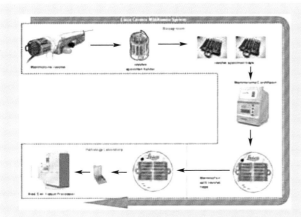

图 8-2-3-3　Mamomtome elite 系统微创活检过程示意图

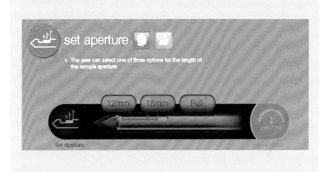

图 8-2-3-4　Mamomtome elite 系统具有调节切割槽功能

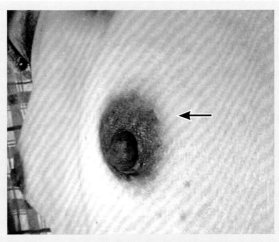
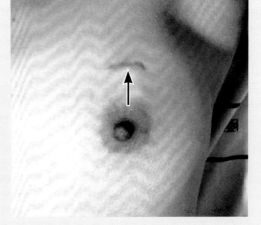

图 8-2-3-5　手术创口
A. MMT 术后针孔创口（↑）；B. 传统手术后切口处疤痕明显（↑）

一、适应证

1. 可疑病灶（ACR BI-RADS® 4 类）病例的选择[20-25]　①临床不能明确其性质或怀疑为恶性的病灶，高频超声可清晰显示病灶的位置或大致显示病灶的范围；②超声可见的病灶或可疑微小钙化；③超声可见的钼靶片显示的乳腺结构扭曲；④超声可见的病灶过小、过深不适合常规空芯针活检的病灶；⑤超声可见的保乳术后可疑复发病灶。⑥超声考虑恶性而常规空芯针活检良性的病灶；⑦常规空芯针活检或细针穿刺抽吸活检的可疑恶性病灶，可使用旋切术部分取材进行活检后，再决定治疗方案。

2. 良性病灶（ACR BI-RADS® 3 类，且患者有手术需求；部分 ACR BI-RADS® 4a 类病例，临床评价不考虑恶性病变）病例的选择[21-26]　①临床诊断明确的良性病灶（纤维腺瘤、导管内乳头状瘤等[27,28]），尤其是形态规则、边缘完整的病灶；②病灶长径 ≤ 2.5cm，少许病例可依患者自身条件（脂肪层较厚、肿块位于较厚的腺体层内或后间隙）放宽到 3.0cm；③彩色多普勒显示肿块周边无粗大血管或穿支动脉走行，或虽有粗大血管，但术前评估术中可避免对血管的损伤；④肿块体积较大时（直径 ≥ 2.0cm），肿块距皮肤层及乳头有一定距离，且临床评价乳腺微创旋切治疗可获得较传统手术更好的手术效果；⑤肿块体积较小时（直径 ≤ 1.0cm），虽然肿块距皮肤层及乳头距离很近，但传统手术难以发现病灶；⑥中等大小肿块（1.0cm ≤ 直径 ≤ 2.0cm），虽然肿块距皮肤层及乳头距离较近，但可通过预防手段避免切破皮肤、术后乳头侧偏等手术并发症的发生。

3. 高度怀疑乳腺恶性肿瘤（ACR BI-RADS® 5 类）或已确诊的乳腺恶性肿瘤（ACR BI-RADS® 6 类）病例的选择　①治疗前病理学检查以明确病理性质；②拟行新辅助治疗的乳腺恶性肿瘤，治疗前组织病理取样[16,17]；③ ACR BI-RADS® 6 类病例微创的活检的目的为明确病灶的免疫组化特性，以方便新辅助治疗药物的选择。

二、禁忌证[24-26]

1. 有严重全身器质性疾病不能耐受手术者，如心肝肾功能障碍、凝血障碍、未控制的高血压和糖尿病等。

2. 月经期间。

3. 术中不能避免损伤大血管的病灶。

4. 乳腺血管瘤。

5. 病变内存在斑块状或团块状钙化，微创治疗不能有效切除钙化斑块。

6. 良性肿块体积过大，微创治疗不能对病灶一次性切除的病例。

7. 肿块位于乳腺边缘，在可操作的进针方向肿块旁软组织过少，难以避免穿刺方向皮肤破损者。

8. 丰胸术后，术中难以避免假体破损或易于导致假体外渗者。

9. 一般不用于单纯性囊肿的切除。

三、术前准备

1. 操作者应全面了解患者超声、乳腺 X 线摄片等影像学检查资料及病史。

2. 了解患者一般状况，包括血常规、凝血功能和心电图等，排除手术禁忌证；还应进行乙肝表面抗原及艾滋病相关检查。

3. 向患者解释手术相关内容、操作过程以及可能引起的不适和可能发生的危险、并发症及意外，签署并保存知情同意书。术前谈话内容包括：①费用；②手术目的；③切除效果：达到影像下切除；④病灶体积过大可能无法保证全部彻底切除，多病灶切除的可能效果和解决方案；⑤术后病检为恶性须再次开放手术；⑥大的肿瘤术后可能引起局部凹陷，乳头、乳晕区肿瘤可能引起乳头内陷；⑦浅表肿瘤可能损伤皮肤；⑧术后其他相关并发症。

4. 超声仪器、探头选择、超声引导技术选择，彩色多普勒超声诊断仪器，中心频率 ≥ 7.5MHz 的高频线阵式探头，徒手操作超声图像引导。

5. 器械、针具及药品准备，选择应用乳腺微创旋切系统，根据病灶大小选择 8G、11G 或 14G 旋切刀，真空抽吸泵，控制器及相关软件；备利多卡因、肾上腺素等术中用药。

四、操作方法

1. 定位　患者取仰卧位（可根据肿块所处的位置做适当调节），先用超声探测乳腺病灶所在部位，测量所有病灶大小及肿块距皮肤层距离，确定肿瘤位置，预设最佳穿刺点和进针路径，当有多个肿块时设计穿刺点要兼顾所有肿块，遵循由远及近，由深至浅的基本原则[24, 25]。设计确定穿刺通道，是腺组织进针还是后间隙进针（图 8-2-3-6）。

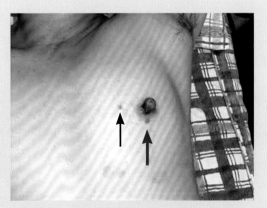

图 8-2-3-6　标记肿块及进针位置
MMT 手术前确定肿块位置（黑色↑）及进针位置（红色↑）

2. 切口选择　对于临床不能明确其性质或怀疑为恶性的病灶，在切口选择时应考虑后继手术治疗，选择乳癌改良根治或区段切除术可能切除的位置。

微创旋切术在成功治疗良性肿瘤的同时，术后美容是必须要考虑的问题。所以皮肤切口在方便手术治疗的同时，应尽量选择对患者损伤小，切口隐蔽的地方，如乳腺边缘或乳晕周围。多发肿块应尽量一个切口兼顾多个肿块。特别对于瘢痕体质的患者，可尽量选择乳晕周围。肿块位于乳腺边缘，应选择可操作的进针方向、肿块旁具有一定的缓冲区（进针角度及方向，肿块边缘距皮肤的距离），其缓冲区长度大于 2cm。

3. 消毒及麻醉　常规消毒铺巾，根据超声探测结果，沿预设的针道对肿块周边局部进行浸润麻醉（图 8-2-3-7），常规选择肿块后方或乳房后间隙进行麻醉，对位于近乳房后间隙的肿瘤可起到分离肿瘤与胸大肌的目的，同时兼备较好的麻醉效果。对于位于腺体层浅面的肿块，可选择在肿块后方进行麻醉，以最大限度保护乳腺组织（图 8-2-3-8，图 8-2-3-9）；对于距皮肤层较近的肿块（距离 ≤ 2.0mm），可于肿块与皮肤层间注入一定的生理盐水，分离肿瘤与皮肤层，以减少切破皮肤的可能[24]（图 8-2-3-10，图 8-2-3-11）。

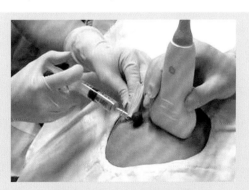

图 8-2-3-7　局麻方法
在确定的进针点进行皮下麻醉并在超声引导下进行肿块周边局部浸润麻醉

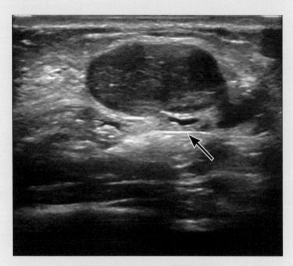

图 8-2-3-8　穿刺操作

超声引导下将穿刺针送至肿块后方（↑）

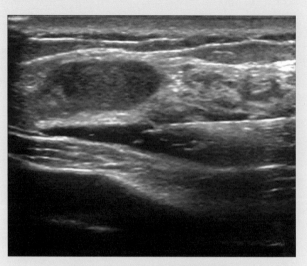

图 8-2-3-9　注射麻醉药

注射麻醉药至肿块后方（最佳麻醉药注射位置为乳房后间隙）

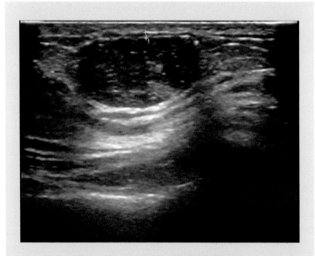

图 8-2-3-10　浅表肿瘤治疗

肿块距皮肤层较近（图中仅为 0.8mm）

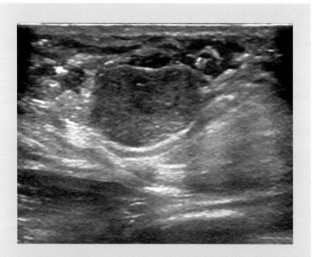

图 8-2-3-11　注水分离肿瘤

可在肿块与皮肤间的皮下组织注入一定量的生理盐水，分离肿瘤与皮肤层，以减少切破皮肤

确定由后间隙进针进行麻醉的肿瘤，在麻醉针已到皮下、准备向肿块方向穿刺前一定先要超声检查明确麻醉针是否位于后间隙；否则麻醉针过浅在腺体层穿刺进针较难，麻醉针过深，已到胸大肌肌层，胸壁薄、肋间隙宽麻醉针易误入胸腔发生气胸。

麻醉针在向肿块方向穿刺时，麻醉针一定要对准肿块方向，操作过程中，可用超声确定麻醉针与肿块的关系，调整穿刺方向；操作过程中，可边推药边前行，有利于麻醉针到达肿块后方，在肿块后方后间隙适当增加给药量，增大后间隙的空间距离，这样可增大旋切刀操作的空间和安全性（图 8-2-3-12）。

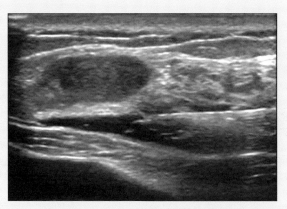

图 8-2-3-12 注射完麻醉药物后
注射完麻醉药物后，肿块后方与周围组织分离

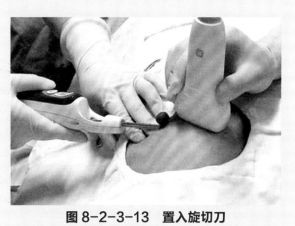

图 8-2-3-13 置入旋切刀
超声引导下将旋切刀置入

4. 穿刺旋切操作

（1）在皮肤上用尖刀片做一个约 3mm 小切口，肿块直径 < 1.5cm 采用 11G 旋切刀，肿块直径 ≥ 1.5cm 采用 8G 旋切刀。经此小切口将微创旋切刀插入皮肤，在超声图像引导下将旋切刀置于病灶的深面（图 8-2-3-13），通过控制面板打开旋切窗使其旋切刀外鞘凹槽完全对准病灶（图 8-2-3-14）。

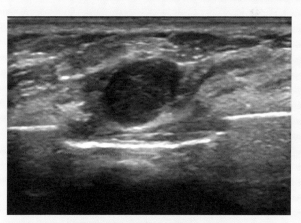

图 8-2-3-14 旋切刀位置
旋切刀置入肿块后方，旋切凹槽正对并全部包含肿块

（2）启动控制手柄上的前进按钮旋切刀内芯推进，切割突入旋切刀外鞘凹槽内的病变组织，当超声显示凹槽完全被内芯覆盖时，完成一次切割。

（3）启动真空吸引按钮，旋切刀内芯退出外鞘，切割下的组织条块同时被吸出体外，如此反复切割（图 8-2-3-15），并且旋切刀外鞘凹槽可根据需要变换方向做扇形旋转，较大肿块可沿"之"字形路径进行旋切，直到病灶被完全切除。

（4）行超声检查确定无明显肿块图像时停止旋切（图 8-2-3-16~ 图 8-2-3-19）。操作完成后局部压迫 10 分钟，穿刺点用免缝胶布或止血贴粘合（图 8-2-3-20），随后用弹力绷带胸部加压包扎 24 小时。

（5）对所取标本均送病理检查（图 8-2-3-21）。

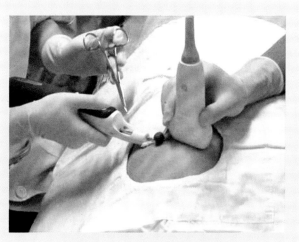

图 8-2-3-15 进行肿瘤旋切
在超声监控下行肿瘤旋切治疗

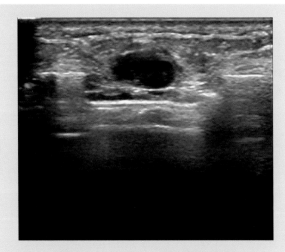

图 8-2-3-16 观察瘤体位置

旋切过程中应注意瘤体在旋切槽中的位置

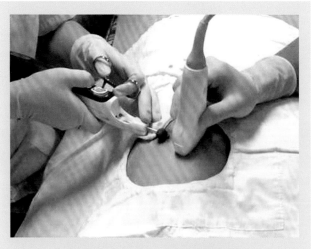

图 8-2-3-17 超声监控治疗

同时转动探头方向观察旋切刀长轴垂直方向

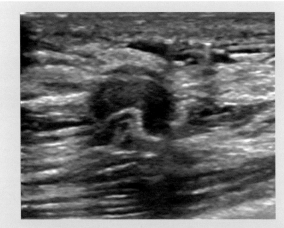

图 8-2-3-18 调整旋切刀位置

根据肿块与凹槽方向的关系调整凹槽方向

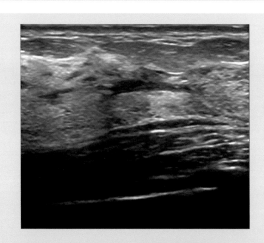

图 8-2-3-19 治疗结束后图像

肿块完全切除后推出旋切刀

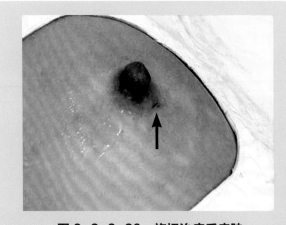

图 8-2-3-20 旋切治疗后皮肤

旋切刀退出后皮肤表面微小切口（↑）

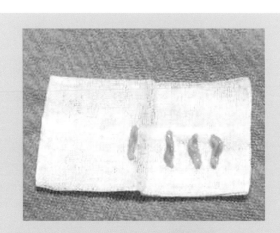

图 8-2-3-21 切除标本

切除组织标本为条状，标本送病理检查

5. 技术要点

准确对位肿块的三个步骤[25]：

（1）第一步确认起始段，确认引导旋切刀位于后间隙或腺体层内；

（2）第二步粗放引导段，确认引导旋切刀行走在肿块与穿刺点之间连线上；

（3）第三部精确对位段，确认引导旋切刀凹槽在肿块后方。

（4）准确对位就是使旋切刀与肿块始终处于同一声束平面内。如果是见刀不见块或见块不见刀都说明旋切刀与肿块不在准确的旋切平面内。精确对位采用刀找块或块找刀方法确定准确旋切平面[25]。

（5）刀找块：探头显示肿块不动，刀找块，调整刀杆并与探头长轴平行，进入声束平面内。当块小、位置深、紧贴后间隙，而后间隙空间狭小时采用刀找块缓慢潜行进刀，易准确对位。

（6）块找刀：刀不动，探头显示切割刀，可手助推挤肿块于刀上方，使刀和肿块处于同一声平面内，笔者称之为块找刀。

6. 超声引导旋切刀切割技巧[24]

（1）准确对位是旋切刀有效切割最主要的技巧。

（2）活动度大、质地硬的肿块旋切过程中超声医师手助推挤、固定、加压，可准确对位，不易滑脱，明显提高每刀旋切样本量。

（3）手助推挤方向与刀槽方向要保持相对。

（4）立体切除，超声显示的仅为二维平面，故当采用"十"字观测法进行观察，即确定肿块完全处在凹槽内后，旋转90°对肿块进行观察，指导旋切的角度；在旋切过程中实时观察肿块标本

条中的位置，如有必要可重新调节凹槽位置；直至肿块的完整切除。

（5）对于接近皮肤的肿块，当旋切刀距皮肤较近时，应尽量避免做凹槽垂直于皮肤的旋切，同时探头要轻提，避免加压。

（6）旋切过程中出现空切即无组织切割时，应考虑以下几种可能：①旋切刀故障，传送装置有组织阻塞影响抽吸；②真空抽吸系统漏气；③肿块质地硬，切割时肿块滑脱弹起。必须及时检查处理或更换设备，或切割时加压，以保障手术顺利进行。

（7）病灶切除是否有残留的鉴别。判断肿块是完全切除还是有残留要掌握以下几点：①切除标本上看不到肿瘤组织；②图像上超声医师扫查不到残留肿块；③外科医师触不到肿块；④此外，超声医师还必须排除积血、积气对超声扫查的影响。

7. 术后检查 将病理结果与术前诊断相对比，术后1周对患者进行临床触诊及超声复查，观察手术部位愈合情况、有无血肿等。患者第一次可于3个月后或半年后复查，观察手术后有无复发及术区恢复状况。

五、注意事项

1. 既往超声诊断报告只能作为参考，不能作为确切的微创依据。术前超声医生必须再次超声扫查，准确定性、定数、定位。

2. 对使用低档超声机引导微创旋切，存在看不到、导不准、切不干净可能。

3. 对可疑恶性钙化病灶微创活检标本应常规进行乳腺X线摄片。

4. 将微创切除的肿块个数告诉患者并确认，避免医疗纠纷。

5. 应重视病理和影像学的一致性分析，成功的乳腺病灶微创活检与治疗应该需要乳腺外科、超声、钼靶、病理的团队协作与配合。由于真空辅助乳腺活检仍存在误诊，对 DCIS（导管原位癌）、DCIS 伴早期浸润、不典型增生均存在不同程度的病理低估，虽然与乳腺癌组织学的异质性、钙化灶的大小、形态及病灶的选择有关，但对高度怀疑恶性的标本强调作重点标记，引起病理医师关注也非常重要。

6. 对于术中出血较多病例，为预防术后血肿形成，可于术区经切口置入引流条引流，然后加压包扎，切口延期闭合。

7. 乳腺恶性肿瘤组织病理学标本取样时，微创取样应在肿瘤边缘部非坏死区域。

六、并发症及其预防与处理

1. 术中出血 术中出血的原因是穿刺或切割时损伤血管。防治措施：由于穿刺针的刀尖部具有锐利的刀锋，穿刺过程尽量保持刀头在直立位，这样可以尽可能减少对血管的损伤机会。由于麦默通刀头上有负压吸引装置，少量出血不会影响手术的正常进行。如果遇到出血较多已影响手术时，要及时暂停，局部压迫止血 10~15 分钟。止血后可以继续手术。术后局部网状弹性绷带包扎 24~48 小时，辅以止血药物应用。术前笔者用利多卡因局麻时，常加入少量盐酸肾上腺素以减少出血，但盐酸肾上腺素的用量须严格限制，1% 利多卡因 10ml 中加入 2 滴（以 5ml 的注射器针头滴入）[28-30]。

2. 皮肤破损 病灶过于表浅时，有可能切破皮肤层，造成损伤。在皮肤与病灶之间注入少量麻醉药，病灶距皮肤层距离小于 1.5~2mm 时，可在实际操作中再注入少量生理盐水，不但能减轻疼痛，而且能在皮肤与病灶之间增大间隙，避免损伤皮肤。建议：在切割过程中，如果在超声监视下见到皮肤被吸入凹槽或在皮肤表面看到皮肤已被吸入时，要及时停止切割，重新调整刀头位置后继续手术，如此可有效防止皮肤破损[25]。

3. 感染 麦默通装置只需单次置入穿刺针，故减少了感染的概率。由于麦默通的刀头结构较为复杂，普通清洗、消毒难以达到无菌要求，因此应严格执行卫计委要求，杜绝重复使用刀头，术中严格执行无菌要求，减少感染的发生。如术中存在感染可能的，可在术后服用一定量抗生素，预防感染的发生。

4. 术后血肿 术后血肿多发生在术后弹性绷带压迫不牢或移位，或者患者较肥胖、术后活动过大等也可造成弹性绷带滑落，对手术区没有起到压迫作用。绷带压迫要确实、可靠；向患者解释清楚压迫的重要性，争取患者的配合。术后用弹性绷带加压包扎至少 24 小时。偶有患者在术后数天后发生血肿的，可能与患者活动过大等有关。超声表现为手术区或针道内出现无回声区，CDFI 无回声区内常无血流显示（图 8-2-3-22~ 图 8-2-3-25），偶可见手术区假性动脉瘤形成，表现为局部具有搏动感的无回声肿块，CDFI 无回声肿块内可见五彩动脉血流信号，可检出动脉血流频谱（图 8-2-3-26，图 8-2-3-27）。

5. 气胸 进针方向要尽量平行胸壁，以预防气胸发生。

6. 组织损伤 在超声监控下，可明确针的部位，减少穿刺次数和将针放置在最佳位置，防止位置过深而损伤胸大肌甚至更深的组织，导致不易控制的出血。

7. 输乳管损伤 对于将来有生育和哺乳需求的妇女，置入旋切刀时要避免针道经过乳晕下输乳管道集中的区域，以免损伤输乳管。

8. 针道转移 肿物考虑为恶性肿瘤时，肿瘤细胞可能沾染针道，微创术的针道应设计在乳腺癌根治术的术区范围内。如果同一把旋切刀连续切除数个肿物，应先切良性肿块，最后切可疑恶性肿块。一把旋切刀只能施行一侧乳房的肿物切除术。

9. 术后局部皮肤凹陷 术后腺体缺损过大会使残腔前方的皮肤缺乏支撑而向内凹陷，术后加压包扎时间过长可使残腔上方皮肤与残腔底部粘连，轻微的凹陷可以自然修复，但明显的凹陷可以长时间存在。

10. Mondor 病 Mondor 病是一种罕见的良性病变，是因血栓性静脉炎影响胸部或腹壁导致的皮下静脉非炎症性反应，通常为自限性。微创旋切活检及治疗后极少发生本病，但依然建议检查时关注，以排除切除病灶合并乳腺癌的可能[31]。

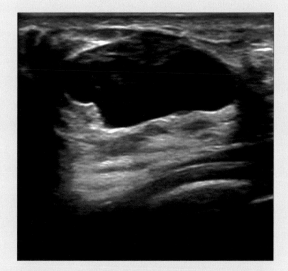

图 8-2-3-22 MMT 术后术区血肿形成

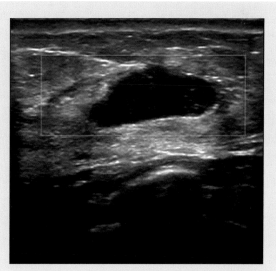

图 8-2-3-23 血肿内无彩色血流显示

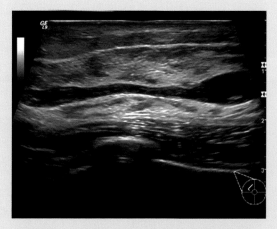

图 8-2-3-24 MMT 术后针道内血肿

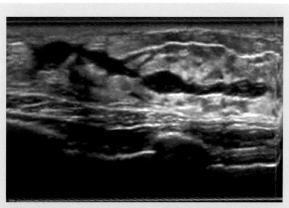

图 8-2-3-25 3D 成像显示术区血肿及针道内血肿

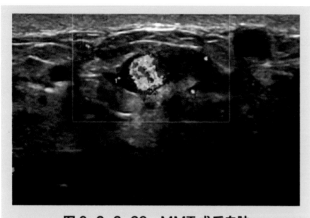

图 8-2-3-26 MMT 术后血肿
彩超显示 MMT 术后血肿形成并假性动脉瘤形成

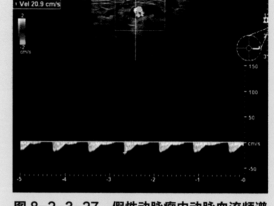

图 8-2-3-27 假性动脉瘤内动脉血流频谱

七、报告记录和管理

微创旋切活检及治疗的报告记录及管理包括:

1. 术前记录肿块位置、大小、声像图表现,与患者确定后并存图。

2. 选择旋切刀型号。

3. 切口位置、麻醉方式以及穿刺路径。

4. 切割组织条数以及术中出血量。

5. 切割后肿块是否达到消失,存图。

6. 术中并发症状况。

7. 切除组织患者过目后的处理方式(包括冷冻病理、石蜡病理以及免疫组化)。

8. 切口的处理状况(包括有无引流条)。

9. 术后患者一般状况。

10. 术后的处理方式以及注意事项。

八、超声引导麦默通在乳腺肿块微创旋切中尚待解决的问题

1. 超声引导乳腺微创手术对乳腺可疑恶性病灶微创旋切活检是完整切除还是仅行活检尚无统一认识,主要是出于肿块切除对乳腺恶性肿瘤预后的影响[13, 22]。肿块切除术后是否存在癌细胞的局部针道播散可能,以及乳腺微创旋切手术是否能完整地将肿瘤切除都是需要考虑的问题,目前尚无相关的共识。对于活检是否增加肿瘤全身转移的机会,目前尚无资料证实,尚需进一步的研究。

2. 真空辅助乳腺活检仍存在漏诊、误诊,切除的样本量多则误诊率降低。由于真空辅助乳腺活检对 DCIS、DCIS 伴早期浸润、不典型增生均存在不同程度的病理低估,虽然与乳腺癌组织学的异质性、钙化灶的大小、形态以及病灶的选择有关,但对高度怀疑恶性的样本作者强调需重点标记,以引起病理医师关注。

九、麦默通在乳腺肿块微创旋切中的应用展望

乳腺微创旋切治疗给乳腺病变患者带来福音,超声引导下乳腺微创旋切手术在乳腺病变治疗中的应用降低了手术难度,缩短了手术时间,减少了空切、漏切和多切,在给患者带来微创手术治疗的同时,为乳腺外科和超声医师也带来更多的选择。通过不断的实践探索与研究,希望将来乳腺微创旋切手术可以作为早期乳腺癌根治的一种值得信赖的治疗手段[13, 20, 32]。

(张建兴 彭玉兰)

第四节　微波消融治疗

随着 X 线钼靶、超声、MRI 在临床中越来越广泛的应用，乳腺良性结节发生率也逐渐增高，约占乳腺疾病的 60%~75%，多见于中青年女性，主要包括乳腺腺瘤和乳腺腺病等。80% 的乳腺良性肿瘤为乳腺纤维腺瘤，大约 10% 的女性会患乳腺纤维瘤[33]。过去，乳腺纤维腺瘤的处理只有三种方案可选：手术切除，真空辅助活检或定期复查[34]。微波消融等局部热消融技术的出现为乳腺肿瘤患者提供了另一种可行的选择。消融治疗具有微侵袭、疗效好，最大程度保护乳腺组织的优点。乳腺位置表浅，皮肤和乳腺之间没有任何器官，可被不对称的挤压以便接触病变位置，也便于被超声波成像，是消融治疗的理想部位[34, 35]。

一、适应证

1. 穿刺活检符合良性结节。
2. 结节最大直径 ≥ 1cm 且随访观察 6 个月结节持续增长。
3. 患者思想顾虑过重影响正常生活而拒绝临床观察。
4. 拒绝接受外科手术或其他方法治疗，自愿接受超声引导下经皮穿刺微波原位消融治疗。

二、禁忌证

1. 心、脑、肺、肝、肾等重要脏器严重功能不良者，凝血功能异常者（长期服用阿司匹林、氯吡格雷等抗凝药物的患者，病情允许时需停药 1 周以上），病情未有效控制的高血压、糖尿病患者等。
2. 妊娠期、哺乳期及月经期妇女。
3. 超声、钼靶、MRI 等已明确诊断为乳腺恶性肿瘤。
4. 病灶紧邻乳腺主导管。

三、操作前准备

（一）消融治疗组成员

一般需要 2~3 名接受过专门培训的介入超声医师，包括主治医师以上职称 1 名（主要消融术者）、主治医师或高年资住院医师 1 名（助手），操作微波仪技术人员 1 名，台下护士 1 名。

（二）超声设备和消融设备

1. 微波设备应使用适用于乳腺消融的相关微波消融仪与微波天线，微波发射频率 2450MHz，连续波和脉冲波 2 种工作方式，微波天线可选择辐射尖端为 3mm 或 5mm（依据结节大小），水冷植入式硬质缝隙微波天线。
2. 超声设备配备高频线阵探头，探头频率 7~13MHz，配有低机械指数造影功能。

（三）患者条件

1. 有创治疗的常规术前准备 血、尿、便常规，凝血功能，血型，血生化，术前血清八项（乙肝两对半、丙肝、梅毒、HIV 检测），心电图，胸部正侧位片等。患者空腹 8 小时。
2. 乳腺影像学检查 乳腺平扫 + 增强 MRI，常规超声检查乳腺及腋窝淋巴结。
3. 履行术前告知 患者及家属签署相关知情同意书，告知内容包括微波消融治疗仅能使病灶凝固性坏死，坏死组织无通道排出，需靠机体逐渐吸收，在治疗后一段时间内病灶处可能仍可触摸到较治疗前略小的硬结；术前均需穿刺活检明确结节病理诊断。由患者或授权委托人签署微波消融治疗同意书，超声造影同意书，授权同意书，穿刺活检知情同意书等。

四、操作方法

1. 消融体位 患者取仰卧位或侧卧位，上身暴露，患侧手臂抬高过头，体位摆放舒适并固定。

2. 乳腺常规超声及静脉超声造影（图 8-2-4-1A、B），建立静脉通路

    （1）确定结节位置与数目，以免遗漏，以及结节至乳头、皮肤、胸壁的距离。

    （2）测量结节大小，指导选用针具型号。

    （3）CDFI 确定血供丰富程度，指导确定手术方案和进针路径。

3. 消毒与麻醉 胸部皮肤常规消毒，消毒范围上至锁骨，下至肋缘，外界达腋中线，内界达对侧胸骨旁线。铺巾，可用外科手术铺巾或超声介入专用铺巾。由术者或第一助手对皮肤穿刺点及穿刺路径行罗哌卡因 + 利多卡因局部麻醉。治疗过程中需心电监护患者的血压、脉搏、心率、血氧饱和度等生命体征。

4. 穿刺活检 无菌探头套包裹探头，安装好穿刺针后检查活检枪弹射是否正常，皮肤穿刺点麻醉后，以 14~16G 注射器针头或引导针穿刺皮肤，在二维超声引导下，穿刺针沿预定路线进入病灶，击发开关取材，每例病灶进行不同方向、不同部位 3 点取材，将组织条置于装有甲醛溶液的小瓶内固定，送病理组织学检查。

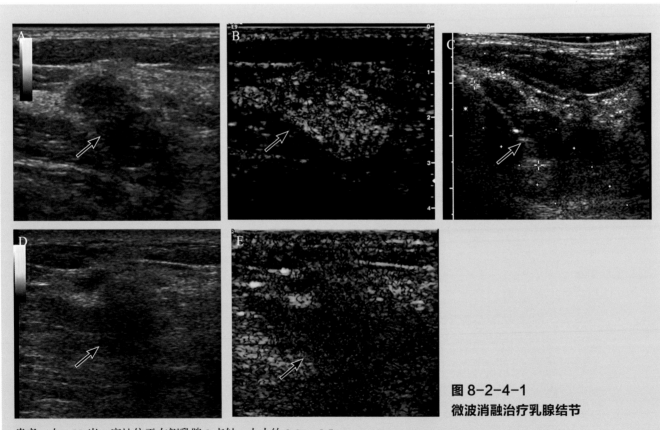

图 8-2-4-1
微波消融治疗乳腺结节

患者，女，32 岁，病灶位于右侧乳腺 2 点钟，大小约 2.6cm×1.5cm

A. 消融病灶呈低回声结节；

B. 消融前超声造影早期呈高增强；

C. 超声实时监测微波消融乳腺病灶（↑示微波天线）；

D. 微波消融后乳腺病灶呈不均质偏低回声；

E. 微波消融后病灶呈持续无增强

5. 微波消融

（1）在灰阶超声引导下沿穿刺活检路径于病灶内植入1根微波天线，依据病灶大小决定使用的微波天线型号，设置微波输出功率20~30W。

（2）消融过程中超声实时监测消融区内回声变化，当高回声到达病灶边缘时停止消融，在超声监控确定安全范围的情况下尽可能彻底的消融掉病灶组织（图8-2-4-1C）。

（3）微波结束后行静脉超声造影，观察无造影剂灌注范围，作为初步判定消融后组织坏死范围，当消融区无造影剂灌注范围大于病灶原灌注范围时表示消融完全；反之，则需对病灶内造影剂灌注区域继续消融（图8-2-4-1D、E）。

6. 消融后　去枕平卧在观察室严密观察30分钟，心电监护各项生命体征，注意观察可能出现的不适并及时处理。如无特殊情况，安返病房或离院。治疗后3小时可少量进食。若患者住院，无特殊情况，治疗后24小时可出院。消融后3、6、12、24个月定期随访检查（图8-2-4-2）。

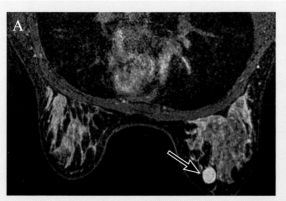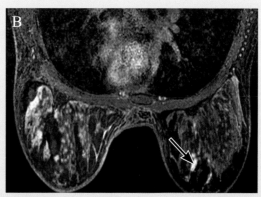

图 8-2-4-2　乳腺微波消融前后 MRI 表现

A. 微波消融前乳腺病灶 MRI 呈高信号（↑）；　　　　B. 微波消融后乳腺病灶 MRI 呈低信号（↑）

五、技术要点及注意事项

1. 严格掌握微波消融乳腺良性结节的适应证。

2. 适形消融，尽可能达到一次完全灭活。

3. 局麻下消融时结节前后都要麻醉，危险部位病灶（近浅表、近胸壁、近乳头乳导管）通过水隔离技术形成隔离带。

4. 将消融针首先置于肿瘤深部，由深至浅逐步消融。

5. 穿刺时需要手的外力固定乳腺及肿瘤，尽可能沿长轴穿刺，进入肿瘤后再次确认三维空间及针尖部位后方可消融。

6. 微波消融过程中超声检查监测，密切观察消融区声像图及与皮肤、胸肌等周围正常组织的关系。

7. 必要时可建立消融治疗中温度监控系统，了解治疗时的温度变化情况，以调控有效热场范围保证凝固效果。

8. 血供极丰富或邻近皮下肿瘤，可适当调整功率及时间。

9. 必要时消融过程中局部冷敷防止烫伤，术后持续24小时冰敷。

六、并发症及其预防与处理

1. 疼痛 部分患者在治疗后8小时内出现穿刺点或消融治疗区及相邻部位的牵涉痛，大部分可自行缓解，在确定无周围脏器损伤的情况下，可酌情给予止痛剂止痛。

2. 发热 治疗后绝大多数患者体温与治疗前相比无明显变化，极个别患者可出现短时体温升高 0.5~1.0℃，若可排除感染引起的发热，可不予特殊处理。

3. 继发感染 较少见，术前应确认患者是否存在糖尿病、免疫力低下等潜在的易感染疾病，待情况纠正后再行治疗。若发生可给予抗生素治疗。

4. 皮肤灼伤 较少见，治疗过程中实时超声监测，注意强回声与皮肤的关系；若发生轻中度皮肤灼伤，可给予烧伤药膏及抗生素药膏外用，嘱其注意伤口部位卫生；重度皮肤灼伤发生概率更低，一旦发生可切除烧伤灶并予缝合，必要时外科会诊。

5. 胸腔积液或气胸 极少见，对于较深的病灶，治疗中不可脱离超声实时监测；若胸痛、胸闷、憋气等症状明显时行CT或胸片检查，必要时穿刺抽液抽气。

6. 恶心 少数患者可于麻醉后出现恶心，极个别患者可出现呕吐，可予对症处理。

7. 严重并发症 膈肌损伤、心包损伤等极为少见，治疗过程中严格超声实时监测以及规范操作可避免发生；若发生请相关科室急会诊，必要时行急诊手术治疗。

七、临床意义及评价

乳腺良性病变是妇女常见病，最常见的是纤维腺瘤，是小叶内纤维细胞对雌激素敏感性异常增高所形成的，发病率约为10%[36]，年轻女性高发[37]。症状主要是肿块，一般增大缓慢，少数可能会自然退化或者快速增长，尤其是青春期和妊娠期，可能会迅速增大成巨大纤维腺瘤[38]。纤维腺瘤几乎不会增加乳腺癌的风险，但是正如乳腺癌可以在乳房的任何一部分生长一样，乳腺癌可以在纤维腺瘤中生长。传统疗法是手术切除，创伤大，会损伤输乳管，影响产后哺乳。近年来各种微创疗法开始应用于乳腺疾病，包括旋切疗法及HIFU、射频、微波、激光、冷冻消融等消融疗法[36, 39-43]。超声引导真空辅助旋切很难完全切除较大病灶，尤其是结节最大直径 > 3cm，并且易发生出血和皮肤淤血。局部热消融是当前最具潜力的乳腺肿瘤介入微创治疗，这是迎合全球转向微创和美观性治疗模式的必然体现[34]。目前大多文献主要是关于乳腺癌消融的报道[43-47]，乳腺良性结节的报道较少[33, 34, 36, 48, 49]。微波消融治疗乳腺良性病变副作用少，对输乳管无损伤或损伤小，治疗后恢复快，乳房表面不留瘢痕，对乳房外观没有影响，解放军总医院组织全国进行乳腺微波消融多中心研究，初步结果显示165个结节治疗后1个月时病灶稍有缩小，12个月病灶平均缩小率为52.3%，超声表现消融区为不均质回声。但由于乳腺良性结节为非空腔脏器病灶，治疗后的坏死组织无通道排出，需靠机体逐渐吸收，且乳腺组织血供不丰富，故瘤体缩小速度较缓慢，部分患者治疗后1年病灶处仍可触摸到结节感，治疗前应提前告知患者，使其做好心理准备。本方法美观效果好，可以反复多次治疗，尤其适用于病灶直径 ≥ 2cm、多发结节、对美观要求较高的女性患者。微波消融恶性乳腺结节的技术方法同良性结节相似，治疗原则同射频和激光消融治疗（见本章第五节）。

（于杰　张晶　杨晓环）

第五节　射频和激光消融治疗

超声引导射频、微波及激光等消融技术在临床实性肿瘤治疗中的广泛应用也促进了超声在甲状腺和乳腺良性结节中的应用与发展，并进一步拓展到早期乳腺癌的保乳微创治疗[50, 51]。Jeffrey等[52]在1999年首次报道了将RFA应用于乳腺癌的研究，并认为射频消融治疗对于直径<3cm的乳腺癌治疗具有较好的应用前景。Izzo等[53]在2001年对26例经活检证实为乳腺癌的患者进行超声引导下射频消融，其中T1期20例，T2期6例。这是首次报道的对于早期乳腺癌RFA的可行性研究。在国内，早期乳腺癌的热消融研究始于2007年，仇生龙和项富海[54]对19例早期乳腺癌进行射频消融，获得了89.6%的完全消融率。2010年李永杰等[55]、牛陵川等[56]分别将微波以及高能聚焦超声消融应用于乳腺癌治疗。2013年唐蕾等[57]在猪乳腺上进行了激光消融的实验研究，认为超声引导下乳腺激光消融具有可行性。

一、适应证

1. 术前影像学检查　乳腺单发肿瘤直径<2cm，且病理证实为乳腺癌。

2. T1N0M0期乳腺癌或T1N1M0期已行腋下淋巴结清扫。

3. MR未见沿导管分布癌灶。

4. 肿瘤距胸壁和皮肤>1cm。

5. 接受新辅助化疗者血象应恢复正常。

6. 不能耐受手术切除或因其他原因拒绝接受手术切除治疗。

二、禁忌证

1. 妊娠、意识障碍或不能配合治疗者。

2. 导管内癌。

3. 严重的肝、肾、心、肺、脑等主要脏器功能衰竭，不能耐受治疗者。

4. 心脏起搏器植入患者。

5. 乳腺肿块直径≥2cm者。

三、操作前准备

（一）术前准备

1. 物品准备射频治疗仪及射频针或激光消融仪及激光光纤（图8-2-5-1，图8-2-5-2）、手术包、1%利多卡因、5%葡萄糖注射液、碘酒和棉签、无菌手套、吸氧装置、吸引器、心电监护仪和除颤仪、抢救药品。

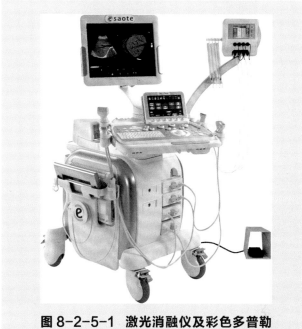

图8-2-5-1　激光消融仪及彩色多普勒超声诊断仪

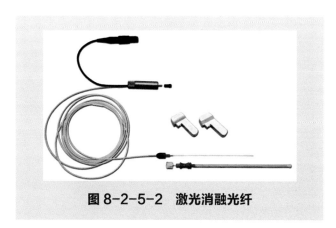

图8-2-5-2　激光消融光纤

2. 了解病史询问患者病史包括近期（1个月内）出血史、手术史、感染史，是否有高血压、糖尿病、心脏起搏器植入等。再次确定待治疗病灶部位。

（二）患者准备

1. 患者需住院。完善术前检查：包括血常规、凝血功能、肝肾功能、术前四项、心电图、超声、磁共振检查。

2. 告知患者及家属治疗过程，术前、术后可能发生的并发症，签署知情同意书。

3. 术前禁食禁水 6 小时。术前排空膀胱。准备好静脉留置针，开通静脉通路。术前 30 分钟至 1 小时，肌注哌替啶 75~100mg 镇痛。

（三）治疗原则

1. 射频（或激光）消融治疗前充分评估治疗的必要性。

2. 有无安全穿刺路径，评估射频（或激光）消融的可行性和效果。

3. 根据射频针或激光消融针的消融范围组合叠加，保证 1cm 安全边界，获得一次性完全消融治疗效果。

4. 超声实时监测射频针（或激光光纤）穿刺路线以及进入预定穿刺部位（图 8-2-5-3）。

5. 全程观察消融过程中回声改变的范围和强度是否覆盖靶肿瘤。

6. 治疗后可行 MRI 或超声造影评估消融范围是否覆盖整个病灶。

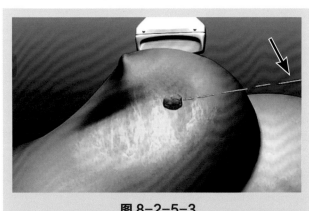

图 8-2-5-3
箭头所示为射频消融针，虚线为穿刺路线

四、操作方法

1. 超声择点定位，选择平卧位，皮肤常规消毒，铺无菌手术巾，1% 利多卡因穿刺点局部麻醉。

2. 射频（或激光）消融前无病理诊断者，常规行超声引导穿刺活检，取得病理结果。超声引导下将射频针（或激光光纤）穿刺并导入乳腺肿瘤内部，避开大血管及扩张乳腺导管。

3. 超声引导下将测温针（图 8-2-5-4）穿刺置于肿瘤周边 5mm 处实时监测温度。

4. 按预先设定的治疗方案进行消融，观察针尖周围回声改变是否覆盖病灶，同时注意测温针温度变化，在避免烫伤皮肤的情况下尽可能使消融范围覆盖病灶（图 8-2-5-5）。

5. 完成消融后，常规留观 20~60 分钟，离开治疗室前行超声造影检查确定消融范围以及周边有无积液、血肿，以便早期发现并发症。

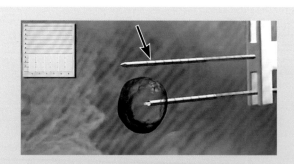

图 8-2-5-4 箭头所示为测温针

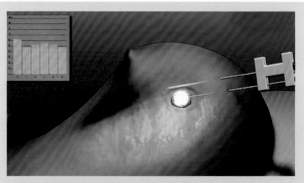

图 8-2-5-5 测温针实时显示病灶
周边温度，避免皮肤烫伤

6. 对距离皮肤或胸大肌较近的病灶，可在布好射频针（或激光光纤）后，再穿刺20G PTC 针至病灶与皮肤或胸大肌之间，注入5%葡萄糖注射液形成保护性隔离带后，再开启射频（或激光）消融治疗。

五、技术要点及注意事项

1. 应用各种影像手段准确定位肿瘤部位，测量其大小及边界。

2. 布针时需仔细观察裸露电极（或激光光纤头端）距肿瘤边缘的距离，一般单根激光光纤作用范围在保证消融范围覆盖肿瘤周边1cm，但又不损伤皮肤及胸壁等重要结构。单电极针无须扩展子针，故较多电极针更为安全。同时也便于观察针尖位置及消融范围。

3. 消融完成后应尽可能进行实时增强显像进一步明确消融范围，及坏死程度，将有助于提高完全消融率。

4. 激光光纤导入病灶内时应保持光纤之间相对距离稳定，避免激光束交叉干扰。

5. 国外学者曾报道乳腺癌内脂肪成分与射频消融疗效成反比，提示对脂肪含量高的病灶应用多针激光消融治疗更易取得完全消融疗效。

六、并发症及其预防与处理

（一）常见并发症

1. 局部疼痛
2. 皮肤烫伤
3. 发热
4. 气胸、血胸

（二）预防处理措施

1. 消融前对病灶周边注入5%葡萄糖注射液20ml形成保护性隔离带后，将病灶与周边组织隔离开，避免皮肤烫伤或乳腺后方肌肉组织损伤（图8-2-5-6，图8-2-5-7）。

2. 患者疼痛明显可在周边分点注射1%利多卡因与生理盐水1:2稀释液，每次5~10ml。

3. 治疗后发热多数为反应性低热，物理降温即可，如出现高温（>39℃）并证实有白细胞升高等感染征象可给予抗生素控制感染。

4. 穿刺前测量病灶后缘与胸膜腔的距离，实时监控针尖位置防止针穿刺过深造成气胸。

5. 如发生少量气胸可观察，患者症状明显并经 X 线证实大量气胸可采用胸腔闭式引流，排出胸腔内气体。

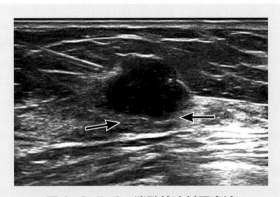

图 8-2-5-6 消融前注射隔离液

肿块后方为乳腺组织（↑），可在消融治疗前于此处注射隔离液，增加病灶与后方胸大肌之间的距离，避免损伤正常结构组织

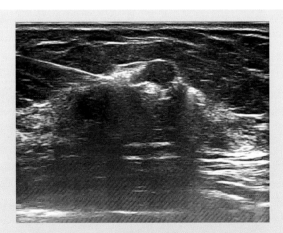

图 8-2-5-7 消融后乳腺后方肌肉正常

肿块消融后高回声逐渐覆盖病灶，后方胸大肌仍可显示

七、临床意义及评价

射频消融创伤小、操作方便、治疗时间短、并发症少、可重复多次治疗，其安全性与完全消融率方面似乎在目前各种乳腺消融治疗中最高。激光消融布针精确、能量集中、局部升温快，组织内能量分布均匀，基本无滞针现象，对微小乳腺癌尤其适合。从目前的国内外研究来看，超声引导射频（或激光）消融早期乳腺癌安全性较高，对于小病灶的疗效确实，所取得美容效果较一般意义上的手术治疗效果更为显著，并且从视觉角度上来说，患者乳房形态的恢复更为有效；其次，从适应证的角度上来说，热消融术应用于耐受度较低或是年龄较大的患者过程中，对于患者机体的伤害性有明显降低；最后，应用热消融术进行乳腺癌治疗能够将治疗模式转变为门诊模式，既合理控制了治疗时间，又降低了治疗费用。

可以预见随着微创治疗理念的不断进步，热消融治疗早期乳腺癌将会有广阔的临床应用前景。

八、应用价值及前景

Oura 等[58]对 52 例乳腺癌患者进行局部射频消融治疗及放疗，平均随访时间为 15 个月，未见局部复发。但射频消融离临床广泛应用尚有距离，主要尚需解决以下问题：

1. B 超虽能判断治疗范围，但不能显示治疗区内温度。
2. 针道转移问题。曾有文献报道出现 1 例针道转移病例，但发生率较低，如何减少肿瘤细胞沿针道的种植目前尚无明确的方法。
3. 对于消融不完全的肿瘤，仍然需要手术切除或后续放疗，无法达到微创治疗的初衷。
4. 对于远期生存率的影响还无法得出准确的结论，因此我们仍需要更多研究来证明射频消融与保乳手术的远期生存率没有差别。

中国的保乳手术率远远低于欧美发达国家，调查显示：35％的术后患者外形明显不对称，最终只有81％的患者对外形表示满意。临床外科一般要求切除范围至少大于肿瘤边缘 1cm，再加上术后的放疗，使国人保乳手术后的乳房美观度差。有些患者需要同样有效、并发症较少、对外观影响较小的治疗方法，局部消融治疗由此产生。RFA 的研究在日本及美国已经广泛开展，采用射频消融治疗早期乳腺癌（Ⅰ期或Ⅱ期乳腺癌）的可行性研究逐渐增多，值得重视。

射频和激光消融良性乳腺结节的方法同恶性结节治疗原则见第四节乳腺良性结节消融。

（蒋天安）

1. 李安华，乳腺影像报告与数据系统分类及瘤样病变管理：NCCN2012 乳腺癌筛查和诊断指南解读，中华医学超声杂志（电子版）2014，11（6）：439-443.

2. Youk JH，Kim EK，Kim MJ，et al.Analysis of false-negative results after US-guided 14-gauge core needle breast biopsy.Eur Radiol，2010，20（4）：782-789.

3. Schueller G，Schueller-Weidekamm C，Helbich TH.Accuracy of ultrasound-guided，large-core needle breast biopsy.EurRadiol，2008，18（9）：1761-1773.

4. Wiratkapun C，Treesit T，Wibulpolprasert B，et al.Diagnostic accuracy of ultrasonography-guided core needle biopsy for breast lesions.Singapore Med J，2012，53（1）：40-45.

5. Soyder A，Ta?kin F，Ozbas S.Imaging-histological discordance after sonographically guided percutaneous breast corebiopsy.Breast Care（Basel），2015，10（1）：33-37.

6. Bianchi S1，Bendinelli B，Saladino V，etal.Non-malignant breast papillary lesions-b3diagnosed on ultrasound-guided 14-gauge needlecore biopsy：analysis of 114cases from a single institution and review of the literature.Pathol Oncol Res，2015，21（3）：535-546.

7. de Lucena CE，Dos Santos Júnior JL，de Lima Resende CA，et al.Ultrasound-guided core needle biopsy of breast masses：How many cores are necessary to diagnose cancer.Clin Ultrasound，2007，35（7）：363-366.

8. 韩峰 李安华等，超声引导颈部淋巴结活检的对比研究．中国超声医学杂志，2008.24（10）888-890.

9. 周洁莹、唐杰、罗渝昆、等．穿刺针直径及声像学特征对超声引导乳腺穿刺活检准确性的影响.南方医科大学学报，2014，34（1）：41-45.

10. 姜玉新、荣雪余、孙强、等．乳腺肿块的术前超声引导定位．中华超声影像学杂志，2000，9（11）：646-647.

11. 朱庆莉、姜玉新、孙强、等．超声引导定位切除临床触诊不清的乳腺肿块．中华医学超声杂志（电子版），2004，1（4）：155-157.

12. 朱庆莉、张璟、姜玉新、等．触诊不清乳腺肿块超声引导定位切除的临床价值.中国超声医学杂志，2009，25（12）：1121-1123

13. Kikuchi M，Tanino H，Kosaka Y，et al.Usefulness of MRIofmicrocalcification lesions to determine the indication for stereotactic mammotomebiopsy.Anticancer Res，2014：34：6479-6753.

14. Parker SH，Lovin JD，Jobe WE，et al.Nonpalpable breast lesions：stereotactic automated large core biopsies.Radiology，1991，180：403.

15. Chen SC，Yang HR，Hwang TL，eta1.Intraoperative ultrasonographically guided excisional biopsy or vacuum-assisted core needle biopsy for nonpalpable breast lesions.Ann Surg，2003，238（5）：738.

16. 吕晶、吴迪、崔利民.Mammotome 旋切系统在老年乳腺癌诊断中的应用．现代肿瘤医学，2007，15（12）：1790-1791.

17. 袁松林、许勇、黄丽娓．高频超声引导下 Mammotome 微创旋切系统在乳腺恶性病灶治疗中的应用价值．中国医学工程，2014（12）：166.

18. Zhi Li Wang，Gang Liu，Yan Huang，et al.Percutaneous excisional biopsy of clinically benign breast lesions with vacuum-assisted system：Comparison of three devices.Eur J Radiol，2012（81）：725-730.

19. Ding BN，Chen DJ，Li XR，et al.Meta analysis of efficacy and safety between mammotome minimally invasive operation and open excision for benign breast tumor.J Cent South Univ（Med Sci），2013，38（3）：291-300.

20. Luo HJ，Chen X，Tu G，et al.Therapeutic application of ultrasound-guided 8-Gauge Mammotomesystem in presumed benign breast lesions.Breast J，2011，17（15）：490-497.

21. Baez E，Huber A，Vetter M，et al.Minimal invasive complete excision of benign breast tumor using a three-dimensional ultrasound-guided mammotome vacuum device.Ultrasound Obstet Gyneeol，2003，21：267-272.

22. Chun K，Velanovich V.Patient-perceived cosmesis and satisfaction after breast biopsy：comparison of stereotacticincisional，excisional，and wire-localized biopsy techniques.Surgery，2002，131：497-501.

23. 廖宁、李学瑞、傅月珍、等.B 超引导下 Mammotome 旋切系统在乳腺微创外科中的应用研究（附 320 例报告）.岭南现代临床外科，2005，5：117—119.

24. 司徒红林、陈前军、张建兴、等．手持式 Mammotome 系统在乳腺微创外科中的应用．中国创外科杂志，2005，5（9）：757-758.

25. 张建兴.乳腺超声诊断学．北京：人民卫生出版社，2012：190-200.

26. Iwuagwu O，Drew P.vacuum-assisted biopsy device-diagnostic and therapeutic application in breast surgery.Breast，2004，13：483-487.

27. Maxwell AJ.Ultrasound-guided vacuum-assisted excision of breast papilloma：reviews of 6-years experience.Clin Radiolo，2009，64：801-806.

28. 司徒红林、陈前军、张建兴、等．介入性超声引导微创手术对乳腺疾病的诊治作用．广东医学，2005，26（10）：1361-1362.

29. 陈杰霞、王莉、尹鹏英．麦默通乳腺微创手术并发症的防治护理．中国医疗前沿，2008，3（16）：118-119.

30. Chen SC，Yang HR，Hwang TL，et a1.Intraoperative Ultrasonographically guided excisional biopsy or vacuum-Assisted core needle biopsy for nonpalpable breast lesions.Ann Surgery，2003，238：738-742.

31. Kibil W，Hodorowicz-Zaniewska D，Kulig J.Mondor's disease in a patient after a mammotomebiopsy.Videosurgery Miniinv，2015，1（3）：138-140.

32. Xu Y, Ming J, Zhou Y, et al.Mammotome-assisted endoscopic breast-conserving surgery: a novel technique for early-stage breast cancer.World J Surg Oncol, 2014, 2: 99.

33. Golatta M, Harcos A, Pavlista D et al.Ultrasound-guided cryoablation of breast fibroadenoma: a pilot trial.Arch Gynecol Obstet, 2015, 291 (6): 1355-1360.

34. Sag AA, Maybody M, Comstock C, et al.Percutaneous image-guided ablation of breast tumors: an overview.Semin Intervent Radiol, 2014, 31 (2): 193-202.

35. 杨海明. 乳腺癌的消融研究. 石家庄: 河北医科大学, 2009.

36. Hahn M, Pavlista D, Danes J, et al.Ultrasound guided cryoablation of fibroadenomas.Ultraschall Med, 2013, 34: 64-68.

37. Wilkinson S, Forrest AP.Fibro-adenoma of the Breast.Br J Surg, 1985, 72: 838-840.

38. Amin AL, Purdy AC, Mattingly JD, et al.Benign breast disease. Surg Clin North Am, 2013, 93: 299-308.

39. Philip JC, Lan TV, Darrell LC, et al.Endoscopic specimen pouch technique for removalofgianfibroadenomas of the breast.J Pediatr Surg, 2012, 47: 803-807

40. Luo HJ, Chen X, Tu G, et al.Therapeutic application of ultrasound-guided 8-gaugemammotomesysteminpresumed benign breast lesions.Breast J, 2011, 17: 490-497.

41. 杨波, 袁月欢, 吴玲, 等. 超声引导下麦默通微创旋切系统完全切除较大乳腺良性肿块的效果. 中国妇幼保健, 2013, 28 (26): 4389-4390.

42. 杨莉涛, 张卫星, 黄耀, 等. 高强度聚焦超声治疗乳腺纤维腺瘤的疗效观察. 中国热带医学, 2010, 10 (8): 999-1000.

43. Marqa MF, Mordon S, Betrouni N.Laser interstitial thermotherapy of small breastfibroadenomas: numerical simulations.Lasers Surg Med, 2012, 44: 832-839.

44. Izzo F, Thomas R, Delrio P, et al.Radiofrequency ablation in patients with primarybreast carcinoma: apilot study in 26 patients. Cancer, 2001 92 (8): 2036-2044.

45. Palussière J, Henriques C, Mauriac L et al.Radiofrequency ablation as a substitute forsurgery in elderlypatients with nonresected breast cancer: pilot study with long-termoutcomes.Radiology, 2012, 264 (2): 597-605.

46. Manenti G, Perretta T, Gaspari E et al.Percutaneous local ablation of unifocal subclinical breast cancer: clinical experience and preliminary results of cryotherapy.Eur Radiol, 2011, 21 (11): 2344-2353.

47. van Esser S, Stapper G, van Diest PJ et al.Ultrasound-guided laser-induced thermaltherapy for smallpalpable invasive breast carcinomas: a feasibility study.Ann Surg Oncol, 2009, 16 (8): 2259-2263.

48. Fine RE, Staren ED.Percutaneous radiofrequency-assisted excision of fibroadenomas.Am J Surg, 2006 192 (4): 545-547.

49. Dowlatshahi K, Wadhwani S, Alvarado R et al.Interstitial laser therapy of breast fibroadenomas with 6 and 8 year follow-up.Breast J, 2010, 16 (1): 73-76.

50. Berg WA, Bandos AI, Mendelson EB, et al.Ultrasound as the Primary Screening Test for Breast Cancer: Analysis From ACRIN 6666.J Natl Cancer Inst, 2015, 108 (4).pii: djv367.

51. Fisher B, Redmond C, Poisson R, et al.Eight-year results of a randomized clinical trial comparing total mastectomy and lumpectomy with or without irradiation in the treatment of breast cancer.N Engl J Med, 1989, 320 (13): 822-828.

52. Jeffrey SS, Birdwell PL, Ikeda DM, et al.Radiofrequency ablation of breast cancer: First report of an emerging technology.Arch Surg, 1999, 134: 1064-1068.

53. Izzo F, Thomas R, Delrio P, et al.Radiofrequency ablation in patients with primary breast carcinoma: a pilot study in26patients. Cancer, 2001, 92: 2036-2044.

54. 仇生龙, 项富海. 超声引导射频消融治疗早期乳腺癌初步观察. 中国现代普通外科进展, 2007, 10 (1): 78.

55. 李永杰, 冯庆亮, 孙凤芝等. 超声引导微波热消融术在老年乳腺癌治疗中的应用. 中华医学超声杂志 (电子版), 2010 (1): 39-42.

56. 牛陵川, 邹文兵, 张炼. 乳腺癌高强度聚焦超声消融后残留肿瘤增殖能力的变化. 上海交通大学学报 (医学版), 2010 (2): 200-203.

57. 唐蕾, 陈曼, 丛阳, 等. 超声引导下激光消融猪正常乳腺组织初步研究. 中国超声医学杂志, 2013, 29 (9): 832-835.

58. Oura S, Tamaki T, Hirai I, et al.Radiofrequency ablation therapy in patients with breast cancers two centimeters or less in size.Breast Cancer, 2007, 14 (1): 48-54

第三章　浅表淋巴结

【概述】

淋巴结肿大是临床中常见的体征，由于高分辨力灰阶超声及高灵敏度彩色多普勒技术的发展，超声已成为浅表淋巴结的重要检查方法[1-3]。对可疑淋巴结超声引导下穿刺活检被认为是确诊良恶性和肿瘤分期的重要方法，是能够避免较大创伤和减少昂贵检查的常规微创技术[3]。在冷循环技术和温度检测技术的保障下，也能够对浅表转移性淋巴结进行精准的热消融[4]，高清晰的显示和超声引导的精准穿刺还能够对转移性淋巴结进行无水酒精化学消融和放射性粒子植入等微创治疗，均能获得满意的局部控制效果[5, 6]。

第一节　穿刺活检

淋巴结作为机体免疫系统的重要组成部分分布于身体的各个部位，特别是在腋窝、颈部和腹股沟这些浅表部位，淋巴结易于被发现、方便检查。同时淋巴结的变化与相应引流区域病变密切相关，因此常作为多种疾病或肿瘤的重要症状表现或分期依据，备受临床医生重视。然而，淋巴结作为免疫系统的重要组成部分，可以在感染、炎症时出现肿大，同样也可以在肿瘤细胞沿淋巴道转移或是发生淋巴系统的肿瘤时出现肿大。良恶性淋巴结在影像学表现上有较大的重叠，很多时候难以鉴别。此时就需要进行淋巴结活检，以寻找病因，鉴别慢性感染、免疫紊乱，还是恶性肿瘤所造成的肿大。超声引导下淋巴结穿刺活检安全经济、简便易行、患者痛苦小、易接受、准确率高，对疾病的诊断和临床治疗方法的选择有重要意义，是进行淋巴结活检首选方法。

一、适应证

临床或其他影像学检查，如胸片、超声和CT等，如果发现有异常淋巴结，可疑恶性但不能明确诊断，或者需要得病理结果以明确诊断或分期，以确定治疗方式时，均可考虑行超声引导下浅表淋巴结的穿刺活检。

二、禁忌证

浅表淋巴结因其位置表浅所以相对安全，如果有合适的进针路径均可进行穿刺活检。但下述情况需特别注意：

1. 怀孕。
2. 药物或麻醉剂过敏史。
3. 因心脏瓣膜置换等正在服用抗凝血药物。
4. 服用阿司匹林或含有阿司匹林的药物。
5. 有凝血功能障碍疾病。

以上情况仅为相对禁忌，因淋巴结位置表浅，即使出现出血的情况可能通过局部加压等方式有效处理，具体病例需根据实际情况决定。

另外，如果患者局部皮肤存在明显的炎症或放疗后改变，难以找到合适的进针点，不宜进行穿刺活检。当临床怀疑为淋巴瘤时，病理诊断需要较大组织量以明确诊断，穿刺活检往往难以胜任，建议行完整淋巴结切取活检。

三、操作前准备

（一）医生熟悉淋巴系统相关解剖

应熟悉淋巴系统及相关解剖知识，明确浅表淋巴结的分布特点。特别是颈部，淋巴结数量多，而且收集了包括头颈区在内的全身的回流淋巴。全身9条淋巴干汇集成2条淋巴导管，即胸导管和右淋巴管后，分别由左右静脉角汇入静脉系统，因此颈部实际是全身的淋巴回流的最终通路，所以也是最常见的浅表淋巴结穿刺活检部位。

颈部淋巴结的分区：1991年美国耳鼻咽喉头颈外科基金学院（American Academy 0f Otolaryngology–Head and Neck Surgery Foundation，Inc）为了临床应用方便，将颈淋巴结分为6个分区，以后美国癌症联合委员会（American Joint Committee on Cancer，AJCC）在公布TNM分期时，又补充第7个分区，即上纵隔淋巴结。这一颈淋巴结临床分区的建议已经获得头颈肿瘤学家的同意，20余年来，被学术界广泛应用（图8-3-1-1）。

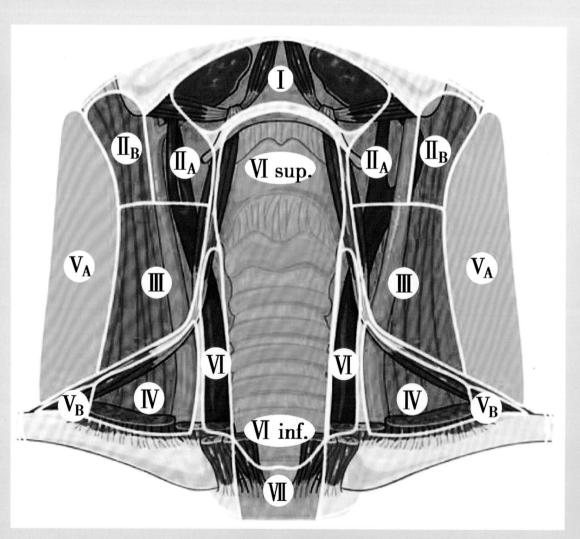

图 8-3-1-1　颈部淋巴结分区

第一区（level Ⅰ）：包括颏下及颌下淋巴结。Ⅰa 区为颏下淋巴结，Ⅰb 区为颌下淋巴结。

第二区（level Ⅱ）：为颈内静脉淋巴结上区，即二腹肌下、相当于颅底至舌骨水平，前界为胸骨舌骨肌侧缘，后界为胸锁乳突肌后缘。

第三区（level Ⅲ）：为颈内静脉淋巴结中区，从舌骨水平至肩胛舌骨肌与颈内静脉交叉处，前后界与Ⅱ区同。

第四区（level Ⅳ）：为颈内静脉淋巴结下区，从肩胛舌骨肌到锁骨上，前后界与Ⅱ区同。

第五区（level Ⅴ）：包括枕后三角区淋巴结或副神经链淋巴结，以及锁骨上淋巴结。后界为斜方肌前缘，前界为胸锁乳突肌后缘，下界为锁骨。

第六区（level Ⅵ）：为内脏周围淋巴结。包括环甲膜淋巴结、气管周围淋巴结、甲状腺周围淋巴结。有人把咽后淋巴结也归属此区。这一区两侧界为颈总动脉和颈内静脉，上界为舌骨，下界为胸骨上缘。

第七区（level Ⅶ）：为上纵隔的淋巴结。

颈部各区淋巴结常见的转移癌见表 8-3-1-1。

表 8-3-1-1　颈部各区淋巴结常见的转移癌

颈淋巴结	常见转移来源
Ⅰa	早期转移少见，多见于嘴唇肿瘤
Ⅰb	舌、口底、牙龈、口颊部肿瘤
Ⅱ	鼻咽肿瘤
Ⅲ	口腔、咽、喉部肿瘤
Ⅳ	甲状腺、梨状窝、上段食管，少数锁骨水平下肿瘤转移
Ⅴ	鼻咽、项部、耳、颞区或颅底肿瘤
Ⅵ	甲状腺、喉癌、下咽癌
Ⅶ	喉癌、食管癌、甲状腺癌

（二）患者准备

浅表淋巴结穿刺活检因相对安全，在穿刺前一般无须特殊实验室检查，但推荐做血常规及凝血功能检查，特别是具有前述相对禁忌证的患者。

在穿刺前医生需同患者交代穿刺的目的、基本过程、存在的风险及可能的并发症，回答患者相关的问题，并让其签署知情同意书。

作为患者，在穿刺前应做好以下准备：

1. 穿着舒适的衣服，避免穿连体衣服，有条件的医院建议给患者更换病人服。

2. 局部避免使用滑石粉、除臭剂、化妆品或香水。不戴首饰。

3. 在术前 4~5 天停用抗凝类药物，如阿司匹林（请与相应主诊医生联系，以确保安全）。

4. 携带之前所有的影像学检查和报告。

四、操作方法

（一）体位选择

根据不同的穿刺部位，患者采用不同的体位，常见部位可采用以下体位：

1. 颈部浅表淋巴结患者平躺，在颈后或肩部垫一薄枕头，使头轻度后仰，充分暴露颈部。如果位于Ⅱ～Ⅳ区头可以轻度偏向对侧。如果位于Ⅴ区或耳后等处，患者可以侧躺。

2. 腋窝淋巴结患者平躺，将患侧上肢上举抱头，充分暴露腋窝。如果病灶位置较靠后，患者可以侧躺（图8-3-1-2）。

3. 腹股沟淋巴结患者平躺，将患侧下肢轻度外伸外展。

4. 特殊或少见部位的淋巴结以充分暴露为前提，方便扫查，同时确保有合适的进针点及路径来选择恰当的体位。

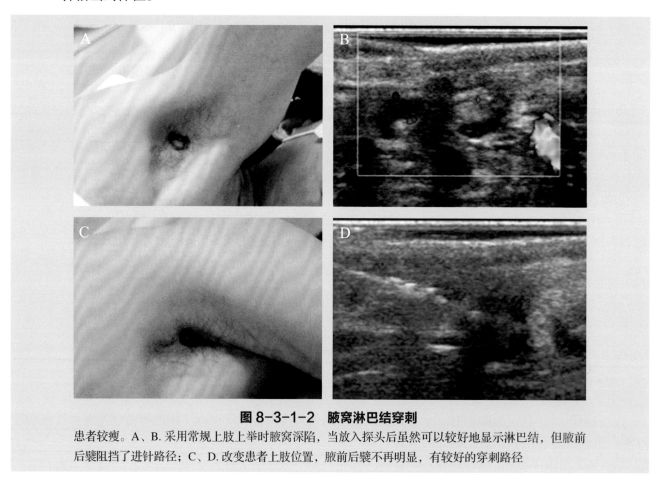

图 8-3-1-2　腋窝淋巴结穿刺

患者较瘦。A、B.采用常规上肢上举时腋窝深陷，当放入探头后虽然可以较好地显示淋巴结，但腋前后襞阻挡了进针路径；C、D.改变患者上肢位置，腋前后襞不再明显，有较好的穿刺路径

（二）常规超声扫查

术前常规超声扫查，确定病灶位置。同时还应注意以下内容：病灶深度，周围是否有大血管，病灶内部血供是否丰富或是否有坏死，有没有需要避开的解剖结构。初步确定穿刺进针点、路径及穿刺长度。进针点应选择在正常皮肤区域，避免经过皮损及瘢痕区域。尽可能选择最短的进针途径，以减少操作及增加成功率。此过程中可能需改变患者体位，以进一步配合穿刺。如有必要可以进行超声造影等特殊检查，避开囊性和坏死等区域，提高穿刺的阳性率。

（三）消毒铺巾

局部皮肤常规消毒：自病灶中心向外消毒，至少15cm。头颈部消毒时应特别注意眼睛等敏感部位，避免消毒液进入。

探头消毒：探头可采用液体消毒、包裹隔离、气体熏蒸等方法。建议采用器械保护套包裹隔离法，该法操作方便，效果可靠。将器械保护套自上而下包裹探头，探头表面与保护套之间应涂以耦合剂。如果保护套不能覆盖探头线，则需另外以酒精消毒探头线。

（四）局部麻醉

可采用1%利多卡因，利多卡因的局麻作用较普鲁卡因强，其维持时间亦较长，并有较强的组织穿透性和扩散性，而且过敏十分罕见。

在局部麻醉时应先于所确定进针点处皮下注射形成一皮丘，然后于超声引导下逐层麻醉至病灶表面。应避免病灶内注射以避免影响取材质量。局部麻醉过程同时也验证所设计的穿刺途径，因此建议于超声引导下进行。

（五）穿刺活检及标本处理

穿刺活检可以采用细针抽吸细胞学检查，也可以采用穿刺取组织条检查。前者相对安全但阳性率低，适用于较小且位置危险的病灶。后者所取组织量大，适合较大且安全的病灶。

1. 细针抽吸细胞学检查　以注射器于超声引导下按所设计途径穿刺入淋巴结内，抽吸针管并产生轻柔的负压，然后在淋巴结内来回穿刺数次，此过程中需始终保持注射器的负压状态。除去负压，然后连同针头一起拔出注射器。拔出后取下针头，注射器内吸入适量气体，再次装上针头，针尖斜面朝下，在每一玻片上滴一滴吸取物，再用载玻片以类似血涂片的方法推片制作涂片。采用巴氏染色法，玻片要立即浸入95%酒精中湿固定；采用吉姆萨染色法，空气干燥，不用固定直接送病理。通常需多次取样（2~4次），每次要更换新注射器。

2. 组织条穿刺活检　组织条穿刺活检因病灶的情况可以采用细针也可采用粗针，通常选用16~18G的穿刺活检针，穿刺长度根据淋巴结的大小而定。不同的穿刺针具穿刺距离调节方式不同，一般15mm或22mm，部分穿刺针具可以连续调节长度。穿刺前一般无须破皮，特殊病例皮肤增厚、坚韧则需事先以手术尖刀片破皮。

与细针抽吸细胞学检查类似，在超声引导下按所设计途径穿刺入淋巴结边缘或刚进入淋巴结内，再次确定穿刺距离。如果采用全自动穿刺活检针则上穿刺枪、打开保险、击发，确认穿刺针位置特别是末端位置后拔出穿刺针，将标本放入10%福尔马林固定液中送病理。如果采用半自动穿刺活检针则手动缓慢推出针芯，时刻观察针芯末端的位置，然后击发，确认穿刺针位置后，同上固定标本送病理。

一般取样2~4次，依据所取组织条的质量确定穿刺的针数。如果取材质量欠佳应适当增加穿刺次数。

（六）包扎及观察

穿刺完成后以方纱覆盖穿刺点并以医用胶布固定，按压15分钟后，留观半小时无不适患者方可离开。离开前嘱患者24小时内保持伤口干燥、避免见水，同时注意不要进行剧烈动作。

五、技术要点及注意事项

1. 为保证穿刺活检的安全及取材效率，穿刺应全程于超声监视下进行，穿刺针应全程显示。

2. 部分淋巴结活动度较大，此时需以探头配合手指固定淋巴结。

3. 对于较小的淋巴结可以一次穿刺几个并排的淋巴结增加取材量（图8-3-1-3）。

4. 对于血管旁较小的淋巴结，特别是颈静脉角处，穿刺角度及穿刺长度均受限，此时可以采用提前发射的方法以确保穿刺的安全性（图8-3-1-4）。

5. 因为超声存在部分容积效应，因此在穿刺时，特别是针对较小的淋巴结，一定要确保穿刺针显示最为清晰的切面通过病灶中心（图8-3-1-5）。

6. 必要时可以先行超声造影检查，避开坏死区（图8-3-1-6）。

7. 穿刺时注意位于皮下的较大静脉，如颈外静脉。因位置表浅在探头轻加压时便难以显示，如果损伤容易引起不必要的出血。

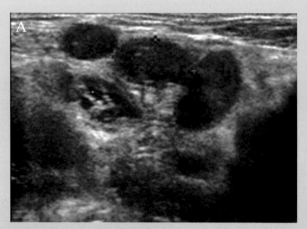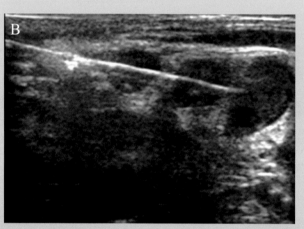

图8-3-1-3 较小淋巴结穿刺

A. 右颈Ⅳ区可见3个淋巴结串珠样排列，最大约10mm×6mm；

B. 穿刺时一次贯穿3个淋巴结，增加组织样本量

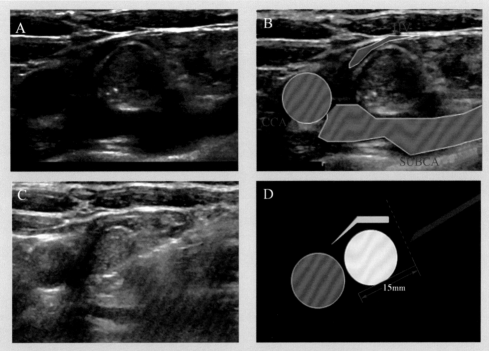

图 8-3-1-4 血管旁较小淋巴结穿刺

A. 左侧颈部Ⅳ区小淋巴结，直径 11mm；

B. 可见前方为颈内静脉（IJV），内侧为颈总动脉（CCA），后方为锁骨下动脉（SUBC A）；

C、D. 采用提前发射的方法，既避免损伤后方的动脉又最大限度保证取材量

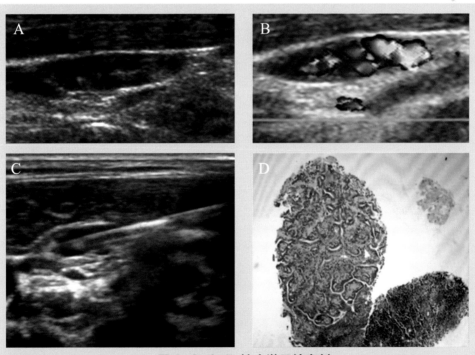

图 8-3-1-5 较小淋巴结穿刺

A. 甲状腺癌术后，发现左颈Ⅲ区可疑小淋巴结，大小约 10mm×4mm，内见点状强回声；

B. 彩超可见血流信号异常丰富；C. 于超声引导下穿刺，超声清晰显示了穿刺针的全程及前后壁；

D. 病理标本显示该淋巴结部分为乳头状癌转移

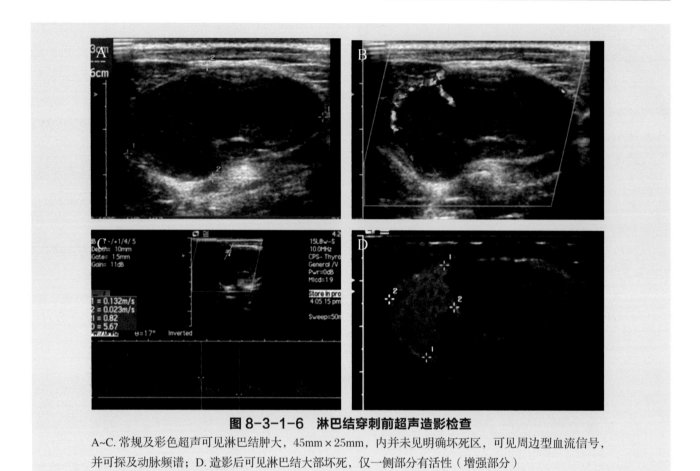

图 8-3-1-6　淋巴结穿刺前超声造影检查

A~C. 常规及彩色超声可见淋巴结肿大，45mm×25mm，内并未见明确坏死区，可见周边型血流信号，并可探及动脉频谱；D. 造影后可见淋巴结大部坏死，仅一侧部分有活性（增强部分）

六、并发症及其预防与处理

超声引导下浅表淋巴结活检相对安全，极少出现并发症，较常见的并发症为出血，因为位置表浅，进行局部压迫止血处理即可。感染等并发症极为少见，如果出现，应予以针对性抗感染治疗。

七、临床意义及评价

超声引导下淋巴结穿刺活检所需设备简单、适应范围广泛、定位准确、创伤小、并发症发生率低、只需局部麻醉、操作时间短，因此安全经济、简便易行、患者痛苦小、易接受，而且获得的病理诊断结果准确率高，对疾病的诊断和临床治疗方法的选择有重要意义，是浅表部位淋巴结定性诊断的首选方法。

（李安华　韩峰　韩治宇）

第二节 消融治疗

全身约有 800 枚淋巴结，正常的淋巴结直径多为 0.2~0.5cm，质软，光滑，多不易触及。颈部淋巴结引流非常丰富，约有 300 枚左右，不仅接受头颈部器官的淋巴引流，也接受胸、腹、盆腔和四肢的淋巴引流；因此，出现淋巴结转移癌的机会多，几乎全身各处的恶性肿瘤都可以转移到颈部。颈部淋巴结肿大主要见于转移性癌、淋巴瘤、淋巴结反应性增生和淋巴结核等。颈部淋巴结肿大以淋巴结反应性增生最多见，其次为转移性癌。其中约 85% 颈部淋巴结转移来自头颈部，15% 来自躯干部和四肢[7, 8]。

随着现代影像学的发展，CT、MRI、PET、超声的应用越来越普及，加之现代病理技术和分子生物学技术等多种检测技术的使用，使得转移性淋巴结的检出率和确诊率明显提高。

对于原发癌灶明确的转移性淋巴结治疗原则多侧重以局部治疗（包括外科治疗或放射治疗）为主的综合治疗[8, 9]。治疗方案的制定需要考虑原发肿瘤类型、生物特性、疾病分期及患者等诸多因素。

精准的热消融技术越来越成熟，随着临床应用的不断拓展，在冷循环技术和温度检测技术的保障下，热消融治疗对浅表转移性淋巴结正在成为有效的局部控制方法[10-13]。本节内容主要对超声引导消融治疗转移性淋巴结的内容进行介绍。

一、适应证[10-13]

1. 病理诊断证实为局限性转移性淋巴结。
2. 曾行或正在行系统治疗，转移性淋巴结未能有效控制。
3. 曾行放射治疗，转移性淋巴结未能有效控制。
4. 影像学能够清晰显示，有安全的进针路径。
5. 全身状况差不能耐受手术或其他治疗。

二、禁忌证

1. 凝血机制障碍、有严重出血倾向。
2. 放射治疗已经导致皮肤破溃或治疗部位感染。
3. 转移性淋巴结靠近重要结构，消融治疗可能引起神经或其他重要结构损伤。
4. 淋巴结转移广泛，估计治疗后效果不佳。
5. 严重心肺等重要脏器疾病不能耐受治疗。

三、操作前准备

1. 患者评估 详细了解病史，尤其与拟治疗区域有关的病史。
2. 影像学检查 全面的影像学检查，重点是全身（PET-CT 或 PET-MR）除外多部位、多脏器转移。
3. 实验室检查 血常规、血生化、血清四项、凝血四项、血糖以及原发病相关的特殊检查等。
4. 纤维喉镜检查 评估声带功能。
5. 合并心肺疾病者检查超声心动图及肺功能。
6. 术前需停用抗凝治疗或抗血小板药物一周。
7. 药品和设备 局麻药品 1% 盐酸利多卡因；急救车内备有常规止血、止痛、抗过敏、纠正心律失常、升压及降压等急救药品及相关器械；消融治疗室备有呼吸机、心电监护、除颤仪等；超声设备要求配备小体积高频率（8~10MHz）探头。
8. 知情同意 术前签署手术知情同意书。遵循知情同意原则，治疗前向患者或家属详细说明患者病情并介绍消融治疗的目的和治疗过程、治疗中和治疗后可能发生的不良反应和并发症及应对措施。术前患者需禁食水 8 小时，常规建立静脉通道。

四、操作方法

（一）麻醉方式

局麻下治疗，以便随时判断重要的神经损伤。操作时常规检测患者的血压、脉搏等生命体征。

（二）确认消融仪正常工作

确认消融仪处于正常工作状态，并按治疗前确定的方案设定输出功率和作用时间。

（三）选择恰当的患者体位并观察进针路径

患者的体位以超声检查时能清楚显示结节和便于医生操作为原则，一般选用平卧位，颈肩部适当垫高，头后仰，充分显露颈部。探头压力适当，超声检查清楚显示转移性淋巴结的位置和周围结构的关系，确认进针路径。穿刺点及穿刺路径的选择应遵循以下原则：①避开重要血管及神经；②探针在进入病灶内时，必须经过一段正常组织，避免消融区域跨越皮肤和病灶；③选择正常皮肤作为进针点。测量进针深度并在消融针上进行标记。

（四）无菌操作下治疗

操作区常规皮肤消毒，铺无菌巾。探头外套无菌薄膜，安装穿刺引导架后或徒手操作前再次确认进针点。1% 利多卡因局部麻醉，尖刀片在皮肤上切开 2mm 小口（微波消融时采用，射频或激光消融可直接进针）。超声引导下将消融电极穿刺至结节内预定部位。

（五）消融过程监测及术后处理

治疗中全程监测患者生命体征，嘱患者配合不行吞咽动作，治疗中关注患者有无疼痛等不适。实时超声监测声像图上结节内回声变化。

1. 酒精消融　先穿刺至淋巴结后缘，然后自淋巴结后缘开始推注 95% 的酒精，边注射边退针，逐渐至淋巴结前缘。注射完成后记录注射所用的酒精量及有无副作用。

2. 微波或射频消融　较小的淋巴结可采用单针消融，穿刺针应贯穿淋巴结最大切面并穿刺致淋巴结后缘。较大的淋巴结需单针多次或多针同时消融。单针多次时应遵循由远及近及由深到浅的原则。多针同时消融时，应注意根据所选的不同探针的治疗范围合理布针。消融开始可观察到结节区逐渐被消融过程产生的强回声覆盖，按预定方案完成治疗后，常规凝固针道后退出电极，可预防出血和降低针道种植的可能，但要避免皮肤烫伤。退针后切口酒精消毒，敷无菌纱布。超声检查消融治疗结节周围有无异常积液及血肿等情况，并及时对症处理。治疗后患者颈部冰袋冷敷，在术后恢复室留观 30 分钟，监测生命体征无异常后返回病房继续观察（图 8-3-2-1）。

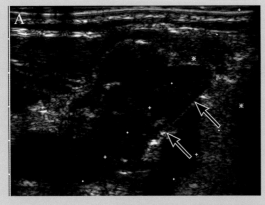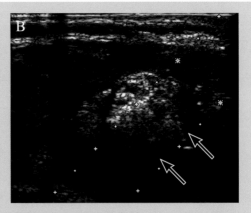

图 8-3-2-1 超声引导下微波消融颈部转移性淋巴结

女性，67 岁，子宫内膜癌术后左颈部淋巴结转移，转移淋巴结大小约 4.6cm×3.7cm。

A. 超声引导下微波消融针（↑）穿刺进入淋巴结内部；B. 强回声微波消融区（↑）完全覆盖淋巴结后停止消融

3. 冷冻消融　操作类似于射频消融，治疗模式一般为冷冻－复温－冷冻－复温－拔针。冷冻与复温的时间根据淋巴结的大小、所采用的冷冻探针的不同而定。冷冻过程中超声全程监测，注意治疗范围的变化和周围组织的反应。同射频消融，单根探针冷冻时，必须使探针的冷冻区域于病灶最大层面，以保证冰球完全覆盖病灶区域。对于较大的病灶也可采用单针多次或多针同时消融的治疗策略（图 8-3-2-2）。

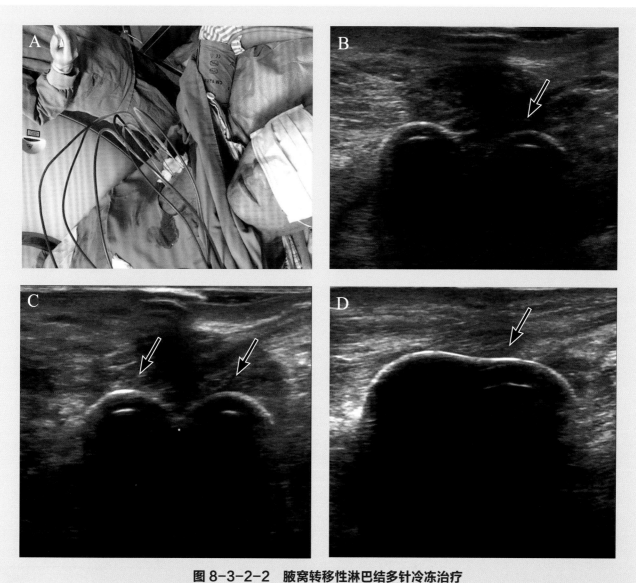

图 8-3-2-2　腋窝转移性淋巴结多针冷冻治疗
A. 病灶较大采用了 5 针联合治疗；B~D. 可见随时间推移，冷冻范围逐渐增大，（↓）并且冷冻面融合（D）

五、技术要点及注意事项

1. 由于颈部淋巴结位置浅表，因此尽可能选择斜后向大角度进针，而且应当经过一段正常皮下软组织后再穿刺入病灶内，以避免后向辐射可能导致皮肤烫伤。

2. 当病灶表浅位于皮下，且皮下脂肪层较薄时，在射频和冷冻治疗过程中要加强皮肤的保护。射频治疗时可采用滴冰盐水或酒精的方式来降温，冷冻治疗时可用滴温盐水或热水袋持续局部保温等方法。

3. 热消融治疗时，如果周围有血管等重要结构或离皮肤过近时，可采用液体分离的方法，增加淋巴结与重要结构和皮肤的距离。

4. 为了及时了解治疗的效果，在治疗过程中或治疗后可以采用超声造影观察治疗范围，对于未能完全治疗的部分可以及时补充治疗。

六、并发症及其预防与处理

尽管消融治疗浅表转移性淋巴结是一种相对安全微创的方法，但目前有关的应用和文献仍相对较少。文献报道的并发症主要有神经损伤导致的声音改变、Horner 综合征，另外，电极植入及消融导致的气胸、气管穿孔[10-13]。其他可能出现的并发症，包括轻度疼痛、咳嗽、血肿、呕吐、皮肤灼伤等。介入超声医生应该认真掌握颈部解剖结构，充分认识上述并发症，并在操作中尽量避免或减少发生，出现并发症只需要对症处理。

七、临床意义及评价

超声引导消融治疗转移性淋巴结临床应用具有操作简便、安全微创等优点，是一种有效的局部控制方法，为无法手术或放化疗无效的患者提供一种补充治疗选择。章健全等[14]对 125 例原发癌外科手术切除后颈部淋巴结转移癌患者进行了超声造影引导监测下的经皮微波和射频消融治疗，所有经历消融的淋巴结均未再生长，消融后 2 周起淋巴结开始明显缩小，明显缩小的淋巴结 62 枚，共发生声音嘶哑 17 例，经 3 个月后均恢复正常。可见微波和射频消融治疗技术能够可靠地灭活颈部淋巴结转移癌，使得淋巴结经历坏死、缩小、消失的过程，较为安全有效。王培军等[15]报道了 CT 引导下经皮穿刺酒精消融治疗腹膜后或腹腔转移性淋巴结 178 例，治疗有效率 45.5%。廖正银等[16]对 15 例腹部癌性淋巴结转移患者进行 CT 引导下经皮穿刺化学消融治疗，86.7% 治疗部位淋巴结变小，消失率 20%，疼痛缓解率达 100%。化学消融治疗转移性淋巴结操作简便，疗效较好，并发症少，并可重复治疗，因而可作为局部治疗转移性淋巴结的方法之一。激光消融治疗可用于体积较小、要求消融范围精度较高的转移性淋巴结治疗，但相关文献报道较少。局部消融治疗转移性淋巴结具有较高的临床应用价值，但由于缺乏严密设计的大规模、多中心、前瞻性研究，该方法的应用及远期疗效评估仍需大量文献和大宗病例的支持。

（韩治宇　李安华　任超）

第三节　放射性粒子植入治疗

如前所述，由于头颈部淋巴结引流非常丰富，而且几乎全身各处的恶性肿瘤都可以转移到颈部，所以出现淋巴结转移癌的机会也很多。由于位置浅表，易于发现，且各种影像学均能很好显示病变[17]，因此，无论是手术或穿刺活检都非常容易获得组织病理，使得转移性淋巴结的检出率和确诊率明显提高。

对于原发癌灶明确的转移性淋巴结治疗原则多侧重以局部治疗（包括外科治疗或放射治疗）为主的综合治疗。但是，头颈部聚集了许多重要的组织和器官，颈部淋巴结转移癌的治疗无论是手术或外放疗均受到一定程度的限制，尤其是外放疗剂量较高才能达到控制肿瘤的目的，往往造成严重的局部损伤，通过植入低能粒子源的方法可大大减少射线对正常组织的损伤。因此，放射性粒子植入成为治疗颈部淋巴结转移癌的一种有效手段[18-20]。

目前国内较为常用的是碘 125（^{125}I）粒子（图 8-3-3-1），其具有以下治疗优势：①提高肿瘤局部剂量，降低周围组织的辐射损伤；②持续杀伤肿瘤细胞，减少临床分次放疗所造成的肿瘤再群体化；③持续低剂量率放疗降低了氧增强比，防止乏氧细胞对放疗抗拒性的出现；④对人体创伤小，可重复治疗，对脏器功能影响小，安全性高。

本节内容主要对超声引导 ^{125}I 粒子植入治疗转移性淋巴结的内容进行介绍。

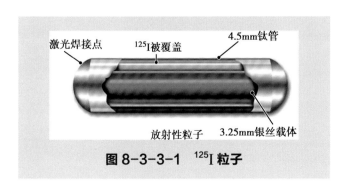

图 8-3-3-1 ^{125}I 粒子

（图中标注：激光焊接点、^{125}I被覆盖、4.5mm钛管、放射性粒子、3.25mm银丝载体）

一、适应证 [20, 21]

1. 病理诊断证实为局限性转移性淋巴结、数目 ≤ 3 个、直径 ≤ 7cm。
2. 曾行或正在行系统治疗，转移性淋巴结未能有效控制。
3. 曾行放射治疗，转移性淋巴结未能有效控制。
4. 影像学能够清晰显示，有安全的进针路径。
5. 全身状况差不能耐受手术或其他治疗。

二、禁忌证

1. 凝血机制障碍、有严重出血倾向。
2. 放射治疗已经导致皮肤破溃。
3. 糖尿病血糖未控制者。
4. 严重心肺等重要脏器疾病不能耐受治疗。

三、操作前准备

1. 患者评估　详细了解病史，尤其与拟治疗区域有关的病史。
2. 影像学检查　全面的影像学检查，重点是全身（PET-CT 或 PET-MR）除外多部位、多脏器转移，其次是常规行灰阶超声评估淋巴结大小、形态（结节大小、数量、部位、内部回声、血供情况、周边毗邻结构等）、纤维喉镜检查评估声带功能。合并心肺疾病者检查超声心动图及肺功能。术前需停用抗凝治疗或抗血小板药物 5~7 天。
3. 实验室检查　血常规、血生化、血清四项、凝血四项、血糖以及原发病相关的特殊检查等。
4. 设备及药品　治疗室应常规配备有呼吸机、心电监护、除颤仪等；局麻药品 2% 盐酸利多卡因；急救车内备有常规止血、止痛、抗过敏、纠正心律不齐、升压及降压等急救药品及相关器械。
5. 知情同意　术前签署手术知情同意书。遵循知情同意原则，治疗前向病人或家属详细说明患者病情并介绍放射性粒子植入治疗的目的和治疗过程、治疗中和治疗后可能发生的不良反应和并发症及应对措施。术前患者需禁食水 8 小时，常规建立静脉通道。

四、操作方法

1. 麻醉方式局麻下进行治疗　操作时常规监测患者的血压、脉搏等生命体征。

2. 选择恰当的患者体位　患者的体位以超声检查时能清楚显示结节和便于医生操作为原则，一般选用平卧位颈后部适当垫高，头后仰，充分显露颈部。

3. 无菌操作下治疗　操作区常规皮肤消毒，铺无菌巾。探头外套无菌薄膜，安装穿刺引导架后或徒手操作前再次确认进针点。1% 盐酸利多卡因局部麻醉，探头压力适当，超声检查清楚显示转移性淋巴结的位置和周围结构的关系，确认进针路径，将 18G PTC 针植入治疗淋巴结深部。

4. 植入粒子　根据术前影像学检查病灶的体积，依据海拉尔公式计算出所需植入粒子数，通过粒子枪（图 8-3-3-2）由深至浅依次将放射性粒子植入到预定部位（图 8-3-3-3），按照外周密集，中心稀疏，使剂量分布更均匀。靶区内粒子均匀一致时，剂量分布并非均匀一致，一般中心部分剂量较高。中心稀疏植入，使中心剂量保持在规定范围之内，减少中心高量区，减少并发症。植入粒子后的剂量分布，按放射源的距离平方呈反比方式下降，源表面的剂量最高，随距离的增加剂量迅速下降，但落差梯度逐渐减缓。超声即刻观察粒子植入情况，并对照计划，判断有无修改和补充。

5. 术后处理　粒子植入完成后退针，穿刺点酒精消毒，敷无菌纱布。超声检查消融治疗结节周围有无异常积液及血肿等情况，并及时对症处理。术后恢复室留观 30 分钟，监测生命体征无异常后返回病房继续观察。

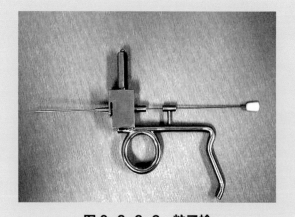

图 8-3-3-2　粒子枪

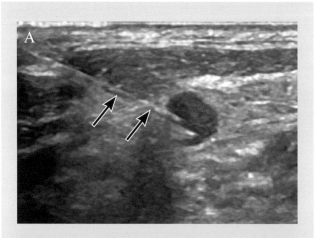

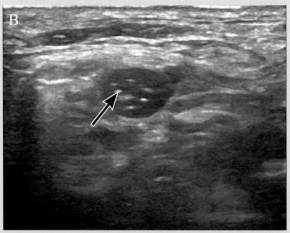

图 8-3-3-3

男性，57 岁，右肺癌术后颈部淋巴结转移

A. 超声引导下使用 18G PTC 针（↑）将粒子植入淋巴结深部；

B. 放射性粒子植入治疗术后粒子（↑）分布情况

五、技术要点及注意事项

1. 粒子植入治疗需要借助彩色超声引导下完成。

2. 粒子植入治疗的进针点应远离肿瘤边界至少 1~1.5cm 以上。

3. 粒子植入肿瘤内应距离皮肤 1cm 以上。

4. 既往外照射 100Gy 以上者慎用。

5. 推荐实施术后质量验证，复查薄层 CT 验证计划。

6. 应根据肿瘤的病理学类型、分期和患者身体一般状况决定是否联合外照射或化疗。

7. 术后 2 个月内不宜与孕妇或儿童密切接触。

8. 放射性粒子源辐射安全与防护参照国家有关规定。

9. 从事放射性粒子植入治疗的医疗机构和医师必须达到国家卫生计生委相关文件的要求。

六、并发症及其预防与处理

由于粒子植入治疗及使用 18G PTC 针穿刺十分安全，最常见的并发症就是出血，因为位置均比较浅，因此加压是十分有效地方法，一般患者均可以有效控制，必要时可以给予止血药物。治疗后的疼痛一般无须处理。

七、临床意义及评价

超声引导转移性淋巴结放射性粒子植入治疗临床应用具有操作简便、安全微创等优点，是一种有效的局部控制方法，为无法手术或放化疗无效的患者提供一种补充治疗选择。甄鹏等[21] 18 例（21 处病灶）放疗后复发的颈部淋巴转移癌患者行 125I 粒子植入治疗，局部控制率为 95.24%（20/21），1 年和 2 年生存率分别为 50% 和 16.7%，中位生存期 11 个月，无严重的皮肤损伤发生。王娟等[22] 对 17 例外放疗后复发的颈部淋巴结转移患者行 125I 粒子植入治疗，随访 6 个月，局部控制率为 65.2%，其中，小于 4cm 的淋巴结控制率（CR+PR）为 90%。而苏景伟等[23] 对 97 例接受三维适形放疗的老年性（60~78 岁）腹腔淋巴结转移癌患者进行了疗效及预后因素分析。腹腔共有转移灶 136 个，均接受三维适形放疗，中位剂量 58Gy（36~70Gy），治疗后总有效率（CR+PR）84.6%，中位生存期为 9 个月，1、2、3 年生存率分别为 37.5%、14.7%、4.8%。吴传明等[24] 采用直线加速器三维适形放疗技术对 40 例腹腔淋巴结转移癌患者进行治疗，平均 62Gy 为一疗程，3~6 个月 CT 复查，总有效率（CR+PR）为 97.5%，所有病例 KPS 评分均提高，未出现严重并发症。可见，放射性 125I 粒子近距离治疗可取得与外放疗相媲美的疗效，且微创、安全、可行，对难以耐受外放疗或外放疗后复发的转移性淋巴结患者具有较高的临床应用价值。

（韩治宇　程志刚　李华蓉）

参考文献

1. 张武.浅表淋巴结超声检查及进展.中华医学超声杂志(电子版),2008,5(1):10-14.

2. Ahuja AT,Ying M.Sonographic evaluation of cervical lymph nodes.AJR,2005,184(5):1691-1699.

3. Prosch H,Strasser G,Sonka C,et al.Cervical ultrasound(US)and US-guided lymph node biopsy as a routine procedure for staging of lung cancer,2007,28(6):598-603.

4. Hiraki T,Yasui K,Mimura H,et al.Radiofrequency ablation of metastatic mediastinal lymph nodes duringcooling and temperature monitoring of the tracheal mucosa to prevent thermal tracheal damage:initial experience.Radiology,2005,237(3):1068-1074.

5. 王培军,左长京,田建明,等.腹膜后或腹腔转移性淋巴结CT引导下经皮穿刺酒精消融治疗.临床放射学杂志,2001,20(12):941-943.

6. 王娟,孙美玲,张宏涛,等.外放疗后复发颈部淋巴结转移癌17例125 I粒子植入治疗的初步疗效.介入放射学杂志,2014,23(09):784-787.

7. Kaji AV,Mohuchy T,Swartz JD.Imaging of cervical lymphadenopathy.Semin Ultrasound CT MR,1997,18(3):220-249.

8. Popescu B,Ene P,Bertesteanu SV,et al.Methods of investigating metastatic lymphnodes in head and neck cancer.Maedica(Buchar),2013,8(4):384-387.

9. 李树玲.头颈部癌综合治疗进展.中国肿瘤临床,2004,31:165-168.

10. HirakiT,YasuiK,Mimura H,etal.Radiofrequency ablation of metastatic mediastinal lymphnodes during cooling and temperature monitoring of the tracheal mucosa toprevent thermal tracheal damage:initial experience.Radiology,2005,237(3):1068-1074.

11. Wang L,Ge M,Xu D1,et al.Ultrasonography-guided percutaneousradiofrequency ablation for cervical lymph node metastasis from thyroid carcinoma.J Cancer Res Ther,2014,10Suppl:C144-149.

12. Mauri G1,Cova L,Tondolo T,et al.Percutaneous laser ablation of metastatic lymph nodes in the neck from papillary thyroid carcinoma:preliminary results.J Clin Endocrinol Metab,2013,98(7):E1203-1207.

13. Papini E1,Bizzarri G,Bianchini A,et al.Percutaneous ultrasound-guided laser ablation is effective for treating selected nodal metastases in papillary thyroid cancer.J Clin Endocrinol Metab,2013,98(1):E92-97.

14. 章健全.颈部淋巴结转移癌的经皮微波与射频消融治疗.第九届中国肿瘤微创治疗学术大会论文集,2013.

15. 王培军,左长京,田建明.腹膜后或腹腔转移性淋巴结CT引导下经皮穿刺酒精消融治疗.临床放射学杂志,2001,20(12):941-943.

16. 廖正银,张金山,肖越勇,等.CT引导下经皮化学消融术治疗腹部淋巴结转移性病变.中国介入影像与治疗学,2004,2(1):108-110.

17. Kaji AV,Mohuchy T,Swartz JD.Imaging of cervical lymphadenopathy.Semin Ultrasound CT MR,1997,18(3):220-249.

18. 王俊杰,唐近天,黎功.放射性粒子近距离治疗肿瘤.北京:北京医科大学出版社,2001:66-97.

19. 孙燕.内科肿瘤学.北京:人民卫生出版社,2001:225-239.

20. Gao F,Li C,Gua Y,Huang J,Wua P.CT-guided 125I brachytherapy for mediastinal metastatic lymph nodes recurrence from esophageal carcinoma:Effectiveness and safety in 16 patients.Eur J Radiol,2013,82:e70-e75.

21. 甄鹏,张学峰,兰丽君,等.放射性125 I粒子植入治疗颈部淋巴转移癌放疗后复发.中华临床医师杂志(电子版),2010,4(6):810-813

22. 王娟,孙美玲,张宏涛,等.外放疗后复发颈部淋巴结转移癌17例125 I粒子植入治疗的初步疗效.介入放射学杂志,2014,23(9):784-787

23. 苏景伟,祝淑钗,刘志坤,等.老年腹腔淋巴结转移癌患者97例三维适形放疗的疗效.中国老年学杂志,2012,32(19):4151-4153

24. 吴传明,王锋,王洪超,等.三维适形放疗治疗腹腔淋巴结转移癌疗效分析.中国实用医药,2014,9(7):75-76.

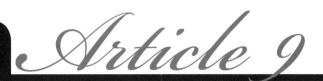

肌肉骨骼血管系统介入性超声

Interventional Ultrasound in Musculoskeletal and Vascular Diseases

前 言

　　CT、MRI、超声均属断层影像方法，对于肌肉、肌腱、韧带、神经等浅表软组织而言，高频超声（10MHz）的细微分辨力最佳。超声方便、无放射性损伤、实时成像等优势已经在全身各个器官得到了广泛证实。与CT引导介入穿刺操作比较，有学者生动的形容：CT引导介入操作，你看到了你做了什么；而超声引导介入操作，你看到了你在做什么。这种得天独厚的优势，决定了很多肌肉骨骼系统的介入性操作需要并且也必须采用超声引导。

　　肌肉骨骼系统介入性超声操作的应用范围无外乎诊断与治疗两个方面，例如超声引导软组织肿物的穿刺活检用于诊断，而超声引导关节腔药物注射则用于治疗。但这两个方面在很多情况下并不能截然分开，而是先后应用于同一次操作。如：最简单的关节积液抽吸，一方面液体标本抽吸后可进行实验室检查帮助诊断病因；另一方面液体抽出后，缓解关节内压力，患者症状得到缓解，还可以同时注入相关药物，达到长期缓解症状的治疗目的。本章将介绍超声引导介入操作在肌肉骨骼系统中的常见应用。此外，术中超声也属于介入性超声范畴，我们将在最后单独介绍术中超声在脊柱外科中的应用。

第一章 肌肉骨骼系统介入性超声的基本要求

【概述】

肌肉骨骼系统介入性超声操作同其他部位的介入超声操作一样，需要操作者严格遵循无菌操作原则，如探头的消毒、使用无菌耦合剂、操作区的手术准备等。不过，肌肉骨骼系统的介入性操作有着自身的特点和要求。操作者应充分熟悉肌肉骨骼系统的超声解剖，根据相应的解剖位置选择适合的技术和方法。

第一节 操作前准备

一、探头选择与图像调节

根据超声引导介入操作的部位进行适当选择和调整，一般而言选择高频线阵探头，中心频率在10MHz左右。对于深部结构和体形较大的患者，如髋关节药物注射、大腿肌群较深部位肿物的穿刺活检，可选用5~7MHz线阵探头，甚至腹部凸阵探头。而对于手部小关节、皮肤等浅表部位则可选择15MHz靴型探头。引导介入操作过程中，应适当调节图像深度，最好使靶目标处于图像中间区域。在显示靶目标的同时，也能够获得其与周围结构毗邻关系的总体观察，规避介入穿刺风险。图像深度的调节，以恰好显示骨表面为最佳。当然，如果介入操作的靶目标为骨及关节的相应病变，显示深度需要增加。

肌肉骨骼系统超声扫查过程中，各向异性是最常见也是最需要识别的伪像。由于肌肉、肌腱、神经等结构排列具有明显的方向性，基本呈束状沿长轴排列，在超声扫查过程中，如果声束与扫查结构非垂直入射，则出现回声减低，甚至酷似无回声，这种现象称做各向异性伪像。此时，调整探头扫查角度，可获得显著回声强度改变（图9-1-1-1，图9-1-1-2）。肌肉骨骼系统超声检查与引导介入操作过程中，要随时判别各向异性伪像，不要将其误认为病理改变。某些情况下，还可以利用各向异性伪像的戏剧性变化，区别肌腱等结构与周围组织。

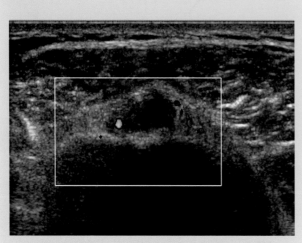

图 9-1-1-1 肱二头肌短轴切面声像图
声束未与肌腱垂直，肌腱横断面呈低回声，周围可见血流信号，酷似肌腱炎表现

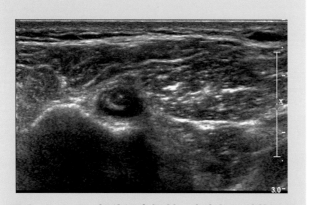

图 9-1-1-2 探头适当倾斜，声束与肌腱趋于垂直扫查，可见肌腱回声明显增强，与腱鞘内积液分界清晰

二、患者准备

肌肉骨骼系统的介入操作同其他部位的介入操作要求一样，需要患者必要的术前化验检查；签署知情同意书；针对性地选择介入操作器具、药物，如简单的关节诊断性注射可能仅需一支利多卡因注射液和一支 5ml 注射器；准备标本瓶及培养皿等。

对于体位的选择，一般而言，各个关节腔注射有相对标准的体位。如髋关节注射，患者采取仰卧位，髋关节轻度外旋，行髋关节前隐窝注射。临床实际工作中，患者体位的选择往往根据介入操作的部位，选择患者舒适的体位并考虑介入实施的方便性，或坐或卧、面对或背对。如肘关节伸肌总腱末端病的钙化捣碎治疗，右侧伸肌总腱可选择患者平卧位，上肢轻度屈曲、掌心向下置于体侧；而左侧伸肌总腱末端病的治疗，患者可选择坐于操作者对面，肘关节 90° 屈曲，上臂抬高置于检查台上。有时，介入操作过程中因体位不当、穿刺针受肢体干扰等因素而不得不中断，调整。为了避免这种情况发生，应常规在介入准备时模拟设想介入操作过程，选择最佳的体位。

第二节 介入穿刺技术

肌肉骨骼系统介入穿刺时一般不使用穿刺架[1]，而采用无约束穿刺法，更方便介入进针过程中探头与穿刺针的方向调整。推荐操作者一手进针，另一手控制探头。尽量避免一人持针，另一人操作探头的引导方法。单人操作，需要操作者高度协调，包括手、眼配合，左、右手间配合，反复练习、用心体会都能成功。

"平面内进针法"最常用，从穿刺针尖进入扫查平面，直至针干、进针路径、击中靶目标，过程全部显示。这种方法的缺点是穿刺针容易从扫查平面偏出，需随时调整进针方向。"平面外进针法"较少使用，主要在操作空间受限的区域采用，如颈部臂丛神经阻滞时。由于穿刺针在声像图上为点状强回声，无法区别针干与针尖，进针过程中更强调探头扫查平面配合进针的动态追踪，对技巧要求高。

无论何种穿刺方法，针尖的显示都极为关键。除了快速抖动、利用 CDFI、注射少量生理盐水、偏转声束强化声反射等技巧外，在穿刺针的设计上还有很多更新。比如，穿刺针尖区域打磨出许多螺纹，可显著提高针尖的声反射，非常容易识别（图 9-1-2-1，图 9-1-2-2）。更新的技术包括穿刺针尖的磁导航定位装置，使得自由穿刺法理论上达到"百发百中"。

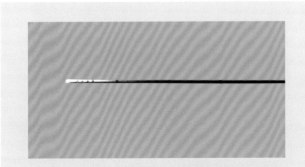

图 9-1-2-1 穿刺针末端管壁外侧打磨处螺旋状凹槽，增加回声

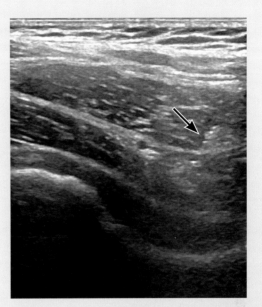

图 9-1-2-2 相应针尖区域回声明显增强，易于显示（↑）

超声能够敏锐地发现运动系统液体聚积性病变，如关节积液（这些积液往往聚积在关节隐窝处）、腱鞘积液、滑囊积液和滑膜囊肿等。这些液体聚积的病因可能源自慢性运动劳损，也可能继发于类风湿关节炎、痛风等系统性病变，还有可能为感染带来的脓肿。液体聚积、滑膜增生、炎症反应及局部压力增加，都会带来疼痛。这类液体聚积性病变的介入操作可能集诊断、治疗于一体，穿刺液体抽吸送检既可明确诊断，又可缓解局部症状，抽液后还可进行药物注射，强化治疗效果[2]。

肌肉骨骼系统超声对肌肉、肌腱、神经等结构的运动性损伤和慢性劳损性改变非常敏感，很多情况下可结合病史直接做出诊断。这些结构的病变，往往带来局部或相应区域的疼痛，此时的介入性操作主要是针对疼痛的治疗。简单者，可仅对症处理，如局部疼痛阻滞注射；也可针对病因，做较为复杂的介入操作，如钙化性肌腱末端病的超声引导下捣碎治疗。

（崔立刚 江凌 王金锐）

第二章 肌肉骨骼系统介入操作临床应用

【概述】

肌肉骨骼运动系统的肿瘤样病变，往往触诊就能发现。早期超声的作用在于鉴别囊性与实性。现在高分辨力超声的普及，更多局部解剖细节的辨识，使得超声能够初步定性诊断某些肿瘤。典型者如神经源性肿瘤，一旦明确肿物与邻近神经相延续就可确诊。然而，很多软组织肿瘤回声类型相似，无法通过现有的超声成像技术鉴别。这种情况下，介入性超声的应用在于引导穿刺活检帮助获得病理诊断，其应用原则与其他部位的组织学活检基本一致。

第一节 穿刺活检

超声引导下肌肉骨骼系统活检除前文提到的肿瘤病变外[3]，还包括关节滑膜活检、引导定位细小皮神经的取材等。

一、关节滑膜组织活检

关节腔积液和滑膜组织增生是关节炎的主要声像图改变，其病因可能为全身或局部疾病所致。一些患者，临床表现、病史、实验室检查均不典型，如果增生滑膜的厚度和范围能够覆盖活检针穿刺发射距离，就可在超声引导进行滑膜组织活检。

关节区域扫查空间多受限制，需要反复变换探头位置来设计最佳的穿刺路径，避免穿刺针刺入关节骨面、刺破对侧关节囊。另外，沿设计穿刺路径逐层局部麻醉时，应在超声引导下确保关节囊及增厚滑膜得到足够麻醉，减轻穿刺滑膜组织时带来的锐痛。穿刺取材时，应在不同方向上多次取材，一般获取至少3条组织。术后伤口局部按压止血后，贴敷创可贴加压5~10分钟后，就可返回病房。穿刺后24小时内，局部关节应避免剧烈活动。

特别指出，超声显示滑膜增厚非常敏感，但增生活跃的滑膜组织与纤维素化的滑膜组织并无二维声像图差异。因此，穿刺前应利用CDFI指引对滑膜血流丰富区进行穿刺活检。必要时，还可在超声造影引导下进行（图9-2-1-1，图9-2-1-2）。

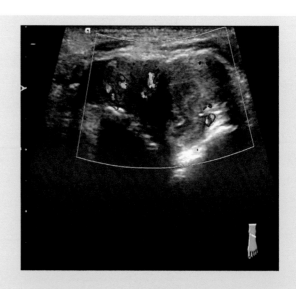

图9-2-1-1 踝关节前隐窝滑膜活检

患者取坐位，足部平置于检查床。关节前隐窝可见广泛性滑膜增厚，呈低回声改变。CDFI显示内侧区域滑膜血流丰富，为活检重点区域

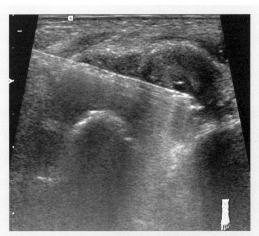

图 9-2-1-2　同一患者，根据 CDFI 指导，局部富血流区域滑膜活检

二、肌肉骨骼系统肿瘤活检

与其他部位的肿瘤活检操作类似。如果怀疑为神经源性肿物，穿刺时可能会引起较敏感的痛觉刺激和放射样疼痛（图 9-2-1-3）。穿刺前应给予足够的麻醉并提前和患者沟通，避免不必要的惊慌。

三、并发症

超声引导肌肉骨骼系统穿刺活检的并发症取决于病灶位置及大小。一般而言，经过仔细的穿刺前评估和穿刺路径预设，可以避免较大的并发症出现。文献报道常见并发症包括：①出血；②感染；③神经损伤：一过性多见；④气胸：肋骨、胸椎部位的活检可以发生。

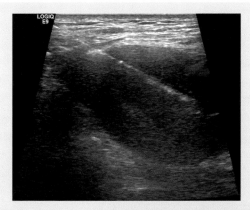

图 9-2-1-3　右颈部臂丛神经来源神经鞘瘤
活检针经过瘤体，穿刺瞬间患者主诉同侧上肢放射样疼痛

第二节　液体聚积性病变的抽吸诊断及药物注射

肌肉骨骼系统液体积聚性病变很多，包括软组织血肿与脓肿[4]、滑膜囊肿与腱鞘囊肿、滑囊积液、腱鞘积液和关节积液。各种液体介入抽吸操作的基本原则和胸腔积液、腹腔积液的抽吸并无不同，但具体处理过程略有差异。

液体抽吸后是否需要药物注射，注射何种药物需结合临床要求进行。比如，类风湿关节炎抽液后，可以注入生物制剂。退行性骨关节炎，则可注射玻璃酸钠等关节软骨营养及润滑剂。一般来说，应用最为普遍的是注射用糖皮质激素配伍局部麻醉药腔内注射。除感染因素引起的积液、脓肿外，均可进行注射，但并非必须。在液体抽吸后，采用同一针道就可进行注射，无须重新进针。注射的剂量根据原来液体的多少、部位决定，从 2~3ml 到 8~9ml 不等，可利用生理盐水适当稀释。尽管注射应用极为普遍，但激素在治疗作用中的确切价值和机制并未完全阐明。同时，注射前要考虑到糖皮质激素使用的一些禁忌。

一、血肿

外伤是最常见的病因，多数情况下血肿可自行吸收。血肿量大，聚积在组织筋膜间隙时则迁延不愈，演变为"血清肿"，需要抽吸治疗。最典型的部位发生在大腿上段侧方，局部剪切伤造成穿越筋膜间的小动脉完全离断，引起筋膜间隙巨大血肿，临床又称为 Morel-Lavallée 病变（图 9-2-2-1）。此外，小腿三头肌牵拉伤，血肿聚积在腓肠肌与比目鱼肌之间时，类似同样的机制，也可形成大量出血。

血肿抽吸时，应选择较粗引流管（16G 及以上）并在实时超声引导下避开液体内的分隔或悬浮物（图 9-2-2-2）。带侧孔的引流管，抽吸效果更佳。

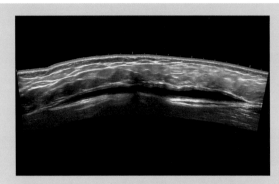

图9-2-2-1 右侧大腿上段局部撞击伤5年后,自觉肿物
沿大转子纵断面宽景声像图显示肌肉表面的深筋膜内较大范围的无回声区,符合 Morel-Lavallée 病变

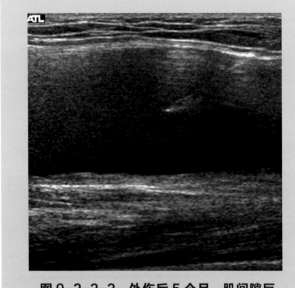

图9-2-2-2 外伤后5个月,肌间隙巨大血肿,行超声引导下抽吸治疗

上述部位的血肿抽吸后,局部应加压包扎1~2周,使潜在腔隙粘连闭塞,否则容易局部渗液,很快复发。非典型部位的所谓"外伤后"血肿,应警惕外伤掩盖下的软组织肿瘤破裂出血。抽吸前仔细的超声评估和结合其他影像学资料有利于鉴别。

二、滑膜囊肿与腱鞘囊肿

二者的真正病因不清,滑膜囊肿因囊肿壁为滑膜组织而命名。腱鞘囊肿从名字上看非常容易理解为单纯腱鞘或肌腱来源,实际上真正源于肌腱的囊肿罕见。腱鞘囊肿通常源自关节旁软组织,一般认为可能的发病机制有两种:软组织退变学说和关节滑膜疝理论。关节周围软组织、肌腱、肌肉受关节反复运动、挤压,部分发生退行性变,局部黏液样物质聚集,形成囊性病变。而滑膜疝理论则认为关节囊滑膜层随关节压力变化,自关节囊纤维层疝出,形成关节旁囊肿,此时囊腔与关节腔相通,囊内液体为关节液,囊壁为滑膜,病理上即为滑膜囊肿。随着关节挤压运动的持续存在,疝出的囊肿逐渐与关节囊脱离,游离于关节周围,即为腱鞘囊肿。因此,当超声显示关节旁囊性病变,且深方与关节腔相延续时,应考虑为滑膜囊肿。膝关节的腘窝囊肿即为典型的滑膜囊肿。

并非所有的囊肿都需要介入治疗,囊肿体积较大、囊肿张力饱满挤压周围结构带来疼痛、运动受限时可进行穿刺抽吸。

滑膜囊肿内液体一般清亮,使用注射器针头就可达到抽吸完全(图9-2-2-3,图9-2-2-4)。腱鞘囊肿,内部多为胶冻样组织,普通注射器针头抽吸几乎均为"干抽",需要更换较粗的针头或18G的活检针(图9-2-2-5,图9-2-2-6)。

囊肿抽吸时需尽量抽净囊内液体,对于难以抽净的腱鞘囊肿,可在超声引导下对囊壁多点刺破,该法据报道有利于残留囊内容物的吸收和避免复发。腘窝囊肿由于与关节腔相通,部分患者会复发,但往往体积较前次减小,可行再次治疗。

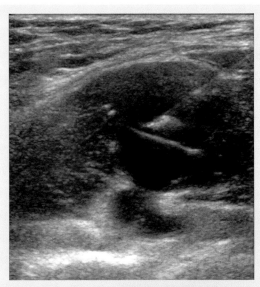

图 9-2-2-3　右髋关节滑膜囊肿
声像图显示注射器针尖刺入囊内

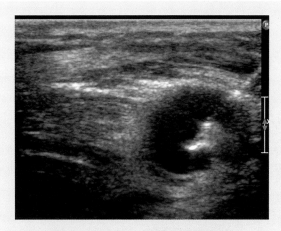

图 9-2-2-5　手腕部腱鞘囊肿
示注射器针头刺入囊肿中央，抽吸困难

三、腱鞘积液

　　腱鞘积液抽吸与药物注射时，应特别注意避免各向异性伪像，调节探头声束方向，使肌腱回声增强，获得肌腱边缘与周围液体清晰的分界，这样可避免穿刺针因判别不清误刺入肌腱内[5-6]。肌腱的短轴切面能够显示肌腱整体与腱鞘积液的关系，在此切面进行引导抽吸可避免穿刺针刺入肌腱内（图9-2-2-7），这在手指部位的细小肌腱特别有用。液体抽吸后或液体量本身较少，不易判别针尖是否刺入肌腱内时，可在药物注射前注入少许生理盐水，利于针尖的显示和位置调整。

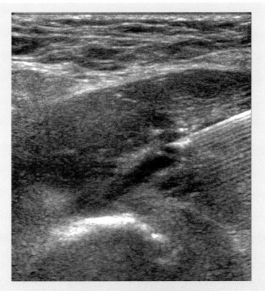

**图 9-2-2-4　实时超声监视下，
囊液顺利抽出，囊腔基本消失**

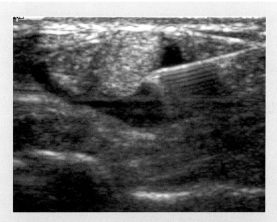

图 9-2-2-7　左侧腓骨长肌腱腱鞘积液
短轴切面声像图，22G 穿刺针进行抽吸注射治疗，声像图显示针尖恰位于肌腱旁

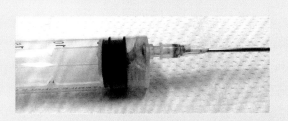

**图 9-2-2-6　改用粗针头抽吸，抽出少许胶冻
样粘稠物质**

四、关节积液

临床医师依据骨性标志，直接进行关节积液的抽吸仍然很普遍。当液体量较少，关节位置深在时，超声引导就突显优势。关节积液聚积在关节隐窝内，这些部位是超声评估积液量和引导介入操作的靶点。

髋关节是临床应用最普遍的关节之一，主要采用髋关节前隐窝路径。患者取仰卧位，探头平行于股骨颈放置，获取髋关节长轴切面，显示股骨头、颈交界部位（图9-2-2-8）。此处为髋关节前隐窝，积液时可见液体聚积在骨表面与关节囊之间，为抽吸和注射的靶目标[7]。进针路径多采用自探头足侧向深方、头侧进针，体形较大者可能需要腹部凸阵探头引导（图9-2-2-9）。

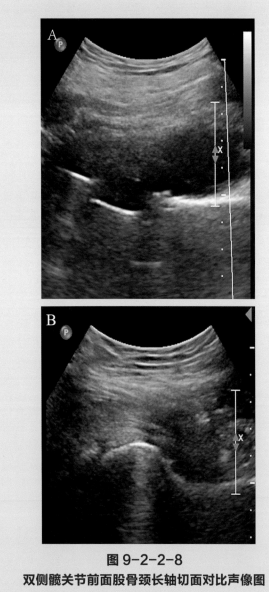

图9-2-2-8
双侧髋关节前面股骨颈长轴切面对比声像图
A. 关节置换后改变，在金属假体浅方可见无回声积液；
B. 右侧髋为正常

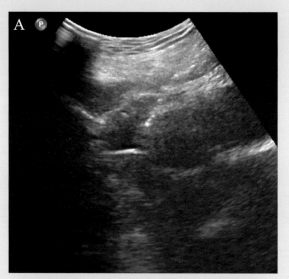

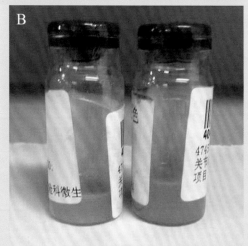

图9-2-2-9
穿刺针自探头足侧进针，至积液内
A. 声像图显示穿刺针道；
B. 抽出少许淡黄色脓性液体

第三节 介入治疗

肌肉骨骼系统病变的超声引导介入治疗与超声诊断并不能截然分开，很多病变都是经超声检查明确后才推荐进一步引导介入治疗。尽管疼痛相关的治疗应用最为广泛，但介入应用并非局限于此。

一、超声引导下的"封闭治疗"与疼痛阻滞

肌肉骨骼系统疼痛的封闭疗法已经在临床广泛应用，常用于其他保守治疗无效的软组织疼痛，例如：腱鞘炎、类风湿关节炎、梨状肌综合征等。超声引导下实施"封闭注射"位置精准，能规避穿刺损伤其他重要结构。由于局部药物的准确注射，可以在减少药物剂量的同时达到同样的疗效。注射药物为糖皮质激素配伍局部麻醉药，笔者一般采用复方倍他米松（得宝松）与利多卡因，也有文献报道使用长效局部麻醉药如布比卡因和罗哌卡因。

与触诊引导注射不同，超声引导注射前，还可再次进行声像图扫查进行病变确认。临床无明确病灶的疼痛，超声还可能发现继发原因而避免"封闭注射"。根据病变的部位、深浅、选择相应长度的注射针，穿刺针尖抵达靶位置后再行注射。

超声引导下疼痛治疗的靶点，可以为神经末梢支配的终末结构，如腱鞘内注射、关节腔内注射、局部滑囊内注射（图9-2-3-1）；也可以针对引起疼痛区域的神经或发生病变的神经，如缓解带状疱疹后胸壁疼痛的肋间神经阻滞（图9-2-3-2），梨状肌区域的坐骨神经阻滞（图9-2-3-3）。较大范围，非单一末梢神经支配范围的疼痛，还可进行神经根部药物注射并追加局部射频治疗（图9-2-3-4）。以上这些内容，已经发展为专门的疼痛治疗学，受到麻醉科、疼痛科、理疗康复科、骨科及影像科的关注。

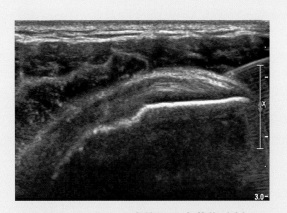

图9-2-3-1 肩峰下滑囊药物注射
声像图显示穿刺针尖刺入滑囊前的瞬间，恰位于滑囊浅层

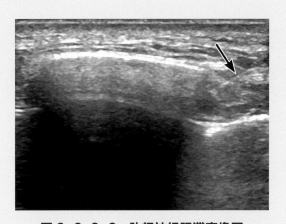

图9-2-3-2 肋间神经阻滞声像图
沿肋骨短轴切面，穿刺针（↓）自足侧向肋间神经区域进针

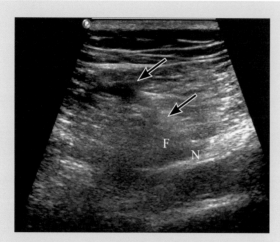

图9-2-3-3 梨状肌出口远端水平，坐骨神经阻滞注射治疗
由于位置深在，穿刺针道隐约可见（↓），显示并不满意，声像图显示神经（N）周围出现无回声药液分布，表明药物注射位置良好

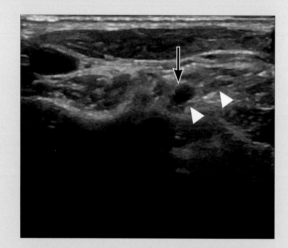

图9-2-3-4 左侧颈5神经根阻滞术
左侧颈部横断面扫查，神经根呈圆形低回声（↓），穿刺针尖已经抵达神经后方（△）

二、超声引导下松解术、肌腱末端病针刺与钙化灶捣碎

超声在肌肉骨骼系统的应用普及，以及微创概念的推进，使得一些既往需开放手术或关节镜下实施的手术，可以在超声引导下进行。

（一）狭窄性腱鞘炎的松解

手指屈肌腱鞘狭窄性腱鞘炎，临床又称"弹响指"，较为常见。多发生在手指屈肌腱鞘的A1滑车水平，滑车为屈肌腱鞘局部增厚的部分，在肌腱活动中起到固定方向、控制肌腱运动轨迹的作用。各种原因导致A1滑车水平腱鞘的增厚，限制了肌腱的运动，二者之间的摩擦、不协调，继而引起肌腱的肿胀，加重了局部腱鞘的相对狭窄和粘连。患者手指屈曲受限，用力被动屈曲时，肿胀的肌腱自狭窄的A1滑车处挤压通过，出现弹响伴显著疼痛，即为"弹响指"。

"弹响指"的治疗包括休息、理疗、局部封闭注射。顽固不愈者，行狭窄处腱鞘切开松解术。高频超声能够清晰显示滑车的增厚，评估狭窄及炎症状态（图9-2-3-5），引导注射，并可引导进行局部的狭窄腱鞘松解术。采用短轴切面引导，选择较细的1ml注射器针头，刺入增厚腱鞘与肌腱之间，超声引导下对增厚腱鞘反复提拉穿刺，至手感局部腱鞘从硬韧状态转为松弛时结束，随即局部注入0.5ml左右类固醇激素与局部麻醉药的混合药液（图9-2-3-6）。

上述整个过程在超声实时引导下进行，注意松解及药物注射时穿刺针尖不要刺入肌腱内。

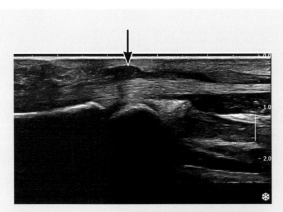

图 9-2-3-5　左手第二指屈肌腱狭窄性腱鞘炎
长轴切面声像图显示滑车及附近腱鞘明显增厚，回声减低（↓）

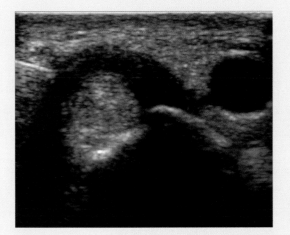

图 9-2-3-6　第二指狭窄性腱鞘炎介入治疗
横断面声像图显示肌腱周围滑车明显肿胀增厚，穿刺针自侧方即将刺入增厚腱鞘内。选用 L15-7 高频探头，肌腱旁正常指静脉非常清晰

（二）肌腱末端病针刺与钙化捣碎

肌腱末端病多为慢性劳损所致，受累肌腱发生胶原纤维变性、断裂、囊性变，继发腱体内钙质沉积，肌腱附着处骨皮质骨赘形成。患者局部明显触痛，关节活动受限。肌腱末端病可发生在全身各部位肌腱，肩部的冈上肌腱、肘关节处的伸肌总腱、膝关节的髌腱近端、踝关节后方的跟腱都是好发部位。肌腱末端病的手术治疗包括病变肌腱的清理，局部钙化灶和骨赘的清除，一般

在保守治疗无效后实施。

超声引导下的肌腱末端病介入治疗最早应用于钙化性冈上肌腱炎，疗效显著。随后，全身各部位肌腱的应用均有报道。其治疗原理是，通过人为造成的有控制肌腱局部损伤，激发机体自身抗炎修复过程。针刺提插介入治疗后，局部出血，继而引起血管扩张、充血，捣碎的细小钙化沉积物被吸收，炎性反应逐渐消退并伴随再生修复，达到治疗目的。文献报道，单独应用这一疗法的成功率达 60%~74%。

钙化性冈上肌腱炎由于肌腱退行性变伴随钙盐结晶沉积于肌腱内引起肩部活动受限和疼痛。声像图上可表现为弧形、片状、结节状强回声伴后方声影，也可能为细点状稍强回声，无后方声影，探头加压局部可见流动的囊性病灶（图 9-2-3-7）。病灶周围肌腱多肿胀，回声不均匀减低，可合并肩峰下滑囊积液。病变区血流信号丰富及流动状态的液性钙化者常合并严重的肩关节疼痛和运动障碍，需要介入处理。对于无明显症状的钙化性冈上肌腱炎，无须治疗。

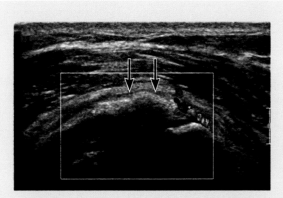

图 9-2-3-7　冈上肌腱钙化性肌腱炎
冈上肌腱长轴切面声像图显示肌腱内弧形强回声伴声影（↓），CDFI 显示局部血流信号增加

为方便进针操作及缓解患者的恐慌，可采用仰卧位。超声挤压可流动的液性钙化常常为石膏样液体，多可直接被抽出[8]。弧状、结节状，不能直接抽吸的钙化灶，超声引导下对钙化区反复

提插穿刺，根据钙化硬度可以选用常规注射器针头、20G 穿刺针或 18G 穿刺针进行操作[9]。钙化区穿刺提插时，可以有明显的阻力并伴"沙沙"感（图 9-2-3-8）。介入治疗过程中，应在声像图指引下尽量捣碎所有钙化区，如骨皮质表面存在骨赘也应给予处理。具体提插穿刺次数并无固定限制，当手感局部组织松软，声像图显示肌腱肿胀时就可结束捣碎提插治疗。捣碎的钙化灶可以试图抽吸，有学者使用"双针技术"（dual-needle technique），即将两根针于钙化区头侧和足侧分别插入，一根针用作捣碎及注入液体冲洗，另一根针作为捣碎钙化物质的引流。操作较为复杂，但文献报道，两者之间的疗效并无差异。

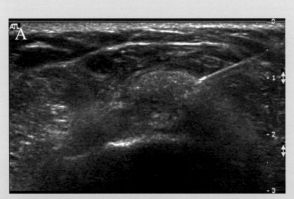
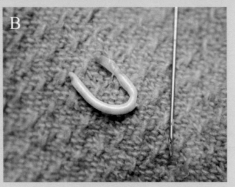

图 9-2-3-8 冈上肌腱钙化性肌腱炎的超声引导下钙化捣碎抽吸治疗

A. 冈上肌腱长轴切面声像图显示肌腱明显肿胀，局部可见细点样钙化弥漫分布，穿刺针即将刺入钙化灶内；B. 抽出牙膏样粘稠钙化组织

对于钙化灶周围的病变肌腱或者无钙化灶肌腱末端病的针刺介入治疗时，穿刺针提插的部位为声像图异常区域的肌腱，同样以局部组织松软为治疗结点。

肌腱末端病的超声引导下介入治疗，需要注意以下细节：

1. 治疗前应进行充分的局部麻醉，穿刺针连接注射器，在患者疼痛时，及时注入少量局麻药。

2. 穿刺治疗结束后，以往的研究多在局部注入类固醇激素和局麻药混合液[10]。由于类固醇激素的确切作用机制并不明确，并且存在损伤肌腱的风险，更重要的是注射与否并无明显的疗效差异，因此，现在普遍的观点是无须在治疗后进行肌腱内类固醇激素注射。但是，可以在肩峰下滑囊内进行注射。其他部位，则可在肌腱周围注射少量局麻药以缓解疼痛。目前，超声引导下肌腱内注射富血小板血浆（PRP）对肌腱末端病的治疗作用引起学者们的广泛注意和研究。虽然，其确切的长期作用还不明晰，但初步研究展现了 PRP 的短期肯定疗效。

3. 肌腱末端病穿刺提插治疗术后 1 周至 10 天内，患者局部疼痛症状可能加重，此时应保持制动。2~6 周，疼痛减退时可开始理疗康复。大部分患者，10 周左右症状明显消失或缓解，复查显示原有钙化区缩小甚至消失。

三、超声引导软组织异物取出

软组织异物多有明确外伤史，金属锐器、玻璃、木刺、细塑料管等是常见异物。超声由于不受异物密度影响，特别是对 X 线阴性异物的检查，已逐渐成为首选方法。常见声像图表现为软组织内大小不等点状、片状或团状强或高回声，形状及大小取决于异物本身。金属、玻璃碎片等异物，后方多出现典型的彗星尾征和模糊声影。在脓腔内或邻近骨皮质的异物声影可不明显。异物合并周围组织出血、渗液、脓肿形成时，异物周围可出现无回声区。慢性肉芽肿形成时表现为低回声结节（图9-2-3-9）。

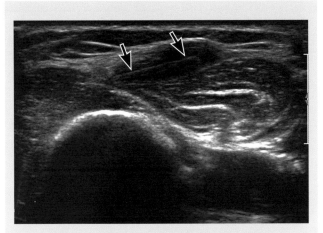

图9-2-3-9　前臂肘区仙人掌刺异物
局部声像图显示皮下肌肉浅层条形强回声结构（↓），后方无声影，周围可见少量无回声

软组织异物一般采用手术切开取出，以往为便于术中寻找异物，可进行术前超声体表标记定位或在超声引导下，注射适量亚甲蓝溶液帮助定位。尽管如此，由于术中出血，异物体积过小，与周围组织肉眼不易分辨等原因，常出现手术切开后异物寻找费力、费时，甚至需要术中超声帮助再次定位。

超声引导异物取出术时，首先再次超声定位异物位置，选择距皮肤最近处操作。局部消毒铺巾后，沿预定操作路径逐层局麻至异物表面。选用眼科手术器械，减小皮肤切口及组织损伤。异物取出后，重复局部超声扫查确认没有异物残留。皮肤切口无须缝合，按压止血后，局部纱布包扎即可。

超声引导下小切口钳取异物一经报道就被广泛实践[11]。笔者的经验表明，异物位置表浅，周围合并脓肿形成者容易取出；而异物位置深在，伤道弯曲者则钳取困难。钳取异物的路径应沿异物长轴方向设计，超声引导过程中，注意时刻保持超声探头、异物及组织钳处于同一平面，并避开周围重要结构如神经、血管等。当组织钳抵达异物表面时，应利用组织镊或手术刀片于异物表面进行适当剥离，清除钳取过程中异物周围组织的牵拉阻碍。长轴及短轴结合扫查，有利于理解组织钳口与异物之间的位置关系，方便调节钳取（图9-2-3-10）。

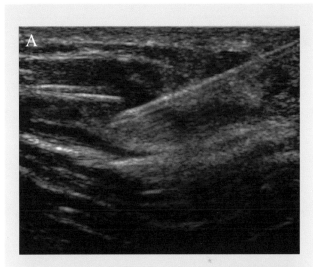

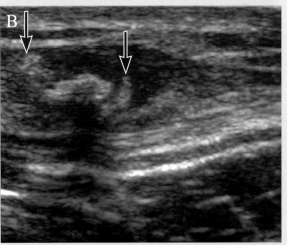

图9-2-3-10　超声引导下异物钳取术
A. 长轴切面显示组织钳与异物在同一平面，钳口位于异物深方；
B. 局部短轴切面显示钳口张开（↓），容纳异物在中央，准备钳取

四、小结

介入性超声的最大优点是可以实时显示穿刺进针路径，明确针尖的位置，而超声对于肌肉骨骼系统病变的诊断具有得天独厚的优势，两者的结合使得介入性超声在肌肉骨骼系统领域大有作为。超声门诊局部麻醉引导下的介入操作之外，如果将超声引导拓展至手术室，肌肉骨骼系统的介入操作领域还有很多工作值得开拓和研究。例如：术中超声经皮引导长管状骨的骨折复位，术中超声引导骨肿瘤的射频消融治疗等。

（崔立刚　江凌　王金锐）

参考文献

1. Sofka CM, Collins AJ, Adler RS.Use of ultrasonographic guidance in interventional musculoskeletal procedures.J Ultrasound Med, 2001, 20: 21-26.

2. Koski JM.Ultrasound guided injections in rheumatology.J Rheumatol, 2000, 27: 2131-2138.

3. Yeow K-M, Tan C-F, Chen J-S, et al.Diagnostic sensitivity of ultrasound-guided needle biopsy in soft tissue masses about superficial bone lesions.J Ultrasound Med, 2000, 19: 849-855.

4. Conarad MR, Sander RC, Mascardo AC.Perinephric abscess aspiration using ultrasound guidance.AJR Am J Roentgenol, 1977, 128: 459-464.

5. Chiou HJ, Chou YH, Wu JJ, et al.Alternative and effective treatment of shoulder ganglion cyst: ultrasonographically guided aspiration.J Ultrasound Med 1999, 18: 531-535.

6. van Holsbeeck MT, Introcaso JH.Interventional musculoskeletal ultrasound//van Holsbeeck MT, Introcaso JH.Musculoskeletal ultrasound.2nded.St.Louis: Mosby, 2001.

7. Adler RS, Sofka CM.Percutaneous ultrasound-guided injection in the musculoskeletal system.Ultrasound Q, 2003, 19: 3-12.

8. Bradley M, Bhamra MS, Robson MJ.Ultrasound guided aspiration of symptomatic supraspinatus calcific deposites.Br J Radiol, 1995, 68: 716-719.

9. Farin PU, Rasanen H, Jaroma H, et al.Rotator cuff calcifications: treatment with ultrasound-guided technique percutaneous needle aspiration and lavage.Skeletal Radiol, 1996, 25: 551-554.

10. Chiou HJ, Chou YH, Wu JJ, et al.The role of high-resolution ultrasonography in management of calcific tendonitis of the rotator cuff.Ultrasound Med Biol, 2001, 27: 735-743.

11. Bradley M.Image-guided soft-tissue foreign body extraction-success and pitfalls.Clin Radiol, 2012, 67（6）: 531-534.

第三章 血 管

【概述】

彩色多普勒超声在血管疾病诊断中有着举足轻重的地位。近年来，随着介入超声学的发展，超声引导血管穿刺及治疗也逐渐显示出其优势。自 1984 年 Legler 等[1] 首次报道超声引导中心静脉穿刺术以来，超声引导血管穿刺得到了快速发展。在以往的医疗实践中，医护人员常常凭借自身经验对外周血管进行盲穿置管，并发症多，文献报道使用超声引导外周血管穿刺置管成功率较盲穿置管提高了 36%[2]。超声引导可辅助操作者更加高效、安全地选择穿刺路径，进而减少并发症[3]。同时，超声引导亦可以对外周血管疾病进行治疗，如常见静脉曲张的硬化治疗及假性动脉瘤的凝血酶注射治疗等。此外，超声引导下经皮经肝穿刺门静脉系统可以行血管造影、溶栓、栓塞、化疗等治疗，同样大大解决了临床需求。

第一节 假性动脉瘤治疗

由于创伤或感染等原因所致部分动脉管壁全层撕裂或穿破，血液自此破口流出并被动脉邻近的组织包裹而形成空腔血肿（瘤腔），内部有血液流动，经破口处的通道（瘤颈）与动脉相连。因包裹瘤腔的壁没有动脉血管的外膜、中层弹力纤维和内膜三层结构，故称为假性动脉瘤（Pseudoaneurysm，PSA）[4]。

医源性假性动脉瘤（Iatrogenic pseudoanueorysm）是指经皮穿刺动脉血管后，血液经由损伤的动脉壁破口流出至血管周围软组织中形成的一个或多个血肿（瘤腔），收缩期血液由动脉经瘤颈流入瘤腔内，而舒张期则由瘤腔回流至动脉内[5]。临床最常见的是医源性股动脉假性动脉瘤（iatrogenic femoral artery pseudoanueorysm，IFAP），是冠状动脉血管造影、经皮冠状动脉介入治疗（percutaneous coronary intervention，PCI）或经肝动脉栓塞化疗（transcatheter arterial chemoembolization，TACE）等经股动脉进行的介入检查和治疗操作后出现的血管并发症。文献报道行诊断性操作后 IFAP 的发生率约 1.8%，而行治疗性操作后的发生率接近 4%[6]。

一、IFAP 的诊断和治疗简介

IFAP 一般出现于术后 24~48 小时，临床表现为股动脉穿刺后腹股沟区出现搏动性肿块，质地硬，触诊可及收缩期震颤，听诊可有收缩期吹风样杂音，伴有局部疼痛、肿胀、皮肤较大范围瘀斑等症状。部分患者可出现肢体活动受限，甚至继发感染、栓塞等表现。结合病史和体格检查，彩色多普勒（color Doppler flow imaging，CDFI）超声是诊断 IFAP 的首选方法[7]，敏感性为 94%~97%[8]，可以显示瘤腔部位、大小、数量及与股动脉相连的瘤颈部，瘤腔内可有部分血栓形成，彩色多普勒示其内表现为红蓝相间的涡流信号，瘤颈部脉冲多普勒表现为典型的"双期双向"频谱。对于彩色多普勒超声疑诊为两个以上瘤颈或合并动静脉瘘的患者，可行增强 CT 血管造影三维重建[9]、MRI 或选择性动脉血管造影确诊，协助制定进一步的治疗方案[10]。

701

IFAP 自愈者少，且有出现破裂、栓塞、皮下组织坏死等不良后果，因此需要治疗。最传统的治疗方法是徒手压迫法（manual compression repair，MCR），适用于治疗较小的 IFAP（直径 <2cm）[11]，但不足之处在于：①治疗时间较长（平均 60 分钟以上）；②部分患者难以耐受长时间的压迫，甚至出现血管迷走反射症状；③治疗过程中因疼痛明显需应用镇痛剂或止痛药物等。外科手术修复曾经是 IFAP 的标准治疗方法[12]，包括载瘤动脉结扎、动脉瘤切除端端吻合及血管移植、动脉瘤囊内血管修补等。但存在创伤大、费用高、住院时间长、并发症多等不足之处，尤其是术后并发症可高达 21%[13]。因此目前推荐只有在其他微创治疗方法失败时，才考虑行手术治疗[14]。

1991 年，Fellmeth 等[15]首先报道了超声引导压迫法（ultrasound-guided compression repair，UGCR）应用于 IFAP 的治疗，在实时超声的监视下，操作者使用探头压迫瘤颈部使其内无血流信号通过，同时保持股动脉通畅防止动脉栓塞。该方法平均压迫时间 30 分钟，超声显示动脉瘤闭塞后再用弹力绷带包扎 12~24 小时。除了瘤腔大小和瘤颈长短对疗效的影响之外，患者是否服用抗凝或抗血小板药物是影响 UGCR 疗效的主要因素，未服用药物的患者治疗成功率可达 90% 以上，而服用药物的患者治疗成功率仅为 50%~80%[16,17]。UGCR 操作过程中也存在患者疼痛明显、术者费时费力等不足之处，也不适用于局部皮肤破损或伴有感染的患者。作为人工 UGCR 的改进方法，超声引导应用机械装置辅助压迫 IFAP 也曾在临床应用[18]，成功率与 UGCR 接近，可以用于 UGCR 治疗失败的患者。超声引导瘤颈周围注射生理盐水（para-anuerysmal saline injection）后手动压迫 IFAP 的成功率可达 92.2%（59/64）[19]，有助于缩短治疗时间和降低术后出现血管迷走反射的风险[20]。

1997 年，Liau 等[21]首先报道了超声引导凝血酶注射治疗（ultrasound-guided thrombin injection，UGTI）IFAP 的临床应用。该方法是在超声引导下，将 19 号静脉内导管经皮穿刺进入瘤腔内，注射生理盐水确认导管尖端在瘤腔内的位置后，实时超声观察下缓慢注入 1000U 生理盐水溶解的凝血酶，于开始注射后几秒钟就可以观察到血栓形成并逐渐堵塞从股动脉到瘤腔的血流，从而达到治疗的目的[22]。注射完毕后拔除导管，穿刺部位手动压迫止血。Lönn 等[23]通过前瞻性对比研究，证实了 UGTI 是一种快速、安全、有效的治疗 IFAP 的方法，疗效明显优于 UGCR，术中患者疼痛症状轻微。另外由于该技术具有治疗成功率高（达 93%~100%[8,24]）以及术后复发（与患者肥胖以及过量使用抗血小板聚集或抗凝药物有关[25]）率低等优点，因此已经成为 IFAP 的首选治疗方法[26]，替代了耗时且疼痛明显的 UGCR[27]，顺应了微创医学发展的趋势[28]。本节将主要对该技术的临床应用进行阐述。

另外，栓塞或支架置入等其他介入治疗方法，如采用经皮置入线圈封堵[29,30]、经短导丝栓塞治疗[31]、覆膜支架置入[32]等，主要作为 UGCR 或 UGTI 治疗失败后的补救方法在临床应用。但由于超声引导方法治疗 IFAP 的成功率很高，因此这些介入方法临床应用较少[14]。图 9-3-1-1 所示为推荐的 IFAP 临床治疗方案流程图。

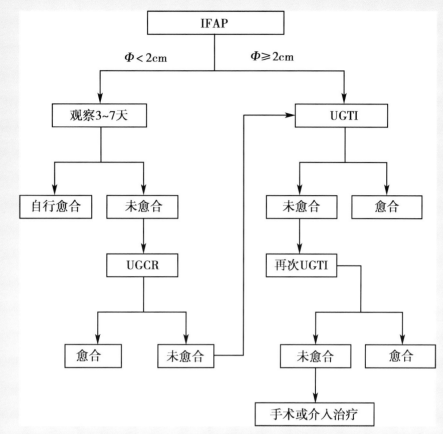

图 9-3-1-1　IFAP 临床推荐治疗方案流程图

（IFAP：医源性股动脉假性动脉瘤；UGCR：超声引导压迫治疗；UGTI：超声引导凝血酶注射治疗）

二、UGTI 治疗 IFAP

（一）适应证

UGTI 具有安全性好、创伤轻微、疗效确切的优点[28]，临床应用广泛，是治疗 IFAP 公认的金标准[33]。

1. 超声可以清楚显示瘤腔和瘤颈，进针入路不经过较大血管等重要结构。

2. 瘤腔直径 ≥ 2cm。

3. 瘤腔直径 < 2cm 且 UGCR 治疗失败或患者不能耐受。

4. 无凝血酶过敏史。

（二）禁忌证

1. 合并动静脉瘘。

2. 合并局部不易控制的感染。

3. 瘤颈宽度 > 1cm[34]、长度 < 2mm[35] 或两个以上瘤颈。

4. 凝血酶过敏者。

（三）操作前准备

1. 患者一般情况评估 详细了解病史及过敏史，观察患侧皮肤有无破溃、感染等征象以及患侧足背动脉搏动情况。

2. 实验室检查 血常规、血清四项、凝血四项、血糖等。

3. 影像学检查 常规行仔细的灰阶及多普勒超声检查，主要包括：

（1）破损动脉及远段血管：彩色多普勒检查血流充盈情况，脉冲多普勒观察频谱形态有无异常，评估有无动脉栓塞表现。

（2）IFAP：评估瘤腔大小、数量、部位、血流充盈情况、有无附壁血栓及范围；瘤颈部位、长度、宽度、峰值血流速度等。

（3）排除动静脉瘘[36]和两个以上瘤颈：主要行超声评估。对于超声评估困难的可疑病例，应推荐行增强CT血管造影三维重建、MRI或选择性动脉血管造影等检查确诊。

（4）是否有安全的进针入路：路径上不经过较大血管等重要结构。

4. 制定UGTI治疗方案 根据上述结果，评估患者是否具有治疗的适应证，有无治疗的禁忌证。术前常规建立静脉通道。

5. 知情同意 遵循知情同意原则。治疗前向患者和家属详细说明病情并介绍UGTI治疗的目的、操作方法、术中注意事项和预后，告知治疗中和治疗后可能出现的不良反应和并发症以及处理措施。征得患者和家属同意，签署手术知情同意书。

6. 人员配置 一般需要4名医护及辅助人员配合完成治疗，包括主治医师以上职称1名（主要术者）、住院医师1名（第一助手）、巡回护士1名（患者核对、器械药品准备）、记录人员1名（超声仪器调节、图像记录、出具治疗图文报告）。

（四）操作方法

1. 超声仪和探头 彩色多普勒超声仪配有高频（6~10MHz）线阵探头和穿刺引导系统，病灶较大、位置较深时选用3.5~5.0MHz探头。

2. 器械和药品

（1）针具：21G PTC针，长度15cm或20cm。

（2）药品：①凝血酶冻干粉，500U/支，溶于2ml生理盐水中制成浓度为250U/ml的凝血酶溶液。1ml注射器抽取0.5ml溶液备用。②局麻药品2%盐酸利多卡因。③急救车内备有常规止血、止痛、抗过敏、纠正心律失常、升压及降压等急救药品。

3. 无菌操作 患者平卧位，术前常规触诊同侧足背动脉搏动情况。治疗区皮肤消毒，铺无菌巾。探头外套无菌薄膜观察瘤腔、瘤颈和股动脉，选择皮肤无破损的部位作为进针点，进针前再次确认进针路径上不经过较大血管等重要结构，进针点局部麻醉。进针至瘤腔内时退出针芯可以看到血液沿针鞘流出，表明针尖位于瘤腔内，必要时接注射器向瘤腔内注射生理盐水确认针尖位置。

4. 凝血酶注射方法 最佳方法是加压同侧股动脉或瘤颈部使IFAP内无彩色血流信号时向瘤腔内注射凝血酶，但临床上仅有较少患者可以实现（图9-3-1-2）。对于其他多数患者，可采用的注射方法如图9-3-1-3，其中最常用的注射针尖部位为图中"2"点所示，该点远离瘤颈部且血流速度相对较缓慢，注射时从小剂量开始分多次缓慢注射，直至瘤腔内的彩色血流

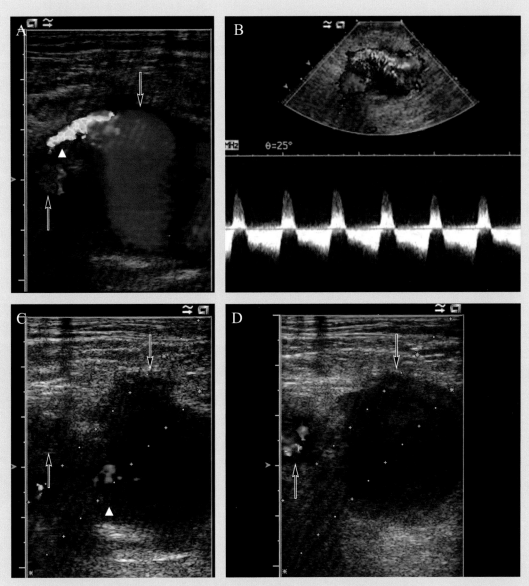

图 9-3-1-2　UGTI 治疗右侧 IFAP（瘤颈可压闭）

A. 术前彩色多普勒超声显示右侧 IFAP，瘤颈（△）较长、位置表浅，瘤腔（↑）内血流呈湍流；
B. 术前瘤颈处脉冲多普勒表现为典型的"双期双相"频谱；C. 探头压迫瘤颈走行方向，瘤腔（↑）内血流信号消失，超声引导进针至瘤腔内，注射凝血酶溶液 0.3ml，局部压迫 1 分钟（△所指为开始注射凝血酶溶液时出现的彩色多普勒伪像）；D. 术后放松探头，CDFI 示瘤颈和瘤腔（↑）内均无血流信号，呈实性回声，结束治疗。

UGTI：超声引导凝血酶注射治疗；IFAP：医源性股动脉假性动脉瘤；↑：股动脉

信号消失，总的注射剂量一般为 200~1000U，甚至高达 1500U。图 9-3-1-3 中"1"点所示是另一个较常用的注射部位[37]，所需凝血酶剂量较少，平均 $75 \pm 50.0U$（25~150U），具体操作步骤如下：

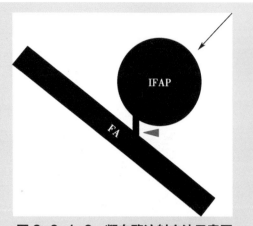

图 9-3-1-3　凝血酶注射方法示意图

FA：股动脉；IFAP：医源性股动脉假性动脉瘤；"▲"所指为瘤颈；"↑"所指为进针路径；注射凝血酶时常将针尖放置在点"1"或"2"的位置

（1）主要术者将探头沿瘤颈走行方向置于其前方，超声引导进针使针尖靠近瘤颈部收缩期 CDFI 信号为红色血流（血流方向进入瘤腔）处，针尖斜面朝向与血流方向一致。

（2）主要术者尽量用探头压迫近端股动脉或瘤颈部，降低瘤腔内血流速度。第一助手于收缩期时向瘤腔内注射凝血酶溶液 0.05~0.1ml（根据瘤腔大小由操作者确定），同时主要术者将探头向后压迫瘤颈部。

（3）保持探头压迫状态，CDFI 观察瘤腔，如无血流信号，再次注入凝血酶溶液 0.1~0.2ml，确保瘤腔内形成稳定血栓，之后压迫 1 分钟，松开探头后 CDFI 检查瘤腔，无血流信号则治疗结束（图 9-3-1-4），局部包扎后返回病房；有血流信号则重复上述（1）~（3）治疗过程。

（4）经多次少量注射凝血酶溶液后如瘤腔内仍有血流信号，可另行择点穿刺重复上述（1）~（3）治疗过程，直至探头完全放松后瘤腔内无血流信号。

5. 术后疗效评价及随访　术后即刻触诊同侧足背动脉搏动情况及行彩色多普勒超声检查同侧股动脉、腘动脉及足背动脉，评价有无异位栓塞。术后第二日复查彩色多普勒超声观察瘤腔内血流情况，如再次出现血流信号应继续治疗。术后 1、3、6 个月随访评价疗效。

（五）技术要点及注意事项

1. 术前彩色多普勒超声仔细检查，排除动静脉瘘及存在两个以上瘤颈的可能，以降低异位栓塞风险。

2. 首次注射凝血酶溶液前，主要术者操作探头沿瘤颈走行方向压迫瘤颈部，可最大限度降低瘤腔内血流速度，甚至彻底阻断血流。

3. 两位操作者密切配合非常关键，建议由主要术者统一指挥整个治疗过程。

4. 使用 1ml 注射器抽取 0.5ml 凝血酶溶液进行推注，可以避免一次注入凝血酶的量过多。

5. 术后 CDFI 瘤腔内无血流信号，但瘤颈部仍有少量血流信号时，可观察，经局部加压包扎 4~8 小时后多数患者可自愈。

6. 复杂 IFAP（包括多个瘤腔相通）的治疗较困难，需根据临床实际影像表现制定合理的治疗方案。

7. 术前检查瘤颈宽度、长度、可疑动静脉瘘或双瘤颈时，应行 CT 血管造影检查进一步明确诊断，之后选择包括手术、介入、超声引导治疗等恰当方法。

（六）并发症及其预防与处理

1. 动脉栓塞　是 UGTI 治疗 IFAP 的严重并发症，尤其是瘤颈宽且短时容易出现[38]。术后最常见的是下肢动脉栓塞[39]，减少凝血酶使用剂量可能有助于降低该并发症风险[40]。

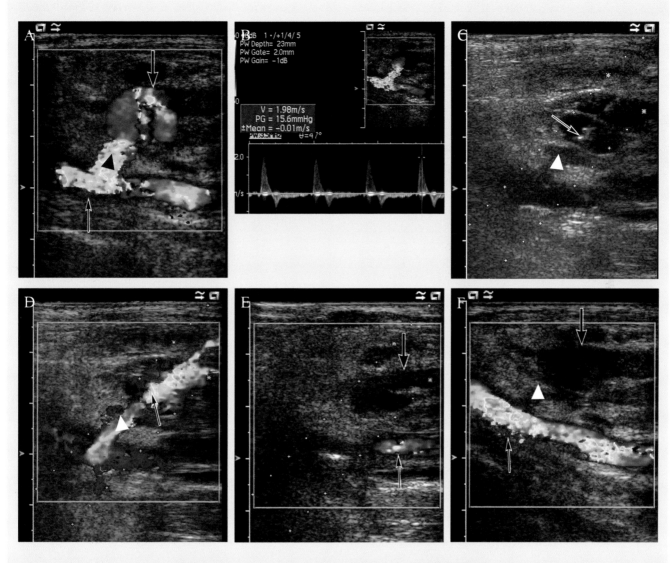

图 9-3-1-4　UGTI 治疗右侧 IFAP（瘤颈未压闭）

A. 术前彩色多普勒超声显示右侧 IFAP，瘤颈（△）及瘤腔（↑）内均呈湍流信号（↑：股动脉）；

B. 术前瘤颈处脉冲多普勒表现为典型的"双期双相"频谱；

C. 探头沿瘤颈（△）走行方向置于其前方，超声引导下进针，针尖（↑）靠近瘤颈部收缩期 CDFI 示红色血流（血流方向进入瘤腔）处；

D. 术者操作探头压迫股动脉和瘤颈（△）部，使其内流速降低；第一助手收缩期时向瘤腔内注射凝血酶溶液 0.1ml（↑所指为开始注射凝血酶溶液时出现的彩色多普勒伪像）；

E. 同时主要术者将探头向后压迫瘤颈部，CDFI 观察瘤腔（↑）内无血流信号，再次注入凝血酶溶液 0.1~0.2ml，局部压迫 1 分钟（↑：股动脉）；

F. 术后放松探头，CDFI 示瘤颈（△）和瘤腔（↑）内均无血流信号，呈实性回声，结束治疗（↑：股动脉）。

UGTI：超声引导凝血酶注射治疗；IFAP：医源性股动脉假性动脉瘤

2. 过敏反应 目前使用的多为异种蛋白凝血酶，有术后出现过敏反应的风险[41]。术前应详细询问患者是否有凝血酶接触史，必要时先做凝血酶皮试。

3. 其他并发症 术后发热、局部疼痛、肿胀伴患肢缺血、局部皮肤坏死感染、低血压及心动过缓等并发症也可见文献报道，术后应密切观察病情，及时发现并发症并对症处理。

（七）临床意义及评价

虽然 UGCR 治疗对于 2cm 以内的 IFAP 具有较高的成功率，但存在治疗时间长、患者疼痛明显、难以耐受以及较大瘤腔术后复发率高等不足之处。1997 年，Liau 等[21]首次在超声引导下，将治疗局部血肿的凝血酶用于 5 例心脏介入后 IFAP 患者的治疗，全部获得成功，在 1~28 个月的随访中无复发，且未出现并发症，证实了 UGTI 治疗 IFAP 是一种安全简便的方法，术后成功率高。2001 年，Sheiman 等[42]应用 UGTI 治疗了 54 例患者的 54 枚瘤腔直径≥2cm 或体积≥6cm³ 的 IFAP，术后 45 枚单个瘤腔的简单动脉瘤治疗成功率达 100%，而 9 枚至少两个以上瘤腔的复杂动脉瘤治疗成功率为 56%（5/9），总成功率达 92.6%，无明显相关并发症出现，因此认为 UGTI 可以作为简单 IFAP 的主要治疗方法。2002 年，Olsen 等[28]报道的一项前瞻性研究证实了 UGTI 治疗 IFAP 的有效性，32 例患者 33 枚直径 1.7~7.5cm 的 IFAP 经 100~6000U 凝血酶注射治疗后，初次治疗成功率达 100%，术后 30 天随访成功率达 93.9%（31/33），仅有 2 枚病灶术后复发。并且对 15 例门诊患者治疗后的成功率达到了 100%。术后未出现治疗相关的并发症。结论认为 UGTI 不仅疼痛轻微，而且对于门诊和正在抗凝治疗的患者也能取得很高的成功率。2005 年，Krueger 等[43]报道了 240 例

患者导管介入术后假性动脉瘤的治疗结果，包括 232 例 IFAP 和 8 例肱动脉假性动脉瘤，平均体积（4.69±5.49）cm³，简单动脉瘤与复杂动脉瘤为 165：75，共进行了 260 次凝血酶注射治疗。第一次治疗后总成功率为 93.8%（简单动脉瘤与复杂动脉瘤治疗成功率为 95.8% VS. 89%），第二次治疗后总成功率为 99.6%（简单动脉瘤与复杂动脉瘤治疗成功率为 100% VS. 99%）。早期复发（治疗后 24 小时内）6 例，包括 1 例简单动脉瘤和 5 例复杂动脉瘤；延迟复发（1 周随访）4 例，包括 2 例简单动脉瘤和 2 例复杂动脉瘤。术后 2 例患者出现栓塞并发症，自行缓解。另有 1 例患者出现轻度过敏反应。无术后感染出现。结论认为经皮 UGTI 是治疗导管介入术后假性动脉瘤的一种安全方法，成功率高。2008 年，Ahmad 等[44]综述了 IFAP 的治疗方法，指出 UGTI 已经替代 UGCR 成为 IFAP 的首选治疗方法。

虽然 UGTI 已经被较大宗的病例报道证实是治疗 IFAP 的安全有效方法，术后并发症发生率低[45]，但一些严重并发症包括下肢动脉栓塞[39]等，有时会导致致命性的后果，必须引起操作者高度的重视[46]。2015 年，Kurzawski 等[35]报道了 353 例患者 UGTI 治疗 IFAP 的结果，术后动脉微栓塞发生率为 15%（53/353），1 例（0.28%）患者术后出现肺动脉栓塞，经相关性分析指出栓塞发生率与瘤颈长度呈负相关，而与重复多次治疗呈正相关。研究表明，最大限度降低凝血酶使用剂量是避免和减少治疗相关并发症的重要方法[28,40]，因此，今后 UGTI 治疗 IFAP 的临床研究应重点关注在保证疗效的同时，进一步降低凝血酶溶液浓度和减少凝血酶注射的剂量。

（程志刚 任超）

第二节 中心静脉导管置管术

中心静脉置管术（central venous catheterization，CVC）主要用于危重患者的救治，通过中心静脉留置管对患者进行输血、输液、血样采集，对患者输入刺激性药物，可以有效解决外周静脉通道条件不好的问题。该技术现已被广泛用于化疗、血液透析等。常规静脉穿刺置管术很容易因患者局部解剖变异、体位摆放不当、选择穿刺点及进针角度不合适等造成穿刺失败，而多次多点穿刺则容易增加患者出血、感染等风险，因此，现多采取超声引导下的中心静脉导管置管，可以对穿刺路径进行高效选择，有效提高穿刺置管的成功率，降低并发症的发生，还可对导管进行检测和控制。

一、适应证

1. 急性循环衰竭患者，测定中心静脉压以了解血容量、心功能及外周循环阻力情况。
2. 需要大量补液、输血时，并需要监测血容量的动态变化，指导临床液体的输入。
3. 对拟行较大手术的患者，借以监测中心静脉压，维持血容量，对需要长期禁食者进行静脉营养的输入。
4. 鉴别原因不明的急性循环衰竭。
5. 外周静脉穿刺困难，或用于大量快速输入低渗、高渗或刺激性溶液。
6. 用于血液透析或血液滤过。
7. 长期输液治疗。

二、禁忌证

1. 严重出凝血功能障碍或使用抗凝药物的患者。
2. 颈内静脉、锁骨下静脉、股静脉、无名静脉、上腔静脉等通路上存在损伤或血栓者。
3. 穿刺部位存在感染者。
4. 躁动不能配合的患者。

三、操作前准备

（一）准备物品：

静脉切开包、碘伏 / 酒精、生理盐水、肝素钠注射液、利多卡因、中心静脉导管、无菌手套、探头套。

（二）患者体位

平卧位，头偏向对侧。

（三）穿刺点的选择

彩超探查确定拟穿刺静脉，穿刺点一般应选择在临床经典的穿刺部位处，具体如下：

1. 颈内静脉　在胸锁乳突肌与颈外静脉交叉点上缘进针，针头指向足侧，针杆与皮肤呈30°~50°角朝向胸骨上切迹方向，进入皮下约2~4cm左右的深度可进入颈内静脉；在胸锁乳突肌三角定点进针，穿刺针与乳突肌锁骨头内侧缘平行，针尖对准乳头，针杆与额平面呈45°~60°角进行穿刺。

2. 锁骨下静脉　选择锁骨下静脉上入路穿刺时邻近动脉、气管、胸腔和肺等组织，穿刺风险大，因此多采用锁骨下静脉下入路穿刺。①锁骨内 1/3 交点：于锁骨内 1/3 与中 1/3 交点处，针杆与皮肤呈30°~45°角，朝向胸骨上凹进针刺入血管，此处成功率较高，但锁骨与第 1 肋骨间隙挤压易导管造成管路不畅。②锁骨外 1/3 交点：于锁骨外 1/3 与内 2/3 交点处，针杆与皮肤呈20°~30°角，朝向胸骨上凹进针可达血管。此处穿刺成功率稍低。进针方向和角度会受肩关节限制，对体位要求亦高，不适于躁动不能配合者。③锁骨中点：于锁骨中点下方 2~3cm 进针，针杆与皮肤成15°~30°角，朝向胸骨上凹与甲状软骨的中点进针可达血管，该方法导丝易打折，导致导管导入困难等，血管损伤风险高。

3. 股静脉　股静脉在股动脉搏动内 1.0cm，腹股沟韧带下 2~3cm 处，针杆与皮肤呈20°~45°，沿股静脉走行朝肚脐方向进针即可进入股静脉。

四、操作方法

1. 选择合适进针点，穿刺前用肝素钠生理盐水充盈穿刺引导针、冲洗导丝、扩皮针、中心静脉导管等，消毒、铺巾，用盐酸利多卡因进行局部麻醉。

2. 穿刺引导针内吸入约1ml肝素钠生理盐水，针尖斜面朝向心脏方向，穿刺引导针与穿刺血管和探头在同一个平面内，保证穿刺过程中针尖可被清晰显示，边进针边回吸直到抽到血液（图9-3-2-1），根据血液颜色、压力情况及超声声像图特点来确认穿刺针是否在静脉内。

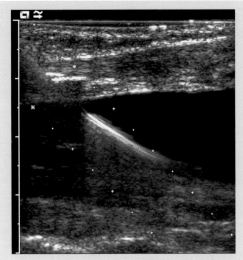

图 9-3-2-2 经穿刺针送入导丝

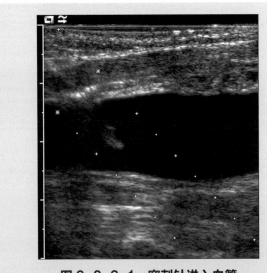

图 9-3-2-1 穿刺针进入血管

3. 确认针尖在静脉内后，将导丝"J"形尖端退回呈直线形后，将导丝送入穿刺引导针尾端，轻轻推送导丝（图9-3-2-2），观察导丝刻度并感受进入过程是否通畅，导丝进入约20~30cm后停止。

4. 超声检查确认导丝在所预定置入的静脉内。

5. 轻柔退出穿刺引导针，退针过程中稍用力顶住导丝，当针尖离开皮肤后，一手捏住导丝尾端，另一只手将穿刺引导针完全退离导丝。如中心静脉导管较粗（如为透析管）时，进入导丝后应沿导丝将

穿刺点皮肤切开部分，以减少进入导管时的阻力。

6. 沿导丝置入扩皮针，旋转进入扩张皮肤及皮下软组织（图9-3-2-3），扩张后退出扩皮针。沿导丝送入中心静脉导管（图9-3-2-4），导管置入后，退出导丝，注射器内抽吸2~3cm肝素钠生理盐水后连接延长管尾端并抽吸，回血通畅后再次注入肝素钠生理盐水封管以抗凝。再次行超声扫查，确定导管位于静脉内，缝合固定导管或使用思乐扣固定于皮肤上。

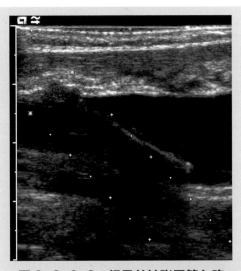

图 9-3-2-3 经导丝扩张置管入路

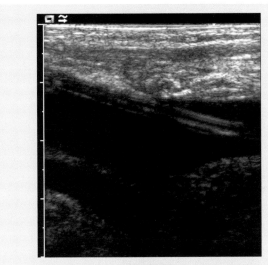

图 9-3-2-4　沿导丝置入中心静脉导管

五、技术要点及注意事项

1. 辨别动静脉，采用彩超、探头加压方式确认所要置入的静脉，而非动脉。

2. 当静脉充盈较差时应当尽可能将穿刺针贴近皮肤，即使针尖尽量与静脉长轴一致，以便于顺利穿刺进静脉内。

3. 锁骨下静脉置管时应当置入上腔静脉内，而避免进入颈内静脉内。

六、并发症及其预防与处理

1. 感染　多为皮肤消毒不彻底，无菌操作不严格引起。

2. 空气栓塞　导管连接不紧密会引起空气栓塞。可让患者左侧卧位，通过导管将右室内气泡抽出。

3. 血管损伤　反复多次穿刺，易引起穿刺点的出血、误伤动脉、静脉撕裂等,形成血肿。

4. 心律失常　导管插入过深，尖端进入右房或右室，对心肌的机械性刺激会诱发心律失常。

5. 血气胸　锁骨上静脉穿刺时可能会刺入肺脏而引起血气胸。

6. 血栓形成　导管留置时间过长可能会发生血栓形成，可预防性使用肝素钠生理盐水封管。

七、临床意义及评价

中心静脉置管临床应用广泛，尤其对于危重患者，不仅可以作为药物输注通道，而且可以作为中心静脉压测定及全胃肠外营养通道等。血液透析患者在内瘘成熟前或不宜动静脉造瘘时，深静脉留置导管是目前常用的血管通路替代方法。传统的中心静脉穿刺术为根据解剖位置盲穿法，对操作者要求高，且与影像引导下导管置入相比其穿刺次数增加且并发症高，对于有解剖位置变异的患者，盲穿法风险更高。X 线引导下中心静脉穿刺置管成功率较高，穿刺成功率能够达 100%，但其无法实时显示针具与邻近血管及周围组织的关系，操作相关的气胸、血胸、误伤动脉发生率高，且患者及操作者均需暴露于 X 线下，增加了辐射损伤。超声引导下中心静脉置管能清晰显示静脉位置及其毗邻结构，实时监测引导穿刺入路，避开进针入路上出现的血管，从而提高了穿刺的准确性和安全性。超声引导下中心静脉置管，对于临床盲穿失败、体形较胖不易解剖定位及有伴随疾病的穿刺困难患者有重要的临床使用价值，值得在临床推广应用[47-51]。

（韩治宇　段少博　徐瑞芳）

第三节 静脉曲张治疗

下肢反流性静脉疾病主要包括四种类型：①单纯性下肢浅静脉曲张：系指病变范围仅限于下肢浅静脉，包括大隐静脉、小隐静脉及其分支，以大隐静脉曲张最多见。病变的浅静脉表现为伸长、扩张和蜿蜒屈曲，多发生于从事持久站立工作的人群。②原发性下肢深静脉瓣膜功能不全：主要是由于各种因素造成深静脉瓣膜不能完全闭合，从而使静脉血发生倒流，造成低位置的下肢静脉系统高压、淤血，并导致一系列临床症状和体征。③先天性下肢深静脉无瓣膜症：临床上较少见，以早期出现下肢静脉高压的临床表现为特征，临床上容易与深静脉血栓后遗症或原发性深静脉瓣膜功能不全相混淆。④下肢交通（穿）静脉瓣膜功能不全：下肢深静脉和浅静脉之间有穿静脉相连通，在穿静脉中有数目不等的朝向深静脉单向开放的瓣膜，引导血流从浅静脉流入深静脉[52]。当下肢的穿静脉瓣膜在高压的深静脉血流等因素作用下出现瓣膜正常的单向功能失常时，高压的深静脉血流就会倒流入浅静脉，引起一系列临床症状。

单纯性下肢浅静脉曲张在临床上最为常见，随着病程的迁延进展，也可以继发或合并有原发性下肢深静脉瓣膜功能不全和（或）下肢交通（穿）静脉瓣膜功能不全。本节重点描述单纯性下肢浅静脉曲张的腔内微创治疗。

单纯性下肢浅静脉曲张（simple varicose veins of lower extremity，SVVLE）是下肢慢性静脉疾病（chronic venous disorder，CVD）的临床表现之一。而CVD的临床表现多样，病理生理改变复杂。1994年美国静脉论坛国际专家特别委员会针对CVD提出了CEAP静脉分类系统（Clinical Etiology Anatomic Pathophysiologic classification system），并将该系统应用于临床诊断、分类、病例报告及疗效评估等[53]。

CEAP静脉分类系统将CVD根据临床表现（C）（表9-3-3-1）、病因学（E）（表9-3-3-2）、病变的解剖定位（A）（表9-3-3-3）和病理生理改变（P）（表9-3-3-4）进行分级，简称CEAP分级。并根据受累的解剖节段数、症状和体征的等级以及功能障碍情况等三个要素进行病变程度评分。虽然CEAP分类系统的提出仅10年余，但已经得到国外医师的普遍认可和临床应用。在国内由于其解剖分类过于繁复，以数字表示欠直观等，尚未在临床得以普遍应用。但该分类对下肢反流性静脉疾病的规范诊断及治疗有着非常重要的作用。

表9-3-3-1 CVD临床表现分级

分类	临床表现
C0	有症状而无静脉病体征
C1	毛细血管扩张，网状静脉
C2	浅静脉曲张
C3	静脉性水肿
C4	皮肤改变（色素沉着，湿疹，脂质硬皮症，白色萎缩）
C5	皮肤改变加已愈合溃疡
C6	皮肤改变加活动期溃疡

表 9-3-3-2　CVD 病因分类

分类	病因
Ec（congenital）	指先天性缺陷造成的下肢静脉功能不全
Ep（primary）	是由非先天性和非继发性原因造成的下肢静脉功能不全
Es（secondary）	有明显的继发性病因如静脉血栓形成、静脉创伤、外来压迫等

表 9-3-3-3　CVD 解剖学分类

分类	解剖部位
As（supercial veins）	病变涉及浅静脉
Ad（deep veins）	病变涉及深静脉
Ap（perforating veins）	病变涉及交通静脉，三者可以单独或合并出现

表 9-3-3-4　CVD 病理生理分类

分类	病理生理
Pr（reflux）	静脉逆流
Po（obstruction）	静脉阻塞
Pr，o（reflux and obstruction）	静脉逆流与阻塞并存

正常情况下，下肢静脉回流是依靠心脏搏动而产生的舒缩力量，在深筋膜内包围深静脉的肌肉产生的泵的作用，以及呼吸运动时胸腔内负压吸引三方面的协同作用。静脉瓣膜起着血液回流中单向限制作用。若有瓣膜缺陷，则单向限制作用就会丧失，而引起的血液倒流会对下一级静脉瓣膜产生额外冲击，久之就会导致下级静脉瓣膜的逐级破坏。静脉中瓣膜的破坏使倒流的血液对静脉壁产生较大的压力，可引起相对薄弱的静脉发生膨胀。长期站立、重体力劳动、妊娠、慢性咳嗽、长期便秘等可使静脉内压力增高，进一步加剧了血液对瓣膜的冲击力和静脉壁的压力，导致静脉曲张。长期的静脉曲张，血液淤滞，最终产生淤积性皮炎、色素沉着和慢性硬结型蜂窝织炎或形成溃疡等。曲张静脉的病理变化主要发生在静脉壁的中层。在初期，中层的弹力组织和肌组织都增厚，这种变化可视为静脉压力增大所引起的代偿性反应。至晚期，肌组织和弹力组织都萎缩、消失，并为纤维组织所替代，静脉壁变薄并失去弹性而扩张。静脉瓣也发生萎缩、硬化。病变静脉周围组织的微循环亦由于静脉压的增高而发生障碍，引起营养不良，导致纤维细胞的增生。病变部位的皮下组织弥漫性纤维变性并伴水肿，水肿液内含大量蛋白质，这些蛋白质又可引起纤维组织增生。静脉淤滞使淋巴管回流受阻，淋巴液中含有大量的蛋白质又加重了组织纤维化。如此恶性循环的结果使局部组织缺氧，抗损伤能力降低，因而容易发生感染和溃疡。

一、SVVLE 的临床表现与诊断

（一）初期的临床表现

1. 浅静脉曲张 患肢浅静脉隆起、扩张、变曲，甚至迂曲或团块状，站立时更明显。

2. 患肢沉重感、肿胀酸痛 在踝部、足背可出现轻微的水肿，严重者小腿下段亦可有轻度水肿，长时间站立时明显。疾病的后期可并发一些小腿下段和踝部皮肤营养障碍性病变，包括皮肤瘙痒、皮炎、湿疹、色素沉着和溃疡形成等。

（二）容易发生的并发症

1. 血栓性浅静脉炎 主要是血栓形成后并发感染性静脉炎及曲张静脉周围炎。

2. 溃疡形成 局部交通支瓣膜破坏后淤血加重，皮肤发生退行性变化，出现皮肤瘙痒和溃疡，易并发感染。

3. 曲张静脉破裂出血 大多发生于足靴区及踝部。可以表现为皮下淤血，或皮肤破溃时外出血，因静脉压力高而出血速度快。

（三）实验室检查

根据上述临床表现诊断并不困难，但需要做必要的检查，以明确下肢浅静脉、深静脉和交通（穿）静脉系统的总体情况，做出正确的诊断，并为采取有效的治疗方法提供可靠的依据。这些检查包括：

1. 屈氏试验和潘氏试验 传统的应用于检测下肢浅静脉曲张的方法，因简便易行仍然有其临床意义。屈氏试验能初步检测判断隐股静脉瓣膜功能是否不全，还可以观察穿静脉瓣膜的功能是否不全，对初步判断有临床意义；但是屈氏试验不能进一步鉴别这些功能不全是否继发于深静脉病变，也不能鉴别深静脉瓣膜功能不全的类型。潘氏试验用于检测下肢浅静脉曲张患者的深静脉主干是否通畅，以决定有无浅静脉非保守治疗的适应证。

2. 彩色多普勒 彩色多普勒超声检查为无创检查，不但可以提供血管的解剖信息，而且还能够提示血管的功能状态。完善的彩色多普勒超声检查下肢静脉，已经能大部分替代静脉造影检查，成为检测下肢 CVD 疾病的首选手段。

3. 下肢静脉造影 为有创检查，包括深静脉顺行造影、深静脉逆行造影、浅静脉顺行造影等，曾经作为诊断下肢 CVD 的"金标准"，但目前该方法不建议常规应用。

在诊断下肢静脉曲张过程中尤其应当注意与下肢静脉血栓后遗症相鉴别。

二、SVVLE 的腔内治疗

虽然传统外科手术有良好的疗效和较小的创伤，但为了追求术后美观和进一步避免不必要的并发症，因此临床上对于 SVVLE 更多采用的是更微创的腔内治疗，分为物理治疗（静脉内激光、射频、电凝闭合治疗）和化学治疗（泡沫硬化剂注射治疗）两大类，多在超声影像辅助下进行，取得了较好的临床效果，符合 21 世纪"以人为本"的外科微创化趋势。

（一）适应证

1. 下肢浅静脉曲张明显，伴有小腿肿胀疼痛、色素沉着或慢性复发性溃疡。

2. 大隐静脉及穿静脉瓣膜功能不全。

3. 既往无深静脉血栓病史，且深静脉瓣膜功能良好。

（二）禁忌证

1. 合并心、肺、肝、肾等重要脏器严重疾病，不能耐受治疗。

2. 存在深静脉阻塞性病变。

3. 合并急性静脉炎或全身化脓性感染。

4. 血液高凝状态者。

（三）激光治疗

1. 操作前准备 常规门诊手术的术前准备；

导管、导丝，激光治疗机的准备；患侧大隐静脉入股静脉入口位置皮肤标记，并经血管多普勒超声校正确认。

2. 激光治疗仪器　常用的商业化机器有英国戴美（Diomed）半导体激光机，波长810nm；德国的多尼尔（Dornier Medilas）半导体激光，波长940nm，有对治疗部位组织温度的监控反馈控制技术（LPS）[54]。

3. 操作方法[55]

（1）手术可选择在门诊手术室进行。

（2）患者平卧位并垫高患肢（肢体与床面成30°角）。

（3）于内踝前方以18号套管针穿刺大隐静脉（穿刺失败者可行局部静脉切开），置入0.035英寸超滑泥鳅导丝至大隐静脉汇入股静脉处，沿导丝置入4F腔静脉导管，使导管顶端距大隐静脉汇入股静脉入口处1.0cm；撤除导丝，沿导管引入直径600μm的激光光纤，使光纤的头端与导管的头端平齐；将光纤的末端与激光治疗机连接；打开激光发射器为准备状态，变手术室为暗视野，导管回撤1.0cm，即可透过皮肤观察到光纤头端的光亮点。

（4）沿光纤行皮肤、皮下局部浸润麻醉。以1%利多卡因注射液沿标记的大隐静脉主干进行皮下浸润并使皮下膨胀。其作用是在麻醉的同时使皮肤与静脉间距增大，对皮下脂肪少的患者尤为重要，可减少皮肤的灼伤。

（5）激光治疗：选择激光机功率为12W，调整脉冲使持续时间及间隔时间均为1秒；再次确认光纤头端位于大隐静脉内，并距股隐静脉入口下方1~2cm处；脚踏开关使激光机进入工作状态，同时以大约3mm/s速度均匀自近端向远端回撤出导管与光纤，完成大隐静脉主干的激光治疗。

（6）治疗后即刻行患肢弹力绷带加压包扎，并即刻下地慢步行走20分钟。

（7）术后处理：术后即刻下地活动。可口服预防性广谱抗生素3~5天。术后3天复诊，弹力绷带包扎14天或包扎3天后改穿医用治疗型弹力袜。有缝线的切口，术后8~12天拆线。定期随访。对导丝向上引入有困难者，可选择膝关节水平处的大隐静脉穿刺或切开；仍困难者可选择卵圆窝切开，高位大隐静脉结扎，远端大隐静脉逆向引入光纤激光治疗。

4. 疗效评价　对适应证选择合适的患者应用静脉腔内激光治疗通常可取得满意疗效。由于手术在局部麻醉穿刺下完成，保证了良好的微创性和对美观的要求。但部分患者治疗区域局部有短期淤血现象；少部分患者有呼出气体异味感觉，这与激光光纤头端工作时有局部高温炭化作用有关。由于激光只治疗了功能不全静脉的主干，对合并有穿静脉、交通静脉功能不全者治疗效果受限。操作有一定的技术经验要求，部分患者光纤引入困难，在超声引导下技术成功率更高。复发率较高，国外文献报道的复发率在20%~50%[56]。

（四）射频治疗

1. 操作前准备　常规手术的术前准备；备6F或8F鞘管；射频治疗机及配套的射频治疗导管；备术中血管多普勒超声。

2. 射频治疗仪器　常用的商业化机器有美国VNUS静脉腔内闭合系统（VNUS Medicai Technologies）。

3. 操作方法[57]

（1）手术可选择在门诊手术室进行。

（2）患者平卧位并垫高患肢约30°。

（3）于内踝前方（或膝关节平面）穿刺大隐静脉（穿刺失败者可行局部静脉切开），置入6F鞘管。超声引导下沿鞘管引入6F射频治疗导管至大隐静脉汇入股静脉处，使导管顶端距大隐静脉汇入股静脉入口处下方1.0cm；回撤导管手柄开关使射频导管电极打开，超声监测确认电极头端位置。

（4）沿电极行皮肤、皮下局部浸润麻醉。以1%利多卡因注射液沿标记的大隐静脉主干进行皮下浸润并使皮下膨胀。其作用是在麻醉的同时使皮肤与静脉间距增大，这对皮下脂肪少的患者尤为重要，可减少皮肤的烫伤。

（5）射频治疗：射频导管的入水侧孔连接注射用肝素生理盐水（500ml生理盐水加3000U普通肝素），压力袋辅助下缓慢滴注冲洗电极头端。调整射频消融治疗时的温度为（85±3）℃，电阻为150~200Ω（8F电极导管，电阻≥200Ω；6F电极导管，电阻≥150Ω），选择射频机功率为84W，调整脉冲使持续时间及间隔时间均为1秒；超声再次确认电极头端位于大隐静脉内，并距股隐静脉入口下方1~2cm处；脚踏开关使射频进入工作状态，同时以大约3mm/s速度均匀自近端向远端回撤出电极导管，完成大隐静脉主干的射频闭合治疗。

（6）治疗后即刻行患肢弹力绷带加压包扎，并即刻下地慢步行走20分钟。

（7）术后处理：术后即刻下地活动。可口服预防性广谱抗生素3~5天。术后3天复诊，弹力绷带包扎14天或包扎3天后改穿医用治疗型弹力袜。有缝线的切口，术后8~12天拆线。定期随访。美国VNUS静脉腔内闭合系统新近推出的改进产品Closure Fast Catheter使应用更加快捷方便。

4. 疗效评价 对适应证选择合适患者应用射频闭合治疗疗效也很满意，微创性及美观效果与激光相同。其缺点同样是只治疗了功能不全静脉的主干，对合并有穿静脉、交通静脉功能不全者治疗效果受限；必须有超声监测定位；射频导管成本较高；复发率较高，国外文献报道的复发率在20%~50%[58]。

（五）泡沫硬化剂治疗

1. 治疗前准备 常规门诊手术准备；准备合适型号的医用弹力袜（大腿袜、治疗型）。

2. 硬化剂的准备 1%聚桂醇注射液（化学名聚氧乙烯月桂醇醚，国药准字H20080445；陕西天宇制药有限公司）；或者1%~2%乙氧硬化醇（Aethoxysklerol）。

3. 经皮注射治疗方法[59]

（1）平卧位，拟治疗患肢垫高，使下肢与治疗床呈45°~60°。

（2）现场配制泡沫硬化剂，通常选用液气比为1:4，取2ml液体硬化剂原液与8ml空气（或者二氧化碳）经注射器三通法（Tessari法）混合而成，现用现配制。

（3）超声检查大隐静脉主干大腿段，在超声监测下以5ml注射器分次抽取泡沫硬化剂，分2~4次（点）注射，每次（点）注射2~4ml泡沫硬化剂。

（4）成功注射治疗的三要点：超声监测引导下见到注射器针尖进入拟注射的静脉内；回抽有血；推注时超声监视见

到清晰的泡沫硬化剂影像在静脉腔内散开。

（5）术后处理：穿刺点粘贴无菌干棉球，即刻穿医用治疗型弹力袜，并即刻下地慢步行走 20 分钟，观察无不适反应后，可自行回家。

（6）术后注意事项：严格要求穿治疗型医用弹力袜，前两周持续穿着；两周后睡觉时可脱去。避免久站及体育活动 1 个月。无须辅助用药。嘱术后 1、3、12、36 个月定期随访。行第二次注射治疗的标准：第一次注射治疗后 1 个月仍然有较明显的静脉曲张畸形；及 / 或复查超声时大腿中上段大隐静脉主干直径大于 5mm。第二次注射治疗的方法与剂量同第一次注射治疗。

4. 导管引导泡沫硬化剂注射[60] 该方法需要在有血管造影条件的导管室内进行。主要操作步骤：

（1）体位：平卧位，常规心电、氧饱和度及血压监测。

（2）穿刺置入鞘管：局麻下顺行（向头）穿刺拟治疗肢体对侧股静脉，置入 4F 鞘管。

（3）引导导管到达大隐静脉内：应用对侧穿刺途径时常选择的导管为 4F 的眼镜蛇导管和椎动脉导管，常需要导丝引导；如果遇到股总静脉有完好的瓣膜（少数有），则改用同侧穿刺内踝处的大隐静脉，选择的导管为 4F 腔静脉导管或椎动脉导管；常用的导引导丝有 0.035 英寸超滑泥鳅导丝等。

（4）引导导管的过程中造影检查：导管头在髂外、股总静脉注射造影剂同时嘱患者做屏气试验（Valsalva 试验）和（或）小腿挤压放松试验，以进一步证实大隐静脉反流情况及大隐静脉直径，并了解深静脉瓣膜功能。

（5）泡沫硬化剂注射治疗：垫高患侧肢体使与床面呈 45°~60° 角；根据大隐静脉主干的直径大小和远端静脉扩张静脉球的多少选择注射部位和剂量，泡沫硬化剂总量控制在 8ml 以内；使导管头端位置在距股隐汇合处 50~150mm 处的大隐静脉主干内，向远端均匀较迅速地推注 4~8ml 泡沫硬化剂。

（6）造影：退导管至髂外、股总静脉，抽除导管内残留泡沫，注射造影剂同时嘱患者做屏气试验，检验股静脉形态是否完整及大隐静脉反流是否消除。

（7）治疗结束：撤除导管，拔除鞘管，局部压迫治疗肢体，穿医用治疗型大腿弹力袜。

（8）术后处理：平卧 1 小时后可下地慢行，观察 24 小时无不适反应可出院。无须特殊辅助用药。嘱术后 2 周、3 个月、12 个月、3 年随访。

5. 疗效评价 泡沫硬化剂治疗是一种全新的治疗方法，具有更微创和不影响美观的效果。它对各种静脉曲张都有治疗作用，而且已经被证明是安全、简单、经济、可靠、可重复的方法。泡沫硬化剂治疗的缺点在于复发率较高，但可重复治疗[61, 62]。

（马晓辉　刘小平　程志刚）

第四节 三向瓣膜式 PICC 置管术

经外周插管的中心静脉导管（peripherally inserted central catheter，PICC）是经外周静脉穿刺置入的中心静脉导管，导管头端位于上腔静脉中下 1/3 段或上腔静脉与右心房交界处的中心静脉内[63]。早期 PICC 置管应用盲穿刺技术，置管成功率低，并发症多。1997 年华盛顿医学中心护士 Claudette Boudreaus 实施第一例超声引导下 PICC 置管术，1999 年超声引导下 PICC 置管技术开始应用于临床，2010 年引进国内并在国内普及应用，显著提高了置管成功率，并且并发症发生率明显下降[64]。

一、适应证

1. 进行长期静脉输液。
2. 缺乏外周静脉通道。
3. 输注高渗性、刺激性、腐蚀性药物。
4. 家庭病床。

二、禁忌证

1. 预穿刺部位有感染或损伤。
2. 置管途径有外伤史、血管外科手术史、放射治疗史、静脉血栓形成史。
3. 接受乳腺癌根治术和腋下淋巴结清扫术并有淋巴回流障碍侧肢体。
4. 纵隔肿瘤、上腔静脉综合征。

三、操作前准备

（一）患者准备

1. 术前清洁术侧肢体。
2. 掌握置管术中配合动作——向术侧偏头，下颌贴肩。
3. 签署 PICC 置管知情同意书。

（二）术者准备

1. 了解患者疾病史、治疗史和化验检查结果，包括血常规、凝血功能、血清八项等。

2. 超声查看双侧上肢血管，选择穿刺静脉及穿刺部位。
3. 对患者及家属进行知识宣教，说明治疗的必要性、方法、适应证、禁忌证、可能出现的并发症、不良反应以及处理措施，消除患者紧张情绪，取得患者与家属的同意，签订知情同意书。
4. 教会患者术中配合动作。

（三）仪器设备和器械

1. 巴德视锐 5（BARD SITE RITE5）血管超声仪 1 台（图 9-3-4-1）。
2. 巴德增强型三向瓣膜式 PICC 导管 1 套（内含导管固定器）（图 9-3-4-2）。
3. 微插管鞘 1 套（内含穿刺针、导丝、解剖刀、插管鞘）（图 9-3-4-3）。
4. 导针器套件 1 套（内含不同型号导针架 4 个、无菌耦合剂 1 袋、无菌探头套 1 个、橡皮圈 2 个）（图 9-3-4-4）。
5. PICC 置管包 1 个（内含治疗巾 2 块、孔巾 1 块、大单 1 块、持物钳 2 把、手术剪 1 把、弯盘 1 个、治疗碗 1 个、无纺布纱球 6 个、方纱 6 块、小方纱 1 块）。
6. 其他无菌物品，包括生理盐水 250ml 1 袋、2% 利多卡因注射液 1 支、20ml 注射器 1 支、10ml 注射器 2 支、2.5ml 注射器 1 支、无针输液接头 1 个、透明敷贴 1 贴、无菌手套 2 副、口罩 2 个。
7. 消毒物品，包括 75% 酒精、碘伏。
8. 其他物品，包括超声耦合剂（非无菌）、手消毒液、弹力绷带、皮尺、记号笔、止血带、防水垫巾、医嘱本、导管维护记录单、锐器盒等。

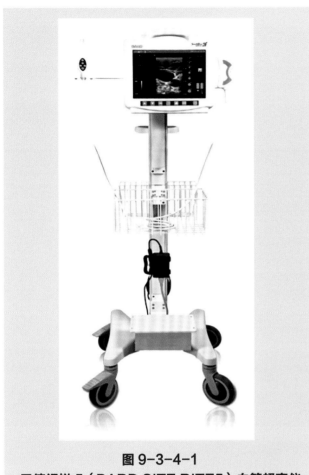

图 9-3-4-1
巴德视锐 5（BARD SITE RITE5）血管超声仪

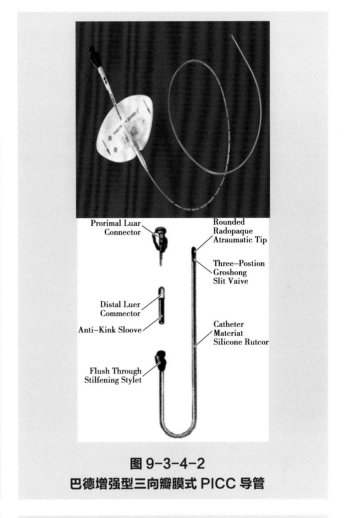

Prorimal Luar Connector
Rounded Radopaque Atraumatic Tip
Three-Postion Groshong Slit Vaive
Distal Luer Commector
Anti-Kink Sloove
Catheter Matcriat Silicone Rutcor
Flush Through Stilfening Stylet

图 9-3-4-2
巴德增强型三向瓣膜式 PICC 导管

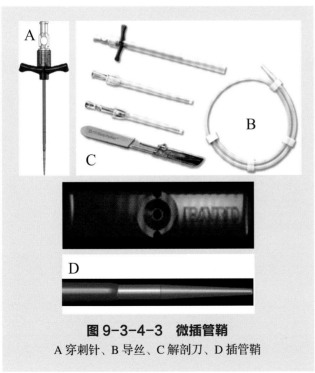

图 9-3-4-3　微插管鞘
A 穿刺针、B 导丝、C 解剖刀、D 插管鞘

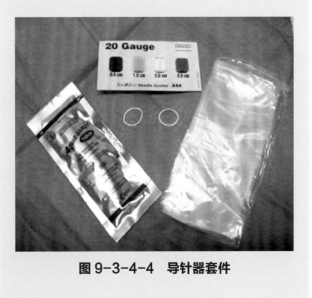

图 9-3-4-4　导针器套件

（四）穿刺点及路径选择

1. 肘上 10cm 处扎止血带（避开腋窝），进行穿刺点及静脉选择，穿刺点选择应距肘窝 2cm 以上，避开瘢痕、皮疹、瘀斑，远离腋窝为原则。

2. 穿刺路径应视具体情况而定，首选右上臂贵要静脉进行穿刺置管。先确认肱动脉及肱静脉（图 9-3-4-5），再向内侧确认贵要静脉（图 9-3-4-6），评估血管直径、弹性、内膜、走行及周围伴行组织情况。穿刺静脉直径必须大于 PICC 导管管径（图 9-3-4-7）。

3. 必要时可选择肱静脉穿刺置管。

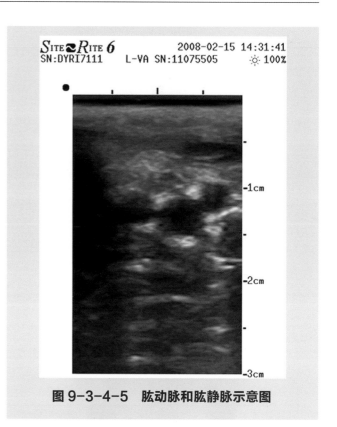

图 9-3-4-5 肱动脉和肱静脉示意图

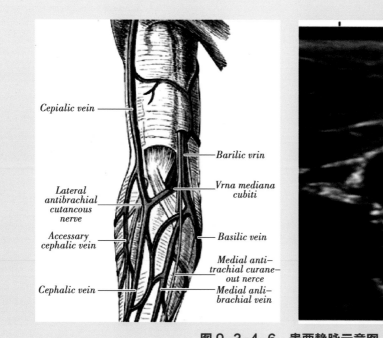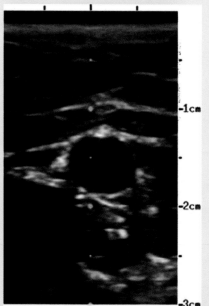

图 9-3-4-6 贵要静脉示意图

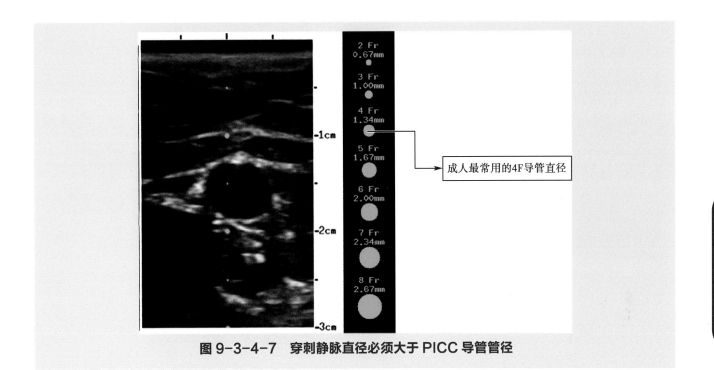

图9-3-4-7　穿刺静脉直径必须大于PICC导管管径

（五）体位选择

1. 穿刺置管时宜采取仰卧位，术肢外展与躯体呈90°（图9-3-4-8）。

2. 如患者不能平卧时可采取半坐卧位。

四、操作方法

1. 术前查对医嘱、患者姓名、ID号、手术名称、手术部位及知情同意书签署情况；为患者戴口罩。

2. 超声再次定位穿刺静脉，标识穿刺点。

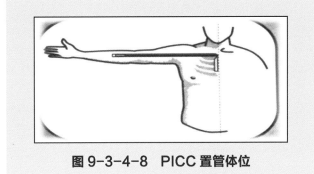

图9-3-4-8　PICC置管体位

3. 测量置管长度与上臂围：术肢外展与躯体呈90度，自穿刺点至右胸锁关节，再向下至第3肋间隙测量置管长度（图9-3-4-9）；肘横纹上方10cm处测量上臂围。

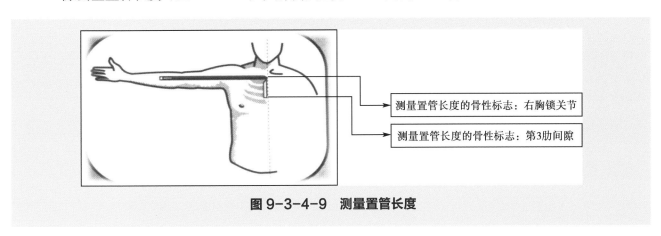

图9-3-4-9　测量置管长度

4. 洗消手，打开PICC置管包，戴无菌手套，建立无菌区。

5. 以穿刺点为中心进行整臂消毒（图9-3-4-10），先75%酒精清洁脱脂3遍，待干后碘伏消毒3遍。

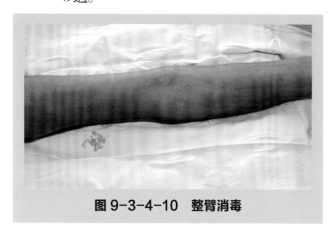

图9-3-4-10 整臂消毒

6. 术肢下铺无菌巾，脱手套，手消毒，穿无菌手术衣，戴无菌手套。

7. 铺无菌治疗巾、孔巾及无菌大单，建立无菌区，暴露穿刺点。

8. 预冲导管及套件
   （1）将所需物品置入无菌区内。
   （2）抽吸生理盐水预冲导管、透明延长管、输液接头、减压套筒，检查导管完整性并浸润导管。
   （3）抽吸2支10ml生理盐水备用。
   （4）抽吸利多卡因注射液备用。

9. 准备无菌超声探头
   （1）取少量无菌耦合剂涂抹在超声探头上。
   （2）套无菌探头套。
   （3）无菌橡皮圈固定探头套。

10. 安装导针器，根据血管深度选择导针器型号，并安装在探头突起处（图9-3-4-11）。

11. 扎止血带，涂抹耦合剂，定位穿刺点。

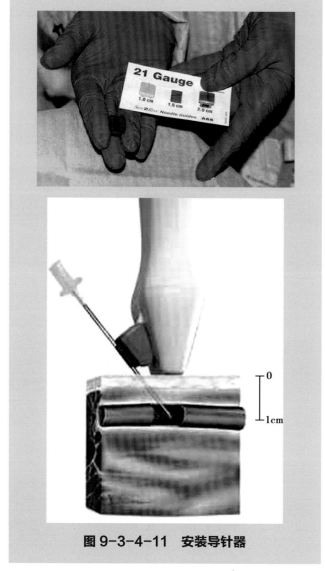

图9-3-4-11 安装导针器

12. 静脉穿刺。穿刺针斜面冲向探头侧置入导针器沟槽，针头保护在沟槽内，目视显示屏进行静脉穿刺；血管内可见针头强回声或者见因穿刺凹陷的血管壁回弹。针尾有血液缓缓流出，即穿刺成功；将穿刺针自针槽内分离，移开探头（图9-3-4-12）。

13. 送导丝。经穿刺针送入导丝，松止血带。体外导丝保留10~15cm（图9-3-4-13）。撤出穿刺针，导丝保留在原位。

14. 穿刺点处局部麻醉（图9-3-4-14）。

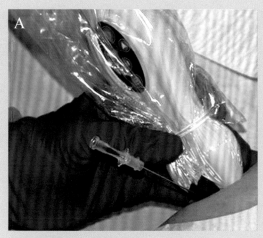

图 9-3-4-12（A，B，C）
穿刺成功见回血，将穿刺针自针槽内分离，移开探头

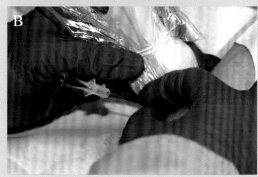

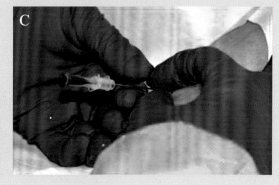

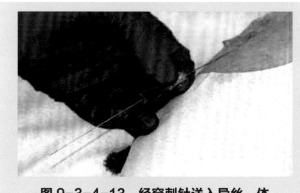

图 9-3-4-13　经穿刺针送入导丝，体外导丝保留 10~15cm

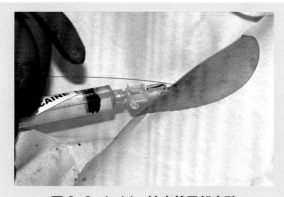

图 9-3-4-14　扩皮前局部麻醉

15. 扩皮。解剖刀自穿刺点，沿导丝方向扩皮。

16. 送插管鞘。沿导丝送入插管鞘，旋转式将插管鞘推进血管内（图 9-3-4-15）。

17. 撤出扩张器和导丝。将扩张器和导丝一起撤出，左手拇指堵住鞘口防止出血，同时检查导丝完整性。

18. 送导管。固定插管鞘，将导管自鞘内缓慢匀速送入，送入 10cm 时嘱患者或护士协助将头转向术侧，下颌贴肩，防止导管误入颈静脉。

19. 送管至预定长度后将插管鞘撤出血管。

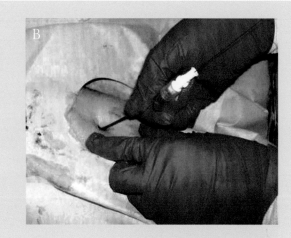

图 9-3-4-15 送插管鞘

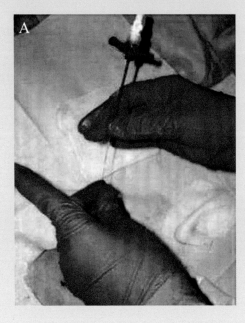

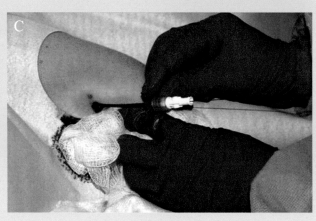

20. 判断导管位置，超声探查双侧颈静脉以排除导管颈静脉异位。

21. 撤出导丝及插管鞘。

22. 修剪导管体外长度，保留体外长度 5cm 垂直剪断导管。

23. 安装减压套筒及连接器，抽回血，10ml 生理盐水正压脉冲式冲管。

24. 安装输液接头，生理盐水正压封管。

25. 撤孔巾，清洁穿刺点及其周围皮肤。

26. 安装导管固定器，"U"形或"S"形固定导管（图 9-3-4-16）。

27. 小方纱覆盖穿刺点，无张力粘贴透明敷料，透明敷料应完全覆盖导管固定器，胶布蝶翼交叉固定透明敷料、导管及皮肤。

28. 标识导管名称及置管时间。

29. 整理用物，分类处理垃圾，脱手套及手术衣，整理床单位及患者衣物。

30. 手消毒。

31. 交代注意事项，请医生开医嘱行 X 线片检查以确定导管走行及导管头端位置（图 9-3-4-17）。

32. 填写 PICC 置管患者记录单，进行护理记录，贴条形码，填写《PICC 长期护理手册》，交患者妥善保管。

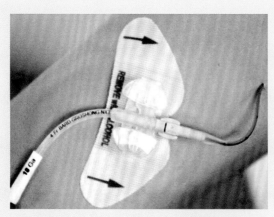

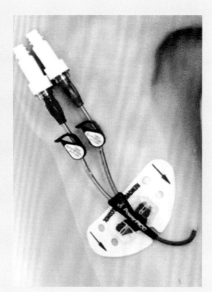

图 9-3-4-16
安装导管固定器，"U"形或"S"形固定导管
（箭头指向穿刺点）

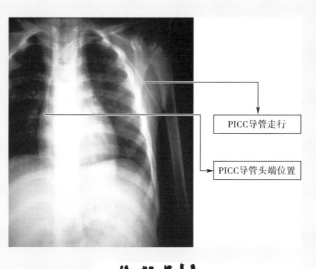

PICC导管走行

PICC导管头端位置

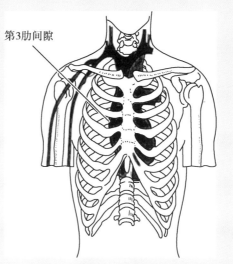

第3肋间隙

图 9-3-4-17　X 线提示导管走行和头端位置

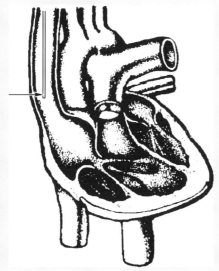

五、技术要点及注意事项

（一）技术要点

1. 严格遵循、落实无菌技术原则。

2. 静脉选择原则

　　（1）遵循首选贵要静脉，次选正中静脉，末选头静脉原则。

　　（2）必要时可选择肱静脉穿刺。

　　（3）右上肢静脉穿刺为最佳路径。

3. 依据骨性标志，规范、准确测量置管长度。体外测量长度可能与体内静脉长度不一致。选择左、右上臂置管均应从穿刺点测量至右胸锁关节，再后下至第三肋间隙。

4. 遵循无菌区域最大化原则，进行整臂消毒。

5. 局部麻醉时机选择：穿刺前进行皮下注射麻醉易出现血管收缩、痉挛，导致穿刺、送管困难，置管失败，因此选择穿刺成功后、扩皮前进行局部麻醉。

6. 穿刺过程中偶有超声显示穿刺针尖已进入血管而未见回血情况，出现此现象的原因是容积效应，针尖并未真正进入血管，横断扫查可辨别。解决方法是显示靶血管后轻微转动探头，在靶血管显示最清晰时调整进针方向再行操作，同时应仔细体会穿刺针进入血管时的突破感。

7. 进行肱静脉穿刺置管时，应避免穿刺动脉，如发生穿刺动脉应即刻拔针，局部压迫止血处理。

8. 送导丝如遇阻力，不可强行送导丝，拔出导丝时应和穿刺针一起拔出，以防止导丝断损。

9. 解剖刀扩皮时应控制角度和深浅，以避免形成静脉切开。

10. 送管成功后即刻探查颈静脉，以排查是否导管颈静脉异位，以利于术中即刻调整。

11. 应用导管固定器固定导管时保持箭头指向穿刺点。

（二）注意事项

1. D-二聚体高或应用止血药的患者有血栓风险[65]，置管前必须对患者和家属进行告知，并在知情同意书上注明。

2. 应用抗凝药物及血液透析的患者，置管后穿刺点易出血，需采取相应的止血措施。

3. 低蛋白血症、水肿患者，易出现穿刺点渗液，置管前需对患者及家属进行告知。

4. 因剧烈咳嗽、便秘等原因可导致胸腔压力和腹腔压力增高，易发生导管移位，血液返流引发导管堵塞，置管前需对患者及家属进行告知。

5. 患免疫系统疾病者，如类风湿关节炎、混合性结缔组织病、系统性红斑狼疮、强直性脊柱炎、系统性血管炎等，因血管病变复杂，PICC 置管时需谨慎。

6. 菌血症患者不适宜置入PICC导管，如急救、治疗必须建立中心静脉通路时，建议行锁骨下或颈内静脉置管，病情稳定后尽早拔除导管。

7. 置管术后 24 小时需进行换药，以避免穿刺点出血、渗血导致的感染。

8. PICC 导管留置时间可长达 1 年，留置期间常规每周维护 1 次，如有特殊情况可随时维护。

六、并发症及其预防与处理

超声引导下 PICC 置管术能够实时监测穿刺和置管的整个过程，可以清晰地分辨出动脉和静脉，特别是配有各种型号的导针器，穿刺成功率明显提高[64]，同时规避了 X 线引导下 PICC 置管带来的放射损伤，其安全性显著提高。超声引导下 PICC 置管是在肘上进行穿刺，避免了上肢活动对导管带来的影响，同时肘上静脉穿刺可以选择血管直径相对更粗、直、走行深的静脉，术后并发症发生率明显下降[64]。

（一）常见并发症、原因分析及处理

1. 导管送入困难　导管送入困难是 PICC 置管过程中最常见的并发症，主要原因有静脉瓣阻挡、血管痉挛、静脉走行或解剖异常、静脉瘢痕或管腔狭窄、局部麻醉导致血管痉挛、患者高度紧张、插管鞘脱出静脉、患者体位不佳等。处理方法为转移注意力、抓握拳，使患者放松；调整患者体位；选择在穿刺成功后扩皮前进行局部麻醉；重新选择静脉置管。送导丝困难时避免反复抽送导丝，防止导丝毁损；导丝和穿刺针必须同时拔出。

2. 导管异位　导管异位是指 PICC 导管头端位于上腔静脉之外的血管内。人体静脉系统有很多分支，个体间存在差异，PICC 置管术中可采取按压同侧颈静脉以避免导管颈静脉异位和促使 PICC 导管头端达到规范位置——上腔静脉中下 1/3 段，但是仍不能避免导管异位的发生。导管异位发生率达 34.2%[66]，与穿刺血管的选择存在关联性。同时临床实践表明：导管异位率肘部静脉穿刺＞上臂静脉穿刺。主要原因有置管时患者体位不当、未遵循静脉选择原则、血管解剖异常、测量置管长度有误、测量置管长度与实际长度存在差异、各种原因导致的胸腔内压力增加（如剧烈咳嗽、打喷嚏、蹦跳、充血性心力衰竭）、各种原因导致的纵隔增宽或纵隔摆动等。处理方法为：术中即刻探查颈静脉，确诊颈静脉导管异位（图 9-3-4-18）可在术中即刻调整。生理盐水冲管，倾听患者主诉，如特定部位冰凉感、耳后水疱声等，出现以上主诉，可即刻术中调整。X 线片仍是识别导管异位的金标准，根据异位具体情况进行复位调整或重新选择静脉置管。导管异位至腋静脉可在 X 线下动态调整；导管异位于对侧锁骨下静脉、颈内静脉，可在 X 线下动态调整，嘱患者取半侧卧位（异位导管端向上），将导管拔至上腔静脉入口处，送管复位。导管置入过深，测量长出部分，拔出相应长度后进行导管修剪固定即可。

3. 心律失常　PICC 导管置入过深，导管尖端进入右心房或右心室，可诱发心律失常。表现为突发的心慌、心悸、心律不齐等症状。主要原因为导管置入过深，进入心脏，直接刺激心内膜；如果导管长时间刺激心内膜会促进心律失常。处理方法为：PICC 导管送至预测长度时患者突然主诉心慌、心悸等症状时，慢慢回撤导管并了解患者感觉，患者心慌、心悸症状消失，立即停止拔管。部分患者导管进入心脏而暂时无不适症状，经 X 线片或心脏超声确诊导管心脏异位后即刻拔出部分导管，最终必须以 X 线确定导管头端位于规范位置。

4. PICC 导管抽不出回血　PICC 导管送管成功后，需抽回血确认导管位于血管内，有时注入生理盐水顺畅，但抽不到回血或抽回血困难，原因可能有：PICC 导管不在血管内、PICC 导管在血管内打折、PICC 导管开口紧贴血管壁、导管开口处瓣膜开放不佳、纤维蛋白鞘和血栓形成等。处理方法为：如果确诊导管不在血管内，需重新置管；如导管在血管内打折，需拔出部分导管，调整体位后重新送管，必要情况下在 X 线下动态调整或重新置管；如果是导管开口位置或瓣膜因素则需生理盐水快速脉冲式冲管后抽回血；纤维蛋白鞘和血栓形成需遵医嘱进行抗凝和导管内溶栓治疗[67]，使用肝素钠盐水封管，增加生理盐水脉冲式冲管次数，必要时拔出导管。

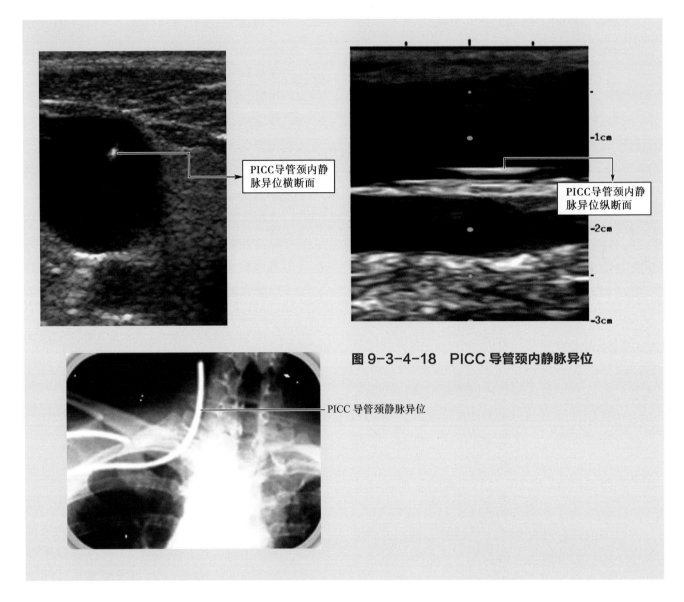

PICC导管颈内静脉异位横断面

PICC导管颈内静脉异位纵断面

图 9-3-4-18 PICC 导管颈内静脉异位

PICC 导管颈静脉异位

5. 出血和皮下淤血表现为穿刺点出血或周围组织皮下淤血。主要原因为：压迫止血不足、凝血功能差、口服抗凝药、透析肝素化、术肢未限制活动等。处理方法为：置管后穿刺点压迫止血，可应用弹力绷带加压包扎固定；凝血机制差的患者可在穿刺点加用无菌明胶海绵，加强局部加压止血。

6. 导丝毁损或误入静脉 导丝毁损（图9-3-4-19）的主要原因为置管过程中送导丝遇阻力时反复尝试送导丝，穿刺针对导丝进行削切所致。紧急处理为：导丝和穿刺针一起拔出，如果拔出受阻，请外科医师进行局部切开取出导丝。导丝误入静脉的原因为送导丝后导丝外露长度不足、术者操作不当等。紧急处理措施为：导丝一旦脱落进入血管，应立即在近心端扎紧止血带，阻断静脉血回流，防止导丝随血液循环进入近心端深层血管及心脏；限制活动；立即拍摄 X 线定位导丝，导丝在体表血管可请外科医师协助手术取出，导丝在近心端深层血管可请导管室医师协助取出，并立即上报医院管理部门。

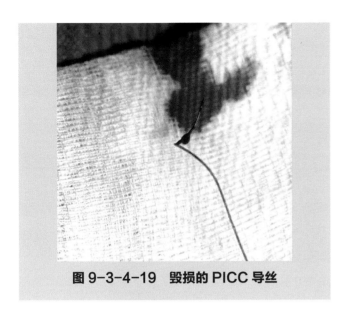

图 9-3-4-19　毁损的 PICC 导丝

（二）预防及处理措施

1. 为了预防置管时穿刺动脉，应做到以下几点：

   （1）穿刺前充分血管评估，准确识别动静脉。

   （2）进行肱静脉穿刺置管时充分评估肱静脉和肱动脉关系，确定安全穿刺针道。

   （3）低血压、低血容量状态下，不扎止血带选择血管，先确定肱动脉，再确定穿刺静脉，标识静脉后进行静脉穿刺置管[68]。

   （4）提高穿刺技术，避免穿刺过深。

   （5）一旦发生动脉穿刺，即刻拔出穿刺针，局部充分加压包扎止血。

2. 为了预防导管相关性血流感染（CRBSI）的发生[69, 70]，应做到以下几点：

   （1）操作时严格落实无菌技术操作原则。

   （2）落实手卫生。

   （3）进行整臂消毒。

   （4）最大化无菌屏障。

   （5）选择最佳穿刺部位，避免股静脉置管。

   （6）置管术后 24 小时内进行穿刺点换药。

   （7）不能确保无菌状态、紧急情况下置管后应在 24 小时后拔除导管，重新置管。

   （8）每日评估导管保留的必要性，拔除不必要的导管。

3. 血栓形成是一个复杂的过程，病理学家 Virchow[71] 将血栓形成归纳为三个病理因素：血管内膜损伤、血流缓慢、高凝状态。PICC 置管患者，特别是恶性肿瘤患者 PICC 置管存在一定血栓形成风险。为了预防 PICC 血栓（图 9-3-4-20）的形成，应做到以下几点：

   （1）严格掌握 PICC 置管适应证和禁忌证，选择穿刺部位应避开接受乳腺手术清扫腋窝淋巴结的、接受放射治疗的或淋巴水肿的上肢末端，或脑血管意外后的患肢[70]。上腔静脉综合征、上腔静脉系统有静脉血栓的患者禁忌行 PICC 置管；血小板（PLT）> 300×10^9/L 时，尽量避免行 PICC 置管[70]。

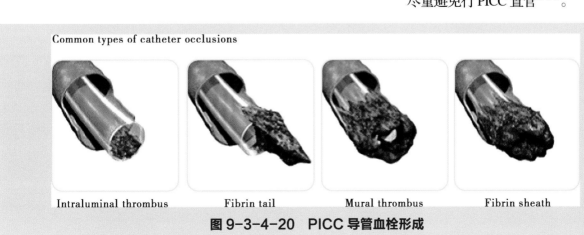

Common types of catheter occlusions

Intraluminal thrombus　　Fibrin tail　　Mural thrombus　　Fibrin sheath

图 9-3-4-20　PICC 导管血栓形成

（2）PICC 置管过程中减少对血管内膜的损伤，最佳选择为超声引导下右上臂贵要静脉置管，避免反复多次静脉穿刺及暴力送管导致的血管内膜损伤。

（3）置管前应用肝素钠生理盐水预冲、浸润导管对预防血栓性静脉炎有一定效果[72]。

（4）规范有效的 PICC 置管后患者健康指导，指导患者遵循血栓形成自我防护措施。

（5）预防用药：恶性肿瘤患者无出血倾向者，可给予阿司匹林、丹参服用。有文献报道[73]，尿激酶、巴曲酶、低分子肝素钙、华法林对 PICC 血栓有一定疗效。

4. 为了预防置管后 PICC 导管脱出 / 脱落的发生，应做到以下几点：

（1）首选超声引导下上臂置管。

（2）规范导管固定，选择"U"形或"S"形固定。

（3）应用导管固定器（思乐扣）可有效预防导管脱出。

（4）及时、规范进行导管维护。

（5）置管肢体着宽松衣物。

（6）进行防水及防脱出措施后进行沐浴，沐浴后即刻评估导管固定状况，必要时进行导管维护。

5. 为了预防 PICC 导管断裂的发生，应做到以下几点：

（1）禁止锐器直接接触导管。

（2）禁止在硅胶导管上直接粘贴胶布。

（3）规范导管固定，防止导管出现折损。

（4）遵循产品说明和产品特点选择适宜的注射器进行冲封管。

（5）禁止应用非耐高压型 PICC 导管进行高压注射。

（6）可在患者行 X 线片或 CT 检查时查看导管位置及完整性。

七、临床意义及评价

静脉穿刺给药是临床最重要的治疗途径，传统的头皮钢针及静脉留置针穿刺留置时间短，需反复静脉穿刺，液体外渗外漏也较常见，给患者带来痛苦及影响药物治疗的顺利进行。其次因药物的 pH、渗透压及刺激性等因素，也会增加药物外渗外漏风险，特别是发泡性药物外渗会导致局部组织溃烂、坏死，甚至肢体功能部分丧失、致畸等。

PICC 导管是经外周静脉穿刺并留置的中心静脉导管，其留置时间长达 1 年，实现了"一针穿刺"完成整个治疗的目标，特别适用于肿瘤化疗和慢性疾病需经常性反复输液的患者，且避免了刺激性药物外渗外漏带来的风险[74]。PICC 导管留置期间维护方便，只需每周维护一次，且并发症少。1980s 年代，国外应用盲穿刺技术一次性穿刺置管成功率仅 68%，对于困难的患者需在放射介入下协助完成置管。1990s 年代，改良后的塞丁格技术凭借微创获得注册护士青睐，PICC 一次性穿刺置管成功率提高至 88%。2000 年以后超声引导下 PICC 置管技术引进临床，超声定位、注册护士血管评估和改良塞丁格技术的联合应用使 PICC 一次性穿刺置管成功率高达 98%。超声引导下 PICC 置管可实现置管全程的实时监测，置管成功率高，术中可识别导管异位并即刻调整，避免了放射介入条件下置管或导管复位，避免了放射性职业损伤，并且有文献报道，超声引导下上臂 PICC 置管患者舒适度明显增加，并发症发生率明显降低。总之，超声引导下 PICC 置管技术为需进行中长期静脉输液的患者开辟了一条绿色通道，可减轻病患痛苦，增加病患舒适度，提高其生存质量，减少护士工作量，提高护理服务满意度。

（张雪花　刘腾　李雅婧）

第五节 门静脉系统血管内介入治疗

门静脉系统是人体内非常特殊的血管系统，其两端均为毛细血管。因此，门静脉系统血管内进行介入治疗，必须在影像技术引导下经皮经肝（或经脾）准确地穿刺入门静脉（或脾静脉）内而进入门静脉系统，才能完成各种特殊的诊断和治疗。

经皮经肝穿刺门静脉置管术（percutaneous transhepatic catheterization of portal vein，PTCP）是在影像学引导下穿刺门静脉并将导管置入门静脉内的技术。早在 1952 年，Biermen 等[75]首次在临床上将经皮经肝门静脉穿刺用于直接门静脉造影。此后，随着介入放射治疗学的发展，各种经门静脉进行栓塞、溶栓、化疗、支架植入等治疗方法逐步出现，PTCP 已经成为临床上开辟经门静脉途径治疗各种疾病的最常用方法。然而，早期的经皮经肝穿刺门静脉缺乏较好的影像技术的引导，穿刺成功率低，并发症多。实时超声影像技术的使用能够明显减少穿刺次数，提高了一次穿刺的成功率[76]。目前，随着高档彩色多普勒超声仪的逐步普及使用，超声引导下的经皮经肝穿刺门静脉置管技术因图像清晰、操作方便、成功率高，已经在临床上广泛应用。

一、适应证

临床上需要建立门静脉系统通道而进一步行血管造影、溶栓、栓塞、化疗等介入治疗时要进行门静脉穿刺或置管者。

1. 直接门静脉造影，尤其是间接门静脉造影不理想，无法明确门静脉疾病诊断或无法引导经颈静脉肝内门体静脉分流术（TIPS）者。
2. 门静脉系统血栓，需要机械消栓、化学溶栓者。
3. 门静脉癌栓，需要进行门静脉灌注化疗及栓塞者。
4. 门静脉高压合并上消化道出血，需要行门静脉系统侧支血管栓塞、封堵术者。

二．禁忌证

1. 肝脏萎缩或肝内门静脉结构显示不清楚。
2. 穿刺路径上有明确的肝肿瘤或血管畸形。
3. 严重出血倾向，经治疗凝血功能得不到纠正。
4. 大量腹水。
5. 白细胞明显减少。
6. 严重肝、肾功能不全。
7. 患者全身情况差或患者不能合作。

三、操作前准备

（一）患者准备

1. 术前常规检查血常规、凝血功能、肝功能以及心电图。
2. 纠正凝血功能异常。
3. 术前禁食 6~8 小时。
4. 憋气有困难的患者需要练习憋气。

（二）医生准备

1. 了解影像学检查结果，包括彩超、CT 或 MRI，全面了解门静脉情况。
2. 常规超声全面扫查肝脏，选择相应的穿刺部位及进针路径。
3. 向患者说明治疗的必要性、方法、适应证和禁忌证，可能出现的并发症和不良反应以及处理措施，取得患者与家属的知情和同意，消除患者紧张情绪。

（三）仪器设备和器械

1. 彩色多普勒超声仪和穿刺架。
2. 18G 或 16G PTC 针。
3. 5ml 局麻用注射器。
4. 0.018″导丝，各种导管或18G中心静脉导管。
5. 6~8F，长 10~15cm 扩张器。
6. 灭菌耦合剂、无菌探头套和穿刺消毒包。

（四）穿刺点及路径选择

1. 超声扫查了解肝门静脉主干、左右支及肝内分支走向，选择肝实质内的门脉分支作为靶目标（血管内径一般大于 4mm）。

2. 穿刺路径应视门静脉治疗的目的、要求等具体情况而定，一般应选择门脉左支矢状部或右前叶支。

（五）体位选择

穿刺时多采取仰卧位，如需穿刺门静脉右后叶支时可采取右前斜位。

四、操作方法

（一）局部消毒和麻醉

常规消毒、铺无菌巾，消毒范围超过整个肝脏体表投影区，超声扫查再次定位，1% 利多卡因 3~5ml 对穿刺点进行局部浸润麻醉至肝被膜，11 号尖刀做 2~3mm 皮肤切口。

（二）穿刺方法

1. 直接门静脉穿刺 超声导向下采用 18G PTC 针经皮经肝直接进入靶血管内（图 9-3-5-1），拔出针芯可见血液流出，说明在门静脉内，此时可直接沿针芯注入药物，治疗后拔针。

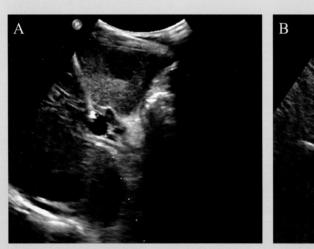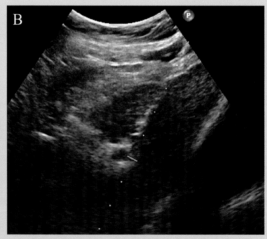

图 9-3-5-1 直接门静脉穿刺
A. 右肋间经皮经肝穿刺门静脉右前叶支；B. 剑突下经皮经肝穿刺门静脉左支矢状部

2. 门静脉穿刺置管

（1）Seldinger 技术法：是目前最常用的方法，超声引导下采用 18G PTC 针经皮经肝穿刺进入靶血管内，拔出针芯，可见血液流出后沿针鞘置入导丝（图 9-3-5-2），若未见血液流出可用 5ml 注射器抽吸，抽出血液证明穿刺针位于门静脉内，置入导丝后拔出针鞘，用扩张器扩张针道，根据需要沿导丝插入不同用途的导管，然后拔出导丝，并固定导管。

（2）套管针法：超声引导下将套管针直接刺入靶血管内，拔出针芯后可见血液流出，说明在门静脉内，在超声监视下向前推进套管或置入导丝后再推进套管，放入位置合适后，将穿刺针和导丝一并拔出，并固定套管。

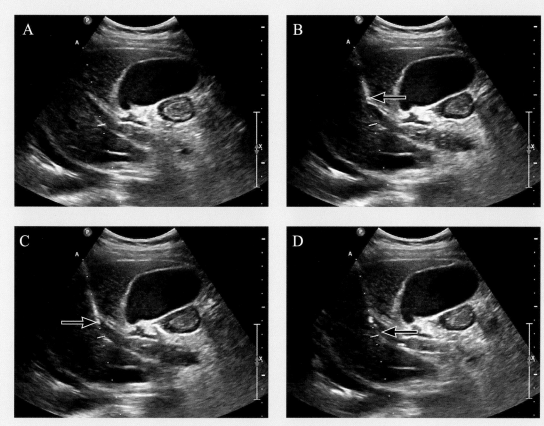

图 9-3-5-2　患者行经皮经肝门静脉穿刺

A. 显示穿刺路径及门静脉右前叶支为靶血管；　　B. PTC 针尖即将穿破靶血管壁（↑）；

C. PTC 针尖穿透靶血管壁进入血管内（↑）；　　D. 导丝沿 PTC 针进入靶血管内（↑）

（3）经穿刺针导入法：超声引导下采用18G PTC 针经皮经肝刺入靶血管内，拔出针芯有血液流出后，直接沿穿刺针腔导入导管。

依据穿刺目的可以导入不同型号的导管，导管导入后需要妥善固定。经导管可进行门静脉测压、造影、支架植入、灌注化疗、栓塞等进一步的血管介入操作。如需留置需向导管内注入稀释肝素钠溶液，外端上肝素帽，皮肤保护膜固定导管，以备治疗使用。

五、技术要点及注意事项

（一）技术要点

1. 靶血管的选择

（1）肝实质包绕的门静脉分支，容易显示且距离皮肤较近，一般选择门静脉左支矢状部和右前叶支。特殊情况下如门静脉癌栓、血栓等应选择病变血管及其血液供应血管作为靶血管。如果门静脉靶血管选择困难时，也可以选择经皮经脾静脉穿刺及置管。

（2）穿刺路径无动脉、胆管和肿瘤。

（3）穿刺靶血管内径大于 4mm。

（4）穿刺针与靶血管长轴的夹角要适当，一般在 $60°\sim70°$ 为宜。进针角度过大容易穿透门静脉管壁，也不利导丝的置入。

2. 局部麻醉应达肝被膜，局麻的方向应与穿刺进针方向一致，麻醉要充分，避免穿刺时患者因疼痛无法配合。

3. 穿刺过程中偶有超声显示穿刺针尖已进入门静脉内而回抽未见血液情况，出现此现象的原因是容积效应，针尖并未真正进入门静脉，横切面扫查可辨别。解决方法是显示靶血管后轻轻侧动探头，在靶血管显示最清晰时调整进针方向再行操作。

4. 如果所穿刺门静脉分支内有血栓时应尽量避开，如果所穿刺门静脉内血栓完全充填时，退出针芯时可能不会有血液流出，此时要用超声仔细观察导丝和导管是否进入到门静脉内。

5. 除了有目的地针对门静脉癌栓内部进行局部化学消融治疗时，应尽量避开门静脉内的瘤栓。

6. 尽可能减少进针次数，重新穿刺时针尖不必退出肝包膜。

7. 如需要放置导管时，要求患者平静呼吸，保持导丝平直，以免深呼吸时腹壁与肝之间产生错动移位并使导丝打折，导致置管失败。

（二）注意事项

1. 完备的术前检查，包括影像学检查和实验室检查，凝血酶原时间延长超过正常对照的 1/2，血小板低于 50×10^9/L，有严重出血倾向者应暂停穿刺。

2. 严禁穿刺门静脉主干及一级分支，因为从声像图上看似右支、左支横部在肝内，但实际上很可能位于肝外，穿刺后极易发生腹腔内出血。

3. 对门静脉右前叶支和右后叶支穿刺时尽量避开胸膜腔；对门静脉左支矢状部穿刺时需避开胃肠道。

4. 穿刺前用彩色多普勒仔细观察穿刺道及靶血管周围的肝动脉分支并避开，以免形成动 - 静脉瘘。对伴有胆道扩张的患者，穿刺时需避开扩张的胆管，以免造成胆管 - 门静脉瘘。

5. 门静脉海绵样变性的患者门静脉分支结构有时走行迂曲，有时呈条索样闭锁，在选择靶血管时应当更加小心谨慎，选择较直较粗的海绵样变性血管，也应兼顾放射介入治疗操作的可行性而选择合适的靶血管。

6. 术后卧床休息 24 小时，密切观察患者症状和生命体征。

7. 需要留置导管时要妥善固定，防止脱出。

8. 带管期间避免剧烈咳嗽，因膈肌和肝脏的大幅度运动，可能会将导管自门静脉内逐步牵出，导致穿刺道出血。

六、并发症及其预防与处理

超声引导下 PTC 针经皮经肝门静脉穿刺为血管内介入治疗建立了门静脉通道，超声能够实时地监测穿刺的整个过程，明显减少了并发症的发生。

（一）常见并发症

1. 出血 是门静脉穿刺的最严重的并发症之一。当直接穿破门静脉主干、右支和左支横部血管壁时可出现腹腔内出血，出血量大且隐匿，往往需要外科手术处理。由于穿刺针或导管较粗，穿刺手法粗暴或反复穿刺，穿刺路径上经过肝动脉分支，有可能会出现穿刺针道出血，形成肝被膜下血肿或者持续性肝表面出血。穿刺过程中损伤肋间血管时可引起皮下血肿。

2. 门静脉血栓形成　门静脉穿刺后需要长时间留置导管时，导管为异物，可引起门静脉内血栓形成，因而选择组织相容性好的导管材料，并定期进行门静脉肝素溶液冲管有助于预防。此外穿刺过程中过于粗暴，损伤了门静脉内皮细胞，也可引起门静脉血栓形成。

3. 留置管栓塞　留置管如果肝素冲管不当，可引起留置管的血栓形成，直接影响以后的治疗过程。因而留置管灌注化疗后需用肝素溶液冲管，导管外端肝素帽封闭。

4. 留置管滑脱　留置管放置不深，随着患者呼吸运动，导管可能逐渐滑脱至腹腔内，对于滑脱的导管，可手术拔出。

5. 感染　无菌操作不规范，穿刺针具或导管受到污染后再置入患者体内，引起菌血症或败血症。因此，必须严格按照无菌操作规范，避免无菌器械受到污染。

6. 肺脏、胃肠道、胆管、肝动脉损伤　对各脏器解剖结构不熟悉、穿刺技术不过硬、操作过程欠仔细等都可引起上述并发症。穿刺前用彩色多普勒超声仔细扫查预定穿刺针道是否经过肝动脉、胆管、胃肠道及胸膜腔等重要结构。

7. 其他　包括上腹部不适、疼痛、恶心、大汗等，经积极对症治疗均可缓解。

（二）预防及处理措施

1. 术前应仔细核查患者血常规及凝血功能，对凝血功能欠佳的患者提前改善其凝血功能；穿刺前用彩超仔细观察并确定穿刺路径，避免直接穿刺门静脉主干和一级分支，还要避开穿刺路径上明显的肝动脉分支。要尽量一次穿刺成功，手法得当，避免反复穿刺和粗暴穿刺。治疗结束后退针或撤导管时可在穿刺道上注入明胶海绵或置入微钢圈预防出血。高度怀疑穿刺道出血者可进行彩超或超声造影检查，明确出血部位，必要时可行超声引导下的微波消融术进行止血（图 9-3-5-3）。大部分腹腔内出血患者经全身补液、止血等积极的保守治疗可达到止血目的，当保守治疗无效时需行开腹手术止血。

2. 为了预防菌血症和败血症的发生，应做到以下几点：
（1）治疗时严格按照无菌操作规范。
（2）注意穿刺部位及留置导管的护理。
（3）加强营养支持治疗，提高机体抵抗力。
（4）治疗前后给予抗生素。

3. 妥善固定留置导管防止脱落，对于合并剧烈咳嗽、恶心呕吐等可引起肝脏大幅度活动的疾病应给予及时的治疗，对于年老、缺乏配合的患者治疗后应加强护理。若导管不慎脱落应及时进行超声检查，观察穿刺部位是否有出血或血肿，必要时选择新的部位重新穿刺置管。

七、临床意义及评价

经皮经肝穿刺门静脉置管术为临床上建立了门静脉途径的治疗通道，可用于门静脉造影、门静脉支架成形术[77]、肝癌肝切除术前门静脉栓塞术[78]、食管胃底曲张静脉栓塞术[79]、门脉灌注化疗治疗肝癌和癌栓、经门静脉干细胞移植治疗肝纤维化[80]等，在丰富临床治疗方法的同时也获得了满意的疗效。

早期的门静脉穿刺置管也是在 CT 或 X 线引导下进行，穿刺难度大，误伤机会多，成功率低，虽然也有报道两者结合能够降低平均穿刺次数[81]，但是其操作过程复杂，操作时间较长，医患双方均受放射性损伤。超声引导的经皮经肝穿刺门静脉置管术操作简便、手术时间短、创伤小、并发症少、避免 X 线的辐射，可在床旁对危重症患者进行治疗。

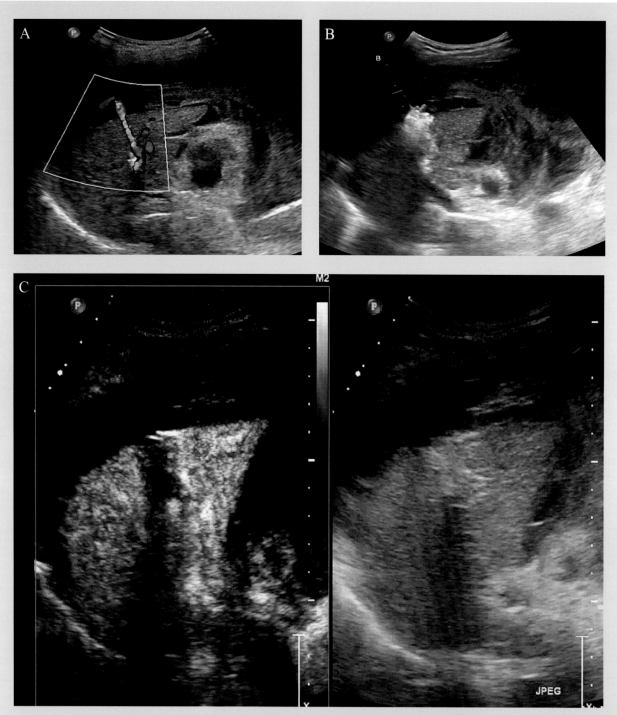

图 9-3-5-3　肝硬化门静脉高压症 TIPS 术后经皮肝穿刺道出血

A. 彩色多普勒可见彩色血流信号溢出肝外；　　　B. 采用超声引导下微波消融对出血点进行止血；
C. 术后行超声造影检查，未见造影剂溢出肝外，止血成功

附：经皮经脾穿刺门静脉置管（percutaneous trans-splenic protal vein catheterization）

　　脾静脉与肠系膜上静脉汇合形成门静脉主干，且正常情况下脾静脉内血流是流入门静脉内的，这是进行经皮经脾穿刺脾静脉并将导管置入门静脉的解剖学基础。当门静脉阻塞（癌栓或血栓）或者肝脏炎症萎缩时，就可以对脾静脉进行穿刺，这也是进行门静脉置管的另一路径，但是由于可能引起穿刺部位的出血，该方法在临床很少应用。超声引导下的经皮经脾门静脉置管技术中穿刺脾静脉的过程与穿刺门静脉的过程和方法基本相同（图9-3-5-4），目前主要用于食管胃底曲张静脉的栓塞、肝癌患者手术前门静脉栓塞、门静脉狭窄的支架植入和辅助经颈静脉肝内门体静脉分流术等[82-84]。

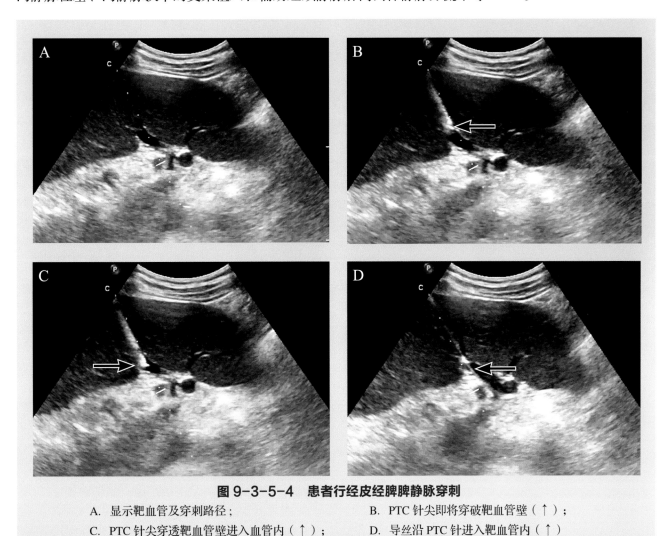

图 9-3-5-4　患者行经皮经脾脾静脉穿刺

A. 显示靶血管及穿刺路径；

B. PTC针尖即将穿破靶血管壁（↑）；

C. PTC针尖穿透靶血管壁进入血管内（↑）；

D. 导丝沿PTC针进入靶血管内（↑）

（王建宏　李涛　于晓玲）

参考文献

1. Legler D，Nugent M.Doppler localization of the internal jugular vein facilitates central venous cannulation.Anesthesiology.1984，60（5）：481-482.

2. KerforneT，PetitpasF，Frasca D，et al.Ultrasound-guided peripheral venous access in severely illpatientswith suspected difficult vascular puncture.Chest，2012，141（1）：279-280.

3. Shiver S，Blaivas M，Lyon M.A prospective comparison of ultrasound-guided and blindly placed radial arterial catheters.Acad Emerg Med，2006，13（12）：1275-1279.

4. 唐杰，温朝阳.腹部和外周血管彩色多普勒诊断学.第3版.北京：人民卫生出版社，2007.

5. 杨培根，吴尚勤.医源性假性动脉瘤的研究进展.医学综述.2014，20（13）：2378-2380.

6. Erol F，Arslan S，Yüksel Iö，et al.Determinants of iatrogenic femoral pseudoaneurysm after cardiac catheterization or percutaneous coronary intervention via the femoral artery.Turk Kardiyol Dern Ars，2015，43（6）：513-519.

7. Demirbas O，Batyraliev T，Eksi Z，et al.Femoral pseudoaneurysm due to diagnostic or interventional angiographic procedures. Angiology，2005，56（5）：553-556.

8. Morgan R，Belli AM.Current treatment methods for postcatheterization pseudoaneurysms.J Vasc Interv Radiol，2003，14（6）：697-710.

9. Tse HF，Lam YM，Yiu M.Images in cardiology：Three dimensional reconstruction of femoral pseudoaneurysm using contrast enhanced axial CT angiography.Heart，2000，84（6）：581.

10. 张鉴，吕强，马长生.医源性假性动脉瘤的处理.中国介入心脏病学杂志，2003，11（5）：276-278.

11. Theiss W，Schreiber K，Schömig A Manual compression repair of post-catheterization femoral pseudoaneurysms：an alternative to ultrasound guided compression repair? Vasa，2002，31（2）：95-99.

12. Perler BA.Surgical treatment of femoral pseudoaneurysm following cardiac catheterization.CardiovascSurg，1993，1（2）：118-121.

13. Lumsden AB，Miller JM，Kosinski AS，et al.A prospective evaluation of surgically treated groin complications following percutaneous cardiac procedures.Am Surg，1994，60（2）：132-137.

14. Hashemi Fard.Iatrogenic Femoral Artery Pseudoaneurysm（REVIEW OF TREATMENT OPTIONS）.ARYA Atheroscler，2010，6（2）：74-77.

15. Fellmeth BD，Roberts AC，Bookstein JJ，et al.Postangiographic femoral artery injuries：nonsurgical repair with US-guided compression.Radiology，1991，178（3）：671-675.

16. Chatterjee T，Do DD，Kaufmann U，et al.Ultrasound-guided compression repair for treatment of femoral artery pseudoaneurysm：acute and follow-up results.CathetCardiovascDiagn，1996，38（4）：335-340.

17. Schaub F，Theiss W，Heinz M，et al.New aspects in ultrasound-guided compression repair of postcatheterization femoral artery injuries.Circulation，1994，90（4）：1861-1865.

18. Trertola SO，Savader SJ，Prescott CA，et al.US-guided pseudoaneurysm repair with a compression device.Radiology，1993，189（1）：285-286.

19. Finkelstein A，Bazan S，Halkin A，et al.Treatment of post-catheterization femoral artery pseudo-aneurysm with para-aneurysmal saline injection.Am J Cardiol，2008，101（10）：1418-1422.

20. ElMahdy MF，Kassem HH，Ewis EB，et al.Comparison between ultrasound-guided compression and para-aneurysmal saline injection in the treatment of postcatheterization femoral artery pseudoaneurysms.Am J Cardiol，2014，113（5）：871-876.

21. Liau CS，Ho FM，Chen MF，et al.Treatment of iatrogenic femoral artery pseudoaneurysm with percutaneous thrombin injection.J Vasc Surg，1997，26（1）：18-23.

22. Batson R，Falterman CJ，Craven J，et al.How to perform ultrasound-assisted thrombin injection for closure of iatrogenic femoral pseudoaneurysm.Echocardiography，2004，21（3）：295-297.

23. Lönn L，Olmarker A，Geterud K，et al.Prospective randomized study comparing ultrasound-guided thrombin injection to compression in the treatment of femoral pseudoaneurysms.J Endovasc Ther，2004，11（5）：570-576.

24. Kleczynski P，Rakowski T，Dziewierz A，et al.Ultrasound-guided thrombin injection in the treatment of iatrogenic arterial pseudoaneurysms：single-center experience.J Clin Ultrasound，2014，42（1）：24-26.

25. Madaric J，Mistrik A，Vulev I，et al.The recurrence of iatrogenic femoral artery pseudoaneurysm after occlusion by ultrasound guided percutaneous thrombin injection.Eurointervention，2009，5（4）：443-447.

26. Piedad BT，Kronzon I.Iatrogenic Femoral Artery Pseudoaneurysm. Curr Treat Options Cardiovasc Med，2003，5（2）：103-108.

27. Kabtak-Ziembicka A，Przewtocki T，Ptazak W，et al.Treatment options for post-catheterisation femoral pseudoaneurysm closure. Kardiol Pol，2005，62（3）：229-239.

28. Olsen DM，Rodriguez JA，Vranic M，et al.A prospective study of ultrasound scan-guided thrombin injection of femoral pseudoaneurysm：a trend toward minimal medication.J Vasc Surg，2002，36（4）：779-782.

29. Trehan VK，Mukhopadhyay S，UmaMahesh CR，et al.Successful closure of iatrogenic femoral artery pseudoaneurysm：a new minimally invasive technique.Indian Heart J，2002，54（6）：702-704.

30. Kobeiter H，Lapeyre M，Becquemin JP，et al.Percutaneous coil embolization of postcatheterization arterial femoral pseudoaneurysms. J Vasc Surg，2002，36（1）：127-131.

31. Bagirath R，Prasad KB，Ramesh B，et al.Closure of a femoral pseudoaneurysm by transcutaneous short guidewire embolization.J Interv Cardiol，2003，16（4）：351-355.

32. Waigand J，Uhlich F，Gross CM，et al.Percutaneous treatment of pseudoaneurysms and arteriovenous fistulas after invasive vascular procedures.Catheter Cardiovasc Interv，1999，47（2）：157-164.

33. Hanson JM，Atri M，Power N.Ultrasound-guided thrombin injection of iatrogenic groin pseudoaneurysm：Doppler features and technical tips.Br J Radiol，2008，81（962）：154-163.

34. Luedde M，Krumsdorf U，Zehelein J，et al.Treatment of iatrogenic femoral pseudoaneurysm by ultrasound-guided compression therapy and thrombin injection.Angiology，2007，58（4）：435-439.

35. Kurzawski J，Sadowski M，Janion-Sadowska A.Complications of percutaneous thrombin injection in patients with postcatheterization femoral pseudoaneurysm.J Clin Ultrasound，2015，90（4）：429-434.

36. Su CT，Nanda NC，Pinheiro L，et al.Combined femoral pseudoaneurysm and arteriovenous fistula：diagnosis by Doppler color flow mapping.Echocardiography，1990，7（2）：169-175.

37. 杨晓伟，于晓玲，程志刚，等.超声引导下小剂量凝血酶注射治疗医源性股动脉假性动脉瘤.解放军医学院学报，2013，34（12）：1215-1217.

38. D'Ayala M，Smith R，Zanieski G，et al.Acute arterial occlusion after ultrasound-guided thrombin injection of a common femoral artery pseudoaneurysm with a wide，short neck.Ann VascSurg，2008，22（3）：473-475.

39. Stawicki SP，Hoey BA.Lower extremity arterial thrombosis following sonographically guided thrombin injection of a femoral pseudoaneurysm.J Clin Ultrasound，2007，35（2）：88-93.

40. Reeder SB，Widlus DM，Lazinger M.Low-dose thrombin injection to treat iatrogenic femoral artery pseudoaneurysms.AJR Am J Roentgenol，2001，177（3）：595-598.

41. Jalaeian H，Misselt A.Anaphylactic reaction to bovine thrombin in ultrasound-guided treatment of femoral pseudoaneurysm.J VascIntervRadiol，2015，26（6）：915-916.

42. Sheiman RG，Brophy DP.Treatment of iatrogenic femoral pseudoaneurysms with percutaneous thrombin injection：experience in 54 patients.Radiology，2001，219（1）：123-127.

43. Krueger K，Zaehringer M，Strohe D，et al.Postcatheterization pseudoaneurysm：results of US-guided percutaneous thrombin injection in 240 patients.Radiology，2005，236（3）：1104-1110.

44. Ahmad F，Turner SA，Torrie P，et al.Iatrogenic femoral artery pseudoaneurysms-a review of current methods of diagnosis and treatment.Clin Radiol，2008，63（12）：1310-1316.

45. Dzijan-Horn M，Langwieser N，Groha P，et al.Safety and efficacy of a potential treatment algorithm by using manual compression repair and ultrasound-guided thrombin injection for the management of iatrogenic femoral artery pseudoaneurysm in a large patient cohort. Circ Cardiovasc Interv，2014，7（2）：207-15.

46. Gabrielli R1，Rosati MS，Vitale S，et al.Fatal complication after thrombin injection for post-catheterization femoral pseudoaneurysm. Thorac Cardiovasc Surg，2011，59（6）：372-375.

47. 辛兆芹，李永杰，张改英，等.超声引导锁骨下静脉穿刺置入中心静脉导管在肥胖患者中的应用.中华超声影像学杂志，2005，14（10）：767-768.

48. 钱丰，刘艳萍，王中，等.彩色多普勒超声引导经外周穿刺置入中心静脉导管.中国医学影像技术，2010，26（2）：275-277.

49. 龚金玲，潘旭，李祥琳，等.超声引导经皮穿刺中心静脉导管置入的临床价值.临床超声医学杂志，2011，13（1）：43-44.

50. 戚彩，于晓玲，程志刚，等.实时超声引导锁骨下静脉中心静脉置管穿刺术及其临床应用.军医进修学院学报，2012，33（6）：627-628.

51. 孙凤芝，李永杰，李东，等.超声在锁骨下静脉中心静脉置管中的价值分析.中华医学超声杂志（电子版），2011，8（3）：77-80.

52. Beebe-Dimmer JL，Pfeifer JR，Engle JS.The epidemiology of chronic venous insufficiency and varicose veins.Ann Epidemiol.2005；15：175-184.

53. Criqui MH，Jamosmos M，Fronek A，et al.Chronic venous disease in an ethnically diverse population.Am J Epidemiol，2003，158：448-456.

54. Navarro L，Min RJ，Bone C.Endovenous laser：a new minimally invasive method of treatment for varicose veins-preliminary observations using an 810 nm diode laser.Dermatol Surg，2001，27：117-122.

55. Proebstle TM，Moehler T，Gul D，et al.Endovenous treatment of the great saphenous vein using a 1，320-nm Nd：YAG laser causes fewer side effects than using a 940-nm diode laser.Dermatol Surg，2005，31：1678-1684.

56. Min RJ，Khilnani N，Zimmet SE.Endovenous laser treatment of saphenous vein reflux：long-term results.J VascIntervRadiol，2003，14：991-996.

57. Lumsden AB，Peden EK.Clinical use of the new Closure FAST radiofrequency catheter：segmental ablation technique facilitates quick and simple procedures.Endovasc Today，2007，Supplement.

58. Weiss RA，Feied CF，Weiss MA.Vein Diagnosis and Treatment：A Comprehensive Approach.New York：McGraw-Hill，2001：211-221.

59. Baccaglini U，Spreafico G，Castoro C，et al.Consensus conference on sclerotherapy or varicose veins of the lower limbs.Phlebology，1997，12：2-16.

60. Guex JJ.Overview：Sclerofoam for treatment of varicose veins//Bergan J.The Vein Book.Boston：Elsevier，2007.

61. Kern P，Ramelet AA，Wütschert R，et al.Compression after sclerotherapy for telangiectasias and reticular leg veins：a randomized controlled study.J Vasc Surg，2007，45：1212-1216.

62. Frullini A，Cavezzi A.Sclerosing foam in the treatment of varicose veins and telangiectasias：history and analysis of safety and complications.Dermatol Surg，2002，28：11-15.

63. Vesely TM.Central venous catheter tip position：A continuing controversy.J Vasc Interv Radiol，2003，14（5）：527-534.

64. 张晓菊.超声引导下结合改良塞丁格技术进行上臂 PICC 置管的应用.中华护理杂志，2010，6（45）：554-555.

65. 杨军，王毅，黄津，等.血浆纤维蛋白原和 D- 血浆二聚体检测在骨创伤深静脉血栓形成中的应用价值.微循环学杂志，2005，15（2）：61-62，66.

66. Dechicco R，Seidner DL，Brun C，etal.Tip position of long-term central venous access devices used for parenteral nutrition.JPEN，2007，31（5）：382-387.

67. 张雪花，兰彦红，周晶，等.PICC 应用过程中纤维蛋白鞘形成的观察与护理.军医进修学院学报，2009，30（4）：500-504.

68. 张雪花，李雅婧，张潆化，等.护理会诊行超声引导下 PICC 置管 82 例.实用医技杂志，2012，5（20）：495-496.

69. 王建荣.输液治疗护理实践指南与实施细则.北京：人民军医出版社，2009.

70. 中华护理学会静脉输液治疗护理专业委员会编译.输液治疗护理实践标准.2011 版.

71. Thomas D.Venous thrombogenesis.Br Med Bull，1994，50（4）：803-812.

72. 樊红苓，绳宇.肝素盐水有效降低 PICC 插管后静脉炎发生的临床研究.现代护理，2004，12（10）：1087-1088.

73. 李俊英，余春华.肿瘤患者 PICC 相关性血栓的研究进展.华西医学，2008，23（4）：893-894.

74. 张雪花，王秀芬.经外周静脉置入中心静脉导管应用过程中常见问题的原因分析及护理.现代护理，2006，3（12）：274-276.

75. BiermanHR，Steinbach HL，White LP，et al.Portal venipuncture：apercutaneous，trans-hepatic approach.Proc Soc Exp Biol Med，1952，79（3）：550-552.

76. Gandini G，Defilippi C，Grosso M，et al.Proposal of an echo-tomographic method of guided portal catheterization.Radiol Med，1983，69（6）：408-414.

77. Woodrum DA，Bjamason H，Andrews JC.Portal vein venoplasty and stent placement in the nontransplant population.J Vasc Interv Radiol，2009，20（5）：593-599.

78. Clinical significance of portal vein embolization before right hepatectomy.Hepatogastroenterology，2009，56（91-92）：773-777.

79. 胡育斌，冯敢生，梁惠民，等.介入断流术治疗肝硬化门静脉高压症的远期疗效分析.中华放射学杂志，2009，43（8）：853-857.

80. 孙厚坦，陈朝旻，赵威武，等.超声引导下经门静脉穿刺干细胞移植治疗肝纤维化.中国介入影像与治疗学.2011，8（4）：354-355.

81. Weimar B，Rauber K，Brendel MD，et al.Percutaneous transhepatic catheterization of the portal vein：a combined CT- and fluoroscopy-guided technique.Cardiovasc Intervent Radiol，1999，22（4）：342-344.

82. Liang HL，Yang CF，Pan HB，et al.Percutaneous transsplenic catheterization of the portal venous system.Acta Radiol，1997，38（2）：292-295.

83. Tuite DJ，Rehman J，Davies MH，et al.Percutaneous transsplenic access in the management of bleeding varices from chronic portal vein thrombosis.J Vasc Interv Radiol，2007，18（12）：1571-1575.

84. Chu HH，Kim HC，Jae HJ，et al.Percutaneous transsplenic access to the portal vein for management of vascular complication in patients with chronic liver disease.Cardiovasc Intervent Radiol，2012，35（6）：1388-1395.

第十篇　Article 10

颅脑、脊髓介入超声
Interventional Ultrasound in Craniocerebrum and Spinal Cord

前　言

　　介入超声技术在神经外科应用的历史发展，大致可分为三个阶段[1]：第一阶段是 20 世纪 50 和 60 年代，A 型超声和非实时 B 型超声首先在临床及术中开始使用，但由于技术的缺陷，这一技术未得到普遍的应用。第二阶段则从 70 年代末直到 80 年代，实时二维 B 型超声成像设备由于即时性和直观性方面的优势，已经能够应用于临床的诊疗实践中；术中超声（ntraoperative ultrasound，IOUS）也开始应用，其优势也带到了神经外科手术中[2]；有诸多关于 IOUS 应用的综述发表，从各个方面阐明了 IOUS 的优势和应用范围，但由于专业性较强仍未得到普及。第三阶段则是在 20 世纪 90 年代，彩色多普勒技术及内镜超声的出现使应用范围更加扩大。IOUS 深入开展，经皮介入性超声的应用逐渐普及，主要应用于手术中配合及手术后的脓肿、液体的引流等。

　　目前 US 及 IOUS 已经成为颅脑脊髓疾病的诊断手段之一，在神经外科手术中具有广阔的应用前景和较高的实用价值，不仅应用于辅助手术，并可引导行局部消融治疗等，成为微创神经外科手术中不可缺少的辅助诊断、局部微创治疗手段。

（王怡　陈敏华）

741

第一章 颅脑、脊髓介入超声历史现状及进展

【概述】

1950 年，French 等[3] 首次应用 A 型超声技术探测切除后的颅脑肿瘤以及尸体标本，他们使用一台频率为 15MHz 被称为 "ultrasonascope" 的设备成功地对离体组织进行了超声探查并得到了一些特征性回声曲线。受到这一结果的激励，1953 年 Wild 和 Reid[4] 在术中利用 A 型超声准确地对颅脑恶性肿瘤进行了定位，这也是 IOUS 技术首次应用于临床的报道。20 世纪 60 年代中期，A 型超声设备在神经外科手术中的应用相继有报道，超声在术中可以对病灶进行迅速准确的定位，被认为是一种简便的术中定位及探查方法[5-8]。1966 年 Ueda 等[9] 使用接触式复合扫查设备第一次获得了清晰的颅内肿瘤静态 B 型超声图像。

第一节 颅脑切面声像图应用历史

在 20 世纪 70 年代，颅脑病变术中精确定位是困扰神经外科医师的难题之一，70 年代末高频 B 型术中超声设备的出现让他们找到了解决这一难题的方法。

1980 年 Rubin 等和 Voorhies 以及 Patterson 分别使用了 3~7.5MHz 探头，在开颅后对颅脑的解剖结构以及病灶进行超声扫查[10, 11]，完成了术中对颅脑病灶进行精确的定位和探查。

1984 年北京大学陈敏华配合脑外科詹名抒、鲍圣德等，采用 3.5MHz 探头及自制水囊，成功完成了我国首例位于颅脑运动中枢微小肿瘤的术中精准定位，使 1cm 肿瘤在 9mm 切口下被摘除[12]。

这些初步尝试取得了巨大的成功，随后这一技术被迅速应用到神经外科手术中，包括对肿瘤、囊肿、脓肿、血肿、炎性肿块、颅脑水肿、动脉瘤、动静脉畸形、骨片以及异物等的探查和诊断。

第二节 现代超声成像应用现状

一、IOUS 在神经外科手术中的应用

20 世纪 80 年代，随着实时 B 型超声设备的不断改进以及 IOUS 应用的普遍开展，其对病灶进行精确定位、显示正常颅脑解剖结构、引导活检穿刺、辅助肿瘤切除以及动脉瘤的夹闭、辨认肿瘤切除后有无残留等应用，受到了临床医师的广泛认可，文献归纳了 4 个主要作用：

1. 可以得到精确的能够影响手术方式选择的新信息。
2. 替代术中放射造影技术或作为它的一个补充。
3. 为不同的手术进行导航。
4. 明确手术的完整性，即病灶是否完全切除。

IOUS 的这些优点对外科手术产生了深远的影响，它简化了手术过程、缩短了手术时间、减少了术中放射造影使用的频率，甚至改变或完善了手术方式。

二、彩色多普勒成像技术在神经外科术中的应用

彩色多普勒技术（CDFI）初期应用于心血管手术中。20 世纪 80 年代中期，Takamoto 等[13] 首先把彩色多普勒技术运用到 IOUS 中，开展了先天性心脏病修补术的术中超声监测。把 CDFI 对于心血管疾病的术中探查优势，应用在颅脑手术中探查动脉瘤、动静脉畸形、血管母细胞瘤以及其他一些富血管疾病，特别对于动静脉畸形（AVM）的显示，甚至能改善病灶的轮廓边界，弥补常规超声图像的不足。Dempsey 等[14] 曾报道利用 RI 指数能够很好地把 AVM 血管与周围正常动脉区分开，并在病灶切除后利用 RI 指数判断切除是否彻底。CDFI 的应用效果逐渐得到临床重视。

第三节 术中超声在神经外科应用展望

目前超声技术的前沿领域和研究热点为超声造影成像以及三维超声成像，这将带来术中超声的另一次革命性进展。

一、超声造影诊断

经过三代的发展，已经出现了较成熟的造影制剂声诺维，其微泡结构稳定，散射声源能力强，是一种理想的血流示踪剂。根据超声造影成像动态实时性的特点，增加血流的显示率、界定肿瘤边界、寻找并确认病灶的供血动脉和引流静脉等，从而可解决既往术中超声导航存在的难题。近年来有文献报道了超声造影剂在术中导航应用的初步经验，2001 年 Otsuki 和 Susumu 等报道了由临床医生利用造影（谐波成像）完整显示颅内血管性病变的血供模式，其效果和 DSA 血管造影成像相近。Kanno 等[15] 在 2005 年报道了对 37 例颅脑肿瘤进行术中超声造影导航的经验，认为该技术能够方便术中的导航过程，进一步明确肿瘤内

和肿瘤旁的血供模式，对富血供肿瘤的效果更为显著。

二、超声造影治疗功能

在造影剂微泡内携带治疗药物，到达特定部位后利用超声声源进行爆破，使药物在局部发生作用，达到靶向性治疗的效果。可以预见，这一技术的应用将提高肿瘤的局部化疗、血管内溶栓等手术效果。此外，超声引导植入放射性核素粒子，对恶性肿瘤行内照射治疗亦有报道。

三、三维超声

三维超声是目前超声医学领域的热点，从早期的二维图像三维重建技术发展到实时三维成像，标志着三维超声已经发展到成熟阶段。今后，研制适宜的术中导航三维超声系统可获更加直观的术中导航图像，进一步结合造影技术将有效提高富血管肿瘤的术中导航效果。

超声引导下的微波消融治疗应用于神经外科，有望成为神经外科病变治疗的补充手段。

（王怡　陈敏华）

参考文献

1. Macuuchi M，Torzilli G，Machi J.History of intraoperative ultrasound. Ultrasound Med Biol，1998，24：1229-1242.

2. 陈敏华，董宝玮，詹名抒，等．腹部 B 型超声仪在颅脑手术中的应用．中华医学杂志，1987，67：156-157.

3. French LA，Wild JJ，Neal D. Detection of cerebral tumors by ultrasonicpulses.Pilot studies on postmortem material.Cancer，1950，3：705-708.

4. Wild JJ，Reid JM.The effects of biological tissues on 15-m pulsed ultrasounD. J Acoust Soc Am，1953，25：270-280.

5. Sugar O，Uematsu S.The use of ultrasound in the diagnosis of intracraniallesions.Surg Clin North Am，1964，44：55-61.

6. Kanaya H，Yamasaki G，Saiki G.Intraoperative and postoperative ultrasound findings of cerebral hemorrhagE. Jpn Soc Ultrason Med Proc，1964，5：69-70.

7. Ito K，Nakano H，Obara Y，et al.Intraoperative ultrasound diagnosis of intracranial diseases.Jpn Soc Ultrason Med Proc，1965，7：47-48.

8. Dyck P，Kurze T，Barrows HS.Intraoperative ultrasonic encephalography of cerebral mass lesions.Bull Los Angeles Neurol Soc，1966，31：114-124.

9. Ueda S，Nishimoto S，Sadamoto K，et al.Ultrasound diagnosis of brain tumor-Contact compound scope through the dura during craniotomy.Jpn Soc Ultrason Med Proc，1966，10：43-44.

10. Rubin JM，Mirfakhraee M，Duda EE，et al.Intraoperative ultrasound examination of the brain.Radiology，1980，137：831-832.

11. Moiyadi AV，Shetty PM，Mahajan A，et al.Usefulness of three-dimensional navigable intraoperative ultrasound in resection of brain tumors with a special emphasis on malignant gliomas.Acta Neurochir（Wien），2013，12：2217-2225.

12. 詹名抒，霍惟扬，陈敏华，等．B 型实时超声定位在颅脑手术中的应用．北京医科大学学报，1985，17：275-277.

13. Takamoto S，Kyo S，Adachi H，et al.Intraoperative color flow mapping by real-time two dimensional Doppler echocardiography for evaluation of valvular and congenital heart disease and vascular diseasE. J Thorac Cardiovasc Surg，1985，90：802-812.

14. Dempsey RJ，Moftakhar R，Pozniak M.Intraoperative Doppler to measure cerebrovascular resistance as a guide to complete resection of arteriovenous malformations.Neurosurgery，2004，55：155-160.

15. Kanno H，Ozawa Y，Sakata K，et al.Intraoperative power Doppler ultrasonography with a contrast-enhancing agent for intracranial tumors.J Neurosurg，2005，102：295-301.

第二章 颅脑、脊髓介入性超声基础

【概述】

超声声束很难穿透成年人的颅骨，即使通过颞窗获得的声像图，其清晰度也远低于 CT 和 MRI，故限制了超声在神经科的应用[1]。超声医师对神经外科相关知识的了解远少于普外科、泌尿、妇产等学科，为学科的薄弱环节。因此与神经外科相关的内容，可能就是一个超声医师知识面中最薄弱的环节[2]。神经外科在病理、手术方式、手术原则上均与其他学科有较大差别，因此有必要了解神经外科的相关知识，为开展本项技术打下基础。

第一节 相关基础

开展神经外科术中超声需了解以下相关知识。

一、CT 和 MRI 影像

CT 和 MRI 在图像的清晰度和直观性上均强于超声，因此行术中超声检查前有必要参考 CT 和 MRI 影像资料，了解肿瘤的大小、部位，肿瘤周边有无脑组织水肿等征象。借助 CT 和 MRI 影像中肿瘤和脑内相邻解剖标记的关系，有助于确认体积较小、边界不清、术中超声不能清晰显示的肿瘤。

二、神经病理

了解颅内常见肿瘤例如胶质瘤、脑膜瘤、海绵状血管瘤、血管母细胞瘤、转移性肿瘤、淋巴瘤等肿瘤的流行病学资料（发病率）。了解肿瘤的病理学特征，如不同类型胶质瘤的特性：少枝型胶质瘤好伴发钙化灶，胶质母细胞瘤内部容易坏死液化；海绵状血管瘤和血管母细胞瘤因内部出血易形成陈旧性血肿而表现为囊实混合性病灶等[3]。这些均有助于提高超声诊断水平。

三、神经外科相关解剖

多数病灶能在超声图像中清晰显示。仍有小部分位置较深、体积较小的胶质瘤（病灶常没有明确边界）显示不清晰，易和正常的脑回结构混淆，需参考 CT 和 MRI 影像中病灶和颅内各解剖标记（例如侧脑室、大脑镰、天幕、脑干）的相互关系，进行扫查，提高病灶的检出率[4]。

四、了解颅内重要血管

需了解颅内重要血管大脑中动脉、颈内动脉、矢状窦等相距较近，手术中往往需依靠超声引导以尽量避开这些血管。但这些血管在声像图上有时难以显示，使用 CDFI 能显示动脉血流，而矢状窦、大脑大静脉等一些静脉血流由于流速缓慢，显示常较困难[5]。当术中颅内压增高，常需检测矢状窦有无闭塞，也仅能参考相邻的解剖标记进行扫查判断。

第二节 应用目的及适应证

颅脑术中超声可清晰显示颅内结构，精确定位病灶，实时引导手术入路，将手术损伤降到最低，尤其是位于颅脑深部的微小病灶[6]。脑肿瘤术中应用超声判断肿瘤切除情况，对指导手术和术后放疗、化疗有很大帮助；对于颅内动静脉畸形，术中超声可显示供血动脉及引流静脉的位置、走行，在判断畸形血管残留方面发挥着重要作用，避免二次手术并降低了发生颅内出血的风险[7]。超声引导下颅内肿瘤的穿刺活检可避开坏死区及大血管，引导脑室穿刺引流可选择最佳穿刺路径及穿刺点，保证穿刺的准确性并提高安全性[5, 8]。

一、介入超声应用目的

1. 常见病的诊断、定位和边界确定。
2. 当 CT/MR 不能清晰显示病灶范围和周围解剖关系时，术中超声可作为补充手段。
3. 协助术中导航。
4. 通过骨窗判断病变切除情况。
5. 超声引导下穿刺活检、引流。
6. 超声引导局部治疗，如热消融、放射性粒子植入等。

二、适应证

（一）对于颅内病变的定位及显示

1. 颅内肿瘤、颅内感染及颅内血管性疾病定位诊断、确定边界。
2. 了解脑肿瘤血流动力学信息。
3. 了解脑肿瘤周围有无重要大血管
4. 确定脑肿瘤对周围结构有无侵犯和压迫。
5. 区别颅内动静脉畸形栓塞区与灌注区。
6. 识别颅内动静脉畸形供血动脉和引流静脉。
7. 评价颅内病变切除程度。

（二）定位特殊位置肿瘤引导手术入路

1. 对于体积较小的颅内病变的准确定位并引导手术入路
2. 对于位置较深的颅内病变的准确定位并引导手术入路。
3. 位于重要功能区的颅内病变的准确定位并引导手术入路。
4. 对多发颅内病变的准确定位并引导手术入路。
5. 纠正颅脑手术偏差，协助术中导航。

（三）术中超声造影及介入性超声的应用

1. 需行超声造影检查了解颅内病变血流灌注及评价颅内病变血管者。
2. 超声引导下穿刺活检。
3. 超声引导下引流术。
4. 超声引导下微波热疗。
5. 超声引导下放射性粒子植入。

三、禁忌证

颅脑术中超声检查禁忌证少见，但以下情况，检查可能受限。

1. 超声应用于神经外科手术中骨瓣去除后，骨瓣过小超声探头无法直接接触到脑表面或硬脑膜。
2. 手术后残腔贴敷止血材料。

第三节 仪器设备及操作前准备

一、仪器设备

仪器根据术中超声应用的目的及各单位的具体情况而定，配备术中专用探头的实时灰阶超声仪。如需超声造影检查，则要求配备具有超声造影功能及时间强度曲线分析的高档彩超仪。颅脑术中超声常用的探头（图10-2-3-1）为小凸阵探头、冰球棍形探头，笔式探头等，频率多在5~12MHz。探头的选择根据骨瓣大小、病变深度，手术切口的位置而定。凸阵探头一般频率较低，穿透力较强，多用于检查脑深部病变，如深部胶质瘤、海绵状血管瘤及脑干肿瘤等；冰球棍形探头频率较高、分辨率好，多用于脑部较表浅部位的病变；笔式探头多用于手术切口较小、位置较深的肿瘤，可将探头置于瘤腔内探查。总之，选择术中超声探头的基本原则是在条件允许的情况下，最大限度地利用高频探头，以获得最佳图像分辨率。

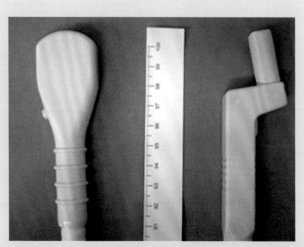

图10-2-3-1 常用神经外科术中超声探头
（左）为小凸弧型神经外科术中专用探头，图像分辨率较高，尤其是进场分辨率；（右）为术中专用笔式探头，由于其体积较小，可以运用于小骨窗，但图像分辨率尤其是近场分辨率较低

二、探头无菌处理

1. 介入性专用探头可用消毒药水浸泡进行消毒，常规用探头不允许长时间浸在液体内，可用甲醛熏蒸或环氧乙烷消毒。

2. 在紧急需要术中引导或数台手术需连续使用的情况下，无菌塑料套则是一种安全又便捷的方法。

3. 经甲醛、环氧乙烷或消毒药水消毒的探头可直接使用。应用无菌塑料套（图10-2-3-2）时先在探头表面涂耦合剂，再由他人配合套上无菌塑料套，需排净探头与无菌套之间的空气，使两者紧密贴合，然后用橡皮筋固定。

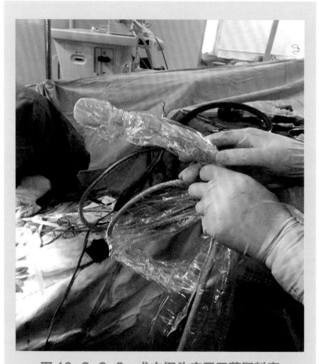

图10-2-3-2 术中探头应用无菌塑料套

三、准备工作

1. 超声医师术前应参加临床病例讨论。

2. 应了解患者病史，并全面复习影像学资料（CT、MRI、DSA）。

3. 了解患者手术体位及手术切口的位置，掌握术中超声所探测到的颅内结构。

4. 对需要行超声造影检查的患者，应严格掌握超声造影检查的适应证及禁忌证，与神经外科医师及麻醉科医师沟通，向受检者及家属说明情况，与之签署知情同意书。

四、超声医师具备条件

1. 参与术中超声配合工作的超声医师具有一定的神经解剖学、神经影像学和神经外科学的基础知识和技能；

2. 能够正确阅读CT、MR、DSA等影像学资料。

3. 熟悉神经外科不同部位肿瘤的手术体位、手术入路及手术方法。

4. 配合手术医生的各项需求。

5. 识别超声图像的方位和基本特征，熟练掌握超声扫查手法和技巧。

6. 指导参与术中超声的神经外科医师接受相应的超声知识培训。

超声扫查可以由超声科医师或经验丰富的神经外科医师完成。一般来说，由超声科医师扫查可以获得更多的信息。

五、并发症及其预防与处理

1. 术中超声检查的并发症包括由于探头操作产生的脑组织挫伤和由于无菌保护套破损所造成的污染。预防：严格的无菌操作，由超声科医生和手术室护士共同检查确认无菌保护套应用前无破损，在骨窗的边缘探查脑组织时注意不要划破探头套，从而避免感染的发生。

2. 术中操作探头的医生手法轻柔可避免脑组织挫伤。

3. 应有较长的图像存储功能，可反复播放供医者共同讨论，尽量减少再次扫查的创伤。

（王怡　陈敏华）

参考文献

1. 周良辅. 现代神经外科手册. 上海：上海科学技术文献出版社，2003：32-34.

2. 周良辅. 显微外科在神经外科的应用进展和展望. 中华显微外科杂志，1998，21（3）：161-162.

3. Rubin JM，Mirfakhraee M，Duda EE，et al. Intraoperative ultrasound examination of the brain. Radiology，1980，137：831-832.

4. Thomson JG，Restifo RJ. Microsurgery for cranial base tumors. Clin Plast Surg，1995，22：563-572.

5. Walkden JS，Zador Z，Herwadkar A，et al. Use of intraoperative Doppler ultrasound with neuronavigation to guide arteriovenous malformation resection：a pediatric case series. J Neurosurg Pediatr，2015，15：291-300.

6. Hölscher T，Ozgur B，Singel S，et al. Intraoperative ultrasound using phase inversion harmonic imaging：first experiences. Neurosurgery，2007，60：382-386.

7. Wong JM，Governale LS，Friedlander RM. Use of a simple internal fiducial as an adjunct to enhance intraoperative ultrasound-assisted guidance：technical note. Neurosurgery，2011，69：34-39.

8. Rusyniak WG，Ireland PD，Radley MG，et al. Ultrasonographic and electrophysiological adjuncts to surgery within the brain stem：technical note. Neurosurgery，1992，31：798-800.

第三章 颅脑术中超声

【概述】

行颅脑术中超声检查前需充分了解神经外科手术常规；根据肿瘤在颅内的位置，手术时患者体位和拟采取的手术入路不同，每个患者开颅皮肤切口和骨瓣的部位、范围各异。了解这些神经外科的手术常规，有助于显示肿瘤。

第一节 准备工作

超声在颅脑手术应用的目的是对颅内病灶定位和实时引导。对于边界清晰的病灶，例如海绵状血管瘤、脑膜瘤和血管母细胞瘤等，即使是便携式的黑白超声仪也能获得较为满意的效果[1,2]。

一、仪器和探头

（一）仪器的选择

任何实时超声仪器均可用于颅脑术中超声扫查，但对边界不甚清晰的病灶，如胶质瘤或位置较深体积较小的肿瘤，则要求图像质量较高。

在超声图像中，AVM的边界显示得并不清晰，而CDFI超声却能非常清晰地显示出病灶的轮廓（图10-3-1-1）。此外，生长于颅内重要部位病灶的血供情况对于手术成功与否具有重要的参考意义，例如生长于延髓部的血管母细胞瘤，在切除肿瘤的过程中即使是轻微的牵拉动作，亦会引起患者呼吸和心搏的骤然下降，充分了解肿瘤的血供情况，可减少术中的出血，是安全切除病灶的关键。

如需进行灰阶超声造影寻找AVM的供血动脉，就需使用高档的彩色超声诊断仪，在寻找供血动脉同时，亦能获得高分辨率超声声像图[3]。故应根据术中颅脑超声的应用目的不同选择不同档次的超声仪器。

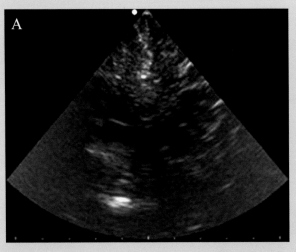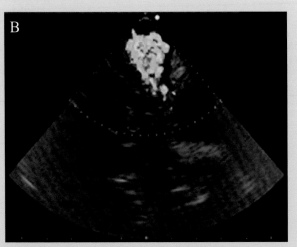

图 10-3-1-1 脑动静脉畸形

A. 灰阶超声表现图；B. CDFI表现病灶显示更明确

（二）探头的选择

1. 探头频率 由于探头是直接置于硬膜表面，所以可以选用 5MHz 或以上的高频探头以提高图像分辨率，对辨别病灶的边界，有无肿瘤残余更有益。

2. 探头体积 常用腹部探头为凸弧形探头，虽然也能用于颅脑术中超声，但由于其体积较大，操作不便，尤其在小骨窗手术中，常与硬脑膜接触不良。常用心超探头和一些术中专用笔式探头的体积较小便于接触，但其为扇形探头，近场图像的清晰度及视野受限，有时对位于大脑皮质浅表部位的病变显示效果不理想。

因此颅脑术中超声探头最好采用的是小凸阵探头（见图 10-2-3-1），不仅体积较小，近场图像的分辨率高，又可对远场具有较大的视野。小凸弧形神经外科术中专用探头，图像清晰。笔式术中穿刺探头，体积较小，适用于小骨窗，近场分辨率较低，为其不足[4]。

二、操作前准备

（一）无菌操作

在术中超声检查的过程中，一定要遵守无菌操作的原则。由于血脑屏障的缘故，大多数抗生素在脑脊液中的浓度均低于其血药浓度。因此一旦发生颅内感染，治疗将比其他部位的感染更为困难，而且颅内感染导致的颅压升高会造成患者极大的痛苦。因此在进行术中超声检测时，要严格遵守无菌操作规范，避免医源性颅内感染的发生。

（二）探头消毒

介入性专用探头可用消毒药水浸泡进行消毒，而一般常规用探头不允许长时间浸在液体内，可用甲醛熏蒸。这两种方法均需要一定时间去准备，在紧急需要术中引导或数台手术同时要求术中引导的情况下，就需要一种安全而又便捷的方法。

使用无菌电线套包裹探头就能很好地解决这一问题（图 10-3-1-2）。无菌电线套是两端开口的塑料袋，由于长达 1.5m，所以先要反复折叠缩短其长度，然后把探头从一端伸入，到达另一端时（注意探头不能伸出袋口，因为此端为无菌区域）打开袋口，在探头上方涂以耦合剂后翻折袋口并用袋口的绳子把探头导线和袋口扎在一起，最后再用橡皮筋扎紧探头根部。需要注意的是在无菌电线套包裹探头时要严格遵守无菌操作规范，探头和耦合剂绝对不能接触电线套的外面。

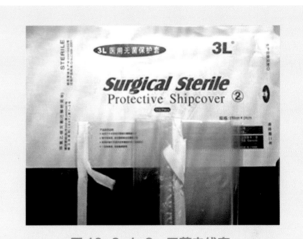

图 10-3-1-2　无菌电线套

（三）穿刺架消毒

应选用金属材质的穿刺架，放入小型的高压蒸锅内进行消毒，只需 15 分钟即能取出使用。塑料材质的可以用消毒药水浸泡或甲醛熏蒸的办法，但是费时较长，不方便。

（四）耦合剂

虽说有无菌耦合剂可以选用，但考虑到其成分可能会对脑组织存在不良影响（尽管这种可能性很低），所以笔者单位还是选用生理盐水作为替代。临床应用证实效果不错，成本低廉，最主要的是取材方便。

（王怡　陈敏华　潘卉雯）

第二节　操作方法

采用三步扫查法，即剪开硬脑膜前、后各扫查一次，术后再扫查一次。

一、扫查程序

1. 探头首先在硬脑膜外滑动、侧动、旋转扫查，主要是确定病变的边界及病变与周围毗邻关系。

2. 剪开硬脑膜后，在脑表面直接扫查。为确定病变与脑表面脑沟回的位置关系，最佳手术入路，扫查时动作需轻柔，尽量避免滑动和旋转探头，以防止挫伤脑组织。

3. 术后扫查，明确病变切除范围，确定有无病变残留，有无颅内血肿等手术损伤。

二、扫查方法

首先确认探头的扫查方位，然后对术野进行纵断和横断的系列扫查，根据病变的深度合理调节机器、正确使用相应的探头。常用扫查方法如下。

1. 直接扫查法 即探头和被扫查部位直接接触，将探头放置在脑表面进行扫查（图10-3-2-1），用此扫查方法探头移动灵活、操作简便，不受患者体位的影响，也是术中超声最常用的扫查方法；但由于脑表面凹凸不平，探头与被扫查部位间易有空气而影响扫查效果，适于检查深部病变。

2. 间接水囊扫查法 探头和被扫查部位不直接接触，而是通过水等中间介质进行扫查（图10-3-2-2）。如在探头和被扫查部位之间放置水囊，探头不与残腔接触进行扫查。主要适合于检查浅表部位的病变。也可将充满水的无菌手套置于探头与被探查组织之间，提高图像清晰度。制作水囊时操作需轻柔，尽可能避免产生气泡而影响扫查效果。

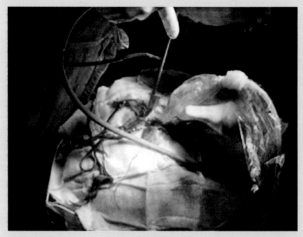

图10-3-2-1　直接扫查法：探头放置在脑表面

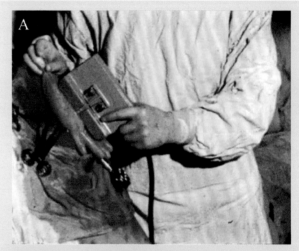

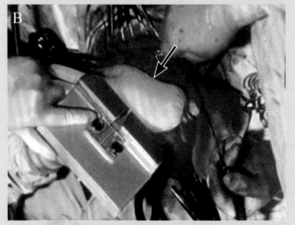

图10-3-2-2　间接水囊扫查法

A. 将充满水的无菌手套置于探头与被探查组织之间超声协助定位；

B. 需熟悉颅脑解剖基础上，术中行超声定位，↑所示为水囊

3. 直接注水扫查法 术后扫查时因探头不易与脑组织贴合，可在手术残腔灌注生理盐水，将探头置于水中扫查。灌注生理盐水时可使用水球缓慢注水（图10-3-2-3），尽量避免应用注射器，减少小气泡形成超声伪像。在灌注生理盐水前吸走残腔内的残余组织碎片和血液可提高图像质量。当手术残腔的长径与手术床平行而无法存留住盐水时，可通过改变手术床的位置或应用持续滴水法使探头与脑组织紧密贴合，上述方法无效时，可采用水囊扫查法[5]。

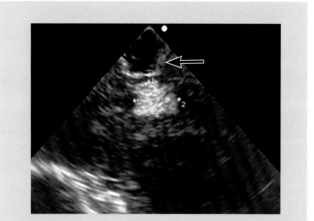

图10-3-2-3 手术创面，以生理盐水充填（↑）

（王怡　陈敏华　潘卉雯）

第三节　超声扫查切面及声像图识别

　　了解颅脑标准切面声像图表现是重要的基础。由于超声图像与CT、MR有一定的区别，识别声像图时首先要分清探头的方位，否则易给术者提供错误信息，造成方向判断失误的严重后果[6]。

　　颅骨位置的选取多由临床医生决定，根据颅骨板缺口位置决定扫查切面。对不同切面脑组织结构的充分了解，是术中超声扫查的基础。

一、超声扫查切面及方位图

（一）切面扫查

　　1. 水平面（图10-3-3-1A）　　2. 矢状面（图10-3-3-1B）　　3. 冠状面（图10-3-3-1C）

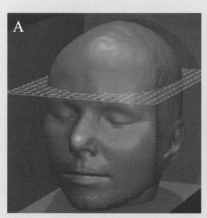 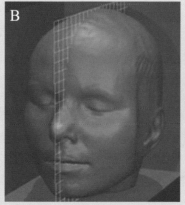 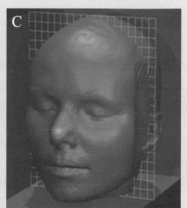

图10-3-3-1 颅脑超声扫查切面
A. 水平断面；B. 矢状断面；C. 冠状断面

（二）切面声像图及方位

熟悉术中超声规范统一的图像方位，便于确认病灶。尤其在不同切面时方位识别更为重要。例如小脑肿瘤大多采用俯卧位枕后入路，此时小脑位于声像图的上方；若肿瘤位于小脑半球的外侧，则采用侧卧位，声像图的上方为颞叶，小脑位于声像图左侧或右侧。

二、主要切面图像

（一）水平断面

是日常工作中最常用的切面。去骨瓣后（通常是颞骨，有时也会是额骨或者枕骨），把探头与脑呈水平切面方向置于硬脑膜表面，可获得大致呈对称形状的大脑水平横断面。从颞窗扫查观察图像，最明显的结构是两侧的颅骨、大脑镰和侧脑室的暗区，前两者表现为高回声，而侧脑室在图像上则表现为无回声暗区。根据水平切面位置高低的不同，声像图也有一定的差异。

1. 大脑皮质断面（图 10-3-3-2）

（1）大脑镰位于中央，呈直线型高回声带。

（2）大脑镰两侧即为并不对称的大脑沟、回结构，脑回呈宽大的带状低回声，脑沟为条索样高回声。

（3）探头最远端为对侧颅骨，呈弧形强回声带。

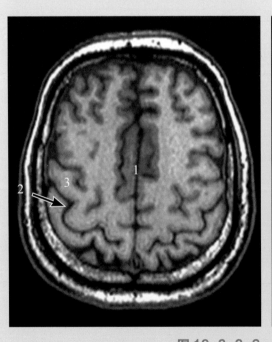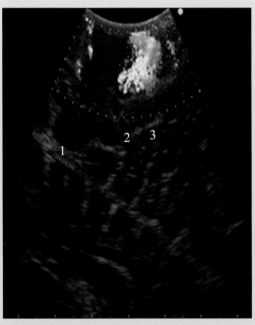

图 10-3-3-2 大脑皮质水平

A. MRI；B. 超声（左侧为额叶方向，右侧为枕叶方向）。

1.大脑镰，2.脑沟，3.脑回

2. 侧脑室体部断面（图 10-3-3-3）

（1）大脑镰位于中央，呈直线型高回声带。

（2）大脑镰两侧为侧脑室，呈对称分布的无回声月牙形暗区。

（3）侧脑室旁即为大脑的沟、回结构。

（4）探头最远端为对侧颅骨，呈弧形强回声带。

（5）向颅底方向微转动探头，获位置较低倾斜的横断面，可显示脑室中的脉络丛，呈附着于侧脑室内壁的条索样高回声光带。

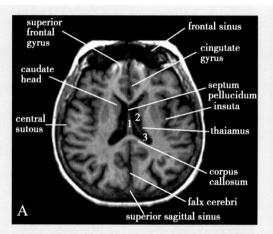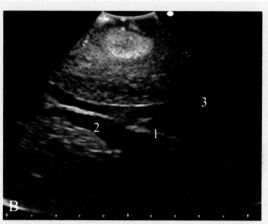

图 10-3-3-3　侧脑室体部水平

A. MRI；B. 超声（左侧为额叶方向，右侧为枕叶方向）。

1. 大脑镰，2. 侧脑室体部，3. 侧脑室后角

3. 第三脑室断面（图 10-3-3-4）

（1）第三脑室表现为椭圆形无回声暗区，其上部与两侧侧脑室前脚相连而在声像图中表现为"Y"形的无回声暗区，此水平侧脑室体部已不存在。

（2）在第三脑室下部水平，已不能显示侧脑室前脚，而出现小脑上蚓部，表现为梭形高回声结构。

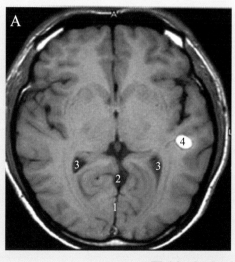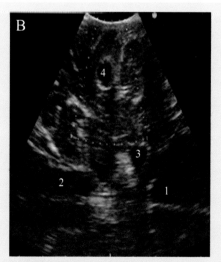

图 10-3-3-4　第三脑室水平

A. MRI；B. 超声（左侧为额叶方向，右侧为枕叶方向）。

1. 大脑镰，2. 三脑室，3. 侧脑室下脚，4. 海绵状血管瘤

4. 第四脑室断面（图 10-3-3-5）在较低的第四脑室水平，标志性的侧脑室结构已消失，脑干结构代之在颅腔的正中显示，呈低回声。

（1）其后方为天幕（小脑幕），声像图表现为"人"字形高回声带。

（2）天幕后方为小脑，表现为梭形高回声。

（3）小脑蚓为中线，两旁成辐射状排列的线状高回声。

（4）第四脑室位于脑干、天幕和小脑之间，表现为菱形的无回声暗区。

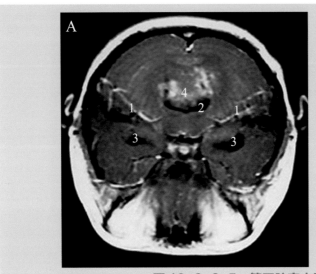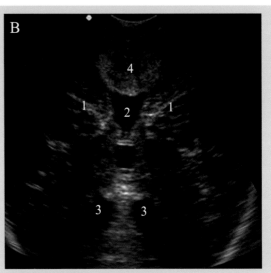

图 10-3-3-5　第四脑室水平（显示肿瘤挤压第四脑室）
A. MRI；B. 超声（上方为额叶方向，下方为枕叶方向）。
1. 天幕，2. 肿瘤挤压的第四脑室，3. 扩张的侧脑室下角，4. 肿瘤

5. 脑干断面（图 10-3-3-6）在此水平面上，第四脑室结构消失，呈"栗"形的脑干回声成为主要的解剖定位标记。超声上可显示脑干呈"栗"形低回声，边界清晰，左右对称。

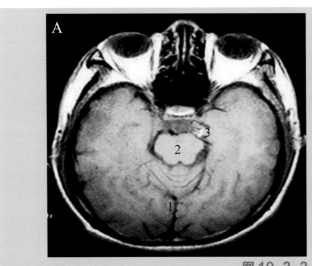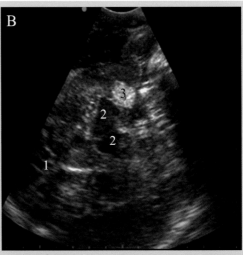

图 10-3-3-6　脑干水平
A. MRI；B. 超声（左侧为枕叶方向，右侧为额叶方向）。
1. 大脑镰，2. 脑干，3. 病灶

（二）矢状断面

神经外科手术较少在顶骨去骨瓣手术，以免减少对功能区（中央前、后回）的损伤。多采用旁矢状切面。

1. 正中矢状切面（图10-3-3-7）胼胝体可作为解剖定位的标志。从前到后，胼胝体膝部、体部和压部均能被清晰显示。天幕与胼胝体压部相连，是区分大脑和小脑的重要解剖标志。

2. 旁矢状切面 扣带回表现为弧形宽大的低回声，其表面弧形条索样高回声即为扣带沟。扣带回和扣带沟可以作为定位脑表面的解剖标志，界限较清晰。

3. 经小脑矢状切面（图10-3-3-8）此切面只有在去枕骨骨瓣后才能显示。声像图中各个部位的相互关系较复杂，与常规的解剖图谱有较大差异，小脑最靠近探头而位于声像图的最上方。脑干通过第四脑室与小脑分开，位于小脑的深面。

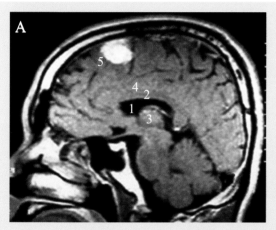
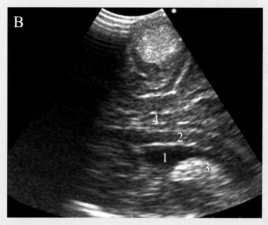

图10-3-3-7 顶部正中矢状面
A. MRI；B. 超声（左侧为额叶方向，右侧为枕叶方向）。
1. 侧脑室；2. 胼胝体；3. 脉络丛；4. 扣带回；5. 病灶

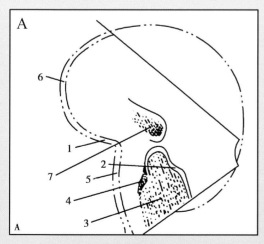
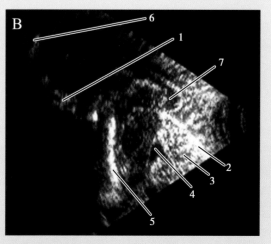

图10-3-3-8 经小脑矢状面
A. 示意图；B. 超声（中上方为额叶方向，下方为枕叶方向）。
1. 前颅底，2. 小脑幕，3. 小脑，4. 第四脑室，5. 斜坡，6. 额骨，7. 胼胝体压部

（三）冠状断面

冠状切面图（图 10-3-3-9）主要通过额骨、顶骨和颞骨途径获得。冠状切面特征是左右对称。

1. 脑室系统为定位标志，侧脑室被透明隔分隔。

2. 脉络丛在第三脑室的横断面底上可清晰显示，呈较强的高回声结构，通过室间孔通向第三脑室。

3. 大脑半球腔内的大脑镰为明显标志。在通过第四脑室的冠状断面，大脑镰和天幕组成特征性的"人"字形结构。

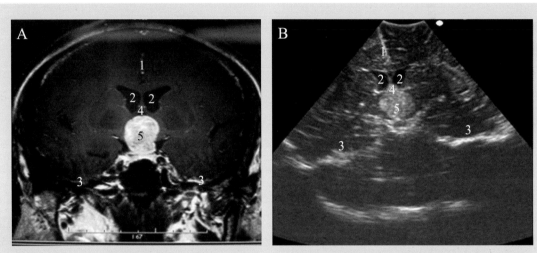

图 10-3-3-9　经顶部冠状面
A. MRI；B. 超声（上方为额叶方向，下方为枕叶方向）。
1. 大脑镰，2. 侧脑室，3. 颅底，4. 视交叉，5. 肿瘤病灶

三、脑结构声像图表现

正常脑、脊髓组织呈均匀细腻的弱回声，脑室结构如脉络丛呈不同形状的强回声或为强回声线状包绕。

1. 脑室呈片状无回声。

2. 脉络丛呈新月形强回声。

3. 大脑镰、小脑幕呈线样强回声。

4. 胼胝体结构见图 10-3-3-10，脑干结构见图 10-3-3-11。

病灶定位时可利用颅内一些结构作为标志物，也可利用手术台上一些材料，如银夹、棉片，甚至较粗的缝线等在声像图上表现为强回声的物品作为标志物，协助判断手术入路方向是否正确，手术路径距离病变的距离等[7]。只有掌握超声的特性和正确的识图方法，才能正确识别声像图上反映出来的各种信息，真正达到使用术中超声协助手术的目的。

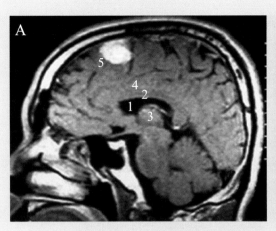
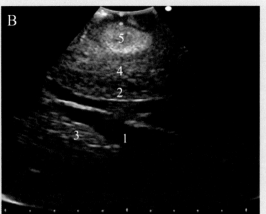

图 10-3-3-10　脑结构声像图

A. MRI；B. 超声（左侧为额叶方向，右侧为枕叶方向）。

1. 侧脑室，2. 胼胝体，3. 脉络丛，4. 扣带回，5. 病灶

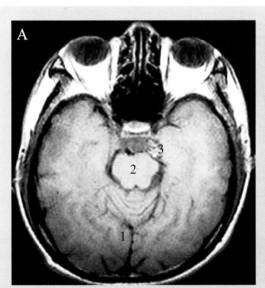
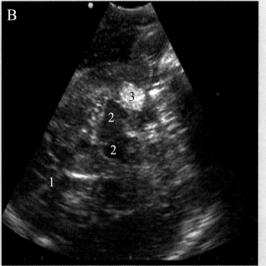

图 10-3-3-11　脑干结构声像图

A. MRI；B. 超声（左侧为枕叶方向，右侧为额叶方向）。

1. 大脑镰，2. 脑干，3. 病灶

四、术中超声应用

1. 打开颅骨后，经硬膜术中超声扫查多能清晰显示大部分颅内病灶，甚至位置较深的海绵状血管瘤，由于其具有清晰的边界，超声也能准确实时引导。然而一些位置较深、体积较小而边界不甚清晰的病灶，例如低级别的胶质瘤却较容易和颅内其他结构混淆，例如正常的脑沟、脑回结构。此时就必须结合 CT、MR 影像，以颅内的正常结构作为解剖标记，扫查确认病灶[8, 9]。

【典型病例】

病例1：患者男性，32岁，四肢抽搐伴意识不清1次，近1个月失神数次。

MRI：左侧海马异常信号灶（图10-3-3-12A），考虑错构瘤可能大，不典型海绵状血管瘤不除外。以左侧颞部入路。

术中超声：于脑干的浅面、脑组织内可见边界不清、回声略增强的病灶，大小约13mm×13mm（图10-3-3-12B）。在超声引导下病灶予以切除。

术后病理：胶质瘤2级，呈多形性星形。

小结：术中超声扫查未发现有明显的占位病灶，后参考MRI图脑干和病灶的关系，以脑干为标记确认了微小病灶。

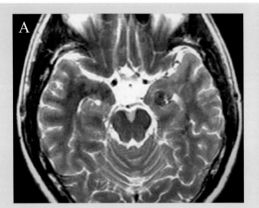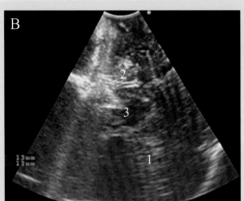

图10-3-3-12　星形细胞瘤（胶质瘤2级）
A. MRI（横断面）；B. 超声（经颞部超声横断面）。
1.脑干，2.手术入路，3.病灶

2. 虽然在未打开硬脑膜前即能够获得清晰的颅脑正常结构声像图，但临床常在手术进行到一半甚至已近结束，要求进行肿瘤定位或判断肿瘤是否已经被完全切除。此时，病灶周边的脑组织结构已经去正常形态，给超声扫查带来较大的难度。超声仅可借助脑室系统、大脑镰、天幕、脑干和胼胝体等声像图较典型的解剖标志，结合MR图像进行定位。

【典型病例】

病例2：患者男性，35岁，头痛2个月。神清，GCS 15分，脑神经检查无异常发现，四肢肌力肌张力正常，深反射亢进，病理征（－）。

MRI：左侧额叶镰旁异常信号影（图10-3-3-13A），考虑低级别胶质瘤可能。手术以顶部入路。

术中超声：额顶部皮质下方可见片状的高回声占位灶，边界欠清，其周边见轻微水肿的脑组织，呈略高回声。扣带沟、扣带回结构显示清晰，并可见扣带回局部已被侵及（图10-3-3-13B、C）。

术后病理：胶质瘤2级。

小结：超声对脑沟、脑回的显示，明显优于MRI。MRI常难以明确扣带回有无受肿瘤侵犯。该病灶位于中央前回的深面，中央前回属于人体重要的运动功能区，由于MRI和超声均显示尚未被肿瘤侵犯，因此手术采取"间接入路"切开邻近脑皮质静区到达病灶，减少了对重要皮质功能区的损伤，故患者术后恢复较快。

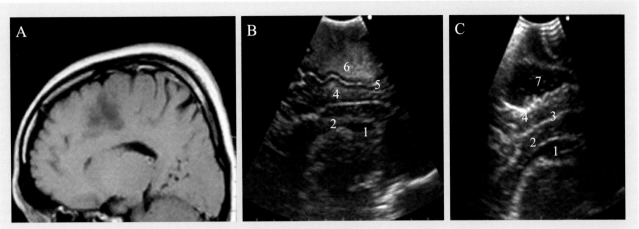

图 10-3-3-13　少枝型胶质瘤（胶质瘤 2 级）

A. MRI（矢状面）；B. 超声（经顶部超声矢状面）；C. 超声（经顶部超声矢状面，肿瘤切除）。

1.侧脑室，2.胼胝体，3.胼胝体沟，4.扣带回，5.扣带沟，6.病灶，7.肿瘤切除后残腔

3. 显示重要的动静脉减少医源性损伤。CDFI 对于颅内动脉，例如大脑基底动脉环的显示较为清晰，而对于颅内静脉的显示并不理想，主要原因是颅内静脉的流速较低。有时术中需要探测矢状窦，以了解是否是因为矢状窦阻塞而引起的颅压增高，如不了解颅脑超声标准切面中矢状窦所在位置，寻找矢状窦将会非常困难。

（王怡　陈敏华　潘卉雯）

第四节　颅脑肿瘤术中超声

临床医生一般以病灶所在部位是否为功能区，作为病灶切除范围的参考依据，当肿瘤位于功能区，手术可能带来较重的并发症[10, 11]，故判断肿瘤位置及相邻解剖关系较重要。

一、肿瘤定位技术要点

探头下方肿瘤位置的判断如下。

1. 浅表肿瘤临床医师操作探头多可清晰显示。

2. 深部肿瘤或解剖关系较复杂时，临床医生由于缺乏对声像图的理解，判断肿瘤的位置方向易混淆，让外科医师上下左右小幅度缓慢移动探头，超声科医师共同配合读图。

3. 指导临床医生把肿瘤显示于声像图的中线上，位于探头长轴的正下方。

4. 有时受颅骨、脑沟等限制，肿瘤难以显示于声像图的中线上，可借助探头和声像图上的方向标记点获得相对应的图像（图10-3-4-1）。判断肿瘤位置大致方向，但不能确切肿瘤的位置。

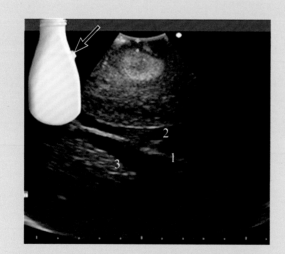

图 10-3-4-1　探头与超声声像图上的标记点
探头上标记物（箭头所指）最好和声像图上标记点方向一致。1. 大脑镰，2. 侧脑室后角，3. 侧脑室体部

二、颅内常见肿瘤术中超声诊断

1. 协助鉴别肿瘤恶性程度 胶质瘤的恶性程度不同，回声呈弱~强回声，但边界较清晰。手术中常取标本进行冷冻病理检查提供诊断，如："胶质瘤2级以上"，其诊断概念既包括了低级别胶质瘤，又包括了间变性胶质瘤和胶质母细胞瘤，仍然难以确定胶质瘤的恶性程度[12, 13]。对此，术中超声可对鉴别良恶性肿瘤提供一定的参考信息。

2. 排除肿瘤 对胶质增生的患者，如胶质瘤术后放疗致局部脑组织胶质增生等作出判断，则可避免不必要的手术治疗。

3. 指导手术方案 术前经颞窗常能判断胶质瘤的恶性程度，对临床治疗方案的选择更有意义。

4. 改善微细结构的显示 超声可清晰显示肿瘤内部的细微结构，如肿瘤内的桥接和小梁结构；高频超声鉴别胶质瘤内的囊肿和坏死组织较其他影像学手段更简便可靠。

5. 提高微小病灶的显示率 去骨瓣后位于硬膜表面的脑膜瘤，可通过肉眼识别，但多发、微小病灶即使 CT 和 MRI 有时也无法显示（约占 0.7% ~5.4%），虽隔一层硬膜，术中超声可灵敏显示 5mm 左右的脑膜瘤病灶，避免遗漏而导致的术后复发[13-15]。

6. 有效解决术中难题 对位置较深的脑膜瘤，通过超声引导定位，能大大缩短手术时间，减少不必要的脑组织损伤。

【典型病例】

病例1：女性，10岁，因癫痫反复发作，无法上学。选择术中超声精准定位运动中枢小肿瘤，行微创手术切除肿瘤（图10-3-4-2，图10-3-4-3），一周后恢复出院。

病例2：女性，40岁，近一年来有头晕症状，偶发短暂意识丧失。

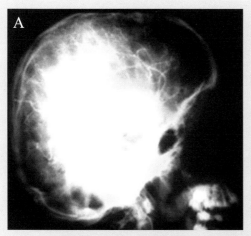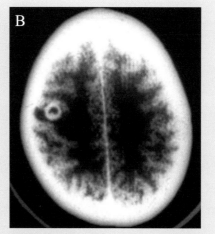

图 10-3-4-2　少枝型胶质脑 2 级

A. 大脑动脉造影大脑前、中动脉及各分支正常；

B. CT 强化右额叶运动区小占位无法定位手术，建议出院，后选择术中超声定位

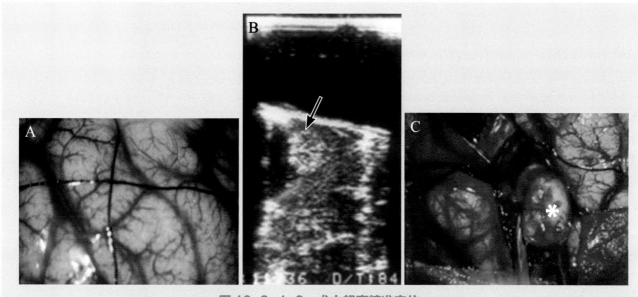

图 10-3-4-3　术中超声精准定位

A. 在显示正常的脑膜表面避开动脉血管，用交叉的手术线确定肿瘤位置；B. 超声：经脑膜扫查，于正常脑组织下 0.8cm
　深度可见 1cm×1.5cm 强回声结节（↑）；C. 切口 1cm 大小后显示肿瘤，于显微镜手术下取出小肿瘤（*）

　　MRI：左侧额叶占位（图 10-3-4-4A），考虑低级别胶质瘤可能。术前手术方案拟订经左侧额部入路。
术中超声显示病灶边界不清晰（图 10-3-4-4B），CDFI 可显示病灶的大致范围。

　　术后病理：少枝型胶质瘤 2 级。

　　小结：此例患者 MRI 显示病灶边界较为清晰，周边的脑组织水肿不明显。在肿瘤切除术后，为明
确有无残留，再次进行了超声检测，可见原肿瘤位置为生理盐水所替代，声像图上未见有残余肿瘤。但
由于胶质瘤为浸润性的生长方式，所以无论是肉眼还是超声声像图上未见残余肿瘤并不等于已经完整地
切除肿瘤，这也是胶质瘤容易复发的主要原因。

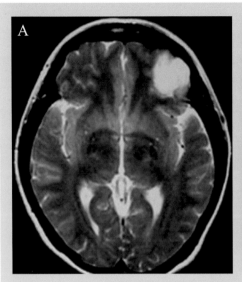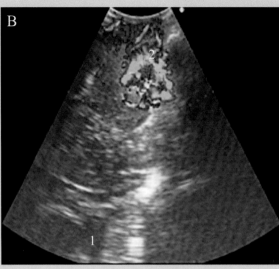

图 10-3-4-4 少枝型胶质瘤（胶质瘤 2 级）
A. MRI 横断面；
B. CDFI 经颞部的横断面；1. 侧脑室下角，2. 病灶（CDFI）

病例 3：男性，52 岁，头晕伴反应迟钝 6 天，无头痛、恶心呕吐，四肢抽搐，意识丧失等症状。

MRI：左侧额叶占位灶（图 10-3-4-5A、B），胶质母细胞瘤可能。

手术经额顶部入路，术中超声左侧额顶部不均质囊实性占位灶，内可见部分无回声暗区，病灶周边脑组织水肿较明显，但病灶边界清晰（图 10-3-4-5C、D）。

术后病理：胶质母细胞瘤，胶质瘤 4 级。

小结：临床要求超声寻找另一位于大脑左侧颞叶皮质浅面的 6mm 小结节，结果在硬膜下 5mm 处发现 9mm×7mm 高回声病灶，边界清。在超声的引导下切除。

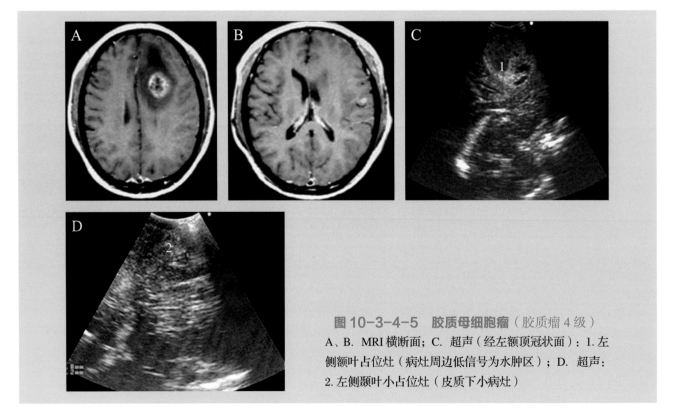

图 10-3-4-5 胶质母细胞瘤（胶质瘤 4 级）
A、B. MRI 横断面；C. 超声（经左额顶冠状面）：1. 左侧额叶占位灶（病灶周边低信号为水肿区）；D. 超声：2. 左侧颞叶小占位灶（皮质下小病灶）

病例4（图10-3-4-6）：女性，29岁，头痛伴左耳鸣10余年，月经不规则、溢乳半年。神清，左耳鸣，听力未见明显减退，枕部头皮麻木疼痛，其他神经系统体征阴性。

MRI：斜坡占位，脑膜瘤可能大（图10-3-4-6A）。手术经枕后入路。

术中超声：病灶呈不均质片状高回声，体积巨大达73mm×50mm，边界清晰，病灶内可见团块状及条片状呈强回声的钙化灶，后方伴声影。病灶周围脑组织水肿不明显（图10-3-4-6B）。

术后病理：脑膜瘤，纤维型。

小结：声像图表现与MRI基本相似，但MRI另可见四脑室、脑干、三脑室受压向右移位，由于位置较深，超声显示这些结构欠清晰，说明影像诊断互补重要。

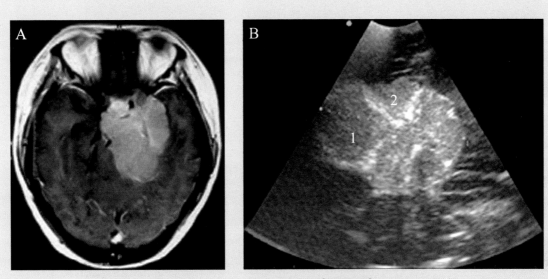

图10-3-4-6 脑膜瘤（纤维型）
A. MRI横断面；B. 超声（经颞横断面）：1.病灶，2.病灶内钙化

（王怡　陈敏华　潘卉雯）

第五节 颅内血管疾病

CDFI（包括彩色编码多普勒、能量多普勒以及多普勒频谱）成像目前已经成为超声设备的常规功能，所以此技术在 IOUS 中也得到了普遍的应用，它能够在术中实时提供血流信息，在一些肿瘤邻近大血管的手术中，进行术中实时监测，避免对大血管造成不必要的损伤[16, 17]。CDFI 的应用简化了手术中探查过程，并有效减少了术中的出血率和死亡率[18]。

一、脑动脉瘤

脑动脉瘤是指脑动脉内腔的局限性异常扩大造成动脉壁的一种瘤状突出，在脑血管意外中，仅次于脑梗死和高血压性脑出血[19]。脑血管造影是确诊的主要方法。术中超声在脑动脉瘤的手术中可提供重要信息，其应用价值如下[20-22]：

1. 引导颅内血肿或侧脑室的穿刺引流 在动脉瘤破裂出血后形成颅内血肿或出现梗阻性脑积水，并且有脑疝征象者，为抢救患者生命需行血肿清除术或脑室引流治疗。此外，动脉瘤手术需降低颅压时亦可行超声引导脑室穿刺引流。术中超声引导，大大缩短了手术时间，并减少探查过程中对正常脑组织的损伤。

2. 血管重建术应用

    （1）对动脉瘤的间接手术及对载瘤动脉的阻断易带来脑缺血性损害，对巨大型动脉瘤直接手术切除较困难，由此，Yasargil 和 Dongly 于 1967 年首创了颅内外动脉搭桥术。目前最常用的是颞浅动脉和大脑中动脉的吻合。术前 CDFI 超声检测的作用是可以在体表绘出颞浅动脉的走行，缩短了术中颞浅动脉的探寻过程。

    （2）术中通过 CDFI 及频谱多普勒超声的检测，可明确颞浅动脉和大脑中动脉的吻合口是否通畅及其程度，以确定是否能结扎载瘤动脉。而此前须在由血管造影完成。

    （3）对血管重建术后疗效评价，超声可提供可靠的依据。

3. 动脉瘤夹闭术 动脉瘤夹闭术是治疗动脉瘤常用的手术方式。术后约有 3.8% ~18.6% 发生瘤颈闭锁不全。在 CDFI 和频谱多普勒超声监控下，调节夹闭部位，可降低瘤颈闭锁不全的发生。

4. 颈动脉结扎术应用 颈动脉结扎术可降低脑动脉内压，防止动脉瘤继续扩大及破裂，而患者若发生对侧颈内动脉狭窄或动脉瘤均为禁忌证，因此术前应常规超声检查双侧颈动脉。

在判断颈内动脉夹闭程度时，一方面夹闭远心端的颈内动脉内已无血流，另一方面颈外动脉各分支由于颈内动脉夹闭后压力上升致管腔扩张明显，增加检测难度。可采用在夹闭前即把探头置于夹闭远心端的颈内动脉上，动态观察夹闭术中颈内动脉内血流信号从多到少直至信号消失的过程[23]。

二、脑动静脉畸形（AVM）

为脑内的畸形血管团，由于两端有明显的供血输入动脉和回流血液的输出静脉，故通常称之为脑动静脉畸形。脑 AVM 可发生在颅内的任何部位，而幕上占 80% ~90%[24]。畸形血管团的大小不一，小的 AMV 病理检查也难发现，而大者可达 8~10cm。

1. 超声和 CDFI 检测

    （1）AVM 病灶位于颞叶、额叶或枕叶等处是最佳适应证，位于顶叶处的 AVM，由于声束难以穿过相对较厚的顶骨而较难显示。

（2）首先用二维超声显示 AVM 血管团的范围、大小，继而 CDFI 超声检查显示血管团内充盈丰富的血流信号。

（3）频谱多普勒检测可观察动、静脉在异常血管团内的分布，以及流速最高的动脉在异常血管团的位置。

（4）观察大脑动脉与异常血管团的关系，判断异常血管团的供血动脉。

（5）测量供血动脉的血流速度。

（6）鉴别颅内实性占位性病变与 AVM，其诊断率优于 CT、MRI。

2. AVM 切除术中应用 采用 CDFI 超声可以极清晰地显示 AVM 病灶的边界，确定病变的范围，弥补常规超声对 AVM 边界辨别不清的不足。但少数血流信号不丰富的 AVM 病灶，CDFI 也显示不清晰。

3. 寻找 AVM 供血动脉

（1）临床常采用全脑 DSA 检查，通过连续摄片分析 AVM 血流动力学改变，明确 AVM 部位，畸形血管团的供血动脉及引流静脉等信息，制定临床治疗方案。术中 CDFI 能够非常清晰地显示 AVM 病灶的边界，但难以判断供血动脉和引流静脉。

（2）术中 CDFI 可以验证术中是否结扎供血动脉，显示病灶内的彩色血流信号较结扎前显著地减少。

（3）需要引起重视的是，由于 AVM 常可有数条的供血动脉或存在动静脉瘘，因此引流静脉内也可显示动脉频谱。

【典型病例】

病例1：女性，17 岁，1 个月前突发性昏迷 1 次，伴复视。

CT：左顶枕部自发性出血（图 10-3-5-1A），AVM 可能。手术经左侧枕后入路。

术中超声：探头下方 10mm，略靠近标记点方向可见 25mm×25mm 大小高回声病灶，边界清，CDFI：病灶内可见非常丰富的血流信号，病灶周边脑组织水肿不明显（图 10-3-5-1B）。

术后病理：血管畸形伴慢性炎性出血性肉芽组织。脑血管畸形是一种颅内血管的先天性病变，是血管在胚胎发育过程中残留性血管形成的畸形血管团，是颅内某一区域血管不正常增多，及血管性错构瘤，而非真性血管肿瘤。CDFI 虽然显示内部丰富的血流信号，但和脑动静脉畸形的团状血流比较还是有较大区别，且不具备脑动静脉畸形高速低阻的特征性频谱表现。

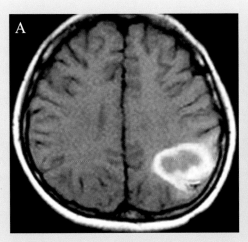
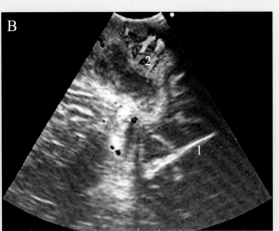

图 10-3-5-1 脑动静脉畸形
A. MRI 水平位；B. 经左侧枕后超声 CDFI 声像图：1. 大脑镰，2. 病灶

病例2：男性，15岁，突发头痛、呕吐、昏迷1个月余，神清，语利，双瞳等大等圆，对光反射灵敏，右侧肢体肌力四级，右上肢反射亢进，右侧共济差，右下肢痛温觉略减退，右巴宾斯基征（+）。全脑DSA：左侧额叶脑AVM（图10-3-5-2A）。手术经左侧额顶部入路。

术中超声：探头下方可见16mm×11mm左右的无回声区，边界清，其深面可见脑组织局部回声略增高。CDFI：血肿深面可见AVM特征性的红蓝混杂的团状血流信号（图10-3-5-2B）。此外，病灶旁的大脑镰结构未见明显偏移。

术后病理：左额脑动静脉畸形。此病灶内的无回声区为AVM出血后继发的血肿。脑动静脉畸形继发改变，最常见的是畸形血管的破裂、血肿形成、脑胶质增生等。

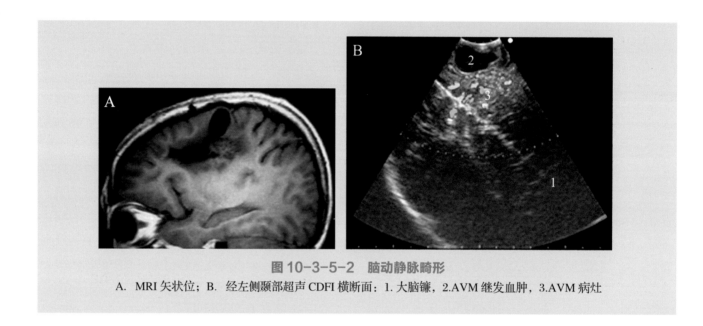

图10-3-5-2　脑动静脉畸形

A. MRI矢状位；B. 经左侧颞部超声CDFI横断面：1.大脑镰，2.AVM继发血肿，3.AVM病灶

（王怡　潘卉雯）

1. Gaab MR.Intraoperative ultrasound imaging in neurosurgery. Ultraschall Med，1990，11：62-71.

2. Bernays RL.Intraoperative imaging in neurosurgery.MRI，CT，ultrasounD. Introduction.Acta Neurochir Suppl，2003，85：1-3.

3. Enzmann DR，Britt RH，Lyons B，et al.High-resolution ultrasound evaluation of experimental brain abscess evolution：comparison with computed tomography and neuropathology.Radiology，1982，142：95-102.

4. Gooding GA，Edwards MS，Rabkin AE，et al.Intraoperative real-time ultrasound in the localization of intracranial neoplasms.459-462.

5. 陈敏华，詹名抒.利用实时超声仪和自制水囊对术中颅脑内微小肿瘤定位.中华物理医学杂志，1985，4.

6. Voorhies RM，Engel I，Gamache FW Jr，et al.Intraoperative localization of subcortical brain tumors：further experience with B-mode real-time sector scanning.Neurosurgery，1983，12：189-194.

7. Auer LM，van Velthoven V.Intraoperative ultrasound（US）imaging.Comparison of pathomorphological findings in US and CT.Acta Neurochir（Wien），1990，104：84-95.

8. Browne TR，Adams RD，Roberson GH.Hemangioblastoma of the spinal corD. Review and report of five cases.Arch Neurol，1976，33：435-441.

9. Chu BC，Terae S，Hida K，et al.MR findings in spinal hemangioblastoma：correlation with symptoms and with angiographic and surgical findings.AJNR Am J Neuroradiol，2001，22：206-217.

10. Conway JE，Chou D，Clatterbuck RE，et al.Hemangioblastomas of the central nervous system in von Hippel-Lindau syndrome and sporadic diseasE. Neurosurgery，2001，48：55-63.

11. French LA，Wild JJ，Neal D. Detection of cerebral tumors by ultrasonic pulses，pilot studies on postmortem material.Cancer，1950，3：705-708.

12. Ginsberg LE，Fuller GN，Hashmi M，et al.The significance of lack of MR contrast enhancement of supratentorial brain tumors in adults：histopathological evaluation of a series.Surg Neurol，1998，49：436-440.

13. Hill DL，Maurer CR Jr，Maciunas RJ，et al.Measurement of intraoperative brain surface deformation under a craniotomy. Neurosurgery，1998，43：514-528.

14. Smirniotopoulos JG.The new WHO classification of brain tumors. Neuroimaging Clin N Am，1999，9：595-613.

15. Burger PC. Revising the World Health Organization（WHO）Blue Book-'Histological typing of tumours of the central nervous system'.J Neurooncol，1995，24：3-7.

16. Neumann HP，Eggert HR，Weigel K，et al.Hemangioblastomas of the central nervous system.A 10-year study with special reference to von Hippel-Lindau syndromE. J Neurosurg，1989，70：24-30.

17. Niemel M，Lim YJ，Sderman M，et al.Gamma knife radiosurgery in 11hemangioblastomas.J Neurosurg，1996，85：591-596.

18. Patrice SJ，Sneed PK，Flickinger JC，et al.Radiosurgery for hemangioblastoma：results of a multiinstitutional experiencE. Int J Radiat Oncol Biol Phys，1996，35：493-499.

19. Roberts DW，Hartov A，Kennedy FE，et al.Intraoperative brain shift and deformation：a quantitative analysis of cortical displacement in 28cases.Neurosurgery，1998，43：749-760.

20. Unsgaard G，Gronningsaeter A，Ommedal S，et al.Brain operations guided by real-time two-dimensional ultrasound：new possibilities as a result of improved image quality.Neurosurgery，2002，51：402-412.

21. Van Velthoven V，Reinacher PC，Klisch J，et al.Treatment of intramedullary hemangioblastomas，with special attention to von Hippel-Lindau diseasE. Neurosurgery，2003，53：1306-1314.

22. Wang C，Zhang J，Liu A，et al.Surgical management of medullary hemangioblastomA. Report of 47cases.Surg Neurol，2001，56：218-227.

23. Yamamoto T，Wakui K，Kobayashi M.Wakui and M.Kobayashi，Hemangioblastoma in the cerebellar vermis：a case report.Acta Cytol，1996，40：346-350.

24. Zimmermann M，Seifert V，Schreyer F，et al.Hemangioblastoma：description of a disease picture and report of 41cases.Zentralbl Neurochir，1997，58：1-6.

第四章 经皮介入超声

【概述】

因脑积水引起严重颅内压增高的患者、脑室内有出血的患者术前常规需要进行脑室穿刺引流。有时在手术过程中为降低颅内压，改善手术区的显露，也要穿刺侧脑室，引流脑脊液。术后尤其在颅后窝术后，为解除反应性颅内高压，也常用侧脑室外引流。

20世纪80年代，随着神经内镜（neuroendoscopy）的问世及机械设备的不断完善，采用神经内镜下手术及内镜辅助下显微手术，治疗颅内蛛网膜囊肿、脑室内囊性病变、脑实质内囊性病变、经鼻蝶切除鞍内病变，均获得了良好疗效[1-3]。

脑脓肿的引流无论在手术中或手术后随访均为简便有效的手段[4, 5]。但脑脓肿术中超声表现与颅内胶质瘤及转移瘤难以鉴别，常被误认为颅内占位性病变[6, 7]，应结合患者病史及临床表现综合判断，超声随访脓肿声像图变化进展更有诊断意义。

第一节 超声引导穿刺

一、超声引导下脑室穿刺

临床行侧脑室穿刺脑脊液引流，一般在体表标志定位，几个常用的穿刺点为前角、后角、侧方和经眶等途径[8, 9]。由于是盲穿，穿刺点或穿刺方向易出现偏差，往往会导致脑室针反复多次穿刺，才能进入脑室，易损伤脑组织[10]。此外，穿刺过深损伤脉络膜或脑干引起出血并发症也有发生。对脑室系统并未扩张的患者，脑室穿刺难度更大。

在超声实时引导下，或配以专用穿刺架，脑室穿刺操作简便易行[11, 12]。在超声实时监测下，穿刺针方向以及与脑室间的关系清晰明了[13, 14]。笔者中心（华山医院附属静安区体检中心）曾行35例超声引导脑室穿刺，全部获得成功，其中17例因用穿刺架，均穿刺一次即获成功。

二、超声引导下脑室镜检查

术中超声引导下，神经内镜手术的操作更为直观、安全和简便（图10-4-1-1）。

（王怡　陈敏华　潘卉雯）

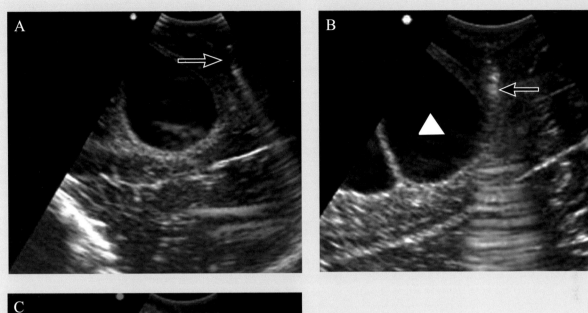

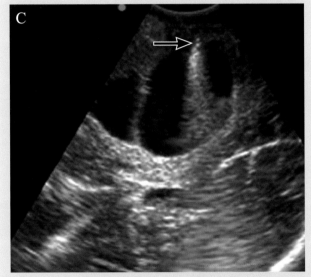

图 10-4-1-1　超声引导下脑室镜检查

A. 脑室镜盲穿，穿刺针（↑）方向偏离病灶；

B. 脑室镜在超声引导下，逐渐接近病灶（三角所示为病灶，↑所示为穿刺针靠近囊壁）；

C. 在超声引导下，脑室镜成功进入病灶（↑所示为穿刺针穿破囊壁）

第二节 脓肿引流减压

脑脓肿（brain abscesses）是由细菌侵入中枢神经系统，引起局限性脑内炎症并形成脓腔，以小脑幕上多见，包括颞叶、额叶、枕叶等，小脑少见[15, 16]。脑脓肿发生的部位和感染源有关，包括耳源性、血源性、鼻源性、外伤性和隐源性脑脓肿。脑脓肿病理过程可分为三期：急性局限性脑炎期、局部化脓期、脓肿壁形成期[17-19]。

一、脑脓肿不同时期病理及声像图表现[20, 21]

1. 急性局限性炎症期 局灶性炎症无包膜形成，病灶内散在坏死灶和点状出血。超声表现为片状强回声区，内部回声不均匀，边界不清晰，形态不规则，病灶内及周边多可探及条状血流信号。

2. 局部化脓期 病灶内血管增生，中央坏死明显，周围形成不完整的包膜。超声显示病灶中心坏死组织呈不规则低回声区，周边尚无完整的强回声包膜。

3. 脓肿壁形成期 此期脓腔形成，病灶为不同程度坏死液化组织。完全液化者超声显示为无回声区，病灶周边可见完整的双层或三层脓肿壁结构，脓肿壁通常较厚，且内壁不平整，表现为较厚的环状强回声。彩色多普勒超声于脓肿壁上多可探及条状血流信号。产气荚膜杆菌感染的病灶显示多发气体强回声，部分后方伴"彗星尾"征，为产气荚膜杆菌感染特征性超声表现。

二、超声应用价值

1. 术中超声可准确定位病灶，尤其对于多发性病灶，可多次定位而无脑组织漂移影响。

2. 可准确识别组织坏死与液化，对于液化较为完全者，可先行超声引导下脓液穿刺引流，再将脓肿壁完整分离摘除，而避免因脓液外溢造成切口周围污染。

3. 有助于治疗方案选择，当囊壁形成伴有明显颅高压表现或炎性肉芽肿伴有顽固性癫痫保守药物治疗难以控制时，可考虑脓液穿刺引流和炎性肉芽肿手术切除，术后继续抗炎抗癫痫治疗。

4. 手术后骨瓣缺如的患者可直接在超声引导下穿刺抽吸治疗脑脓肿，避免再次手术创伤。

三、适应证及禁忌证

（一）适应证

超声能够显示的脑脓肿均适宜行超声引导引流，较大的脓肿可在超声引导下置管引流，方法简便有效。

（二）禁忌证

1. 严重心肺功能障碍及出血倾向者。
2. 穿刺路径无法避开重要功能区者。
3. 不能排除动脉瘤、动静脉畸形等血管源性疾病者。
4. 恶性肿瘤或血管性病变感染者。
5. 脑脓肿显示不清或液化不全者。

四、操作前准备

参见本章第一节术中定位。

五、操作方法

（一）器械选择

一般选用 12~18G 穿刺针进行穿刺抽吸，当脓腔较大或抽吸后未能治愈者，可做超声引导置管引流，多选用带侧孔的猪尾巴管，有两种方法：
1. 套管法（一步法）将导管套在穿刺针上，局部皮肤切一小口，套管针在超声监视下进入脓腔内，拔取针芯，抽出脓液后，继续推进导管至脓腔中央或底部，最后将导管固定。脓液量较少时可直接用注射器抽吸（1~2 次）。

2. 导丝法（二步法）即 Scldinger 法插管，先用 14G 或 16G 粗针沿超声引导线方向刺入脓腔，拔出针芯，有脓液流出，即可将导丝从针孔插入脓腔，拔去穿刺针，保留导丝。然后再将引流导管套在导丝上，沿导丝导管插入脓腔，随后缓缓退出导丝，同时再稍推进导管，确认导管通畅后将其固定。

六、技术要点及注意事项

1. 选择最直接、最短穿刺途径，避开大血管及重要功能区。

2. 缓慢抽吸脓液，较大脓肿抽吸过快可能会因囊内压力瞬间改变致脓腔壁上的小血管破裂，导致出血。

3. 如脓液较稠厚、引流不畅时，可超声引导更换引流管。

4. 待 2/3 的脓液排出后，即以等量的抗菌盐水反复冲洗脓腔，直至冲洗液转清。此时因脓腔内尚存有冲洗液，故可仔细调整引流管在最佳引流位置，再经头皮刺孔引出颅外并固定之。

5. 术后每日或隔日用抗生素及生理盐水溶液冲洗脓腔。全身继续抗感染治疗，定期复查 CT，待脓腔闭合可拔管。

七、并发症及其预防与处理

1. 常见并发症为出血、感染扩散、局部血肿形成、菌血症等。

2. 穿刺术前常规服用广谱抗生素，由临床医生决定治疗方案。

3. 术后观察生命体征，保持引流管通畅。

4. 配合全身抗感染治疗，并给予必要的支持治疗。

【典型病例】

病例 1：男性，45 岁，头晕、头胀 1 个月余，发热伴、头痛、呕吐，右侧肢体无力 1 周。临床诊断：脑脓肿。

MRI：左侧丘脑病变，考虑脓肿可能。MRS：左侧丘脑代谢减低，可见坏死，未见明显细胞增生征象，符合脓肿改变。手术经左侧颞部入路。

术中超声：探头正下方 40mm 处，可见 50mm×40mm 左右囊性占位灶，壁厚，内壁表面高低不平，病灶中间位透声不佳的无回声区，在超声引导下，手术创面已到达病灶厚壁的外层（图 10-4-2-1）。

小结：此脓肿病灶声像图较典型，囊壁厚呈三层结构。该病例显示经皮超声随访，能动态观察手术后颅脑内结构声像图变化，对肝脓肿、出血等诊断提供简便价廉的检查手段，可反复应用，优于 CT/MR。

病例 2：男性，11 岁，临床诊断脑胶质瘤手术后，局部感染脑脓肿形成（图 10-4-2-2）。

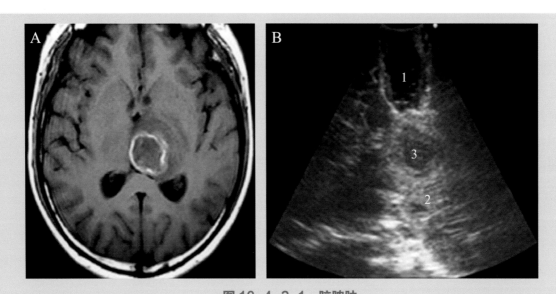

图 10-4-2-1　脑脓肿

A. MRI 横断面；B. 经左侧颞部超声横断面：1. 手术入路（内灌生理盐水），2. 病灶，3. 病灶囊性部分

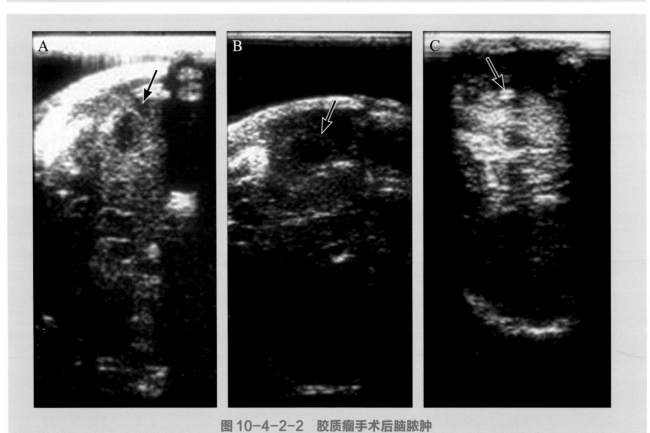

图 10-4-2-2　胶质瘤手术后脑脓肿

A. 颅脑肿瘤术后 1 周高热，可疑感染，经水囊超声扫查显示可疑低回声区（↑）；B. 2 周后病灶低回声区增大，包膜清晰（↑）；C. 超声引导下抽尽脓液、针尖（↑），临床症状明显缓解

（王怡　陈敏华　潘卉雯）

1. Xiong YB，Yang CY，Huang SX，et al.［Surgical treatment of neuroendoscopy with supported channel for hypertensive intraventricular hemorrhage］.Zhonghua Yi Xue Za Zhi，2012，92：1337-1339.

2. Tabakow P，Czyz M，Jarmundowicz W，et al.Neuroendoscopy combined with intraoperative low-field magnetic imaging for treatment of multiloculated hydrocephalus in a 7-month-old infant：technical case report.Minim Invasive Neurosurg，2011，54：138-141.

3. Ye HX，Yuan XR，Liu JP，et al.［Neuroendoscopy for treatment of multilocular brain abscess in children］.Zhongguo Dang Dai Er Ke Za Zhi，2009，11：41-43.

4. Chen G，Zhan S，Chen W，et al.Brain abscess after endosaccular embolisation of a cerebral aneurysm.J Clin Neurosci，2014，21：163-165.

5. Gadgil N，Patel AJ，Gopinath SP.Open craniotomy for brain abscess：A forgotten experience? Surg Neurol Int，2013，4：34.

6. Obana WG，Cogen PH，Callen PW，et al.Ultrasound-guided aspiration of a neonatal brain abscess.Childs Nerv Syst，1991，7：272- 274.

7. Goraj B，Kopytek M.Ultrasound；a method of brain abscess drainage monitoring.Eur J Radiol，1991，12：120-123.

8. Baumgartner RW.Transcranial color duplex sonography in cerebrovascular disease：a systematic review.Cerebrovasc Dis，2003，16：4-13.

9. Comeau RM，Sadikot AF，Fenster A，et al.Intraoperative ultrasound for guidance and tissue shift correction in image-guided neurosurgery.Med Phys，2000，27：787-800.

10. Della Martina A，Meyer-Wiethe K，Allémann E，et al.Ultrasound contrast agents for brain perfusion imaging and ischemic stroke therapy.J Neuroimaging，2005，15：217-232.

11. Dijkmans PA，Juffermans LJ，Musters RJ，et al.Microbubbles and ultrasound：from diagnosis to therapy.Eur J Echocardiogr，2004，5：245-256.

12. Draganski B，Blersch W，Holmer S，et al.Detection of cardiac right-to-left shunts by contrast-enhanced harmonic carotid duplex sonography.J Ultrasound Med，2005，24：1071-1076.

13. Eyding J，Wilkening W，Postert T.Brain perfusion and ultrasonic imaging techniques.Eur J Ultrasound，2002，16：91-104.

14. Eyding J，Wilkening W，Reckhardt M，et al.Reliability of semiquantitative ultrasonic perfusion imaging of the brain.J Neuroimaging，2004，14：143-149.

15. Dibble K.Brain abscesses.J Am Dent Assoc，2014，145：800.

16. Simpson D．Management of brain abscesses.II：Antibiotics and computed tomography.J Clin Neurosci，2013，20：1675-1681.

17. Krishna K，Sada E，Vikram A，et al.Multiple brain abscesses - diagnostic dilemma and therapeutic nightmare! J Neurosci Rural Pract，2013，4：234-236.

18. Memon KA，Cleveland KO，Gelfand MS.Brain abscesses associated with right-to-left shunts in adults.Am J Med Sci，2012，343：334-336.

19. Lackner H，Sovinz P，Benesch M，et al.Management of brain abscesses in children treated for acute lymphoblastic leukemiA.Pediatr Blood Cancer，2009，52：408-411.

20. Takeuchi H，Fujita Y，Ogawa H，et al.Multiple brain abscesses in neonate caused by Edwardsiella tarda：case report.Neurol Med Chir（Tokyo），2009，49：85-89.

21. Strowitzki M，Schwerdtfeger K，Steudel WI.Ultrasound-guided aspiration of brain abscesses through a single burr holE．Minim Invasive Neurosurg，2001，44：135-140.

颅脑、脊髓介入超声 第十篇

第五章 脊髓术中超声

【概述】

1978 年 Reid[1] 首先报道了利用术中超声在颈部脊髓探查囊性肿瘤。Rubin 和 Dohrmann[2] 阐述了脊髓及其相关结构的术中声像图特征。20 世纪 80 年代，国内陈敏华等[3] 和詹名抒等[4] 报道了超声在脊髓神经外科术中的应用，该方法使脊髓病变患者的手术预后有了明显的改善。

虽然有很多影像学的检查方法能部分地显示脊髓的形态，但是术中超声是应用最广、最有效的实时影像学检查方法[5]。因为硬脊膜本身是透声的，因此当脊髓外部的椎骨被打开后，超声可清晰显示脊髓、蛛网膜下腔和邻近的骨组织[6]，并根据椎间隙确定位置，对手术方案有指导意义。对脊髓病变的术中超声定位，可准确显示病变的范围，并可引导选择肿瘤距离脊髓皮层最薄处为切口，减少损伤正常脊髓组织。

第一节 概论

一、仪器和探头

（一）仪器选择

超声在脊髓外科手术应用最多的是对病灶的定位和实时引导。根据脊髓外科术中超声的应用要求，选择不同档次的超声仪器。

1. 对于边界清晰的病灶，例如海绵状血管瘤等即使是便携式的黑白超声也能获得较为满意的效果[7]。

2. 检测边界不甚清晰的病灶，例如胶质瘤和炎性病灶，则要求高分辨率的超声诊断仪[8]。

3. 高档彩色超声仪仍是术中超声的首选。

（二）探头选择

1. 探头频率 探头直接置于硬脊膜表面扫查，最好选用 7.5MHz 或 10MHz 的高频探头以提高图像分辨率，有利于辨别病灶的边界，判断有无肿瘤残存。3.5MHz 的探头常不易获得满意的声像图。5MHz 的探头在间接扫查时也可获得较清晰的图像。

2. 探头体积

（1）一般常用的腹部探头为凸弧形探头，由于其体积较大，操作不便，尤其是在微创手术中，探头常不能较好触及硬脊膜。

（2）心超探头和术中专用笔式探头的体积较小，但其声像图多为扇形，声像图浅表部的清晰度较低，病灶在扇形的声像图中不能获得充分的显示。

3. 直接扫查探头

（1）脊髓外科术中超声探头多紧贴硬脊膜进行，采用 >5MHz 的小凸弧形探头体积较为适宜，较小接触好，图像清晰（图 10-5-1-1）。

（2）在创面过小引起小凸弧形探头操作不便时，可使用笔式术中超声探头，但探头紧贴硬脊膜检测可能造成病灶位于声像图浅部而显示不良。

（3）体积更小成像质量更高的新型探头（长径最短仅 0.5cm），探头频率 7.5MHz 或以上，大多为线阵探头。符合人体工学的设计，可使操作者方便在各个位置进行多方向的术中超声检测（图10-5-1-2）。

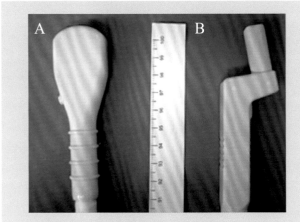

图 10-5-1-1　常用神经外科术中超声探头
A. 小凸阵探头　B. 单式探头

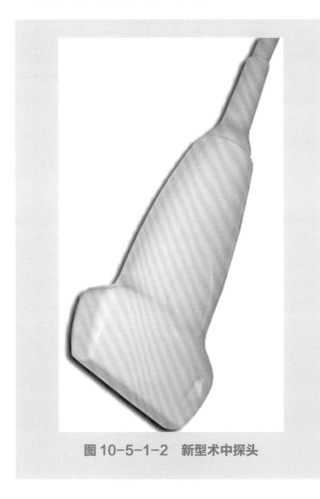

图 10-5-1-2　新型术中探头

二、脊髓术中超声准备

脊髓术中超声检查尤其要遵守无菌操作的原则。由于血脑屏障的缘故，大多数抗生素在脑脊液中的浓度均低于其血药浓度。因此一旦发生感染，治疗将比其他部位的感染更为困难，颅内感染造成颅压升高会给患者带来极大的痛苦。因此进行术中超声检测尤要严格遵守无菌操作规范，避免医源性感染的发生。

（一）探头无菌处理

1. 专用介入探头可用消毒药水浸泡进行消毒，而一般常规用探头不能长时间浸在液体内，可采用甲醛熏蒸。

2. 在紧急需要术中引导或数台手术同时要求术中引导时使用无菌电线套包裹探头安全而又便捷（图10-5-1-3），操作时需严格遵守无菌操作规范。无菌塑料电线套袋长度达1.5m，在探头表面预置耦合剂，从一端伸入达盲端，防止探头和耦合剂可能导致的污染，必要时加一层专用套，探头表面应避免皱褶影响扫查质量。

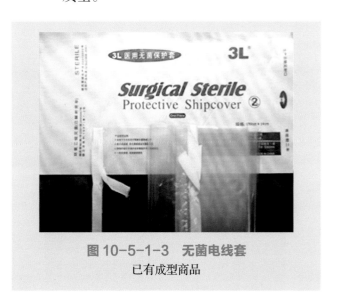

图 10-5-1-3　无菌电线套
已有成型商品

（二）其他器具消毒

1. 穿刺架 应选用金属材质的穿刺架，能放入小型的高压蒸锅内进行消毒，只需 15 分钟即能取出使用。塑料材质的可以用消毒药水浸泡或甲醛熏蒸的办法，但是费时较长，不方便。

2. 耦合剂 多选用生理盐水作为替代，安全有效、成本低廉。常在探头和硬脊膜之间注满生理盐水作为充填物或耦合剂，也改善浅表病变的显示。

三、扫查方法

（一）直接扫查法

探头直接置于硬脊膜上扫查，为减少损伤，可在硬脊膜和探头之间注满生理盐水作为水囊，该法简便易行（图 10-5-1-4）。

（二）间接扫查法

在脊椎骨被切除后置入注满生理盐水的细长套（避孕套或橡胶手指套）作为探头的中介体，不仅可以改善图像的清晰度，也使超声扫查更为安全（图 10-5-1-5）。

间接扫查优点：拓展了各种仪器的应用，并避免或降低损伤脊髓，纵切面扫查可移动水囊套，扫查达较广的范围，便于发现更多的病灶及术前影像检查难以显示的微小病灶（图 10-5-1-6）。

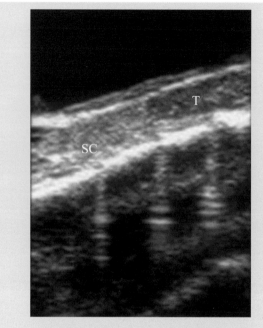

图 10-5-1-5　间接扫查法
探头下置水囊，显示病灶呈弱回声（T），
脊髓呈均匀稍强回声

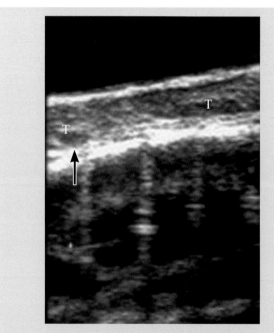

**图 10-5-1-6　广泛回间接扫查法可
发现其他更多微小病灶（↑）**

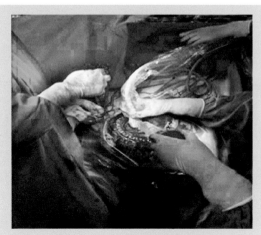

图 10-5-1-4　直接扫查法
可直接置于脑膜上，也可注生理盐水作为水囊

四、正常脊髓术中超声声像图

正常脊髓为条状中等回声，两侧为带状无回声区，代表流动的脑脊液（图10-5-1-7，图10-5-1-8）。脊髓中央轨道样的强回声为中央导水管。中央导水管居中位置标志脊髓结构正常，中央导水管的扭曲、偏离都可提示可能伴有潜在脊髓病变。维持脊髓正常位置的齿状韧带，在横切面显示清晰，呈线样强回声，连接在脊髓侧壁和硬膜囊之间。在脑脊液无回声液体对比下，神经根可清晰显示，为低回声结构，位于蛛网膜下腔内，处于硬膜囊的腹外侧。在脊髓末端横断面扫查，马尾区可见线样强回声聚集成团，轮廓呈现为 X 形，中心结构为终丝，腹侧硬膜囊与椎体之间可见硬膜外间隙扩大，为脂肪和结缔组织填充。实时彩色多普勒扫查可探及脊髓深方的脊髓前动脉血流，能量多普勒可探及与其伴行的低速静脉血流。

脊髓、硬膜囊的形状和大小与其位置密切相关。颈部脊髓最厚，多为椭圆形；胸部脊髓多细窄，呈圆形；腰部脊髓在二者之间。硬膜囊和脊髓均受呼吸、心搏的影响，在超声实时扫查时可见明显的脊髓搏动。

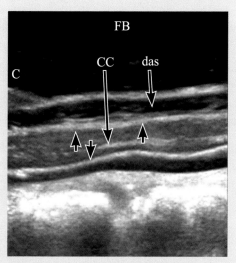

图10-5-1-7 正常颈部脊髓纵断面声像图
硬膜囊结构呈表面平滑的高回声线，浅方为导声水槽（FB），硬膜囊中央可见中等回声、条状的脊髓结构（短箭头指示为脊髓边缘），脊髓两侧无回声区，代表流动的脑脊液，内见条索样强回声（das）为背侧蛛网膜腔内的分隔。脊髓中央可见轨道样的强回声为中央导水管（cc）。C：头侧，FB（fluid bath）：局部填充生理盐水充当水槽，das（条）背侧蛛网膜腔内分隔

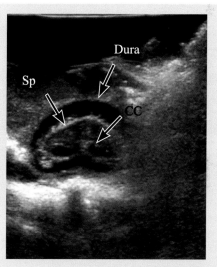

图10-5-1-8 正常颈部脊髓横断面声像图
可见类圆形的低回声脊髓（Sp），外周为光滑环形高回声，为硬膜囊（Dura），二者之间的无回声为脑脊液。在脊髓中央的高回声为中央导水管回声（cc）

（陈敏华 王怡 崔立刚）

第二节　术中超声病理声像图表现

胶质瘤是最常见的髓内肿瘤，其中室管膜瘤较星形细胞瘤更为多见。其次为海绵状血管瘤及其他非肿瘤病灶。

一、胶质瘤

超声能更准确显示胶质瘤内部的细节，比如肿瘤内的桥接和小梁结构。尤其是使用高频超声来鉴别胶质瘤内的囊肿和坏死组织时，超声比其他方法更加简单[9]。

声像图表现

1. 低级别胶质瘤较周边组织回声略强，边界相对较明显，病灶内回声和脊髓回声类似。其中少枝胶质瘤内可见强回声的钙化灶，但一般无声影（图10-5-2-1）。

2. 高级别胶质瘤回声增强较明显，均可见较明显边界，病灶内部的回声不均质，个别病例内可见坏死液化的无回声暗区，形态不规则（图10-5-2-2）。

3. 中央性坏死常常表现为等回声或者稍强回声信号，CT则呈低密度灶，易误诊为囊肿。

4. 多发小囊肿或肉眼难以分辨的坏死灶呈强弱不均回声。

5. 无回声的囊肿常常有点状或小斑点回声，为蛋白质沉积和细胞碎屑，仅少数囊肿呈均质的低回声病灶。

6. 存在脊髓层面的有些胶质瘤使中央管结构消失，造成肿瘤组织边界显示不清，尤其肿瘤周边水肿组织压迫中央管使其显示不清而干扰判断。

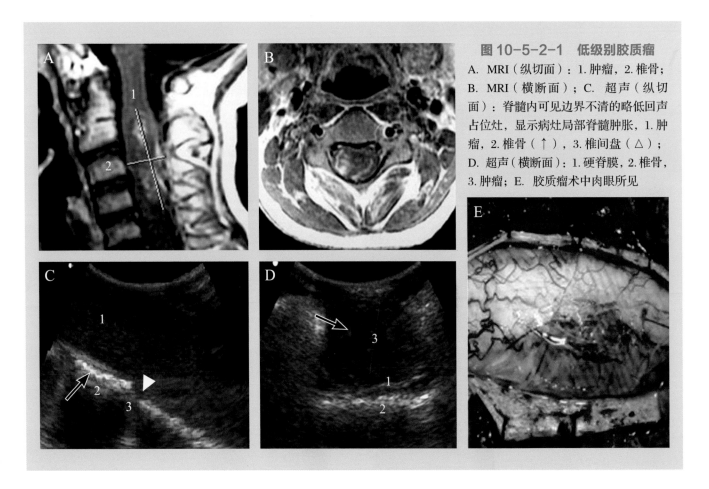

图10-5-2-1　低级别胶质瘤
A. MRI（纵切面）：1.肿瘤，2.椎骨；
B. MRI（横断面）；C. 超声（纵切面）：脊髓内可见边界不清的略低回声占位灶，显示病灶局部脊髓肿胀，1.肿瘤，2.椎骨（↑），3.椎间盘（△）；
D. 超声（横断面）：1.硬脊膜，2.椎骨，3.肿瘤；E. 胶质瘤术中肉眼所见

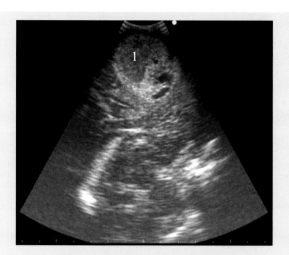

图 10-5-2-2　高级别胶质瘤

回声略强，边界清晰（1），小区有液化

1. 肿瘤，箭头所示为坏死液化的无回声暗区

二、海绵状血管瘤

声像图表现

1. 病灶体积较小。

2. 呈斑片状、高回声团块，边界清晰（图 10-5-2-3）。

3. 周边没有组织水肿带是与其他恶性肿瘤鉴别的要点。

4. 常反复出血、机化，致回声不均质。

5. 约有 20% 左右瘤内可形成无回声暗区。

三、血管母细胞瘤

脊髓内的血管母细胞瘤较为少见，约占脊髓肿瘤发病率的 1%~5%。

（一）声像图表现

1. 瘤结节的大小不一，从几毫米到 10cm 不等。

2. 多呈囊性或囊实性占位灶。

3. 囊性部分表现为边界清晰，内壁光滑的无回声暗区，实性部分即表现为囊内壁上的强回声结节或区域。

4. 实性区域血供较丰富，彩超显示粗大重叠的血管（图 10-5-2-4）。

（二）注意事项

1. 常规手术中血管母细胞瘤显示不困难，但易切除囊性瘤体而遗漏实性瘤体部分，造成术后数年复发。临床医师一般把囊液吸出后，在囊壁上寻找数毫米的实性瘤体。但囊液吸出后原囊壁塌陷所形成的皱襞与实性瘤灶用肉眼很难鉴别，常易误切皱襞而引起复发。

2. 在术中超声的引导下确定手术入路，可选择在实体瘤结节的边缘打开囊壁，在囊壁切口的周边寻找实性的瘤结节并予以切除，以减少术后复发。

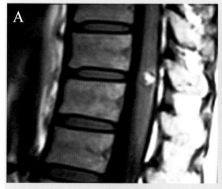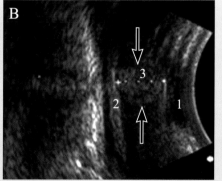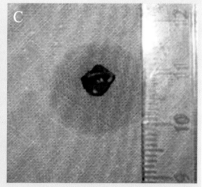

图 10-5-2-3　海绵状血管瘤

A. MRI 脊髓纵切面；

B. 超声脊髓纵切面：脊髓内硬脊膜下方可见 7mm×7mm 高回声占位灶，圆形，边界清，周边椎管无明显狭窄。1. 背侧硬脊膜，2. 腹侧硬脊膜，3. 海绵状血管瘤；C. 大体病理标本：术后病灶肉眼观察：直径约 6mm×7mm，表面光滑，有包膜。患者出院时右侧肢体肌力 Ⅳ 级，左侧肢体肌力 Ⅴ 级。

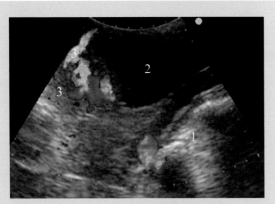

图 10-5-2-4　血管母细胞瘤

超声（纵切面）：探头正下方即为囊实性占位灶。实性部分约占病灶体积的 1/3，位于标记点的反方向，CDFI：实性部分内血流信号异常丰富（↑）。病灶其余 2/3 为囊性部分，边界清。最后在超声及 CDFI 引导下，病灶被完整剥离。术后病理：血管母细胞瘤。1. 椎骨，2. 肿瘤的囊性部分，3. 肿瘤的实质性部分，彩色部分表明实性部分血流丰富

3. 血管母细胞瘤为一富血管肿瘤，在手术过程中极易出血，如果病灶靠近延髓，轻微的止血动作即可因牵拉延髓部的生命中枢而导致患者的心搏和呼吸明显下降。超声能探查病灶实质部分精确位置，引导手术更安全、顺利地完成。

四、脊髓空洞症和肿瘤相关的囊肿、瘘管

术中超声能够非常清晰地显示脊髓内的囊肿、瘘管和结核等病灶，甚至瘘管细小狭窄的头、尾端也能清晰显示。超声还能明确囊壁上是否有附壁结节以及附壁结节的具体位置，显示病灶的数目等信息（图 10-5-2-5），为外科医师决定手术方式和入路提供有价值的参考信息。此外，许多囊性占位灶内可伴有 MRI 难以识别的完全的或不完全的纤维分割，术中超声能准确地识别这些纤维分割，有助于外科医师采取适宜的治疗方案。

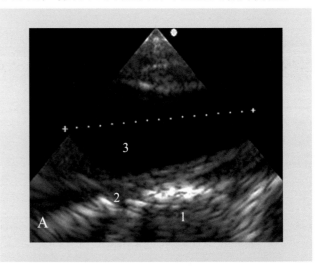

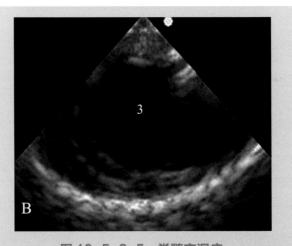

图 10-5-2-5　脊髓空洞症

A. 超声纵切面：探头下方可见长径 26mm 的无回声病灶，边界清，有包膜。1. 椎骨，2. 椎间盘，3. 空洞；B. 脊髓空洞症超声横切面

（王怡　潘卉雯　陈敏华）

第三节 脊柱脊髓病变术中超声应用

由于骨组织的遮挡，超声对术前脊柱病变的检查受到限制。但是在手术中，由于部分骨组织被移除，为超声评价椎管内的脊髓或相关病变提供了"视窗"，并且能够使用高频探头扫查，对引导手术操作，评估手术效果有不可替代的重要作用。

一、术中引导和评估

（一）脊髓肿瘤

术中超声检查可以精确定位肿瘤位置。

1. 判断肿瘤局限在脊髓内部，还是脊髓内、外均有病变侵犯。

2. 判断肿瘤是起源于脊髓内部向外部侵及，还是完全局限在脊髓外部病变，对脊髓为挤压状态。

3. 评价脊髓肿瘤对周围组织的侵犯程度，特别是肿瘤对脊髓腹侧脊柱有无浸润至关重要，因为通常术者肉眼无法见到脊髓腹侧情况。

（二）脊柱骨折

1. 超声可判断有无骨折后椎管狭窄，并指导实施经后路椎管减压手术。

2. 正常椎体后缘与硬膜囊之间存在腹侧硬膜外间隙，声像图为条状稍高回声带，通常宽约2mm。此间隙消失，则提示椎管受压。

3. 术中超声检查重新显示完整的腹侧硬膜外间隙可提示椎管减压彻底[10]。

（三）椎管狭窄手术

随着CT、MRI的广泛运用，对于椎管狭窄的诊断、定位和分型已不困难，但这些均属于手术前后的静态观察，无助于手术中即时了解椎管减压情况。

颈椎管狭窄患者术中超声纵切扫查可清楚探及正常及受压段硬膜囊、脊髓结构。受压段硬膜囊、脊髓明显变细窄（图10-5-3-1），横断面呈扁椭圆形（图10-5-3-2）。

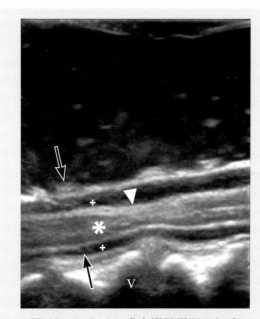

图10-5-3-1 术中脊髓纵断面扫查
显示正常段（↑）及狭窄段（△）硬膜囊（＋）和脊髓（＊）

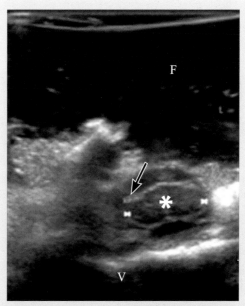

图10-5-3-2 术中脊髓横断面扫查
受压段硬膜囊呈强回声（↑），脊髓呈等回声（＊）椭圆形

对于大多数颈椎管狭窄患者，单纯后路椎管扩大成形术，就能解决脊髓受压；但对于合并巨大椎间盘突出或骨赘的多节段脊髓受压，术式选择仍存在争议：部分学者建议仅行后路手术，部分学者建议一期完成后路和前路手术，也有学者建议后路术后观察 3~6 个月，再决定是否进行前路手术。这些术式争议的主要原因是术中无法实时判断脊髓腹侧的减压情况。传统的方法是观察硬膜囊的搏动情况，这种方法缺乏客观性且不可靠。术中超声不仅能帮助术者观察硬膜囊脊髓的形态，还能够帮助判断硬膜囊腹侧受压物的性质。硬膜囊腹侧受压物主要为变性突出的椎间盘、增生的骨赘及骨化的后纵韧带。在声像图上，椎间盘表现为连接椎骨之间的低回声，而增生的骨赘及骨化的后纵韧带为明显的强回声伴声影。与骨赘相比，后纵韧带有明显的连续性。因此，颈后路术中超声能够实时判断硬膜囊、脊髓受压情况，帮助术中修正手术方案。

二、对脑脊液动力学的术中监测

脑脊液（cerebral spinal fluid，CSF）是存在于脑室系统、脊髓中央管和蛛网膜下隙内的透明无色液体，其功能相当于外周组织中的淋巴，对中枢神经系统起缓冲、营养、保护、运输代谢产物及维持正常颅内压的作用。脑脊液总量在成人约 150ml，它处于不断地产生、循行和回流的平衡状态。脑脊液压力的波动主要由动脉搏动及呼吸所引起。文献研究表明在脑脊液压力搏动中由脊髓血管影响因素占 77%，而由呼吸影响其搏动因素占 23%。

与血液循环相比，人们对脑脊液循环的认识要晚得多。其原因是颅椎管系统在解剖上有其特殊性，不像心血管系统那样有动脉、静脉分工明确的管道系统，同时脑脊液的流速亦比血液流速慢得多且复杂得多，监测时难度大。以往对脑脊液流动的研究局限于核素脑室、脑池造影和 X 线电影脑室造影以及蛛网膜下腔穿刺测压的方式。但这些手段有些不可避免的缺点，包括它们都是侵入性的操作，且皆为间接手段。

目前研究显示脑脊液的流动呈双向，收缩期动脉血流入增加，脑血流量明显增加，引起脑膨胀，脑室系统受压，使脑脊液向足侧流入椎管。而舒张期静脉血流出增多，脑血流量减少，脑脊液向头侧流动。脑脊液随心搏也出现收缩期/舒张期的变化。呼吸对脑脊液的流动也有小幅度的影响，吸气时胸腔内的压力降低，脑脊液向头侧流动；呼气时胸腔内压力增高引起向颅内传导的动脉搏动增强，颅内血流量增加，进而使脑室内脑脊液通过中脑导水管向足侧方向流出。因此，脑脊液向头侧的流动在吸气末达到高峰，而向足侧的流动在呼气末到达高峰[11]。

脑脊液循环具有重要的生理意义，因为其与某些神经系统疾病之间有密切关系。文献显示[12]，Chiari 畸形的临床表现与脑脊液的流动及脊髓的压迫息息相关。其他许多神经系统疾病如脑积水、蛛网膜囊肿、脊髓空洞症的病理生理过程中均有脑脊液循环的障碍，而后者又有可能是疾病继续进展的始动环节。对这些疾病的脑脊液流动特征进行研究，对疾病的诊断、疾病程度的判断和治疗方法的选择以及手术效果的评估有重大意义。

Chiari I 畸形治疗的关键是行后颅窝减压术，彻底去除颅颈交界处的硬性或软性压迫。尽管本病手术治疗目的明确，但对于后颅窝手术中减压的程度一直存在争议。一部分学者认为某些患者进行单独的颅骨减压术足以恢复脑脊液循环，而无须进一步硬膜成形术。另一部分学者则认为颅骨减压术与硬脑膜成形术相结合才能更好地恢复后颅窝结构的完整性，有效减压，恢复脑脊液的流动。无论采用何种术式，手术的重点是恢复脑脊液的循环，因此客观评价脑脊液流动是手术的关键。

局部骨质咬除后，术中超声可清晰显示局部解剖结构（图10-5-3-3），并利用CDFI评估脑脊液流动。江凌等[13]对20例Chiari Ⅰ型患者行术中超声检查，并在手术过程中实时监测脑脊液流动及其流动速度。Chiari Ⅰ畸形矫正术过程中，在第一步颅骨减压后，19例患者监测到脑脊液流动的多普勒信号微弱或消失（图10-5-3-4）。进一步完成硬膜成形术后，可见脑脊液流动活动加大，频谱形态清晰，显示为双向流动（图10-5-3-5）。

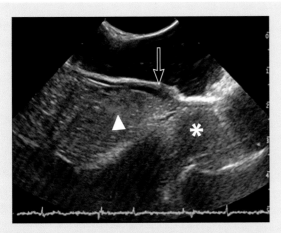

图10-5-3-3　在剔除枕骨鳞部后利用生理盐水为声窗进行超声检查

纵断面声像图可以清晰显示硬膜（↓）、小脑扁桃体（△）、脊髓（*）结构

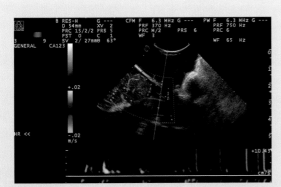

图10-5-3-4　剔除枕骨，第一步后颅凹减压术后声像图

监测到的脑脊液流动频谱形态非常不典型，不清晰

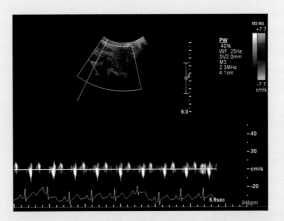

图10-5-3-5　进一步完成硬膜成形术后声像图

可见脑脊液流动活动加大，频谱形态显示为双向流动，收缩期脑脊液由头侧向足侧流动，舒张期则相反

三、临床应用意义及展望

现代医学影像学技术MRI/CT的发展，使得术前对脊髓病变的诊断率提高，但术中MRI检查价格昂贵、操作烦琐。而术中超声却能提供比MRI更多的脊髓内部结构的信息[14]；同时成像安全、灵活、直观，可以横向、纵向或任意方向扫查，不仅能够清晰显示硬膜囊与脊髓占位性病变的形态、大小、位置以及骨折块及异物，还可显示骨赘、骨化的后纵韧带及椎间盘对硬膜囊、脊髓腹侧压迫程度。在手术过程中，超声能明确脊髓和肿瘤的相互关系，避开脊髓和蛛网膜囊肿、检测有无韧带下血肿形成[2]。甚至突出的椎间盘及椎间盘碎片，超声也能清晰地显示[6, 15]。

对发生于脊髓内的结核病灶等非肿瘤性病灶，由于病灶埋藏于脊髓内部，肉眼无法判断病灶的具体位置。另外，病灶张力不大，常规手术探查费时并易遗漏病灶。脊髓内富含神经系统的传导束，为减少手术探查可能造成的损伤，使用术中超声进行病灶定位及引导，无论是直接扫查（置病灶于探头的正下方），还是间接扫查，均能显示病灶的精确位置，之后切开脑膜、切除病灶，大大缩短了手术时间，减少创伤，使患者获得安全有效的精准治疗（平均只需 30 分钟，而常规手术时间一般为 2~3 小时）[16, 17]。

术中超声已成为脊柱外科手术的一个重要组成部分，但是，目前在我国还未充分开展，可能的原因是：①临床骨科医生未能充分理解术中超声的用途及其优势；②脊柱外科术中超声检查需要超声医师在手术室等待较长时间，我国超声医师并不习惯这种等待检查的过程，因此对术中超声检查的兴趣不大。

作为一种价廉、快速、有效、安全和重复性高的检查方法，术中超声有着无可比拟的优势。加强与临床医师的沟通，制定合理的术中超声检查流程，有助于这项工作的开展。

（江凌 崔立刚 王金锐）

参考文献

1. Reid MH.Ultrasonic visualization of a cervical cord cystic astrocytomA. AJR Am J Roentgenol, 1978, 131: 907-908.

2. Rubin JM, Dohrmann GJ.Work in progress: intraoperative ultrasonography of the spinE. Radiology, 1983, 146: 173-175.

3. 陈敏华，董宝玮，詹名抒，等.腹部 B 型超声仪在颅脑手术中的应用.中华医学杂志，1987，67：156-157.

4. 詹名抒，霍惟扬，陈敏华，等.B 型实时超声定位在颅脑手术中的应用.北京医科大学学报，1985，17：275-277.

5. ChadduckWM, FlaniganS.Intraoperative ultrasound for spinal lesions.Neurosurgery, 1985, 16: 477-483.

6. Quencer RM.The injured spinal corD. Evaluation with magnetic resonance and intraoperative sonography.Radiol Clin North Am, 1988, 26: 1025-1045.

7. Wang Y, Wang Y, Gao X, et al.Intraoperative sonographically guided resection of hemangioblastoma in the cerebellum.J Clin Ultrasound, 2006, 34: 247-249.

8. Maiuri F, Iaconetta G, Gallicchio B, et al.Intraoperative sonography for spinal tumors.Correlations with MR findings and surgery.J Neurosurg Sci, 2000, 44: 115-122.

9. Matsuzaki H, Tokuhashi Y, Wakabayashi K, et al.Clinical values of intraoperative ultrasonography for spinal tumors.Spine（Phila Pa 1976）, 1992, 17: 1392-1399.

10. 熊传芝，张佳青，吴德慧，等.术中超声监测在经后路硬膜囊前方减压治疗胸腰椎骨折伴截瘫中的应用.中华骨科杂志，1999，19（9）：534-536.

11. Bhadelia RA, Bogdan AR, WolpertSM, et al.Cerebrospinal fluid flow waveforms: analysis in patients with Chiari I malformation by means of gated phase-contrast MR imaging velocity measurements. Radiology, 1995, 196: 195-202.

12. 栗世方，周茂德，贾德泽，等.Chiari 畸形并脊髓空洞症的发病机制及外科治疗.中国神经精神疾病杂志，2003，29（1）：68-69.

13. 江凌，张华斌，刘彬，等.术中超声监测脑脊液流动在 Chiari 畸形矫正术中的应用.中华医学超声杂志（电子版），2009（6）：45-47.

14. MontalvoBM, Quencer RM.Intraoperative sonography in spinal surgery: current state of the art.Neuroradiology, 1986, 28: 551-590.

15. Lerch K, Völk M, Neumann C, et al.Intraoperative spinal sonography.Ultraschall Med, 2002, 23: 113-118.

16. 夏勋，马原，顾建文，等.超声在髓内肿瘤术中的临床应用.西南军医，2006，8：16-17.

17. Pasto ME, Rifkin MD, Rubenstein JB, et al.Real-time ultrasonography of the spinal cord: intraoperative and postoperative imaging.Neuroradiology, 1984, 26: 183-187.

儿科介入超声

Interventional Ultrasound in Pediatrics

前　言

近年来超声检查在儿科领域应用越来越广泛，已经逐渐成为很多儿科疾病的首选甚至定性检查方法。由于小儿腹壁薄，腹部前后径小，使用高频探头检查能够观察到更细微的结构及病变，因此超声在儿童影像学诊断中占有重要地位，达到了在成人超声检查中无法达到的效果。而且很多儿科疾病的超声图像特点颇为典型，使得超声在儿科疾病的诊断中越来越被临床医生重视和认可甚至是依赖，如此造就了儿科超声的飞速发展。

由于超声造影在儿科应用受到限制，彩色多普勒血流显像在儿科疾病诊断中帮助不大，因此超声引导下穿刺活检、穿刺抽吸引流、介入治疗及术中超声在儿科疾病的确诊和治疗中已成为可靠、有效、临床依赖性很强的手段。首都医科大学附属北京儿童医院在 1991 年开始了超声引导下肾穿刺活检及腹腔脓肿的抽吸，随后又开展了肿瘤穿刺活检。2003 年开始相继有超声医生或儿科临床医生报道儿童肿瘤穿刺活检[1-4]及脓肿的抽吸[5-8]，介入超声在儿童疾病的诊治应用逐渐扩大。超声与 CT 和 MRI 相比，是非常适用于儿科的介入方法[9]，不但廉价、简便易行，而且无辐射。超声可以多角度辅助选择更安全的路径，可以动态观察针尖的行踪，多种探头联合应用等。

儿童来源于腹部实质脏器或盆、腹腔内，腹膜后的肿瘤大多数可以通过二维及彩色多普勒超声检查明确诊断。但有少部分肿瘤因为图像不典型，不易确诊，需要活检根据病理结果指导处置及化疗。部分颈、四肢、胸部实性肿瘤，二维超声特异性征象较腹部肿瘤少，往往需要超声引导下穿刺活检定性。即使一些肿瘤超声完全可以作出定性诊断，但近年精准医疗的提出，在临床不用做手术或暂时不能做手术的肿瘤患儿，化疗前还是要超声引导下穿刺，根据病理结果选择化疗方案。针对儿童全身各部位浅表软组织内淋巴管瘤、血管瘤，超声引导下穿刺注药治疗，目前是主要的治疗手段之一。

近年来，国内外儿童医院和综合医院的儿科开展超声引导下的各种操作的报道越来越多，包括肝肾穿刺[10-12]、肿瘤穿刺[13, 14]，甚至涎腺肿瘤的穿刺活检[15]，使得介入超声逐渐成为儿童超声领域的一个重要部分。尽管同成人的穿刺技术相似，但儿童毕竟有其特殊性，仍需要一些特殊的考虑[9]，比如关于术前的准备，与患儿家长及大龄患儿本人的沟通和安抚，小年龄组患儿的镇静及麻醉等。成人穿刺通常只需要局部麻醉，儿童由于穿刺目标小或安全区域小，不能配合的患儿往往需要全麻及气管插管，麻醉医师需要全程监护。由于全麻同样存在意外风险，所以实施麻醉下穿刺要掌握一定的原则，而并非只要不配合的患儿全部实施全麻。

儿科介入超声尚有诸多项目可在临床开展，如术中超声主要应用于脏器及胃肠道内微小病灶的寻找及发现，指导切口入路。其次较大肿瘤术中观察瘤体内血管分布，包绕腹膜后大血管情况，指导尽量完整切除肿瘤，避免损伤血管所致大出血。超声引导下水灌肠整复小儿肠套叠，是一种避免放射辐射、有效可靠的治疗方法。但因为部分患儿整复时间较长，加之万一整复过程中发生肠穿孔，腹腔内后遗改变较 X 线透视下空气灌肠要明显，以致许多医院尚未开展。

（贾立群　王晓曼）

儿科介入超声

第十一篇

第一章 儿科相关疾病

【概述】

由于高频探头在儿科广泛应用，超声在儿童疾病的诊断中具有很大优势，许多疾病超声颇具特异性征象从而能够做出明确诊断。儿童疾病谱与成人不同，了解儿科介入相关疾病的超声表现，是儿童介入诊治的基础之一。比如掌握早期阑尾炎的诊断可以避免发生阑尾脓肿，了解阑尾脓肿液化程度超声改变，可以更好的掌握穿刺时机，提高穿刺成功率。囊性病变的鉴别诊断在儿科介入中非常重要，假性胰腺囊肿需要超声引导下穿刺或置管引流，但肠系膜囊肿、大网膜囊肿及囊肿型肠重复畸形均需手术治疗。肾积水是儿童泌尿系最常见的疾病之一。当肾盂张力突然增高，患儿腹痛，此时又不具备手术条件时，需要超声引导下肾盂穿刺放置造瘘管，以减低肾盂张力，保护肾实质。肾积水术后，吻合口水肿，尿液通过不畅，肾盂张力仍较高，患儿出现发热，也需要肾盂穿刺置管，以引流尿液减轻肾盂内压力，使吻合口得以修复。本章重点介绍与儿科介入相关疾病的临床表现、病理改变及超声特点，为穿刺前对适应证的判断及穿刺后风险的评估提供可靠依据。

第一节 肝脏良性疾病

肝实质弥漫性病变，如糖原累积症、肝纤维化、肝硬化在儿科并不少见，这些疾病的定性往往依靠肝穿刺活检病理做出确诊。二维超声的初步诊断，有助于穿刺前病例选择及穿刺后出血及意外风险的评估。

一、肝脓肿

肝 脓 肿（hepatic abscess）细 菌 性 肝 脓 肿（bacterial liver abscess），指肝脏感染化脓菌所形成的脓肿，常见的细菌为大肠埃希菌、葡萄球菌。病菌可经门脉系统、肝动脉系统、胆道系统、淋巴系统侵袭肝脏造成肝脓肿，也可继发于肝脏外伤。

（一）临床表现

起病急，表现为高热、寒战，肝区疼痛，可有厌食、呕吐，严重者可出现贫血、黄疸、腹水。儿童的细菌性肝脓肿并非少见，但近年由于抗生素的广泛应用使临床表现常常不典型。

（二）病理

细菌侵入肝脏形成密集或散在的小脓肿，临床常见的为局限性脓肿和蜂窝织炎性脓肿。中心为肝细胞坏死区，内有肝细胞碎片，白细胞残骸及细菌构成的脓性物质。小脓肿可吸收机化也可融合形成大脓肿。炎症急剧进展时，肝脓肿可穿破至膈下、腹腔、胸腔。

（三）超声表现

1. 小脓肿表现为肝实质内弥漫或散在的结节状低回声，圆形或类圆形，边界模糊，大小约5~10mm，一般无液化（图11-1-1-1A、B）。

2. 较大脓肿表现为肝实质内单发或多发厚壁液腔，内壁不规则，中心液化（图11-1-1-1C、D）。此种脓肿结合病史诊断并不困难，首选介入超声穿刺抽脓治疗。

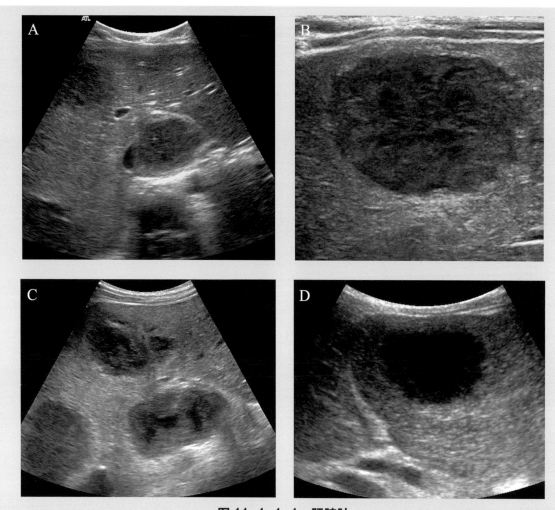

图 11-1-1-1 肝脓肿

男，4岁，发热12天，皮肤黄染。A. 肝实质内多发低回声结节，无明显液化；B. 高频探头显示结节内部结构；C、D. 一周后复查显示脓肿部分液化

（四）诊断注意事项

小脓肿：在白血病、淋巴瘤儿童化疗期间，由于白细胞骤减，容易造成机会性感染，在肝实质内形成弥漫多发的细小低回声结节状感染灶，可以是细菌感染也可以是真菌感染，有时需与白血病的肝脏浸润鉴别。新生儿婴幼儿的败血症也常出现小脓肿。

二、肝豆状核变性

肝豆状核变性（hepatolenticular degeneration, Wilson's disease）是一种常染色体隐性遗传性疾病，表现为铜代谢异常。由于肠道对铜的吸收超过正常，过剩的游离铜沉积于肝脏、脑、肾、角膜。

（一）病理

过量的铜沉积于肝脏，早期导致肝脏脂肪浸润，而后可造成肝细胞坏死，纤维组织增生，结节性肝硬化。肾内铜沉积于近曲小管的上皮细胞内，造成基底膜增厚。角膜铜沉积形成特征性的色素环即 K-F 环。在脑内铜沉积于豆状核，出现锥体外系的症状。

（二）临床表现

临床起病隐匿，部分患儿以呕血就诊，就诊时已表现出肝硬化门脉高压症状，眼底检查见到 K-F 环即可确诊。眼底检查不能确定时，超声引导下经皮肝脏穿刺活检可以确诊。

（三）超声表现

1. 在肋下缘探及肝脏边缘上移，多数肝脏缩小。

2. 肝脏实质回声不均匀[16]，整体回声偏低，回声粗糙（图11-1-1-2），后期可出现再生结节呈肝硬化改变（图11-1-1-3）。

3. 肝裂增宽，被膜可不光整[15]，门脉主干正常或增宽（图11-1-1-4）。

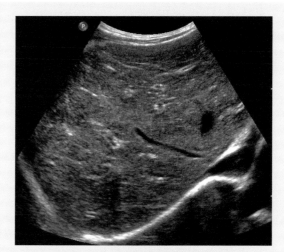

图 11-1-1-2　肝豆状核变性肝硬化
男，3岁，肝实质回声粗糙、不均匀

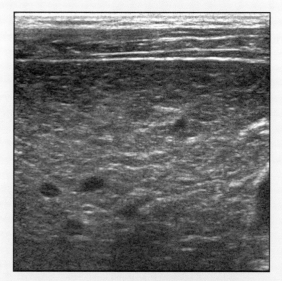

图 11-1-1-3　肝豆状核变性肝硬化
男，12岁，高频探头显示肝实质回声异常粗糙，内可见多发低回声小节结，提示肝硬化

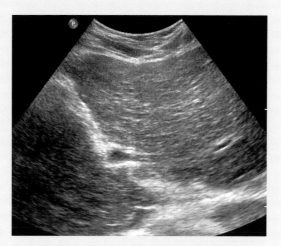

图 11-1-1-4　肝豆状核变性肝硬化
女，13岁，肝脏边缘凹凸不整，肝右叶萎缩，实质回声异常粗糙，肝裂增宽

三、肝硬化

肝硬化（hepatic cirrhosis）小儿相对少见。

（一）常见病因

1. 婴儿期胆道闭锁引起的胆汁性肝硬化。

2. 儿童期的肝豆状核变性引起的坏死后性肝硬化。

3. 部分血液病及肿瘤化疗后的肝硬化。

4. SLE累及肝脏造成的肝硬化。

5. 淤血性肝硬化。

（二）超声表现

1. 肝大，肝脏被膜凹凸不光整，伴有格林森鞘增厚，肝内呈树枝状的强回声（胆道闭锁肝硬化）。

2. 门脉高压时可见到脐静脉重新开放。

3. 肝脏缩小，回声增粗偏低，肝裂增宽，门脉侧支增多（肝豆状核变性、SLE）。

4. 肝脏回声明显增粗（化疗后肝硬化）。

5. 肝脏明显增大，肝静脉明显增粗，肝被膜不光整，肝裂增宽（淤血性肝硬化）（图11-1-1-5）。

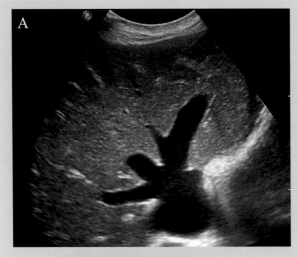

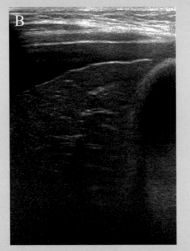

图 11-1-1-5 淤血性肝硬化

女，15 岁，发现心包积液 3 年，多浆膜腔积液待查。
A. 肝静脉增宽；
B. 高频探头显示肝被膜不光整，肝硬化改变

（三）扫查注意事项

儿童肝硬化肝实质回声及肝脏被膜需要用高频探头检查。

四、朗格汉斯细胞组织细胞增生症

朗格汉斯细胞组织细胞增生症（Langer-hans cell histiocytosis，LCH）原名为组织细胞增生症 X，组织细胞属于单核 - 吞噬细胞系统的表皮树突状细胞。目前认为 LCH 是一种继发性细胞免疫功能紊乱现象。可能为抑制性 T 淋巴细胞缺陷所致，机体出现感染时，朗格汉斯细胞对异常免疫信号发生异常反应性大量增生，伴有单核细胞、嗜酸性粒细胞及淋巴细胞浸润。本病好发于婴幼儿及儿童，新生儿罕见，北京儿童医院曾报道一例出生 4 小时即发现全身皮疹患儿，入院 20 小时病情恶化，出现消化道出血、DIC、休克，皮疹病理及免疫组化均符合 LCH。

（一）临床表现

临床分三种类型：莱特勒 - 西韦病，汉 - 许 - 克病，骨嗜酸性细胞肉芽肿，临床上常常是三种表现相互关联、重叠。

1. 1 型 莱 特 勒 - 西 韦 病（Letterer-Siwe disease），见于婴幼儿，70% 患儿小于 1 岁。主要侵犯内脏和皮肤。表现为发热，特征性皮疹，肝脾、淋巴结肿大。皮疹是重要的诊断线索和依据，呈出血性或湿疹样高出皮面，有棘手感。常为首发症状。肺受累时出现呼吸道症状，肺浸润呈间质性病变。

2. 2 型 汉 - 许 - 克病（Hand-Schuller-Christian disease），又称慢性黄色瘤。多见于 2~5 岁，特征性改变为骨质损害、突眼、尿崩症三联征。骨质破坏以颅骨为主，其次为肋骨及四肢骨。临床有 1/3 病例有此三联征。突眼为朗格汉斯细胞浸润球后软组织，尿崩症为蝶鞍破坏压迫或垂体受累所致。

3. 3 型 骨嗜酸性细胞肉芽肿（eosinophilic granuloma of bone），2~7 岁及青少年多见。好发于颅骨、肋骨、股骨。病变局限于骨骼，多为单发。骨组织内局限性成熟的组织细胞增生伴有大量嗜酸性粒细胞浸润，可转变为汉 - 许 - 克病，预后良好。

（二）病理

镜下多量增生的朗格汉斯细胞，呈疏松网状或巢状排列。免疫组化：CD1a 抗原、S-100 蛋白均呈阳性。

（三）超声表现

1. 肝肿大，肝脏实质回声均匀。

2. 脾脏肿大，可见脾内血窦开放。

3. 肝脏的格林森鞘增厚，回声增强，在肝内呈树枝状（图11-1-1-6A、B）。

4. 肝内胆管壁增厚，回声减低，似迂曲蚯蚓状，部分肝内胆管扩张呈囊状（图11-1-1-6C、D）。

5. 胰腺肿胀，回声减低不均匀，边缘毛糙，胰管不扩张（图11-1-1-7A、B）。

6. 双肾受累极少见，肾实质内低回声结节状病灶。

7. 颅骨局限性骨质破坏，局部软组织低回声包块。部分病例包块内可探及较丰富血流，易误诊为血管瘤。部分病例包块内呈液性区，需与骨髓炎鉴别。常侵犯颅骨、肋骨、股骨。

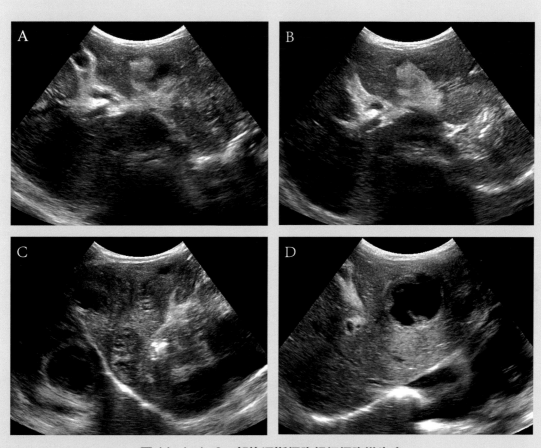

图11-1-1-6 郎格汉斯细胞组织细胞增生症

男，3岁，腹痛。A、B. 肝内格林森鞘增厚，回声增强，最厚0.9cm；C. 肝内胆管壁增厚；D. 部分肝内胆管囊状扩张

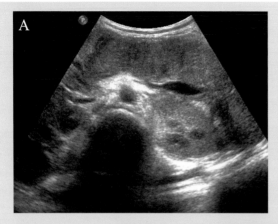
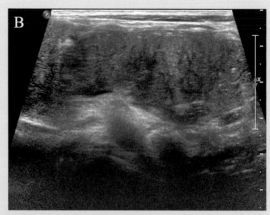

图 11-1-1-7 郎格汉斯细胞组织细胞增生症累及胰腺

女，2 岁，腹痛，伴多发的颅骨及面颊骨破坏。

A. 胰腺肿胀呈低回声；B. 高频探头显示胰腺正常结构消失，回声不均匀

五、糖原贮积症

糖原贮积症（glycogen storage disease）是常染色体隐性遗传性疾病，系一组由先天性酶缺陷所导致的糖代谢障碍，造成糖原在肝脏和肾脏内贮积[17]。已经证实糖原合成和分解过程中所需的酶至少有 8 种，由于这些酶缺陷所造成的临床疾病有 12 型。可累及肝、肾、脑组织。临床常见 1 型，为肝、肾组织中葡萄糖 -6- 磷酸酶系统活力缺陷所致。

（一）病理

肝细胞胞质内因充满糖原肿胀，细胞核内亦有糖原累积，肝脏脂肪变性，但无纤维化。

（二）超声表现

1. 不同程度肝大，回声轻度增强（图 11-1-1-8），肝脏后方回声衰减不明显，肝内管道系统清晰。

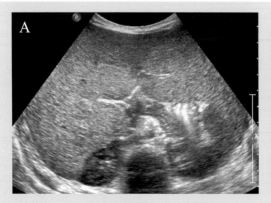
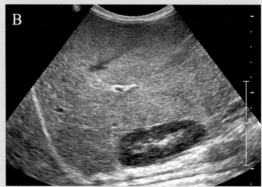

图 11-1-1-8 糖原贮积症

男 5 岁，腹大。A. 上腹横切，肝脏增大，回声增强；B. 右侧腹纵切，肝脏增大

2. 脾大，脾内无血窦开放。

3. 肾脏可同时受累，表现为双肾增大，但回声结构无明显改变。

4. 无淋巴结肿大。

（贾立群 王晓曼）

第二节　肝脏肿瘤

一、肝母细胞瘤

儿童原发肝肿瘤约 50%~60% 是恶性[18]。肝母细胞瘤（hepatoblastoma）是儿童最常见的原发于肝脏的恶性肿瘤。90% 发生在 5 岁以内[19]。

（一）病理

剖面呈结节状，结节周围由结缔组织包绕，常出现灶状或地图样坏死。镜下根据瘤细胞分化程度分为三型：胚胎型、胎儿型、混合型。胎儿型最常见，分化较成熟，瘤细胞与胎儿肝细胞相似。胚胎型分化较差，瘤细胞较胎儿型更原始，预后相对差。混合型，较多见，此型含有上皮和间叶成分。

（二）临床表现

患儿以偶然发现腹部包块就诊。进展期患儿可表现为面色苍黄，食欲不佳。好发年龄为 1~3 岁。95% 以上的患儿血 AFP 增高，一般大于 1210ng/ml。腹部触诊包块坚硬。据北京儿童医院病理科资料，肝母细胞瘤占小儿恶性肿瘤的 4%。发病年龄最小 4 天，最大 11 岁。

（三）预后

预后与肿瘤组织学类型关系密切。胎儿型及混合型预后较好。胚胎型及手术不彻底、不能完整切除肿瘤及有转移、有瘤栓对化疗不敏感的患儿预后较差。

（四）超声表现

1. 部位　肿瘤可位于右叶、左叶，或左右叶均受累，可占据大部分肝脏，也可自肝内突向肝外生长，使得大部分瘤体位于肝外。

2. 单发巨块型　肿瘤有被膜，形态不规则，回声稍高不均匀，高频探头扫查瘤体内有多结节感（图 11-1-2-1）。结节内有微小囊腔（图 11-1-2-2）。肿瘤可以与肝门无密切关系，也可包围第一、二肝门，使肝后段下腔静脉明显受压粘连不易显示，给手术造成困难。可形成门静脉内瘤栓。瘤体以外的肝组织内可有单发或多发呈结节状低回声的肝内转移灶（图 11-1-2-3）。

3. 弥漫性肝母细胞瘤　瘤灶无明显被膜回声，肿瘤形态不规则，边缘不光整，广泛弥漫分布于整个肝脏，正常肝实质甚少，夹杂其间（图 11-1-2-4）。

4. 囊性肝母细胞瘤　多发分隔囊状无回声为主，临床极少见。

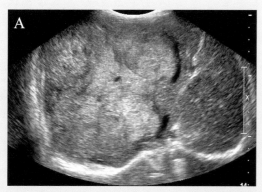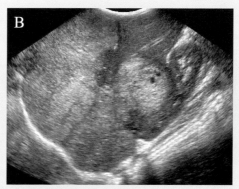

图 11-1-2-1　肝母细胞瘤

女，3 岁，发现腹部包块 4 ~ 5 天。A. 横切：肝右叶可见高回声为主不均匀回声包块，占据第二肝门，肝中静脉贴瘤体边缘；B. 纵切：瘤体呈多结节感

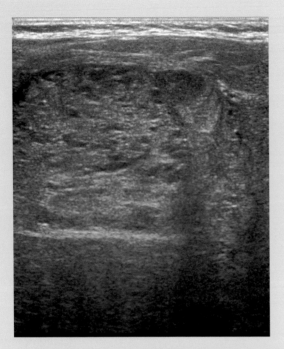

图 11-1-2-2 肝母细胞瘤瘤体内小囊状结构

男，16个月，腹大3天，高频探头显示瘤体内部有特征性小囊腔结构

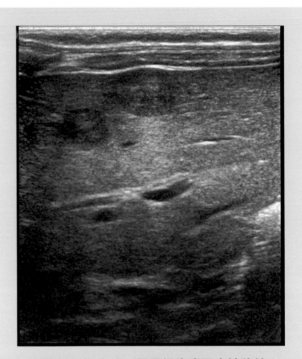

图 11-1-2-3 肝母细胞瘤肝内转移灶

男，6个月，偶然发现腹部包块，AFP>1000ng/ml，高频探头显示肿瘤周围肝实质内转移瘤灶

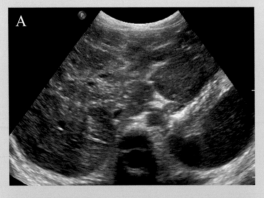

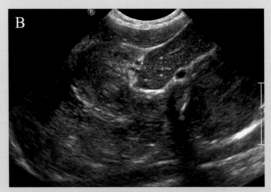

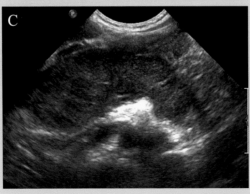

图 11-1-2-4 弥漫肝母细胞瘤，门静脉瘤栓

女，4岁。

A. 肝脏回声粗糙不均匀，无被膜，无明显边界；

B. 门静脉充满瘤栓； C. 脾静脉全程瘤栓

二、肝脏未分化性胚胎性肉瘤

肝脏未分化性胚胎性肉瘤（undifferen-tiated embryonal sarcoma，UES）是发生于肝原始间叶组织的恶性肿瘤，UES 之名是 1978 年 Stocker 和 Ishak 在 3 例报告中提出，而后被广泛应用至今。UES 主要发生在 6~10 岁儿童，偶见于成人及新生儿。北京儿童医院统计的平均发病年龄为 7 岁，发病年龄是本病鉴别诊断的重要指标。

（一）病理

剖面呈胶冻样，常见出血、坏死及囊腔形成。肿瘤周围有假包膜与正常肝组织分界。镜下肿瘤由小细胞构成，成片或散在于黏液基质中，坏死灶周围可见到较大细胞。

（二）临床表现

临床以腹痛、腹部包块表现为主，无特异性。因瘤细胞及间质内含有嗜酸小体，该小体不含甲胎球蛋白，故 AFP 为阴性，此为与肝母细胞瘤及肝细胞癌鉴别的重要指标之一。

（三）超声表现

UES 的超声表现可分为两种类型：

1. 表现为实性为主的混合回声包块，内含有大小不等不规则无回声区或多发小囊腔，实性区呈高回声与低回声混杂（图 11-1-2-5）。

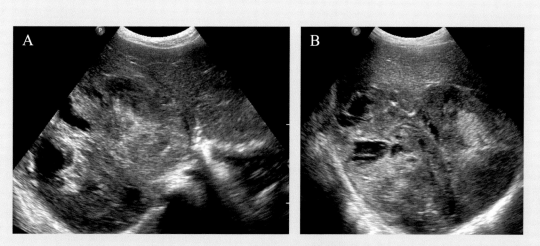

图 11-1-2-5 肝脏未分化性胚胎性肉瘤

女，10 岁。A. 上腹横切，肝右叶实质内不均匀回声包块，大小 16.2cm×10.4cm×12.1cm，肿物可见被膜；B. 为肿瘤纵切面

2. 表现为囊性为主包块，可有多发厚薄不均之分隔，囊腔间有少量低到高回声的实性部分（图 11-1-2-6）。肿瘤在进展过程中囊腔可以逐渐增多。钙化少见。

临床以实性为主居多。文献中报道囊性为主者在首诊时曾被误诊为肝包虫、肝囊肿、肝脓肿、肝脏间叶错构瘤及胰腺囊肿。UES 可形成门静脉瘤栓。

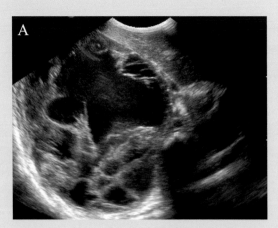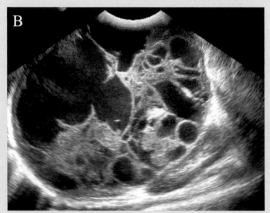

图 11-1-2-6 肝脏未分化性胚胎性肉瘤

男，5岁，腹大10余天。A. 肝右叶实质内巨大囊性为主包块，呈蜂窝状；B. 瘤体纵切面

（四）鉴别诊断

需与肝母细胞瘤、肝细胞癌、间叶错构瘤鉴别。首先要考虑到年龄，UES多见于学龄儿童，间叶错构瘤多见于2岁以内小儿。其次UES的AFP正常，肝母细胞瘤、肝细胞癌的AFP明显增高。肝母细胞瘤呈中等及高回声包块，很少有囊性区，且年龄偏小。肝细胞癌肿块边界不清，呈低回声结节感且周围肝实质回声亦不正常，可有卫星灶。但囊性肝母细胞瘤[3, 11]与坏死区极广泛的肝癌容易与之混淆，需参考AFP。在良性肝肿瘤中，最易与UES混淆的是肝间叶错构瘤。肝间叶错构瘤亦可以表现为多分隔之囊性包块，囊间有中高回声的实性区，二者在超声图像上有时酷似，年龄可以帮助鉴别。

三、肝细胞癌

小儿很少见，北京儿童医院曾统计的117例肝脏恶性肿瘤中，仅5例为肝细胞癌（hepatocellular carcinoma，HCC），其余均为肝母细胞瘤。一般见于大龄儿童。上述5例发病年龄为8~13岁，全部为男性。

（一）病理表现

肿瘤呈结节状或弥漫浸润肝实质，瘤结节内常见出血及囊腔形成。肿瘤以外的肝组织常见肝硬化。镜下可见瘤细胞排列成很粗的索状或巢状，有的呈腺管状。肝的再生结节有时可见到肝细胞向肿瘤细胞转化。

（二）临床表现

腹部膨大，疼痛不适，发热，体重下降，黄疸。AFP轻度升高。

（三）超声表现

1. 多数为单一巨块型，包块边界模糊。
2. 包块以外的肝实质亦存在弥漫性病变。
3. 呈弥漫粗糙的细小的低回声。
4. 门静脉瘤栓常见。

（贾立群 王晓曼 尹珊珊）

第三节 胰腺占位病变

一、胰腺假性囊肿

成人的胰腺假性囊肿（pancreatic pseudocyst）多由急性胰腺炎引起，小儿则有 50％ ~60％ 的病例为胰腺外伤后改变。

（一）病理

胰腺假性囊肿一般为单房，囊肿部分壁与胰腺相连，其余囊壁由后腹膜、肝胃韧带、胃后壁、胃脾韧带、横结肠系膜等构成。囊肿一般在外伤 2 周后形成。大小与胰腺损伤或炎症的程度及胰管阻塞程度有关。囊壁由肉芽组织及纤维蛋白构成，无上皮成分，部分囊壁见钙化，液体内含蛋白、炎性细胞、坏死组织、纤维素、胆固醇等。70％ 囊肿与胰管相通，因此囊内淀粉酶含量很高。

（二）临床表现

腹痛，曾有外伤史。

（三）超声表现

1. 可见胰腺裂口，并自裂口处向外突出形成的一个囊肿。
2. 囊壁可薄可厚，囊内液体可清亮也可有絮状漂浮物及分隔。
3. 可单房也可为多个囊腔（图 11-1-3-1）。
4. 可伴胰管扩张，囊肿可与胰管相通。
5. 慢性胰腺炎患儿除囊肿外可见到胰腺回声粗糙，胰腺周围膜状组织增厚，回声增强。

（四）预后

胰腺假性囊肿的自然消失率可达 20％，尤其是小儿外伤性胰腺假性囊肿约一半病例可逐渐吸收。囊肿较大者超声引导穿刺抽液，能够缓解症状，并加快囊肿吸收。

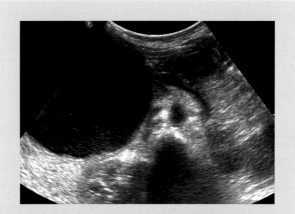

图 11-1-3-1 胰腺假性囊肿
男 6 岁，1 个月余前腹部外伤，血淀粉酶高。胰腺颈体交界部断裂可见无回声区，胰头旁可见巨大囊腔

二、胰母细胞瘤

胰母细胞瘤（pancreatoblastoma，PB）是小儿最常见的胰腺恶性肿瘤。可发生于任何年龄段，平均年龄 4~5 岁。PB 在小儿肿瘤中的发病率较低，国外文献至 1995 年共报道 51 例。

（一）病理

肿瘤外被纤维膜，切面鱼肉样，可有片状坏死，囊变及沙砾样钙化。镜下以鳞状小体为特征。肿瘤可经血管及淋巴转移，蔓延侵犯胰腺周围组织。

（二）临床表现

腹胀，腹部包块。胰头肿瘤压迫胆总管时出现黄疸。血 AFP 升高。

（三）超声表现

1. 肿瘤可发生在胰腺任何部位。好发于胰头或胰尾（图 11-1-3-2A）。
2. 包块较大，边界清晰。低回声为主，回声不均，内可见囊腔。大者回声混杂。
3. 发生于胰头者胆总管扩张。
4. 可包绕腹膜后大血管，包括腹腔动脉及其分支、肠系膜上动脉等。

5. 可在脾静脉内形成瘤栓（见图 11-1-3-2B、C），向肠系膜上静脉、门静脉内延伸，有时脾静脉被瘤栓充盈并明显增粗似瘤块样，探查时容易误认为是瘤体的一部分。

6. 少数巨大肿瘤可以将胰腺全部破坏，致使胰腺区域均为瘤组织占据，见不到周边残存的胰腺组织。脾静脉紧贴肿瘤后缘，以此判断肿瘤来源于胰腺，首先考虑胰母细胞瘤的可能。

7. 肝转移可为小结节，也可为大瘤块状，可以首诊时即存在，也可术后化疗期间出现。

8. 肿瘤可出现腹膜后淋巴结转移，肺、骨转移。

当瘤体巨大时需要与其他腹膜后肿瘤鉴别，尤其是需要与神经母细胞瘤侵犯胰腺鉴别[20]。

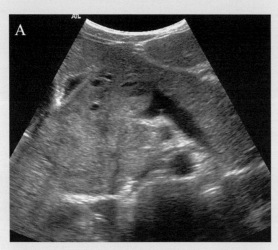
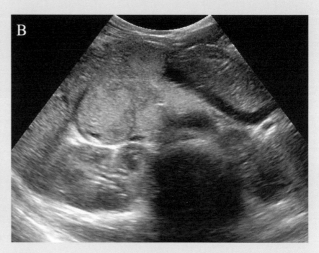

图 11-1-3-2 胰母细胞瘤

男，4 岁。

A. 胰头中等回声包块，不规则，边界清；

B. 脾静脉横断面腔内可见瘤栓；C. 瘤栓纵切

三、胰腺囊实性乳头状瘤

胰腺囊实性乳头状瘤（solid-cystic papillary tumor，SCPT）占儿童胰腺肿瘤的第二位，在北京儿童医院同期收治的 31 例胰腺肿瘤中占 1/3，仅次于胰母细胞瘤。SCPT 以成人多见，儿童相对少见，在儿童中好发于年长女孩。

（一）病理

胰腺囊实性乳头状瘤的起源尚无定论，目前有三种假设：①胰腺导管细胞；②胰腺腺泡细胞；③胰腺胚胎细胞。肿瘤内有不同程度的坏死出血使之呈不同比例的囊实性。光镜下乳头结构与实性区相交替，实性区由均匀一致细胞构成，并可因坏死出现囊性区，肿瘤细胞间质中大量薄壁血管网，肿瘤细胞围绕纤维血管蒂及复层排列成假乳头，而这些穿行于瘤组织中的大量薄壁血管在黏液基质的薄弱支撑下极易破碎，造成瘤组织出血坏死、囊变。

（二）临床表现

以腹痛、腹部包块为主，也有超声偶然发现。位于胰头压迫胆管者可出现黄疸，AFP 检查均为阴性。

（三）超声表现

1. 瘤体较小，包膜完整，内部回声不均匀，可以中等回声为主，亦可以低回声为主。
2. 瘤体实质内不同程度不同形态的囊腔或囊变区。
3. 肿物完全实性，无囊区显示（图 11-1-3-3）。
4. 肿瘤通常与周围无粘连。

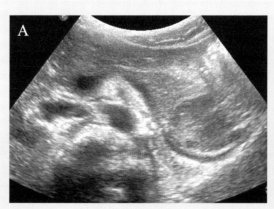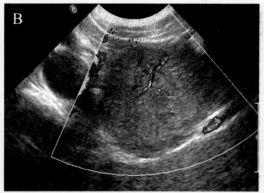

图 11-1-3-3　胰腺囊实性乳头状肿瘤
女，10 岁，查体超声偶然发现。A. 胰尾部实质内低回声包块，边界清晰；B. 高频探头显示包块回声相对均匀，可探及血流信号

（四）预后

SCPT 为良性肿瘤或低度恶性肿瘤，偶可浸润十二指肠、脾、大网膜、横结肠及门静脉等邻近器官。SCPT 经手术完整切除后多能获得根治性疗效，极少数病例发生局部复发及转移，与成人比较小儿 SCPT 预后良好。文献报道 78 例 SCPT 中 11 例伴周围脏器浸润，1 例因转移而死亡，6 例复发，复发率 7.7%。即使局部复发或远处转移的肿瘤再次手术，远期效果也很好。笔者随访 13 例手术后从 2004 年至今无一例复发。

四、胰岛细胞瘤

胰岛细胞瘤（islet cell tumor）小儿低血糖的诊断依年龄而定。足月儿生后1周血糖为1.7~5.6mmol/L。在婴儿和儿童期，如有2次血糖低于2.2mmol/L，即为低血糖。引起低血糖原因有功能性、肝源性和胰岛器质性功能亢进。

（一）病理

胰岛器质性功能亢进病理上分为胰腺腺瘤、胰岛细胞增生、胰岛细胞增殖症。胰岛细胞增生为胰岛细胞增多、增大，胰岛素分泌亢进。胰岛细胞增殖症为分散在胰腺组织内，围绕小腺管壁与胰岛细胞不相连的单独存在的细胞群。细胞核肥大，是细胞分化异常所致。仅胰岛细胞瘤可通过超声检查发现，且术中往往需要超声引导。而胰岛细胞增生、胰岛细胞增殖症均需通过组织学或免疫组化方可检测。

（二）超声表现

1. 胰岛细胞瘤分布在胰腺任何部位，直径从0.3~4cm不等，多在1~2cm。
2. 肿瘤呈均匀低回声结节，边界清晰光整。

（三）超声扫查注意事项：

当肿瘤微小，埋在腺体内，需用高频探头仔细扫查。有时仅在术中探头直接扫查胰腺时方可清晰显示。

（王晓曼　贾立群）

第四节　脾脏疾病

一、脾脓肿

脾脓肿（splenic abscess）全身重度感染，尤其是新生儿败血症时，可以出现脾内感染灶。血液病化疗期间，因白细胞减少，抵抗力下降，易造成机会性感染，形成肝脾脓肿。

（一）病因

常见病因为细菌感染或真菌感染。

（二）超声表现

1. 脾内散在多发低回声，密集或稀疏分布，大小相似或不等（图11-1-4-1A），直径多在1.5cm之内。
2. 病灶边界清晰，回声基本均匀，其内通常无液化区。
3. 高频探头对脾内细小感染灶的显示极为敏感（图11-1-4-1B）。
4. 较大囊状无回声腔（图11-1-4-2）。

二、脾囊肿

脾囊肿（splenic cyst）小儿少见，多在常规检查时发现。多数脾囊肿源于胚胎期。

（一）病理

国外有文献将脾囊肿分为真性（原发性）脾囊肿和假性（继发性）脾囊肿。真性脾囊肿囊壁内衬内皮或上皮组织，包括皮样囊肿或淋巴管瘤性囊肿及浆液性囊肿。假性脾囊肿壁内仅有纤维组织，多为脾外伤后血肿液化形成。此外还有寄生虫性囊肿，如脾包虫。

（二）超声表现

1. 脾实质内囊状无回声，边界清晰，壁薄，厚度均匀（图11-1-4-3）。

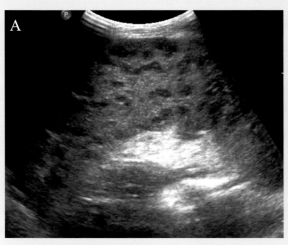
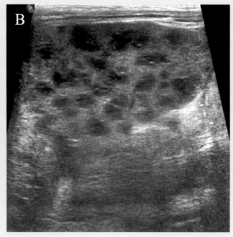

图 11-1-4-1　脾脓肿

男，3 岁，发热个 2 月。A. 脾实质内弥漫密集分布小低回声病灶；B. 高频探头显示病灶境界清晰，
大小约 0.2~0.7cm，形态不规则，部分成簇，可见到少许液化

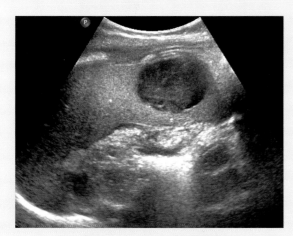

图 11-1-4-2　脾脓肿

男，12 个月，间断发热 1 个月。脾下极实质内可见
近无回声囊腔，边界清晰

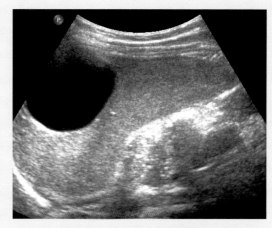

图 11-1-4-3　脾囊肿

男，5 岁，常年腹痛。脾实质内囊性无回声包块，
形态尚规则，壁不厚，无分隔

2. 淋巴管瘤可有多房分隔并形态不规则。

3. 囊壁有钙化（包虫性囊肿）。

有外伤史，可考虑外伤后所致。没有特征的囊肿，只有通过病理观察其囊壁组织定性。

（王晓曼　贾立群）

第五节 泌尿系统

肾小球疾病在儿童肾内科中占有较大比例，发病率居小儿肾脏疾病首位。首都医科大学附属北京儿童医院每年收治肾小球病变患儿1200余例，约15%需肾穿刺活检病理诊断。病理类型中最常见的是IgA肾病、肾病综合征微小病变、局灶节段性肾小球硬化症，其次为Alport综合征、狼疮性肾炎。虽然二维超声检查儿乎均不能确诊，但超声对急性与慢性肾实质弥漫性病变的鉴别，以及肾穿刺活检价值评估的意义较大。

一、单纯性肾囊肿

（一）病理

囊肿起源于肾实质，内覆单层扁平细胞，压迫周围实质呈一薄壁，囊液为浆液，含蛋白质、氯化物、胆固醇结晶。可有囊内出血，及囊壁钙化。

（二）临床表现

小囊肿无临床症状，在超声检查时偶然发现，大囊肿可以腰疼或腹部包块就诊。

（三）超声表现

单纯性肾囊肿（simple cyst of kidney）小儿的超声表现与成人肾囊肿超声表现相似。

1. 肾实质内囊性包块，边界清晰，囊壁薄而光整（图11-1-5-1）。

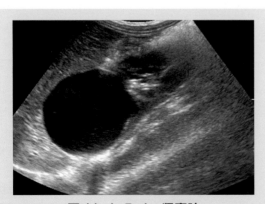

图11-1-5-1 肾囊肿
男，21个月，右肾上极实质内囊状无回声，大小5.4cm×5.3cm×4.8cm

2. 内可有分隔。

3. 囊肿偶尔继发感染后囊壁增厚不光整。

4. 囊内壁有不规则的中等回声团，似实性组织，与肿瘤（如畸胎瘤）不易鉴别。

二、肾盂输尿管连接部梗阻

肾盂输尿管连接部梗阻（pyeloureteric junction obstruction，PUJO）是小儿肾积水常见的原因之一。发病率为1/800~1/600。产前超声检查即可提示，从而可以做到早期发现，及时治疗，保护肾功能。

（一）病因

1. 肾盂输尿管连接部狭窄占绝大多数，少部分患儿除连接部狭窄还有多处输尿管狭窄，甚至输尿管全程狭窄。病理显示肾盂输尿管连接部及输尿管上端肌层增厚、纤维组织增生。狭窄段长约数mm至2cm，断面内径1~2mm。也有学者认为是连接部的平滑肌细胞异常造成此处的肾盂输尿管蠕动功能障碍。

2. 肾盂输尿管连接处瓣膜系胎儿输尿管上段先天性皱襞发育停滞，造成输尿管近端的黏膜、肌肉折叠形成瓣膜。所占比例甚少。

3. 输尿管外部的索带和粘连导致梗阻，通常与内部狭窄并存。

4. 迷走血管和副血管压迫肾盂输尿管连接部导致梗阻。来自肾动脉主干或腹主动脉供应肾下极的血管跨越输尿管时使之受压。此观点尚有争论。

北京儿童医院1376例PUJO中仅有21例肾盂输尿管连接处瓣膜，16例迷走血管压迫。

（二）超声表现

1. 肾盂肾盏不同程度的扩张（图11-1-5-2），或肾盂充盈，肾盏变钝。

2. 输尿管无扩张，容易判定梗阻部位。

3. 集合系统呈一巨大囊腔，肾实质菲薄如纸。

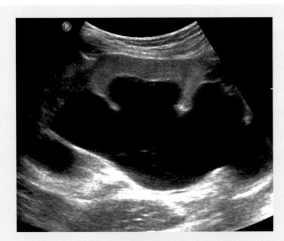

图 11-1-5-2 肾积水，肾盂输尿管连接部梗阻

男，5岁，左侧肾盂肾盏扩张，输尿管无扩张

（三）超声扫查注意事项

在空腹、膀胱不充盈的状态下肾盂充盈差，张力低，此时肾盂积水的测量结果不准确。应嘱患儿饮水憋尿状态下观察，二者会有很大区别。超声横断面测量肾盂前后径，用以手术前后对比。高频探头精确测量实质厚度，可以大致评估肾功能。据北京儿童医院泌尿外科统计，实质厚度小于2mm时病理镜下几乎见不到肾小球和肾小管，电镜下细胞结构消失。实质厚度3~4mm时部分肾小球和肾小管可见，细胞变形。厚度4mm以上时，细胞结构基本正常。

三、膀胱输尿管连接部狭窄

膀胱输尿管连接部狭窄（ureterovesical junction obstruction，UVJO）在输尿管梗阻性疾病常见梗阻部位中仅次于肾盂输尿管连接处狭窄占第二位。目前认为其发病机制为先天性神经肌肉功能障碍，可单侧或双侧，一般无特殊临床症状。

超声表现

1. 肾盂盏扩张，通常肾盂扩张程度较 PUJO 的肾盂张力低，肾盏扩张相对明显（图 11-1-5-3A、B）。
2. 输尿管全程扩张，输尿管有一定张力（图 11-1-5-3C）。
3. 输尿管至末端骤然变细，入膀胱处呈一低回声细线状，黏膜下段未变短。

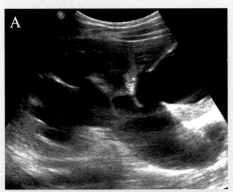

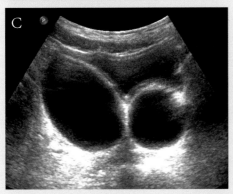

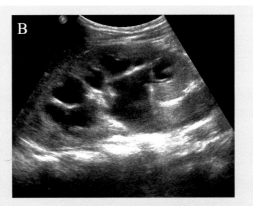

图 11-1-5-3 双侧肾积水，膀胱输尿管连接部梗阻

男，3岁，腹痛，呕吐。

A. 右侧肾盂盏扩张；

B. 左侧肾盂盏扩张；

C. 盆腔横切，双输尿管扩张，双输尿管远端狭窄

四、原发膀胱输尿管反流

正常的膀胱输尿管连接处具有活瓣作用，只允许尿液自输尿管进入膀胱，阻止倒流。当活瓣功能失常，膀胱内尿液倒流入输尿管和肾脏，称膀胱输尿管反流。分为原发反流和继发反流。前者为活瓣功能先天发育不全，后者继发于下尿路梗阻，神经性膀胱等。

下文主要介绍原发膀胱输尿管反流（vesicoureteral reflux）。

（一）病因及病理

输尿管先斜行通过膀胱肌层，然后在膀胱黏膜下行走一段距离，开口在膀胱三角区。所谓活瓣作用，即膀胱压力增高时，黏膜下段先受压变扁，管腔闭合，阻止尿液反流至输尿管内，膀胱压力降低时，黏膜下段管腔重新张开，输尿管内尿液排入膀胱。输尿管膀胱连接部的活瓣作用，取决于膀胱黏膜下段的输尿管长度以及三角区肌层保持这个长度的能力，另一方面是逼尿肌对该段输尿管的支撑作用。若壁内段输尿管纵行肌有缺陷，使输尿管口外移，黏膜下段缩短，失去抗反流能力。正常输尿管黏膜下段长度与其直径比值为 5 : 1，反流者为 1.4 : 1。此外输尿管口异位，膀胱呈小梁憩室，输尿管开口于膀胱憩室内，膀胱功能紊乱也可造成继发反流。

反流分级：一级，反流达输尿管；二级，反流至肾盂肾盏，但无扩张；三级，肾盂轻度扩张，肾盏变钝，输尿管轻度扩张；四级，肾盂中度扩张，肾盏仍维持乳头形态，输尿管中度扩张；五级，肾盂肾盏重度扩张，输尿管重度迂曲扩张。

反流常并发尿路感染，在尿路感染的小儿中发生率占 29%~50%。反流发生率与年龄有关，1 岁以内发生率为 70%，随年龄增大而递减。新生儿及婴幼儿的集合管相对粗大，易造成肾内反流。反复的尿路感染可造成瘢痕肾。肾瘢痕常发生在肾上极伴有杵状扩张的肾盏。肾瘢痕可发生很快，也可在长时间后才出现。反流的患儿 30%~60% 发生瘢痕肾，并与反流程度成正比。轻者有 1~2 个区域肾实质瘢痕；重者广泛不规则瘢痕，仅部分区域有正常肾组织，甚至全部实质变薄，肾盏变形，或肾萎缩，称为反流性肾病。

（二）临床表现

患儿常出现反复的尿路感染，脓尿，发热。

（三）超声表现

1. 原发反流的直接征象
   （1）输尿管远端增宽，大于 4mm。
   （2）输尿管黏膜下段变短或消失，入膀胱处开口增宽，大于 2mm（图 11-1-5-4A、B）。但并非所有反流病例都能见到此征象，无此征象者并不能完全除外反流。

2. 原发反流的间接征象
   （1）肾盂壁及输尿管壁可有增厚，为泌尿系感染所致改变。
   （2）可有肾盂充盈，肾盏尚锐利，或轻度肾盂积水。
   （3）患侧肾外形萎瘪，皮髓质结构模糊，即瘢痕肾改变（见图 11-1-5-4C）；肾脏形态也可良好。
   （4）膀胱壁呈小梁或憩室，输尿管开口移位于憩室内或小梁间致使防反流机制失效。
   （5）可探及不同程度的肾盂输尿管积水。
   （6）肾实质回声增强或结构模糊提示肾小球已受损害。

（四）注意事项

超声作为诊断小儿泌尿系畸形的首选检查方法，但对于超声显示不明确的反流及反流分度仍需借助排泄性膀胱尿道造影（VCUG）。VCUG 检查有一定痛苦、有放射线辐射且不能同时观察肾功能，故超声应尽量做到缩小需要作 VCUG 的病例范围。仅行一次 VCUG，结果阴性，而临床又有怀疑反流病例，尚不能完全除外反流可能，可根据临床的需要复查超声。

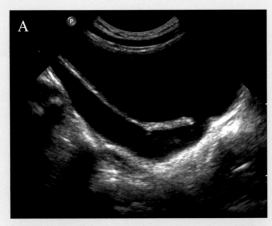

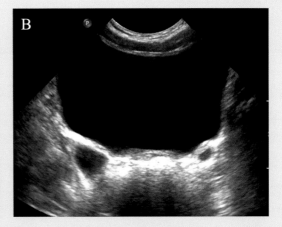

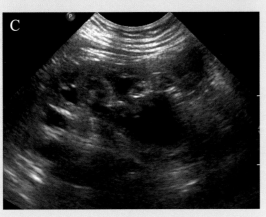

图 11-1-5-4　右侧原发膀胱输尿管反流，右侧瘢痕肾

男，22 个月，产前检查积水。

A. 右输尿管纵切面，可见右输尿管扩张，黏膜下段消失，入膀胱处开口增宽；

B. 盆腔横切，显示右侧输尿管远端横断面；

C. 右肾外形萎瘪，轮廓模糊，肾盂肾盏稍扩张，呈瘢痕肾改变

五、肾小球肾炎

肾小球肾炎（glomerulonephritis）分为急性肾炎，急进性肾炎，迁延性肾炎，慢性肾炎。

超声表现：

1. 急性肾炎

（1）双肾稍肿或肿大。

（2）皮质回声增强，等于或强于肝脏。

（3）皮髓质结构清晰。

2. 慢性肾炎

（1）肾脏偏小或萎缩。

（2）皮质回声明显增强，强于肝脏。

（3）皮髓质结构分辨不清。

（4）皮质内可见散在 0.3~1cm 小囊状无回声。

（5）双肾轮廓可显示不清楚。

六、肾病综合征

（一）病理

肾病综合征（nephrotic syndrome）病因不明，病理有多种类型，以微小病变型最多见。其次为局灶性阶段性肾小球硬化及膜性增生性肾炎。少数为系膜增生性及膜性肾病。分为单纯性肾病，肾炎性肾病。先天性肾病综合征，为出生后 6 个月内起病，多在新生儿期或出生 3 个月之内已有肾病综合征表现，多为常染色体隐性遗传，预后差。

（二）超声表现

1. 双肾肿大[21]。

2. 皮质回声增强[21]或正常。

3. 皮髓质回声对比差异度增大。

七、家族性出血性肾炎

家族性出血性肾炎（alportsyndrome）超声表现：

1. 双肾大小回声可基本正常。

2. 典型表现为双肾肿大。

3. 皮质回声弥漫性增强，强于肝脏回声。

4. 皮质可增厚或变薄。

5. 髓质回声改变不明显。

所有儿童肾小球疾病超声仅能够辨别急性或慢性弥漫性损害，病种之间声像图无特异性，定性诊断需依靠超声引导下经皮肾穿刺活检后的病理结果。

八、肾周及肾内脓肿

肾周及肾内脓肿（perinephric and renal abscess）多见于新生儿或小婴儿，可因先天泌尿系畸形继发感染，也可无明显的泌尿系畸形，而以发热就诊。

超声表现：

1. 肾实质内可见境界清晰的无回声液腔（图11-1-5-5）。

2. 肾实质内形态不规则的低回声区，边界模糊，内可见细光点漂移。

3. 注意合并泌尿系畸形。

笔者曾遇一例1岁幼儿因外院疑为肿瘤来诊，体表右肾区可见似瘤样隆起包块。超声显示右肾周围间隙大范围的低回声脓液充填，与肾实质内的脓腔相连。遂经体表膨隆处穿刺并置管引流出大量脓液后痊愈。细菌培养为金黄色葡萄球菌。

另一例26天新生儿以肾衰入院，超声见双肾显著增大，长径达到8cm（正常新生儿肾脏长径约4.5cm左右）。双侧肾实质内多发脓腔（图11-1-5-6），正常实质所剩无几，脓腔破入肾盂肾盏内使其形态不规则。应用广谱抗生素治疗无效。遂经超声引导下穿刺抽脓，细菌培养为白假丝酵母菌。立刻改为氟康唑治疗1个月后，双肾完全恢复正常。

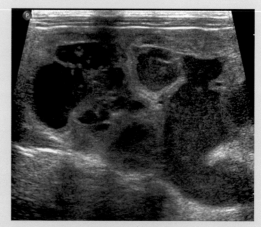

图 11-1-5-5 左肾盂输尿管积水，左肾内多发脓腔与集合系统相通

男，5个月，排尿困难5个月。肾盂肾盏扩张，实质内可见多个无回声脓腔，与肾盏相通

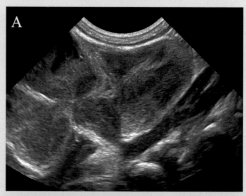

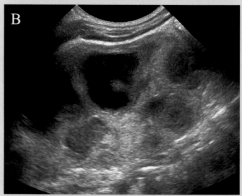

图 11-1-5-6 双肾实质多发脓肿，白假丝酵母菌感染

男，26天，发热，急性肾衰。

A. 右肾；

B. 左肾。双肾肿大，右肾结构模糊，双肾内多发脓腔，部分与肾盏相通

九、脐尿管畸形

胚胎发育过程中，膀胱自脐部沿前腹壁下降时，有一细管连接脐部与膀胱顶部，即脐尿管。以后脐尿管退化为脐正中韧带。超声是显示脐尿管残迹疾病的理想方法[22]。脐尿管的任何一段未闭合都可形成脐尿管畸形（urachal anomalies）。仅在脐部未闭形成脐窦；近膀胱处未闭形成膀胱顶部憩室；两端闭锁中间残留腔称脐尿管囊肿；完全不闭锁则形成自脐部到膀胱的瘘管，即脐尿管瘘。脐茸为脐部仅有少量的黏膜组织。

（一）病理

脐尿管囊肿位于脐下正中腹壁深处，介于腹横筋膜和腹膜之间。囊内液体为囊壁上皮的分泌物。囊肿可向脐部或膀胱穿破。

（二）临床表现

脐尿管畸形在临床并不少见。脐茸、脐窦，均可表现为脐部流水，继发感染时流脓。脐尿管囊肿大小不等，大者可在下腹正中触及包块。囊肿或瘘管继发感染时可表现腹壁软组织肿胀，局部形成包块，发热，白细胞增高。

（三）超声表现

1. 腹壁内的大小不等囊状无回声包块。
2. 可为类圆形或管状。
3. 多数与膀胱不通。
4. 一端可见索带样低回声延续至脐部。
5. 包块与腹腔内肠管之间相互移动。
6. 继发感染时，囊壁增厚，囊液混浊，与周围粘连，形成包块，周围软组织肿胀，回声增强，层次消失（图 11-1-5-7）。

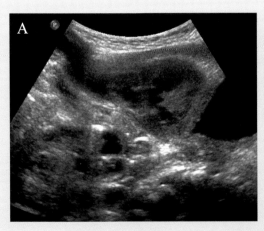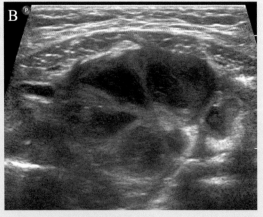

图 11-1-5-7　脐尿管囊肿继发感染形成脓肿

男，5 个月，脐部包块，红肿。A. 纵切：脐部沿腹壁延伸至膀胱底部囊管状包块，内含浑浊液性回声，周围组织肿胀；B. 高频探头横切：包块内液区可见分隔

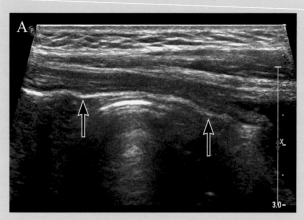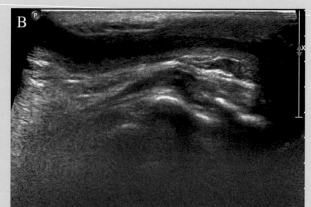

图 11-1-5-8 脐尿管瘘

女，5 岁，脐部流水。

A. 脐下腹壁内脐尿管残迹呈一萎瘪管腔（↑）；B. 管腔轻度充盈液体，自脐部直通膀胱，与膀胱腔相通

7. 脐尿管瘘可见自脐部向腹壁深层延伸的一个管道样低回声，内含液体（图 11-1-5-8）。

8. 脐茸、脐窦则看不到囊腔及瘘管样改变，仅表现为脐部直径 1cm 左右低回声团。

9. 感染消退后，脐尿管囊肿可仍为或充盈或萎瘪的囊腔。脐尿管瘘则呈一条状低回声。

脐尿管畸形超声通常不易误诊，需注意与腹腔肿瘤鉴别。

十、肾母细胞瘤

肾母细胞瘤（nephroblastoma）是小儿最常见的原发于肾脏的恶性肿瘤。好发年龄在 5 岁以下，平均年龄 3 岁，新生儿罕见。肾母细胞瘤可合并其他肾脏畸形，笔者曾遇合并对侧肾发育不良、马蹄肾、孤立肾的肾母细胞瘤。肿瘤其源于后肾胚基，残存的后肾胚基融合、侵入肾脏并逐渐扩大成为肾母细胞增生，肾母细胞增生复合体存在转化为肾母细胞瘤的可能。

（一）病理

肿瘤有包膜，剖面鱼肉样，常有坏死，可有囊腔形成。肾盂肾盏可变形。5% 合并钙化。如双侧原发而无转移，则可认为双侧原发性。7% 肾母细胞瘤为多中心发生。镜下肿瘤由胚芽、间叶、上皮三种成分构成。组织学分型：预后好的组织结构包括胚芽型、间叶型、上皮型、混合型。其中间叶型可以进一步分化成横纹肌、软骨、骨或脂肪等间叶成分，当上述多种组织成分混合出现时，使肾母细胞瘤与畸胎瘤难以区分。预后差的组织结构为间变型。

特殊类型肾母细胞瘤：

（1）肾外型肾母细胞瘤：可能来源于畸胎瘤，也可来源于残留的胚胎性肾组织。肿瘤位于肾外，多在腹膜后，也可位于腹股沟及后纵隔。

（2）囊性部分分化性肾母细胞瘤（cystic partially differentiated nephroblastoma）：完全由大小不等囊腔构成，囊壁薄，内壁光整，囊内充满淡黄色液体。囊壁为间叶组织，内衬立方上皮，上皮下可找到胚芽成分瘤细胞。患儿多在 1 岁以内。

（3）胎儿横纹肌瘤型肾母细胞瘤：发病年龄小，平均年龄20个月。半数可见囊腔。肿瘤剖面呈漩涡状或编织状，易侵入肾盂呈葡萄状。镜下肿瘤由大小不等排列不规则的与胎儿骨骼肌相似的梭形细胞构成，胞质内可见横纹。该型肿瘤和发生在软组织内胎儿型横纹肌瘤很相似。

（4）先天性肾母细胞瘤：新生儿肾母细胞瘤极为罕见而且预后很差。

（二）转移及复发

肿瘤突破包膜后可侵犯周围组织器官。肺转移为肾母细胞瘤最常见的转移途径，因此术后复查除常规腹部超声外还要常规行X线胸片检查。此外还可伴有肝转移，但少见。可经淋巴转移至肾门及主动脉旁淋巴结。可形成瘤栓经肾静脉延伸至下腔静脉甚至右房。北京儿童医院55例远处转移中肺转移45例，肝转移9例，脑转移3例，骨转移及精索转移各1例。

复发率与是否经正规的术前及术后化疗及完整的手术切除及淋巴结清扫有直接关系。此外，组织学分型及术前肿瘤转移程度也影响预后。总体来说，在小儿恶性肿瘤中，肾母细胞瘤复发率较低。

（三）临床表现

约95%病例以腹部包块就诊。多在给小儿洗澡换衣时发现。10%患儿有肉眼血尿。

（四）超声表现

基本类型：

1. 包块呈中低回声实性区与数量大小不等的囊状无回声相混，边界清晰，受压肾实质形成假被膜[23]。此型为最经典的肾母细胞瘤（图11-1-5-9）。
2. 完全实性无明显囊区，实性区可呈高中低回声混合的不均质回声（图11-1-5-10）。
3. 囊性为主，呈多房分隔的囊腔，分隔薄厚不均，仅见少许或无明显实性成分（图11-1-5-11）。
4. 肿物内强回声钙化占3%~5%，多位于曾经坏死区边缘。

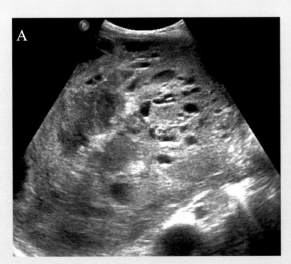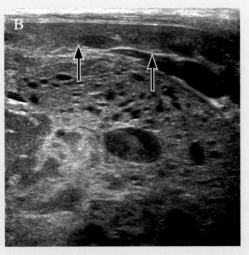

图11-1-5-9　右侧巨大肾母细胞瘤，越中线

男，2岁，发现右腹肿物，渐消瘦。A. 右肾内巨大低回声包块，越中线，内可见较多囊腔，残肾位于肿瘤前下缘；B. 高频探头显示瘤体内部囊实性结构及前缘残肾（↑）

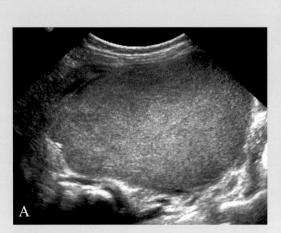
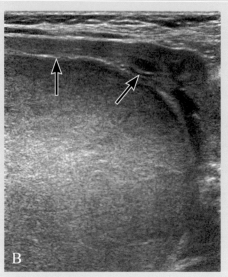

图 11-1-5-10　右肾母细胞瘤

男，7个月，发现腹部包块。

A. 右肾区实质肿物，回声均匀，未见钙化及囊腔；B. 高频探头显示残肾（↑）与肿瘤呈握球状

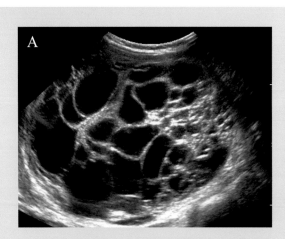
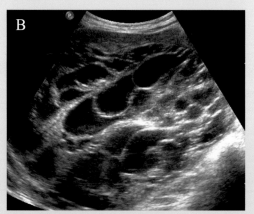

图 11-1-5-11　右囊性肾母细胞瘤

男，4个月，外院腹腔囊性包块。

A. 横切：右肾实质内多房囊性包块，部分间隔较厚，包块内侧可见残肾；B. 纵切：包块呈蜂窝状改变

（五）肿瘤位置及患肾形态

1. 肿瘤位于肾的一极　病灶通常呈类圆形或分叶状突出肾轮廓之外，境界清楚，包膜完整，可见残肾与肿瘤呈"握球征"（图 11-1-5-12）。当肿瘤占据全部肾脏时，可用高频探头观察到肿瘤边缘有菲薄的肾实质成分。以此与其他肾外肿瘤侵犯肾脏鉴别。肿瘤可长入肾集合系统，集合系统可轻度扩张，此型最多见，诊断比较容易。

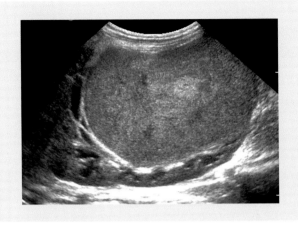

图 11-1-5-12　肾母细胞瘤
男，16 个月。右肾下极巨大包块，中等回声，边界清晰，后上方见残肾与肿瘤呈"握球状"

2. 双侧肾母细胞瘤　4%~10% 的肾母细胞瘤为双侧。大多数双侧同时发病，少部分为先后发病。肿瘤可双侧等大（图 11-1-5-13），亦可一大一小，后者易被疏漏。文献曾有双胞胎姐妹均患双侧肾母细胞瘤的报道。因此超声检查时要常规扫查对侧肾脏。

3. 肾母细胞瘤病（nephroblastomatosis，NS）较罕见，它虽属于良性病变，却具有潜在恶性变的可能，且与肾母细胞瘤关系密切。本病国外报道较多，国内仅 2 例。年龄最小为孕 24 周胎儿，最大为 53 岁。

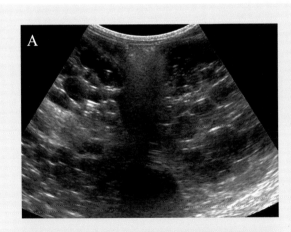

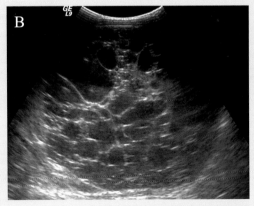

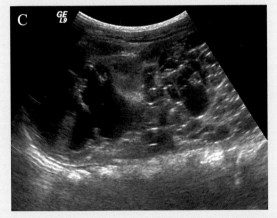

图 11-1-5-13　双侧囊性肾母细胞瘤
女，14 个月，发现腹部肿物 8 天。A. 中腹部双肾肿瘤横断面；B. 右肾实质内巨大多房囊性包块，呈蜂窝状；C. 左肾下极蜂窝状囊性包块，可探及部分残肾实质回声

NS 是成熟肾脏中持续存在的胚胎性肾组织,在胚胎时期,这些肾组织没有完全被输尿管芽从后肾胚基诱导形成成熟肾实质,而正常情况下,它们大概在妊娠 36 周、肾发生终止时消失。1990 年,Beckwith 等公布了肾原性残件(nephrogenic rests,NR)和 NS 的确切命名,把"异常持续存在的肾原性细胞灶"称为 NR;把呈弥散性或多灶性分布的 NR 及其衍生物称为 NS。NR 在婴儿期的发病率接近 1%,出生后几个月内显著下降。约 33% 的患儿会发展为肾母细胞瘤。NS 的分型主要基于瘤体与肾小叶的相对位置,可分为四型:①小叶外周型;②小叶内型;③混合型;④全小叶型。叶周型很少恶性变,但叶内型却有相当高的转化为肾母细胞瘤的比率。

超声双侧肾脏明显增大,病灶呈边界清晰的低回声结节,肾表面可见结节样隆起,亦可为囊性改变。弥散性或多病灶分布,偶尔也可与正常肾实质相对比呈等回声甚至高回声。北京儿童医院所见本病均为肾母细胞瘤合并肾母细胞瘤病。表现为一侧肾内巨大中等回声包块,边界清晰,残余肾实质内可见另一稍小低回声结节,二者不相连,对侧肾可正常,也可有单发或多发小结节(图 11-1-5-14),边界清晰。

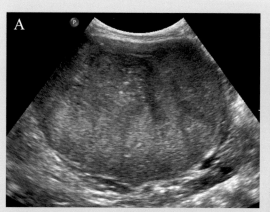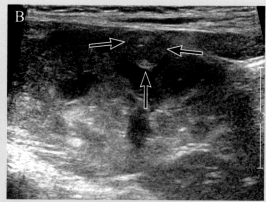

图 11-1-5-14 肾母细胞瘤合并肾母细胞瘤病

男,15 个月。A. 右肾实质内可探及约 10.8cm×8.8cm 回声不均匀包块;B. 左肾肾实质边缘可见 1.0cm×1.0cm×0.9cm 等回声小结节

美国肾母细胞瘤研究组(NWTS)估计大约 41% 的单侧和 99% 的双侧肾母细胞瘤含有肾胚胎性残存组织。NS 可能是肾母细胞瘤的一个易发因素,它被认为是肾母细胞瘤的潜在前体,能够被诱导形成肾母细胞瘤。

4. **肾盂型肾母细胞瘤** 肾脏轮廓尚存,形态未失常,但肾内结构紊乱,集合系统区域可见低回声包块(图 11-1-5-15)。因瘤体偏小,易误为肾癌。

5. **外生型肾母细胞瘤** 肿瘤自肾脏边缘向肾外生长,笔者曾见一例肿瘤占据大部分腹腔,初次超声肿瘤与肾的关系显示不清,缺乏足够的征象提示肿瘤来自肾内。几轮化疗后瘤体缩小,瘤体与肾脏交界处显示清晰,确诊肿瘤自肾脏边缘向肾外生长(图 11-1-5-16)。

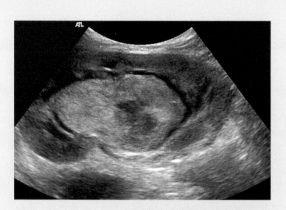

图 11-1-5-15 右侧肾盂型肾母细胞瘤

男，6岁，血尿、抽搐，1个月前当地发现肾占位。
右肾盂内高回声包块，周边可见肾盂内尿液环绕

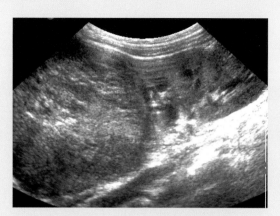

图 11-1-5-16 外生型肾母细胞瘤

男，5岁。右肾上极边缘实质内中等回声包块，向
肾外生长（术中只作剜除，保留肾脏）

6. 肾外型肾母细胞瘤　肿瘤起源于异位的肾胚细胞，多发生在肾脏附近，亦可在腰椎旁、腹股沟区。文献报道亦有位于纵隔内、骶前畸胎瘤内以及肾上腺、胸壁等，还有位于卵巢呈单纯囊性的报道。笔者遇1例盆腔肿瘤，回声混杂、囊实相间，因超声仅见右肾紧贴瘤体而未受破坏，故诊为盆腔畸胎瘤。术中见右肾完好，病理诊断肾外型肾母细胞瘤（图11-1-5-17）。

7. 肾母细胞瘤其他征象

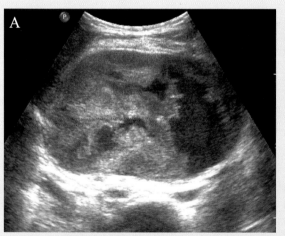
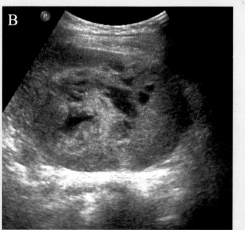

图 11-1-5-17 盆腔肾外型肾母细胞瘤

女，3岁，发现包块10余天。A. 横切面盆腔内低回声为主包块，内可见液性区，被膜不明显，少量
浑浊腹水；B. 纵切面观察

（1）瘤内出血及瘤体出血（图11-1-5-18）

（2）瘤栓：常规扫查下腔静脉及肾静脉，在儿童超声对瘤栓的显示优于CT，中等回声的瘤栓在无

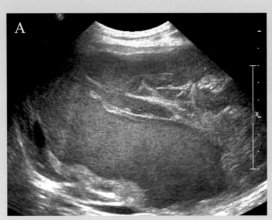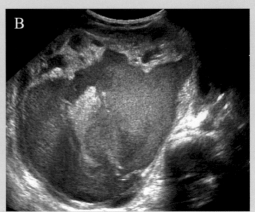

图11-1-5-18 右肾母细胞瘤继发大量瘤内出血

女，4岁，发现腹部包块。A. 纵切面瘤体内大量浑浊液性回声并有分隔，上极见残肾；B. 瘤体横切面

回声的血管中显示清晰，不易漏诊。瘤栓可经下腔静脉延伸至右房（图11-1-5-19）。中线处巨大栓子易误认为瘤体的一部分而造成定性错误。笔者遇一例左肾静脉巨大瘤栓在腹主动脉与肠系膜上动脉之间呈瘤块样，被误认为瘤体越中线，诊断为神经母细胞瘤侵犯肾脏。

（3）肾门淋巴结转移：较少见，超声可探及肾门及主动脉旁呈结节状低回声瘤块，边界清晰，内可见囊腔。

（4）肺转移：超声可见胸膜下的转移灶，呈中等回声结节，可大可小（图11-1-5-20）。

（5）肝转移：少见，常规扫查肝脏，除检查有无转移灶外（图11-1-5-21），还应注意肝脏回声，因部分患儿在术后化疗期间出现肝损害，表现为肝脏回声明显增粗，似纤维化改变。

（6）与腹膜后血管关系：瘤体巨大时可与周围血管及器官粘连。但一般不包绕腹膜后大血管。

（7）复发：肾母细胞瘤是预后相对较好的恶性肿瘤之一。手术完整切除并辅助以规律化疗，一般不易复发。少数病理分型差，手术清扫不彻底，化疗不及时不合理的病例会出现原位复发，术后3个月是复发的高峰时段。

（六）鉴别诊断

1. 与其他原发肾内肿瘤鉴别

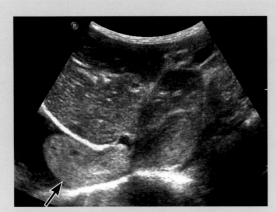

图11-1-5-19 左肾母细胞瘤，下腔内瘤栓延伸至右房

男，3岁。心肝后段下腔内瘤栓，延伸至右房（↑）

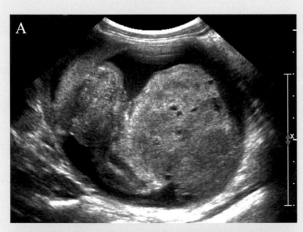

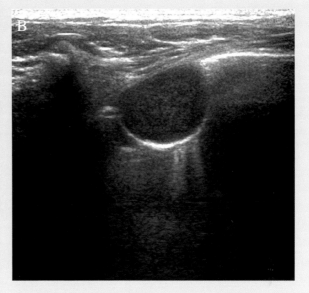

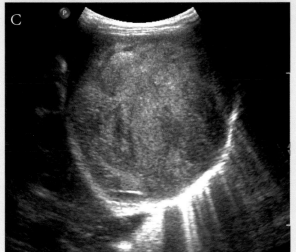

图 11-1-5-20　肾母细胞瘤多发肺转移

女，6 岁，腹部肿物伴咳嗽。A.　右肺内转移瘤灶；B.　胸膜下低回声结节转移灶；C.　左肺内转移灶

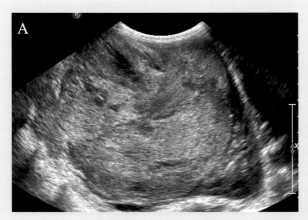

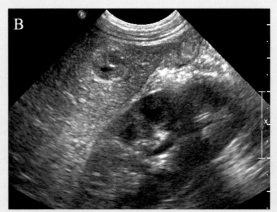

图 11-1-5-21　肾母细胞瘤肝转移

男，16 个月，发现肿物。

A.　肾实质内不均匀回声包块，边界清晰，与残肾呈握球状；B.　肝内低回声转移灶

（1）肾透明细胞肉瘤（CCSK）及恶性杆状细胞瘤：发病年龄分布无特殊，其超声表现与肾母细胞瘤酷似，亦可双侧发病，单从声像图鉴别困难。CCSK 有易发生骨转移的特点，如初诊时发生骨转移则有助于本病的诊断。

（2）先天性中胚肾瘤：其形态回声亦与肾母细胞瘤区分难度较大，但本病好发新生儿及 3~4 个月以内的婴儿。北京儿童医院曾报道 15 例，占同期肾原发瘤的 3.7%。新生儿期肾内实体瘤要首先考虑本病。

（3）肾癌：患儿年龄偏大，瘤体较小，初诊时很少大于 4cm，肾形态尚存。临床多表现为血尿。

（4）多房囊性肾瘤：囊性肾母细胞瘤需与本病鉴别。二者声像图均表现为多房囊性，注意观察囊壁或囊隔有无实性成分是鉴别要点。

（5）肾内横纹肌瘤：表现不均匀低回声，可有囊变区，特异性不强，与肾母细胞瘤不易区分。

2. 与神经母细胞瘤侵及肾脏鉴别　肿瘤具有神经母细胞瘤特点，中强混杂回声，钙化多见，囊区罕见，包绕血管，区别并不困难。

3. 肾外型肾母细胞瘤需与腹膜后畸胎瘤、腹膜后淋巴管瘤、未包绕血管的神经母细胞瘤鉴别，尽管超声可以多角度动态观察有助于判定肿瘤位置，但定性诊断相当困难。

十一、先天性中胚叶肾瘤

先天性中胚叶肾瘤（congenital me-soblastic nephroma，CMN）也称胎儿型错构瘤、婴儿间叶错构瘤，主要发生于新生儿和年幼婴儿。多数在生后 3 个月作出诊断。

（一）病理

肿瘤剖面呈车辐状或束状排列的纤维束，如子宫肌瘤。镜下主要由具有成纤维细胞、肌纤维母细胞及平滑肌细胞特性的梭形细胞构成，肿瘤中可见少量残留的肾小球和肾小管，有时可见玻璃样软骨小岛和灶状髓外造血现象。

（二）临床表现

以腹部包块或血尿就诊，也有产前超声发现。

（三）超声表现

肾内肿瘤，包膜完整，不均匀低回声，可有囊腔，与肾母细胞瘤鉴别困难，年龄可以提示诊断。

十二、肾透明细胞肉瘤

肾透明细胞肉瘤（clear cell sarcoma of kidney，CCSK）又称骨转移性肾肿瘤。易发生骨转移，也可见软组织转移。北京儿童医院曾统计 380 例肾肿瘤中 CCSK 有 30 例占 7.9%。剖面及超声所见均与肾母细胞瘤相似。可单侧也可双侧发病。CCSK 另一特点是转移和复发可出现较晚，2~4 年间或更长时间复发者占复发病例的半数。故 CCSK 的随访期限需要延长。

（一）病理

CCSK 和肾母细胞瘤只能靠病理区分。CCSK 的肉瘤细胞呈卵圆形，空泡状，看不到肾胚芽组织。肾母细胞瘤由未分化肾胚芽组织（幼稚的肾小球或肾小管样结构）的间叶组织和上皮组织构成。

（二）超声表现

声像图特点与肾母细胞瘤相似，难以区别，术前超声往往诊断为肾母细胞瘤。

1. 肾内肿物呈囊实混合回声，或实性为主（图11-1-5-22）。
2. 软组织内转移灶呈均匀的低回声包块，边界清晰。

十三、恶性杆状细胞肉瘤

又称恶性横纹肌样瘤，高度恶性，发病年龄多在婴幼儿期。北京儿童医院380例肾肿瘤中恶性杆状细胞肉瘤（malignant rhabdoid tumor cell sarcoma）16例，占4%。

（一）病理

肿瘤切面与肾母细胞瘤相似，出血坏死及周围浸润更多见。镜下瘤细胞弥漫排列呈多边形，有丰富嗜酸性胞质，但无横纹，因此呈横纹肌样瘤。

（二）超声表现

与肾母相似（图11-1-5-23），二者区分困难。

十四、肾细胞癌

肾细胞癌（renal cell carcinoma）小儿少见。一般发生在5岁以后，平均发病年龄12岁。

（一）病理

肾癌细胞来源于近曲小管的上皮细胞。病理分为透明细胞型和颗粒细胞型。

（二）临床表现

多以无痛性全程血尿就诊。

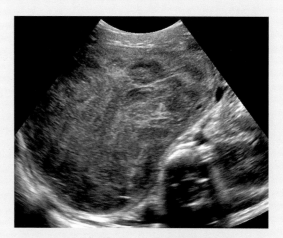

图11-1-5-22　肾透明细胞肉瘤
男，4岁。右肾内不均匀低回声包块

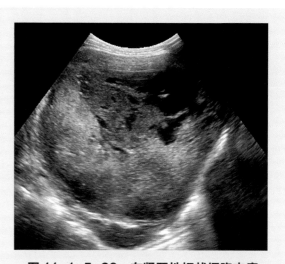

图11-1-5-23　左肾恶性杆状细胞肉瘤
女，1岁，发现腹部包块。左肾下极混杂回声包块，部分呈囊性，残肾被推挤至右侧

（三）超声表现

1. 多数瘤体较小，呈低回声，限于肾脏轮廓内，肾内结构紊乱。或者位于肾脏一极。
2. 瘤体较大，低回声，可有无回声囊腔（图11-1-5-24），残肾结构明显，术前易误诊为肾母细胞瘤。
3. 肿瘤占据整个肾脏，肾脏轮廓增大，仅边缘有少量实质。
4. 可见瘤组织伸入肾盂肾盏，使整个肾脏结构紊乱。
5. 肾静脉、下腔静脉瘤栓。

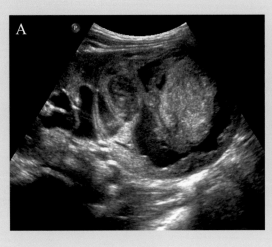
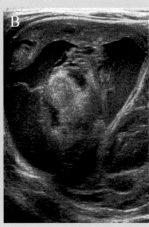

图 11-1-5-24 肾细胞癌

女，5 岁，腹痛发现腹部包块。A. 右肾下极边界清晰囊实性包块，内可见分隔及不规则囊腔，瘤体周边为实性回声，右肾上半部分形态尚存；B. 高频探头显示包块内不规则囊区

（四）预后

肿瘤分期是影响预后的主要因素，12 岁以下小儿肾癌预后较成人好。长期存活率达 72%。与成人不同小儿肾癌术后仅需超声随诊，不需放化疗。

十五、膀胱、尿道、前列腺横纹肌肉瘤

横纹肌肉瘤（rhabdomyosarcoma，RMS）是儿童最常见的软组织恶性肿瘤，占儿童期恶性肿瘤的 3%~5%[24]，占小儿软组织肉瘤的 55%~60%。RMS 是膀胱、前列腺最常见的恶性肿瘤，此外还好发于睾旁组织、阴道。北京儿童医院 1955-1995 年的 RMS 有 157 例，其中 54 例原发于泌尿生殖系，占 34%。RMS 最常发生于头颈部，其次是四肢及泌尿生殖系，再次是躯干、胸腔及腹膜后。

（一）病理

来源于能分化为横纹肌的原始间叶细胞。RMS 的大体形态、生长速度和组织结构差异很大。组织学分 4 型：①胚胎型，最常见，占 60%；②葡萄状型：常见于阴道、子宫和膀胱，几乎均见于小儿；③腺泡型：多发生在青壮年的四肢及头颈部；④多形型：多发生于老年人。膀胱 RMS 起源于黏膜下层及表浅肌层，向下可侵犯尿道，向上可累及输尿管。多为葡萄状肉瘤，多发，有蒂或无蒂。

（二）临床表现

膀胱 RMS 好发于三角区，易堵塞尿道内口而造成排尿困难，尿路梗阻。因肿瘤未侵及黏膜层，故血尿者罕见。女孩膀胱内肿瘤可自尿道口脱出。

（三）超声表现

1. 膀胱 RMS

（1）膀胱三角区、膀胱颈部可探及中等回声包块。

（2）肿物内回声较均匀，少数可见其内有液化。

（3）肿物边界清晰，似葡萄样自膀胱壁突向腔内（图 11-1-5-25）。

（4）有的病例可见瘤结节似葡萄珠样在膀胱尿液中摇曳。

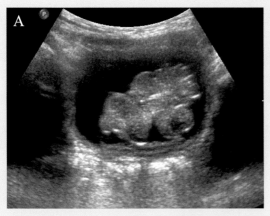
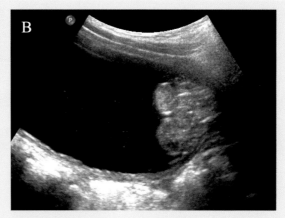

图 11-1-5-25　膀胱横纹肌肉瘤

男，3 岁，间断排尿困难 1 个月。A. 膀胱内中等回声包块，内有少许小囊腔；B. 膀胱纵切，包块位于三角区

（5）肿瘤可广泛扩展乃至充盈整个膀胱。

（6）堵塞尿道内口时可见双侧肾盂输尿
管积水。

（7）肿瘤占据整个三角区时要注意观察双
侧输尿管远端有无受累。

2. 前列腺 RMS

（1）前列腺区可探及中等偏低回声包块（图
11-1-5-26）。

（2）肿块边界清晰，血供丰富。

（3）探及不到正常前列腺回声。

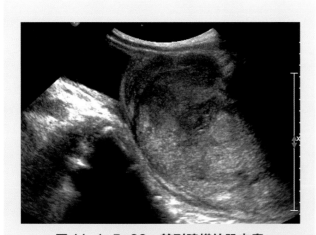

图 11-1-5-26　前列腺横纹肌肉瘤

男，5 岁，排尿困难。膀胱纵切，膀胱下方前列腺区可
见低回声包块

（4）自会阴部探查后尿道多走行于肿瘤后
缘，紧贴或紧密粘连或穿行于瘤组织
内边缘区。

（5）肿瘤可形成瘤栓，沿髂内外静脉、髂
总静脉、下腔静脉分布。故瘤体较大
时要注意扫查髂血管情况。

（6）膀胱 RMS 巨大时可侵及前列腺。

（7）前列腺肿瘤巨大亦可侵犯膀胱。

（8）瘤体巨大时膀胱、前列腺均受累，有
时无法区分原发部位，可通称为膀胱
前列腺 RMS。

（四）肿瘤转移

RMS 可有肝转移及软组织转移。笔者遇一例
膀胱 RMS，行肿瘤切除后，原位复发，行膀胱全
切后腹壁软组织内转移。肝转移灶可表现为肝内
弥漫密集或散在的球形或粟粒样低回声结节。此
外还要注意腹膜后淋巴结有无肿大。

（五）鉴别诊断

在绝大多数情况下，膀胱 RMS 及前列腺
RMS 图像典型，可直接诊断，不需与其他病变鉴别。
但在少数情况下炎症、炎性假瘤及 RMS 之间需要
鉴别。

（贾立群　王晓曼）

第六节 肠道疾病

一、小肠重复畸形

消化道重复畸形是指附着于消化道系膜缘的具有与消化道壁结构相同的囊状或管道样组织。可发生于自舌根到直肠的消化道任何部位。小肠重复畸形（intestinal duplication）发生率最高，其次是食管。

（一）病理

囊肿型约占80%，呈圆形或类圆形囊肿，多与肠管不相通，内为无色或黄色黏液样分泌物，含蛋白酶和盐酸。囊肿可随分泌物增多而增大。位于肠壁肌层或黏膜下向肠腔内突出者为肠管内型，向外突出者为肠管外型。多数囊肿型重复畸形位于肠系膜上，与肠管壁无关系。管状重复的肠管与正常肠管呈并行的双腔管道，长度为数厘米至数十厘米。有正常的肠壁结构，一端为盲端，一端可与附着的正常肠管交通。少数的管状重复肠管有独立的系膜血供。还有一种重复畸形自小肠经横膈直达胸腔，呈胸腹腔重复畸形。囊肿型与管状型的壁结构与正常消化道壁相似，有完整的平滑肌层和黏膜层，与正常肠管有共同的浆膜层，内衬黏膜可为相邻消化道黏膜或迷生的胃黏膜或胰腺组织，因此可发生溃疡出血、穿孔。

（二）临床表现

可有消化道出血、梗阻，腹痛，也可无症状。

（三）超声表现

分为囊肿型和管状型。

1. 腔外囊肿型

（1）紧邻肠管的圆形或类圆形囊状无回声，边界清晰，内壁光整。

（2）囊壁偏厚，厚度约2mm，可探及肌层结构，类似消化道壁（图11-1-6-1）。

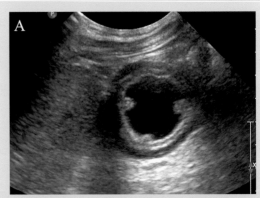
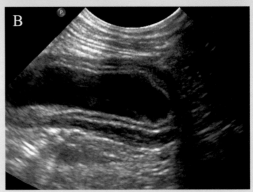

图 11-1-6-1 囊肿型肠重复畸形

女，2岁，发现腹部包块。

A. 横切，左上腹可见一管状结构，壁厚，壁内可见肌层，类似消化道壁，与周围肠管未见相通；

B. 纵切面腔内未见分隔

（3）囊液较清亮，囊内无分隔。

2. 腔内囊肿型

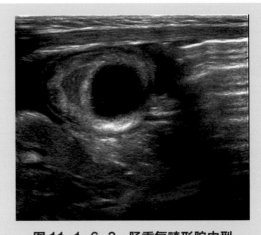

图 11-1-6-2 肠重复畸形腔内型

女，1天，产前发现腹部肿物。右下腹肠腔内可见囊状无回声，壁与消化道壁相似

（1）回肠腔内见囊状无回声（图11-1-6-2）。

（2）近端肠管异常积液扩张。

（3）多发生在新生儿及婴幼儿期。

（4）小囊肿可继发肠套叠，在套入部头端见囊状无回声。

十二指肠降段囊肿型重复畸形，往往和胰腺关系密切，手术中需超声引导。

3. 管状型

（1）可见一萎瘪黏膜明显增厚的异常肠管，黏膜厚度约4~5mm。

（2）不规则积液扩张的管状结构，也可二者并存。

（3）异常肠管与一段正常肠襻关系密切。

（4）个别异常重复肠管与正常肠管形态、管壁结构相同，超声无法辨认。

（四）鉴别诊断

囊肿型肠重复畸形通常需要与肠系膜囊肿鉴别，新生女婴右下腹囊肿型重复畸形要与卵巢囊肿鉴别，关键均在于观察壁结构。管状型一般无须鉴别，只有几个厘米长的管状型偶尔需与梅克尔憩室鉴别，但二者混淆并不影响手术方案。

二、肠套叠

肠套叠（intussusception）是指一部分肠管及其系膜套入邻近的一段肠腔内[1]，是婴幼儿期常见的急腹症之一。发病年龄6个月~2岁，3岁以后发病者多存在原发病。目前多采用超声诊断，透视下空气灌肠整复治疗或超声引导下水灌肠整复治疗。

（一）病因

分为原发性和继发性，95%患儿为原发性，套叠头端及附近未发现诱因。5%患儿（多为儿童）肠套叠是继发于肠管的器质性病变，包括梅克尔憩室、肠重复畸形、肠息肉、肠壁肿瘤及腹型紫癜等。

（二）诱因

1. 各种原因导致的肠痉挛，致使肠管蠕动功能紊乱，可以促使肠套叠的发生。

2. 婴幼儿回盲部系膜不固定，系膜过长、松弛、回盲部高位、游离度大。

3. 回盲部肠系膜淋巴结肿大，回肠末端集合淋巴小结增生肥厚。

（三）病理

套叠肠管横断面有三个筒，外筒为鞘部，中筒内筒为套入部。外筒与中筒以黏膜面相接触，中筒和内筒以浆膜面接触。由于鞘部肠管持续痉挛使套入部肠管出现血运障碍，表现为淤血性坏死，同时鞘部肠管因强烈痉挛及扩张而发生缺血性坏死，易穿孔。

（四）临床表现

典型表现为阵发性哭闹，果酱样大便，腹部腊肠样包块。继发梗阻时出现呕吐等肠梗阻症状。少部分小婴儿无哭闹而表现为精神弱，表情淡漠。

（五）超声表现

1. 沿结肠框走行"同心圆"包块（图11-1-6-3）。

2. 纵切面显示"假肾征"。

3. "新月征"，套入部肠管增厚的肠系膜呈新月形高回声。

4. 套入部肠管周围可见数枚大小不等的肠系膜淋巴结。

5. 继发肠套叠可探及病理性诱发点，头端可见梅克尔憩室、肠重复畸形、肠道息肉（图11-1-6-4）、腹型紫癜的厚壁肠管等。

（六）鉴别诊断

肠套叠的超声图像具有特征性，一般无须鉴别诊断，只有在腹型紫癜肠壁明显增厚的情况下，一定用高频探头仔细观察，勿将单纯增厚的肠壁与肠套叠的多层肠壁混淆。

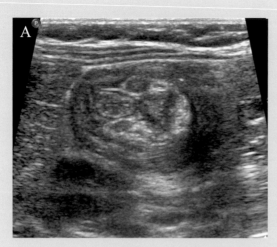
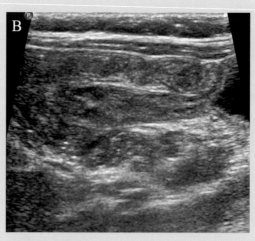

图 11-1-6-3 回结型肠套叠

女，8个月，呕吐，血便。A. 横切：右中腹部可见同心圆包块，套入部可见小淋巴结；B. 套入部纵切面

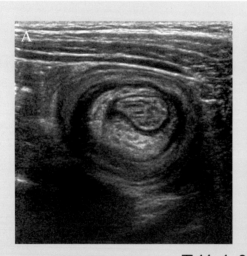
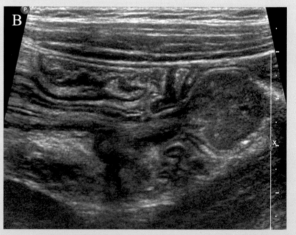

图 11-1-6-4 息肉继发肠套叠

男，4岁，便血5个月。A. 左上腹可见同心圆包块；B. 纵切面套叠头端可见一中等回声结节

三、阑尾炎

阑尾炎（appendicitis）是小儿最常见的急腹症之一，北京儿童医院急诊每年收治阑尾炎患儿约300余例，占外科急症的 1/4~1/3。发病年龄：5~10 岁高发，婴幼儿少见，新生儿罕见。

（一）病因

1. 阑尾腔阻塞 正常情况下阑尾腔内可有盲肠内容物，小儿阑尾细小，容易发生阻塞及分泌物引流不畅，造成阑尾肿胀，张力增高，继而影响阑尾壁血运，促进感染的发生。最常见的阻塞是阑尾腔内粪石。

2. 感染因素 致病菌多为金黄色葡萄球菌、大肠埃希菌，并伴有厌氧菌的感染。

（二）临床表现

典型的阑尾炎表现为转移性右下腹痛，早期为上腹痛或脐周痛，数小时后转移至右下腹痛并固定。少部分病例腹部压痛并不明显。此外，还可有恶心、呕吐，形成粘连时可有肠梗阻症状，盆腔有脓肿时可出现刺激性的腹泻。实验室检查：白细胞计数及中性粒细胞增高，CRP增高。部分病例有发热。

（三）病理

急性单纯性阑尾炎炎症限于黏膜层。化脓性阑尾炎阑尾肿胀明显，黏膜破坏，浆膜充血，外被脓苔，阑尾腔内积脓。坏疽性阑尾炎黏膜大部分溃烂，阑尾壁坏死，极易穿孔，穿孔后可形成阑尾周围脓肿。

（四）超声表现

1. 阑尾位置　多在右下腹髂血管内侧，位置深在时扫查困难，此外阑尾还可位于右下腹靠近侧腹壁处。回盲部高位时可位于右中腹或肝下。回盲部位于左下腹时，阑尾位于左下腹。部分阑尾位于脐下。阑尾位置多变，因此常规位置扫查不到时，要注意多方位扫查，以免遗漏。

2. 正常阑尾形态　正常儿童阑尾显示率约95%。外径小于0.6cm，壁厚度小于0.2cm，阑尾腔或萎瘪，或充盈高回声的粪渣及少量积气。阑尾壁层次感清晰，阑尾周围系膜不厚。

3. 阑尾炎　无论哪个病理时期的阑尾炎症都有一个共同的表现。阑尾周围系膜不同程度增厚，或有大网膜包裹。因此阑尾周围系膜增厚是炎症的重要诊断指标。

    （1）急性单纯性阑尾炎：阑尾外径多在1cm以内，黏膜增厚约0.2~0.3cm，阑尾腔内无液性回声区。部分病例仅表现为盲端增粗，故要注意扫查阑尾全程（图11-1-6-5）。

    （2）化脓性阑尾炎：阑尾全程增粗，阑尾外径多大于1cm，阑尾壁增厚或被撑薄，黏膜结构已分辨不清。阑尾张力较高，阑尾周围未见脓肿包块形成。阑尾腔内可见到粪石，表现为弧带状强回声，曳声影（图11-1-6-6）。此期仍可手术。

儿科介入超声　第十一篇

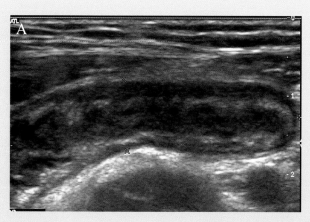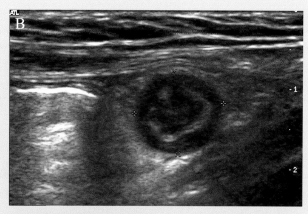

图11-1-6-5　急性单纯性阑尾炎

男，12岁，阵发腹痛1天，吐2次。

A. 长轴：阑尾肿胀，阑尾壁增厚，腔内未见粪石及积脓；

B. 横断面：阑尾肿胀，局部阑尾系膜增厚

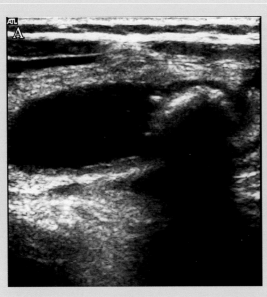
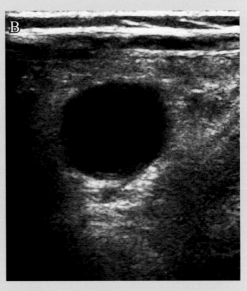

图 11-1-6-6 急性化脓性阑尾炎，阑尾粪石

女，5岁，腹痛发热。A. 长轴：阑尾肿胀，腔内可见粪石一枚，粪石远端阑尾积脓；B. 横断面：
扩张积脓的阑尾

（3）阑尾穿孔、阑尾脓肿：此时脓液已流出，阑尾腔多已萎瘪，黏膜仍增厚，阑尾周围及
局部肠间隙可见不规则的条片状低回声，早期为脓液，后期为粘连。阑尾有时显示不清。
系膜明显肿胀增厚，有时可见形态不规则的脓肿形成（图 11-1-6-7）。脓肿可位于肠间，
可位于腹壁下，还可蔓延至盆腔膀胱直肠窝。有时脓肿内的液体与肠腔积液相似，脓肿形
态也与肠管形态类似，此时要注意鉴别，因此期往往需要超声引导下穿刺抽脓。早期穿孔
偶尔可见到阑尾壁的破损处及脓液正向外流的现象。女孩可见卵巢粘连于包块边缘。

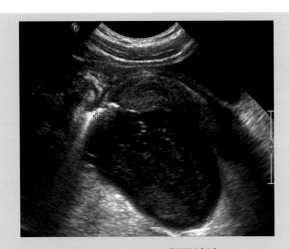

图 11-1-6-7 阑尾脓肿

女，6岁，间断腹痛3~4天，发热，WBC
升高，右侧腹压痛。子宫直肠窝脓腔大小
4.1cm × 3.3cm × 4.3cm

4. 幼儿阑尾炎特点 婴幼儿因大网膜短而薄，
发育差，穿孔后炎症不易局限，可扩散到
腹腔形成多处脓肿，比如肠间脓肿、膀胱
（子宫）直肠间脓肿（可麻醉下经直肠穿
刺）、膈下脓肿。此时要常规扫查肝脾内
有无蔓延的感染灶。

5. 新生儿阑尾炎特点 新生儿阑尾炎仅表现
为哭闹，吐奶，或败血症症状，发现时多
已穿孔，右腹部可见部分系膜增厚，有粘
连带，偶可见增粗积液的阑尾显示，多数
是临床怀疑新生儿败血症要求除外腹腔感
染灶时做超声检查发现。本病罕见，北京
儿童医院每年仅 3 例左右。

6. 肥胖患儿阑尾炎　因腹壁较厚，阑尾显示率大大降低，早期或轻度阑尾炎不易显示，故诊断困难。当阑尾化脓肿胀或穿孔形成脓肿包块时，超声较易诊断。

（五）鉴别诊断

1. 梅克尔憩室炎　部分梅克尔憩室位于右下腹，有炎症改变时也表现为系膜增厚粘连，个别憩室形状与阑尾相同，因此需要全程扫查阑尾，尤其是起始部，观察是否从盲肠发出。

2. 不典型病例　部分病例可无明显腹痛，或不发热，或白细胞不高，此时要注意观察阑尾周围系膜情况，若有增厚仍可提示阑尾炎。还有少数病例初诊时，阑尾形态大致正常，或阑尾显示不清，但患儿局部压痛明显，此时一定要密切随诊，短期内复查超声。

（贾立群　王晓曼）

一、畸胎瘤

腹膜后间隙，脊柱两侧是畸胎瘤（teratoma）的又一好发部位。在腹膜后肿瘤中，畸胎瘤发病率仅次于肾母细胞瘤及神经母细胞瘤居第三位。主要见于婴幼儿。临床上 75%~80% 的病例发病年龄小于 2 岁。腹膜后畸胎瘤多为良性，北京儿童医院的统计资料显示恶性率为 1.3%。根据瘤体内脂肪、钙化及囊腔含量不同，超声表现多样化。实性成分为主则多倾向于恶性，AFP 是重要的实验室辅助检查[25]。

（一）临床表现

90% 以上的病例以腹部包块就诊，包块可以很大，压迫横膈使患儿呼吸急促，食欲不佳。良性肿瘤，病儿全身情况良好，恶性肿瘤进展快，患儿出现消瘦，发热，贫血，一般情况较差。

（二）超声表现

1. 肿瘤多为囊实性，回声混杂，边界清晰，其内可见不规则较大囊腔（图 11-1-7-1），囊内或囊间可见中高回声团，以及强回声钙化团，伴明显的声影。

2. 通常一侧肾脏受压移位，或上移或下移，并伴有肾轴旋转，提示肿瘤来自腹膜后。肿瘤不包绕腹膜后大血管，但可推挤血管造成移位。

3. 肿瘤不形成瘤栓。

4. 巨大肿瘤可与肝脏、十二指肠、胃、胆总管、胰腺及肠系膜粘连紧密。

5. 恶性肿瘤可经血行及淋巴管转移至肝脏、肺及腹膜后淋巴结。因此需要常规扫查肝内有无转移灶，腹膜后有无肿大淋巴结。

6. 腹膜后畸胎瘤图像特点较明显，定性并不困难，但要注意定位准确。

7. 极少数病例瘤体小，无症状，为常规超声

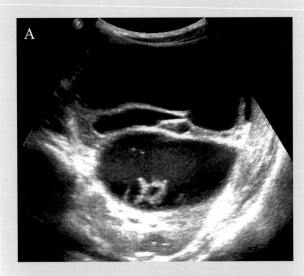

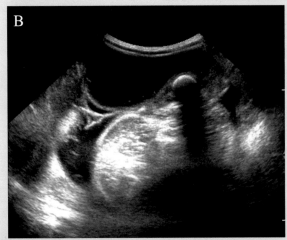

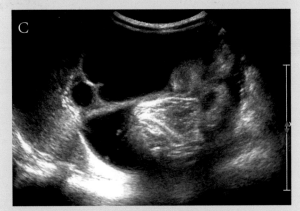

图 11-1-7-1　腹膜后畸胎瘤

男，18 个月，发现腹部肿物。

左腹膜后囊实包块，可见脂肪组织、钙化、囊腔

检查时偶然发现。

二、神经母细胞瘤

腹膜后神经母细胞瘤（neuroblastoma）是儿童最常见的恶性实体肿瘤[26]。神经母细胞瘤源于未分化的交感神经节细胞，因此凡具有胚胎性交感神经节细胞的部位都可发生神经母细胞瘤。源于肾上腺髓质及腹膜后的占 75%，其次位于后纵隔、盆腔及颈部。还有 2% 的病例，可见到肿瘤转移，但寻找不到原发灶。据北京儿童医院统计，好发年龄在 5 岁以下，80% 病例位于腹膜后，半数以上病例就诊时已有远处转移。

遗传学研究发现，染色体最常见的变化是 1 号染色体断臂末端缺失。N-myc 癌基因的扩增高于正常细胞的 5~1000 倍，其扩增程度与临床分期正相关。

肿瘤可产生大量的儿茶酚胺及其代谢产物 3-甲氧-4羟-苦杏仁酸（VMA）和高香草酸（HVA）。90% 以上患儿尿中 VMA 含量增高。因此测定尿 VMA 有助于该病诊断。

（一）肿瘤生长方式

神经母细胞瘤恶性程度高，肿瘤很快突破被膜沿腹膜后大血管生长，超越中线，不同程度地包绕大血管。若肿瘤源于脊柱旁沟，沿神经根蔓延，可从椎间孔进入椎管。转移方式为血行转移及淋巴管转移。常见的转移脏器为骨转移、骨髓转移、肝转移、眼眶及球后软组织转移。骨转移为长骨、椎体及颅骨转移。此外还可有皮肤、睾丸转移。

（二）临床表现

多数患儿以腹部肿物就诊。患儿可出现贫血、发热。肿瘤侵犯骨骼，可出现腿疼、背疼，侵犯颅骨、眶骨出现头部包块、突眼、眼睑皮肤青紫色瘀斑。侵犯椎管可出现神经压迫症状，下肢瘫痪、排便排尿障碍。少数可出现内分泌症状，因为肿瘤可分泌类促性腺激素，造成性早熟。

（三）超声表现

1. 位置

（1）来自交感链的肿瘤可位于上腹中线区，也可位于一侧腹向中线延伸。

（2）肿瘤位于脊柱旁，或紧贴椎体前缘，可沿椎间隙进入椎管，可向上延伸至后纵隔。

（3）来自肾上腺肿瘤位于肾上腺区，可越中线。

（4）可位于下腹或盆腔。

（5）可位于骶尾部。

2. 回声

（1）最典型的神经母细胞瘤表现为中等偏高回声，可呈一巨块，也可呈多结节改变。

（2）肿瘤不同程度包绕血管，包括腹主动脉、腹腔干动脉及其分支、肠系膜上动脉，瘤组织伸入腹主动脉与肠系膜上动脉的夹角处。双肾动脉可穿行于瘤体内并变细（图 11-1-7-2）。较大的肿瘤，两缘可以直抵两肾门处。

（3）来源于肾上腺的肿瘤可呈低回声背景上弥漫分布小块强回声，似满天繁星，使肿瘤整体回声与胃内容物极其相似。曾经有人将肿瘤误认为胃内容物而漏诊。

（4）包块较小，呈较均匀的低回声，其内可见少量点状强回声。

（5）肿瘤极小，形似一肿大淋巴结。

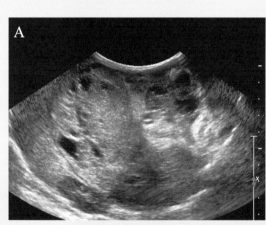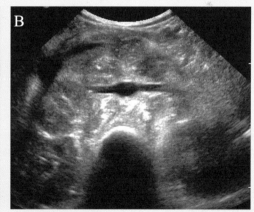

图 11-1-7-2 腹膜后神经母细胞瘤

男，22 个月，腹胀，腹大。A. 腹膜后巨大混杂回声包块，内可见囊腔，及钙化；B. 肿物包绕腹主动脉、双肾动脉

总之，神经母细胞瘤回声混杂，可高可低，内有沙砾样钙化或小块钙化，囊腔罕见。

（四）预后

1. 肿瘤自行消退 神经母细胞瘤发展迅速，但有偶然自行消退的潜力。其原因仍在研究。自行消退的病例均发生在小婴儿。北京儿童医院曾有 1 岁 6 个月患儿，腹膜后神经母细胞瘤，肿物巨大超越中线，包绕血管，手术未能切除仅作活检。术后家长放弃治疗，6年后患儿健在，来复查超声，腹膜后肿瘤消失。

2. 肿瘤转移 最常见的是肝转移，肝内弥漫或散在结节状或粟粒样低回声。肿瘤可直接侵犯肾上极或肾门，使肾脏受压下移或外移。肿瘤亦可直接侵犯胰腺致胰腺受压前移。腹膜后可有肿大淋巴结转移，转移的淋巴结内多可见到点状强回声。肿瘤不形成瘤栓。此外注意观察椎体前缘骨质是否规整。还需要注意有否远处淋巴结如颈部淋巴结转移、腹股沟淋巴结转移。肿瘤还可位于髂腰肌内及胰腺内。

神经母细胞瘤回声及生长方式较有特色，绝大部分肿瘤诊断并不困难。部分肿瘤较小，不包血管，难与神经节母细胞瘤或神经节细胞瘤鉴别，通常是超声引导下穿刺活检病理诊断。个别情况下，肿瘤不大，中低回声，内无钙化，位于中下腹腹膜后，与血管关系密切，需与腹膜后横纹肌肉瘤鉴别。

笔者曾遇一例右侧肾母细胞瘤，除肾区肿瘤外，中线区可见低回声团块，与右肾内肿瘤不相连，超声认为是肾母细胞瘤的腹膜后淋巴结转移。手术证实右侧肾内肿瘤为肾母细胞瘤，中线区瘤块为神经母细胞瘤，如此同一患儿体内同时患两种肿瘤者实属罕见。

附：神经母细胞瘤Ⅳ期

1901年由William Pepper首次描述，1971年由Evans命名。目前国际神经母细胞瘤分期系统（INSS）的特殊Ⅳ期临床诊断标准为：一个小的原发瘤，合并肝、皮肤软组织转移和（或）骨髓转移，但骨髓转移小于10%，年龄小于1岁。因其原发瘤较小，查体一般扪及不到，但转移征象明显，故患儿通常以腹大、腹膨隆就诊。腹大原因为肝转移造成的肝脏明显增大。

（一）超声表现

1. 原发瘤

（1）原发瘤较小位于肾上腺，呈圆形或类圆形（图11-1-7-3A）。

（2）边界清晰，回声不均，一般以中或低回声为主。

（3）可见强回声光团或点状钙化灶

（4）偶可见小囊腔。

2. 肝转移

（1）呈弥漫明显的低回声结节，形态不规则，边界清楚（见图11-1-7-3B、C）。

（2）呈弥漫大小不一的球形低或高回声结节，境界清晰。

（3）表现为0.2cm左右的细小点状低回声结节，境界模糊。仅可用高频探头才能扫查到。

（4）肝脏明显增大

超声以第一种表现多见。腹膜后一般没有肿大淋巴结。偶尔可见到睾丸转移。

（二）鉴别诊断

NB特殊Ⅳ期和一般的NB Ⅳ期不同，后者年龄大于1岁，且瘤体较大，可包埋围绕腹膜后大血管，可有肝转移、骨转移、骨髓转移、腹膜后淋巴结转移，区别并不困难。

本病在宫内即可出现，笔者曾遇一例双胞胎患儿先后以腹大就诊，其中姐姐超声检查发现其左肾上腺区一原发瘤，并肝脏明显肿大内散在低回声细小转移灶，诊断为NB Ⅳ期。2个月后其妹以同样症状来诊，超声检查发现肝脏表现与前者相同，双肾上腺区未见原发瘤。而后手术双肾上腺亦未探查到肿瘤，仅切除小块肝组织病理证实为NB肝转移。本例为在宫内其肿瘤已经存在，并经脐血转移至两个胎儿的肝脏。

Ⅳ期的预后通常良好，总体生存率为60%~97%，死亡原因通常为肝衰竭。自愈者占50%，自行消退者通常发生在6~12个月的患儿。

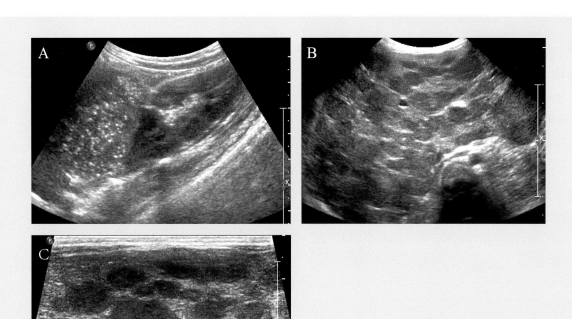

图 11-1-7-3　神经母细胞瘤特殊Ⅳ期
男，12 个月，腹胀 3 天。A. 原发瘤位于左肾
上腺，呈混杂回声包块，边界清晰，大小约
4.3cm × 3.3cm × 4.2cm，内见密集点状钙化；B.
肝实质内弥漫密集分布低回声结节。C. 高频探
头示肝内病灶

原发瘤多为单发，但曾有文献报道一组 94 例 NB Ⅳ期，13 例为双侧。超声检查应常规扫查双侧。

三、神经纤维瘤

神经纤维瘤（neurofibroma）属常染色体显性遗传性疾病，表现为皮肤、中枢神经、外周神经多发纤维瘤。可并发骨骼异常，皮肤色素斑。病因可能为中胚层和外胚层连接处发育异常，主要是神经外胚层的异常。

（一）病理

来源于周围神经鞘的结缔组织，而多发性和丛状神经纤维瘤是神经纤维瘤病的特征。神经纤维瘤弥漫侵犯神经的所有成分，包括神经鞘细胞、神经纤维、成纤维细胞，形成神经的局限性梭形或弥漫不规则增粗，多结节或融合成片的瘤块。

（二）临床表现

皮肤牛奶咖啡斑，数毫米至数厘米大小不等。沿外周神经分布的皮下纤维瘤。腹膜后肿瘤，可大可小，骨骼破坏。最常见的是神经纤维瘤病导致的脊柱侧弯，及反复腿部骨折不愈形成胫骨假关节。

（三）超声表现

1. 腹膜后肿物（图 11-1-7-4A），从上腹至盆腔的任何位置，可局限亦可自上腹延伸至盆腔。

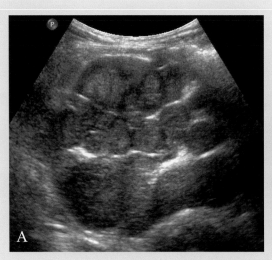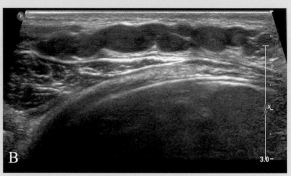

图 11-1-7-4 腹膜后神经纤维瘤

女，7岁，跛行，皮肤色素沉着。A. 腹膜后多结节融合状病灶；B. 皮肤色素沉着处皮下脂肪层内多发低回声结节呈串珠样改变，边界清晰

2. 可呈中等回声，也可类似脏器回声，或低回声。

3. 皮下及肌层内可见多发低回声结节（图 11-1-7-4B），卵圆形或类圆形，边界清晰，回声均匀，可融合。

四、原始神经外胚层肿瘤

原始神经外胚层肿瘤（primitive neu-roectodermal tumor，PNET）是一种向神经方向分化的小圆形细胞恶性肿瘤，起源于自主神经系统外的神经嵴胚胎残余。最早由 Stout 描述报道，1973 年由 Hart 和 Earle 正式命名。可发生在中枢神经系统、交感神经和外周神经。随着综合治疗开展，长期存活率已达到 70%~80%[27]。起源于外周神经系统的 PNET 称为外周性原始神经外胚层肿瘤（pPNET）。PNET 很少起源于实质脏器，曾有非常罕见报道肿瘤发生在胰腺，呈囊实性包块[27]。PNET 是高度侵袭性肿瘤，复发及转移常见[27]。易发生血行转移，常见转移部位为骨、肺、肝。椎旁肿瘤可直接侵犯椎管。

（一）临床表现

外周性 PNET 可见于骨、胸壁及脊柱旁软组织、腹膜后、盆腹腔，也可发生于实质脏器，好发于儿童及青少年。以腹部包块或软组织包块就诊，侵犯椎管者可以有相应的神经系统症状。是小儿较常见的神经源性肿瘤之一，但发病率明显低于神经母细胞瘤。

（二）病理

镜下为大量形态单一的原始小圆细胞，核浓染，核质比例高。现代遗传学发现 PNET 与 Ewing 肉瘤同属于一个肿瘤家族，均为神经外胚层起源，具有相同的染色体改变，但病理上存在区别。二者鉴别依靠病理。

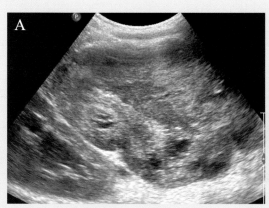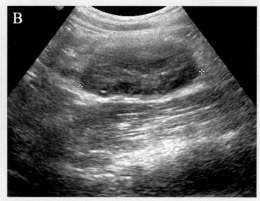

图 11-1-7-5　腹膜后原始神经外胚层肿瘤
女 11 岁，腹部包块。A. 纵切：左侧腹膜后不均匀低回声包块；B. 化疗 2 个月后，肿瘤明显缩小

（三）超声表现

呈不均匀低回声包块（图 11-1-7-5），边界清晰。声像图无特异性，需要与神经母细胞瘤鉴别。

五、横纹肌肉瘤

横纹肌肉瘤（rhabdomyosarcoma，RMS）被认为是来源于横纹肌母细胞瘤，近年认为可能其源于具有分化成肌肉能力的原始或未分化的间胚组织。RMS 可发生于身体各部位，多发生于头颈、泌尿生殖系、躯干四肢软组织、腹膜后及胆道。原发于腹膜后及胆道的 RMS 都较罕见。

（一）病理

多数肿瘤界限清晰，无被膜，切面灰白色，常见出血坏死。管腔内的肿瘤呈葡萄状，质地软。分型四型：胚胎型、葡萄状型、腺泡型和多形型。

胚胎型：是小儿 RMS 最常见的病理分型。多发于婴幼儿。肿瘤常发生于颈部、眼睑、鼻咽部。

葡萄状型：常发生于子宫、阴道和膀胱。

腺泡型：见于年长儿，好发于肢体、躯干、会阴部。

多形型：小儿罕见，发生于肢体。

（二）临床表现

腹膜后 RMS 多数以腹部包块就诊，此外可有腹痛，发热。肿瘤较大者，患儿一般情况差，可有恶病质改变。较小肿瘤在常规超声偶然发现。

（三）超声表现

1. 低回声肿物，回声不均，边界清晰（图 11-1-7-6）。

2. 内可有坏死囊变区。术前定性较为困难。

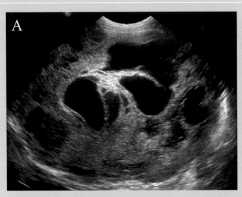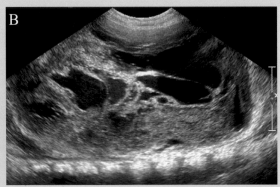

图 11-1-7-6　腹膜后横纹肌肉瘤

男，7岁，腹大，发现腹部包块。A. 横切面腹膜后巨大混杂回声包块，内为大囊腔及蜂窝状囊腔，其间夹杂中等回声实性成分；B. 瘤体纵切

3. 可位于腹膜后间隙、髂腰肌或腰大肌内。

4. 当肿瘤内无钙化无囊腔时，需与神经源性肿瘤鉴别。

六、肾上腺皮质癌

儿童肾上腺皮质癌（adrenocortical carcinoma，ACC）占儿童恶性肿瘤 0.2%[28]，占所有肾上腺肿瘤的 6%，较神经母细胞瘤的发病率低的多。ACC 发生于肾上腺皮质的网状带、球状带及束状带，不同部位出现不同临床表现，以束状带多见，即表现为 Cushing 综合征。儿童 ACC 多见于 6 岁以下小儿。

（一）临床表现

主要分为 4 类：① Cushing 综合征：向心性肥胖、多毛、痤疮等；②血压升高；③性征异常表现：外生殖器异常增大，声音变粗，小女孩可有乳核增大；④混合型，为上述症状的部分组合。

实验室检查：17- 酮升高。

（二）超声表现

1. 肿瘤形状呈类圆形、分叶状或不规则形。绝大多数肿瘤境界清晰，部分可探及包膜回声。

2. 多数肿瘤回声不均，以低回声为主，亦有少部分以高回声为主。

3. 可伴有或不伴有不同程度的囊区及钙化。

4. 少数 ACC 呈相对均匀的中等回声（图 11-1-7-7A）。

5. 肿瘤不包绕腹膜后大血管。

6. 但可在下腔静脉（图 11-1-7-7B）、肾静脉及肾上腺静脉内形成瘤栓，甚至可经下腔静脉进入右房。

7. 可见肝、肺、骨、胰腺及脑转移。

8. 淋巴结转移少见。

（三）鉴别诊断

1. 功能性 ACC 与腺瘤鉴别　腺瘤较小，回声均匀，形态较规则，无血管内瘤栓及转移病灶。而 ACC 相对较大，呈分叶状，回声不均匀，多有出血、坏死、囊变及钙化，通常不易与腺瘤混淆。

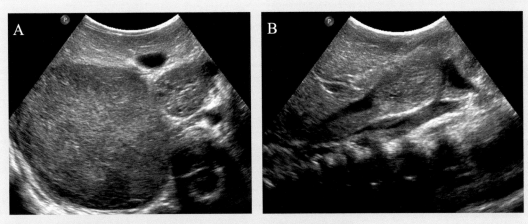

图 11-1-7-7　右肾上腺皮质癌

男 5 岁、发现肿物 1 个月。A. 上腹横切：右肾上腺区低回声包块，边界清晰，大小 8.7cm×9.1cm×11.5cm，其内侧可见下腔静脉瘤栓横断面;B. 纵切：肝后段下腔静脉内可见瘤栓

在儿童腺瘤极少见，故发现肾上腺肿瘤，结合肾上腺皮质功能亢进的临床表现应首先考虑功能性 ACC。

2. 需要特别指出的是无功能 ACC 的鉴别诊断　一般瘤体巨大，回声亦较混杂，不具特征性，且无临床佐证，故术前精确诊断较困难。首先要确定为肾上腺肿瘤，之后需与儿童肾上腺肿瘤中最多见的神经源性肿瘤鉴别。神经源性肿瘤，回声混杂，囊变少见，多见散在细沙砾样钙化，以包绕腹膜后大血管生长为其特征，不形成静脉瘤栓。但也有部分肿瘤与周围无明显粘连，不包血管，回声与无功能 ACC 的混合回声类似，此时二者鉴别非常困难。个别的无功能 ACC 因瘤体巨大与腹膜后大血管粘连时，易误为神经母细胞瘤。笔者曾遇 1 例无功能 ACC 其回声与神经母细胞瘤相似，但因形成肾上腺静脉瘤栓，使术前超声能够诊断正确。但 ACC 的发病率较肾上腺神经源性肿瘤发病率低得多。据北京儿童医院资料统计，1983-1999 年共收治 ACC6 例，但同期收治肾上腺神经源性肿瘤病儿为 185 例。此外当肿瘤部分层面与肾分界不清时，需要与肾内肿瘤相鉴别。

ACC 的预后与年龄病程及手术情况有关。年龄小于 2 岁，病程小于 6 个月，手术完整切除者预后较好。

七、嗜铬细胞瘤

嗜铬细胞瘤（pheochromocytoma）是发生在嗜铬细胞组织中能分泌儿茶酚胺的肿瘤。儿童相对少见，儿童嗜铬细胞瘤约占嗜铬细胞瘤病例的 10% 左右。目前认为儿童的家族性嗜铬细胞瘤发生率高于成人。双侧及多发性的发生率也比成人高。手术是对麻醉的严峻考验。肿瘤多位于肾上腺髓质，还可位于腹主动脉分叉处、肾门、膀胱。

（一）临床表现

儿童嗜铬细胞瘤的症状严重，由于嗜铬细胞瘤分泌过量的肾上腺素及去甲肾上腺素，患儿表现为高血压、头疼、出汗、恶心等。多数患儿持续性高血压，血压高达 180~260/120~210mmHg。少数患儿呈发作性高血压。实验室检查：尿液中的 VMA 增高。

（二）超声表现

1. 肾上腺区实性低回声包块，边界清晰（图11-1-7-8）。

2. 包块内可有囊性变。

3. 可单侧或双侧。

4. 此外扫查时还要重点观察腹主动脉周围、肾门周围、膀胱。

5. 图像无特异性，临床症状是诊断的重要依据。

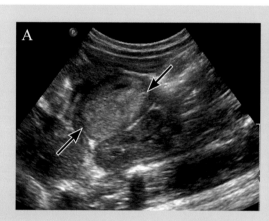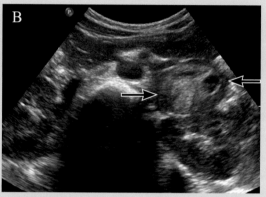

图 11-1-7-8 嗜铬细胞瘤

女，5岁，头晕发现血压高。A. 纵切面左侧脾肾间可见中等回声包块（↑），界清晰；B. 横切面左肾前方不均匀回声包块（↑），内有少许液化区

（贾立群 王晓曼）

第八节　淋巴瘤

一、淋巴瘤病理分型

淋巴瘤（lymphoma）是一组原发于淋巴结或淋巴组织的恶性肿瘤。在儿童时期较多见，约占儿童期恶性肿瘤的 10%，居第三位。其中以非霍奇金淋巴瘤多见。可累及浅表淋巴结、腹膜后淋巴结、肠系膜淋巴结，此外还可累及腹部实质脏器、系膜、肠管，以及生殖器、骨骼和纵隔。淋巴瘤分为霍奇金病和非霍奇金淋巴瘤。

（一）霍奇金病

1. 淋巴细胞为主型（lymphocytic predominance）分化最好的类型。恶性程度较低，病变常局限于一个或一组淋巴结，镜下可见到正常淋巴组织结构消失的区域被不同比例增生的淋巴细胞及组织细胞取代。淋巴结无坏死性改变，需与炎症鉴别。预后较好。

2. 结节硬化型（nodular sclerosis）好发于纵隔淋巴结。病变中有较多的纤维隔将肿瘤细胞分隔成一个个结节。

3. 混合型（mixed type）淋巴结结构弥漫性消失，病灶中有不同的细胞，包括淋巴细胞、组织细胞、嗜酸性粒细胞和浆细胞。

4. 淋巴细胞削减型　分化最差的类型，病变中淋巴细胞稀少，可见弥漫性纤维化，预后差。

（二）非霍奇金淋巴瘤

起源于早期 T 细胞或成熟 B 细胞，分为 3 型：

1. 淋巴母细胞型　起源于 T6 细胞，细胞核小。

2. 小无核裂细胞型　Burkitt 淋巴瘤属于此类型，来源于成熟的 B 细胞。

3. 大细胞型　来源于 B 细胞或 T 细胞，核仁较大。

二、临床表现

浅表淋巴结无痛性肿大，多以颈部包块就诊。还可表现为发热，贫血，腹大，腹部包块。

三、超声表现

形式多样，多脏器、多部位受累，形成多种类型组合。典型淋巴瘤包块均呈极低回声。

（一）颈部淋巴瘤

可见异常肿大的一个或数个淋巴结，边界清晰，形态饱满，其内皮髓质结构及淋巴门结构消失，呈极低回声或中低回声，回声相对均匀（图 11-1-8-1），无钙化及液化，中低回声淋巴结内可见到似纤维束样细线状强回声。淋巴结内树枝状血流消失，可见到点状血流信号。此时要常规扫查双侧锁骨上窝及纵隔有无肿大淋巴结及包块。

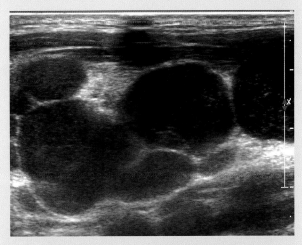

图 11-1-8-1　淋巴瘤累及颈淋巴结
男，12 岁，颈部两侧肿半个月。双颈部多发肿大淋巴结，呈均匀低回声，团块状，边界清晰，大小 5.0cm×4.3cm×3.0cm，无皮髓质结构，周围软组织不肿

（二）纵隔淋巴瘤

经肋间可扫查到纵隔内肿物的大小、边界、与胸腺及大血管的关系。典型的淋巴瘤仍呈低回声，相对均匀，无钙化及囊腔。或呈一包块，或呈多发肿大淋巴结，后者需与感染鉴别。在纵隔肿瘤不易判断性质时，可扫查腹部，有时会发现腹部脏器的病灶协助诊断。

（三）肝脏淋巴瘤

在淋巴瘤受累器官中，肝脏受累是相对少见的。超声可有以下表现：

1. 单发肿块，边界清晰，呈较均匀的低回声。其余肝实质回声无异常。

2. 肝内多发低回声球形结节，边界清晰（图11-1-8-2）。

3. 弥漫型，用高频探头观察，肝实质内弥漫密集分布的细点状低回声，粟粒状，似撒到肝脏上的一把粗盐粒，无正常回声的肝组织。

仅凭单纯的肝内病灶无法作出淋巴瘤的诊断，必须结合腹部其他脏器、淋巴结及纵隔情况。

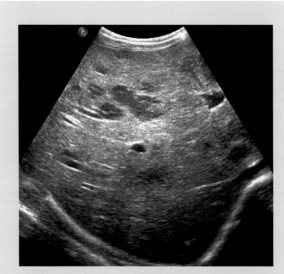

图 11-1-8-2　淋巴瘤累及肝内格林森鞘
男，4岁，腹痛10天，腿痛、背痛。肝内格林森鞘增厚呈低回声，并呈结节状向实质内突出

（四）脾脏淋巴瘤

脾脏为受累器官之一。约30%~40%的霍奇金病累及脾脏。多为纵隔淋巴瘤或腹腔淋巴瘤累及脾脏。

超声可有以下表现：脾脏增大，实质内可见到粟粒样低回声（图11-1-8-3），呈簇分布，边界清晰，每一簇呈散在分布，范围大小不一。每簇由2mm的小低回声粟粒结节密集成团排列组成。低频探头观察每一簇呈一瘤块样，高频探头观察方可见到每一簇由许多粟粒结节组成。在有其他部位同时受累情况下，脾脏淋巴瘤诊断并不困难，但如果仅有脾脏内病变，则需与感染鉴别。可以反复多次复查超声观察进展，一旦发现其他部位瘤灶出现，包括软组织内的瘤灶，即可以直接诊断淋巴瘤。

（五）肾淋巴瘤

淋巴瘤侵犯肾脏通常有三种超声表现：

1. 双肾显著增大（图11-1-8-4），皮髓质结构清晰。皮质回声轻度增强，皮质增厚。肾脏内无占位。此型多见于Burkitt淋巴瘤。

2. 双肾内多发球形低回声结节，境界清晰，无被膜，大小不等。

3. 双肾内多发境界清晰的米粒样结节或边缘区域的边界模糊斑片状低回声。

4. 肾内一大瘤块样不均匀低回声（图11-1-8-5），需与肾母细胞瘤鉴别。肿瘤无被膜，与肾脏无握球感。与肾脏分界不清，呈浸润状。多数可见到其他脏器或部位受累，使得诊断并不困难。

（六）胰腺淋巴瘤

单纯胰腺受累者罕见，多与其他部位合并受累。因此诊断并不困难。表现为胰腺实质内的低回声团块（图11-1-8-6）。

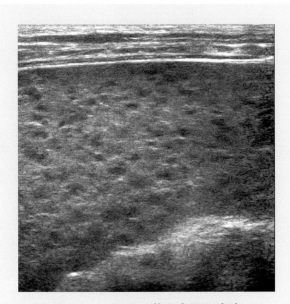

图 11-1-8-3　淋巴瘤累及脾脏

男，5岁。脾实质内弥漫均匀分布的小低回声灶

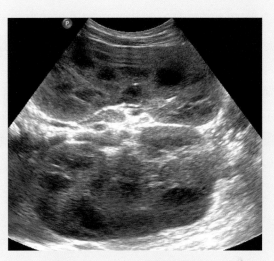

图 11-1-8-4　双肾淋巴瘤

女，9个月，皮肤长疮及腹大4~5个月。低频探头冠状位可同时显示双侧增大的肾脏，长径12.1cm

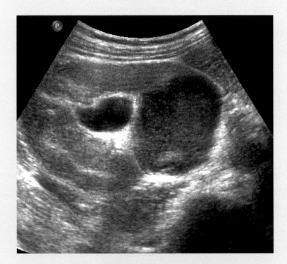

图 11-1-8-5　肾淋巴瘤

男，8岁，发热，面色苍黄3周。肾内不规则低回声包块

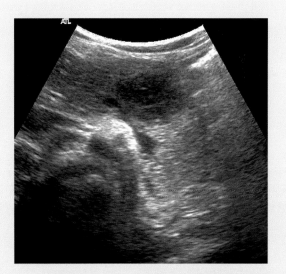

图 11-1-8-6　淋巴瘤累及胰腺

男，10岁。胰腺中部实质内低回声包块

（七）胃及肠管淋巴瘤

　　胃壁或肠壁增厚明显，不均匀增厚呈低回声，层次消失，管腔变窄（图 11-1-8-7），可见到增厚的肠壁间夹杂着气体回声，以此分辨此为肠管。部分增厚呈一大包块向肠间隙突出。回盲部受累最常见，可单发一段肠管受累，也可多发数段肠管受累。单发者可引起肠套叠，部分病例以阵发性腹痛就诊，扫查时发现肠套叠并肠壁包块。此时首先要想到肠壁淋巴瘤。

（八）肠系膜及腹膜淋巴瘤

　　两种类型，一种是包块型，超声可见到肠系膜的低回声包块（图 11-1-8-8），形态不一，单发或多发，可累及盆腹腔的任何一处系膜，常与肠壁受累并存。另一种表现为沿肠间隙走行的条状低回声，广泛，迂曲形似脑回，称脑回征。无具体包块，多无肠壁受累，肠管夹杂在迂曲的低回声间，形态自然，排列规则，肠壁层次良好。此类型还可在肝脏前缘的腹膜处看到条状低回声的腹膜结节样增厚。此型表现有时酷似腹腔结核，二者表现有时甚至一模一样，因此需与腹腔结核鉴别。

（九）淋巴瘤累及腹膜后淋巴结

　　腹膜后多发肿大淋巴结，呈低回声球形，部分形成包块，围绕腹膜后大血管成片分布（图 11-1-8-9）。淋巴结回声极低，皮髓质结构消失。

（十）淋巴瘤累及生殖器

　　双侧卵巢受累表现为盆腔左右两侧各一个包块（图 11-1-8-10），低回声，不规则，内无结构。除此之外盆腔找不到卵巢。此时多合并其他脏器受累，例如肝、肾，诊断并不难。

　　睾丸受累表现为患侧睾丸肿大，实质内可见低回声区，边界清楚（图 11-1-8-11）。

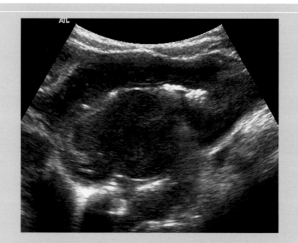

图 11-1-8-7　淋巴瘤累及肠壁

女，3 岁，反复腹痛 4 个月，肠壁不均匀增厚，低回声，层次消失，后壁呈瘤块样

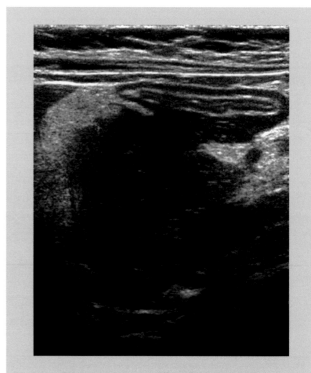

图 11-1-8-8　淋巴瘤累及肠系膜

男，10 岁，左颌下包块，左腿痛 10 天，腹痛 2~3 天。小网膜囊不规则低回声包块，侵及胃后壁

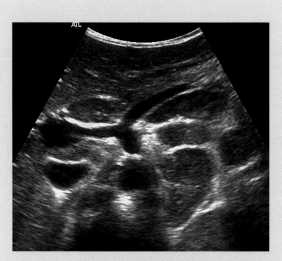

图 11-1-8-9　淋巴瘤累及腹膜后淋巴结

腹主动脉及腹腔动脉周围多发肿大淋巴结，呈低回声

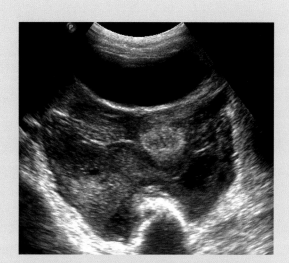

图 11-1-8-10　淋巴瘤累及卵巢

女，12 岁。盆腔横切：膀胱后方双侧附件区不规则低回声包块

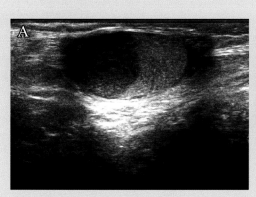
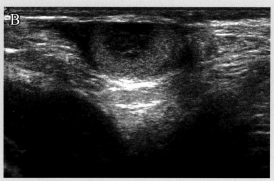

图 11-1-8-11　淋巴瘤累及双睾丸

男，7 岁，腹痛、牙痛 1 年。A. 右侧睾丸上极低回声；B. 左侧睾丸中极实质内低回声

（十一）淋巴瘤累及骨骼

淋巴瘤可累及乳突部骨骼、椎体等。乳突部骨质受累表现为软组织包块，超声可见局部软组织内低回声包块，边界模糊，紧贴骨质，局部骨质不连续，不规整（图 11-1-8-12）。椎体破坏时可见到椎体前缘骨面参差不齐，不规整。骨质破坏通常合并其他部位的受累。

（十二）软组织淋巴瘤

以软组织包块就诊。超声显示局部肌层内低回声包块，边界清晰，回声相对均匀（图 11-1-8-13）。其内一般无钙化及液化。诊断时需与 RMS 鉴别。

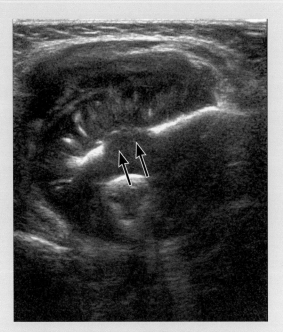

图 11-1-8-12 淋巴瘤累及下颌骨

男，10岁，左颌下包块，左腿痛10天，腹痛2~3天。图中强回声中部缺损为下颌骨破坏（↑），局部形成低回声软组织包块

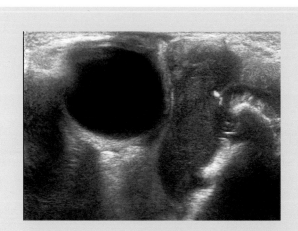

图 11-1-8-13 淋巴瘤累及眶内软组织

男，3岁。左眼眶内眼球外侧软组织低回声包块

（十三）皮肤淋巴瘤

原发于皮肤的淋巴瘤以 T 细胞为主，B 细胞淋巴瘤少见。在成人皮肤 T 细胞淋巴瘤是仅次于胃肠道的第二常见结外非霍奇金淋巴瘤，占所有皮肤淋巴瘤的 50％以上，病情进展缓慢。

B 细胞淋巴瘤指原发于皮肤或以皮肤症状为主要表现者，分为两类：①皮肤原发性 B 细胞淋巴瘤，首先出现皮肤症状；②结内或皮肤以外结外淋巴瘤的皮肤病变，先有淋巴结或脏器病变，后出现皮肤病变，并以皮肤症状为主要表现。

瘤细胞主要浸润真皮中下部和血管周围，呈斑块状或弥漫性分布，表皮无浸润带。

（王晓曼　贾立群）

第九节　浅表软组织疾病

浅表软组织内淋巴管瘤及血管瘤，临床根据二维超声的定性诊断及瘤体的大小和回声结构采取不同的治疗方案。囊腔较大分隔较少的淋巴管瘤及病变广泛无边界不适于手术切除的血管瘤，超声引导下瘤体内注药是一种常用有效的治疗方法。

一、血管瘤

血管瘤（hemangioma）为胚胎性血管发育异常所致，是儿童常见病。对浅表血管瘤的处置要注意美容，保证健康。

（一）临床表现

软组织血管瘤除外形变化之外，多无症状。但肿瘤的严重性与肿瘤的部位、大小有关。血管瘤的危害主要分三类，即毁容、功能障碍、疼痛。

（二）病理

毛细血管瘤由分化成熟排列紧密的毛细血管组成，位于皮内或皮下，也称葡萄酒斑或草莓样血管瘤。海绵状血管瘤位于浅筋膜以下及深层肌膜之间，甚至位于肌层内。为毛细血管网受深筋膜限制，部分被压迫而相互联通汇合呈多数血窦。表面皮肤颜色正常或青紫。增生性血管瘤为毛细血管上皮细胞增生旺盛，使肿瘤实性感明显，表现为弥漫性红肿硬，可以出现血小板减少。蔓状血管瘤，即动静脉瘘性血管瘤，系较大的末梢动静脉交通畸形，由显著扩张的动脉及静脉直接吻合而成，血管扭曲缠绕。此外还有血管球瘤及混合性血管瘤。

（三）超声表现

1. 脂肪层内血管瘤

（1）瘤体回声高低不均均。

（2）高回声背景下可见团状均匀低回声或不均匀低回声。

（3）血供增多、异常丰富（图11-1-9-1）。

（4）瘤灶内可探及迂曲增粗的畸形血管。

（5）可有钙化表现。

2. 肌层内血管瘤

（1）肌束整体回声增强，层次消失，边界模糊不清，无占位效应。可见异常血流信号，血供可不丰富，有时可见畸形血管。

（2）均匀低回声，血供丰富。

（3）呈蜂窝状无回声的包块，边界清晰，有占位效应，内可见静脉石。

（四）诊断注意事项

蜂窝状无回声包块要注意与淋巴管瘤鉴别。

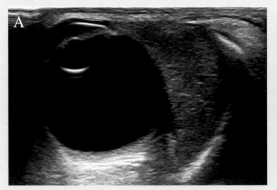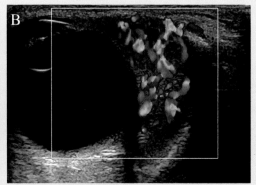

图 11-1-9-1　眼睑血管瘤
男，5个月。A. 上眼睑可见新月形低回声包块；B. 彩色多普勒血流丰富

二、淋巴管瘤

淋巴管瘤（lymphangioma）先天性胚胎性淋巴血管网的瘤样畸形，可发生在颈部、四肢、躯干软组织及阴囊内。软组织病灶可与腹腔内病灶相连。

（一）临床表现

皮肤内淋巴管瘤多见于面部、眼皮、会阴部皮肤等皮肤松弛粗糙肥厚部位。囊性淋巴管瘤及海绵状淋巴管瘤最常见，多见于颈部、腋下，为大小不一的软性囊肿。颈前淋巴管瘤可蔓延至口底及咽后壁而影响呼吸，也可延伸至纵隔内。交通性淋巴管瘤多见于前额或枕后，表现为皮肤松弛有漂浮感，因与正常淋巴管交通，该类型最大的问题是继发感染。

（二）病理

分为皮肤内淋巴管瘤，主要是皮肤内畸形淋巴管扩张增多，使局部皮肤变粗变厚。皮下囊性淋巴管瘤为皮下淋巴管扩张，部分形成巨大囊腔，内部分隔较多。可以并发囊内出血，使囊腔压力增高。海绵状淋巴管瘤位于皮下深部，为一组原始胚胎淋巴管网相互交通，汇成淋巴窦，无大囊腔形成，细胞及纤维成分多于液体成分。交通性淋巴管瘤指海绵状淋巴管瘤与正常末梢淋巴管相连通，瘤体可有大小的变化。

（三）超声表现

1. 多房囊状无回声，囊腔较大，呈蜂窝状或多发分隔（图11-1-9-2）。
2. 囊腔较小，张力低，囊间较多实性高回声区。
3. 单房囊状无回声，较少见。
4. 脂肪层内可呈间断分布的多发小囊状无回声。
5. 包块突然增大，张力增高，囊内液体呈浑浊中等回声。

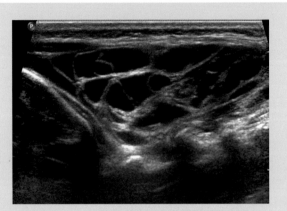

图 11-1-9-2 后颈部肌层淋巴管瘤
男，18个月，后颈部肌层内多分隔囊状无回声

（四）诊断注意事项

包块短时间内突然增大，腔内液体浑浊，提示淋巴管瘤合并囊内出血。

（王晓曼 贾立群）

参考文献

1. 唐毅，全学模，王珊，等.B 超引导下穿刺活检术对儿童实体肿瘤的诊断价值探讨.临床小儿外科杂志，2003，2（5）：331-333.

2. 高永艳，梁萍，王旸，等.超声及超声引导下粗针穿刺活检诊断腹部神经母细胞性肿瘤的价值.中国医学影像学杂志，2007，15（5）：331-333.

3. 顾胜利，朱云开.超声引导下穿刺活检诊断小儿肝母细胞瘤.中华医学超声杂志（电子版），2012，9（2）：142-145.

4. 顾胜利，朱云开.高频超声引导下儿童浅表肿块穿刺活检的临床价值.临床儿科杂志，2011，29（3）：276-277.

5. 陈旭兰，李颖，屈波.超声引导下经皮腹腔穿刺引流治疗小儿阑尾周围脓肿的临床研究.安徽医药，2015，19（7）：1282-1285.

6. 禚保彪，张宏伟，殷易钰，等.超声引导下穿刺治疗小儿阑尾炎术后腹腔脓肿.徐州医学院学报，2012，32（7）：471-472.

7. 房淑彬，梅振宇，姚凯等.超声引导下经皮肝穿刺诊治小儿肝脓肿（附 1 5 例报告）.中国微创外科杂志，2005，5（9）：708-709.

8. 魏华，丁勇，孔燕，等.超声引导经皮置管引流治疗小儿早期症状性胰腺假性囊肿.实用儿科临床杂志，2011，26（7）：542-544.

9. Siegel MJ.Pediatric Sonography.Philadephia：Lippicott Williams& Wilkins，2011.

10. Franchi-Abella S，Cahill AM，Barnacle AM，et al.Hepatobiliary Intervention in Children.Cardiovasc Intervent Radiol，2014，37（1）：37-54.

11. Matos H，Noruegas MJ，Goncalves I，et al.Effectiveness and safety of ultrasound-guided percutaneous liver biopsy in children.Pediatr Radiol，2012，42：1322-1325.

12. Franke M，Kramarczyk A，Taylan C，et al.Ultrasound-Guided Percutaneous Renal Biopsy in 295 Children and Adolescents：Role of Ultrasound and Analysis of Complications.PLOS One，2014，9（12）：e114737.

13. Wang H，Li F，Liu J，et al.Ultrasound-guided core needle biopsy in diagnosis of abdominal and pelvic neoplasm in pediatric patients.Pediatr Surg Int，2014，30：31-37.

14. Wang J，Gao L，Tang S，et al.A retrospective analysis on the diagnostic value of ultrasound-guided percutaneous biopsy for peritoneal lesions.World J Surg Oncol，2013，11：251-255.

15. Eom HJ，Lee JH，Ko MS，et al.Comparison of fine-needle aspiration and core needle biopsy under ultrasonographic guidance for detecting malignancy and for the tissue-specific diagnosis of salivary gland tumors.Am J Neuroradiol，2015，36（6）：1188-1193.

16. Przybylkowski A，Gromadzka G，Chabik G，et al.Liver cirrhosis in patients newly diagnosed with neurological phenotype of Wilson's disease.Func Neurol，2014，29（1）：23-29.

17. Nguyen AT，Bressenot A，Manolé S，et al.Contrast-enhanced ultrasonography in patients with glycogen storage disease type Ia and adenomas.J Ultrasound Med，2009，28：497-505.

18. Zhuang H，Peng YL，Chen TW，et al.The comparison of grey-scale ultrasonic and clinical features of hepatoblastoma and hepatocellular carcinoma in children：a retrospective study for ten years.BMC Gastroenterol，2011，11：78-85.

19. Chung EM，Lattin GE Jr，Cube R，et al.From the Archives of the AFIP：Pediatric Liver Masses：Radiologic-Pathologic Correlation. Part 2.Malignant Tumors.Radiographics，2011，31（2）：483-507.

20. Montemarano H，Lonergan GJ，Bulas DI，et al.Pancreatoblastoma：Imaging Findings in 10 patients and review of literature.Radiology，2000，214：476-482.

21. Northrup M，Mendez-Castillo A，Brown JC，et al.Congenital nephrotic syndrome，finnish type sonographic appearance and pathologic correlation.J Ultrasound Med，2003，22：1097-1099.

22. Yu JS，Kim KW，Lee HJ，et al.Urachal remnant diseases：Spectrum of CT and US findings.Radiographics，2001，21（2）：451-461.

23. Hartman DS，Sanders RC.Wilms' Tumor versus neuroblastoma：usefulness of ultrasound in differentiation.J Ultrasound Med，1982，l：117-122.

24. Van Rijn RR，Wilde JC，Bras J，et al.Imaging findings in noncraniofacial childhood rhabdomyosarcoma.Pediatr Radiol，2008，38（6）：617-634.

25. Epelman M，Chikwava KR，Chauvin N，et al.Imaging of pediatric ovarian neoplasms.Pediatr Radiol，2011，41：1085-1099.

26. Kargl S，Frechinger B，Pumberger W.Perinatal neuroblastoma of the pancreas.Pediatr Surg Int，2012，28：1239-1241.

27. Amaro F，Colaiácovo R，Carbonari A，et al.Pancreatic peripheral primitive neuroectodermal tumor diagnosed by endoscopic ultrasound. Endoscopy，2015，47：E11-E13.

28. Martínez León MI，Romero Chaparro S，Weil Lara B，et al.Adrenocortical tumors in children：Imaging adenomas and carcinomas.Radiología，2012，54（4）：342-349.

儿科介入超声

第十一篇

第二章 活 检

【概述】

随着肿瘤诊治规范化的开展，需要根据肿瘤的病理组织类型、分级程度、临床病理分期来制定合适的治疗方案。新辅助化疗在儿童肿瘤中的广泛开展并取得了良好效果，使肿瘤的Ⅰ期切除率大大提高，器官保存、生活质量的改善成为儿童肿瘤诊治划时代的标志。儿科肿瘤的诊治规范和新辅助化疗方案的制定都需要活检获取细胞或（和）组织学的病理诊断作为依据。活检可分为细针抽吸活检（fine needle aspiration biopsy，FNAB）、组织芯活检（core needle biopsy，CNB）、切取活检和切除活检。切除活检是每个外科医师追求的目标，而切取活检是传统方法，创伤性大。超声引导儿科肿瘤的穿刺活检属微创性，与传统的切取活检（开放性手术活检）相比，其诊断准确性相近[1-3]。超声检查是可以用来引导儿科穿刺活检的影像技术之一，其他影像技术如MRI、CT也可以用来引导穿刺。但是，若超声扫查可以显示病变应列为首选的影像引导技术。

第一节 适应证及准备

临床应用证实，超声引导儿科肿瘤的穿刺活检已成为儿科肿瘤诊治不可或缺的手段[4, 5]。超声引导儿科穿刺活检成功与否，依赖于高质量的图像、鉴别病变的专业程度、患者的选择、超声引导下病变的定位、组织取样的经验以及对获取的组织进行正确分析。临床相关科室、放射科、超声科、病理科医师密切配合可以提高儿科疾病的诊疗水平。

一、适应证

超声引导儿科穿刺活检的适应证包括但并不仅限于以下几种情况[5-11]。

1. 深部或浅表良恶性肿瘤的鉴别诊断。超声检查能够显示的胸、腹部占位性或局灶性病变、浅表和肌肉骨骼肿块，需要对其良恶性作出鉴别。

2. 儿童实体肿瘤的病理组织学诊断，以选择治疗方案。

3. 肝、肾弥漫实质病变，需要明确病理诊断，以制定治疗方案。

4. 肝或肾移植，需明确有无移植排斥反应。

5. 单纯性或复杂性囊性病变，需行诊断性穿刺或（和）引流治疗者。

囊性病变超声表现不典型，需要抽吸活检明确诊断，或临床上怀疑脓肿或感染性囊肿时进行诊断性穿刺和引流治疗。

6. 疗效评估，新辅助化疗或肿瘤微创治疗后，超声引导穿刺活检获取组织以评估治疗效果。

7. 重复活检，包括最初FNAB或CNB结果不典型、不能确定、怀疑恶性或没有诊断意义需重复活检。

二、禁忌证

1. 不可纠正的出血性疾病出血时间或凝血时间显著异常，有严重出血倾向或脾功能亢进症者需纠正后方可实施穿刺活检。使用抗凝药物者需停药并经实验室检查证实出凝血时间、血小板功能已恢复正常。

2. 超声不可显示的病变应改为其他影像引导穿刺活检。

3. 缺少安全的穿刺路径，穿刺不易达到的较小或较深的病灶，或有可能损伤邻近重要脏器或大血管者。位于脏器表面或边缘处的癌肿、巨大海绵状血管瘤、棘球蚴病、囊尾蚴病，穿刺针道无法经过正常脏器组织。

4. 患儿不合作，有中等量以上腹水，全身状况衰竭，精神高度紧张不合作者，或急性胰腺炎、慢性胰腺炎急性发作期间，应避免穿刺。

5. 某些不宜穿刺的疾病，影像学疑为动脉瘤、肾上腺或异位嗜铬细胞瘤患者。

三、操作前准备

（一）超声仪器、探头选择

1. 深部尤其是较小病变可选用较低频率的探头并配有穿刺导向装置。

2. 浅表病变或浅表器官的活检，应选择高频线阵探头，无须配导向装置。

3. 血管密集、解剖关系复杂的病变部位，选用彩色多普勒超声（CDFI）引导穿刺则更为理想。研究已证实，CDFI 引导可提高介入性超声安全性，尤其是减少出血并发症，具有重要的作用。此外，CDFI 引导也有益于显示射程内的大血管、判断穿刺针尖位置并显示抽吸和注药动态过程。用 CDFI 选择病灶血流信号丰富的取材区域，可以增加肿瘤的检出率。

4. 有条件的医院亦可选用具有声学造影功能和弹性成像功能的高档彩超作为引导装置，这对活检取材区域的选择也有极大帮助。

（二）超声引导技术的选择

有自由式（徒手操作）和导向式两种。使用超声引导装置便于掌握，容易准确地刺中靶病变（目标），但灵活性较差。自由式的优点在于操作过程中灵活性较大，特别适用于浅表器官的穿刺活检。自由式活检操作成功的关键是要求操作者有较丰富的经验，操作技术难度较大。

（三）针具及活检装置的选择

穿刺针的规格和类型的选择主要取决于临床穿刺的目的。

1. 细针穿刺活检　鉴别良、恶性肿物进行细胞学检查可以使用细针；当穿刺针可能通过空腔脏器如胃肠道时，原则上选用细针。目前，特别推荐采用具有锐利切割缘的细针，以便兼做细胞学和组织学检查（一针两用）。总的说来，细针活检较安全，但取材数量有限，假阴性率较高，尤其不适合肝、肾弥漫实质病变和多种良性肿瘤的取材。细胞学抽吸活检一般选用 20G 或更细的普通 PTC 或 Chiba 针。

2. 粗针穿刺活检　组织芯活检多采用 Tru-Cut 内槽切割式和 Sure-Cut 配套抽吸活检针。值得重视的是，对于乳腺活检、肝肾弥漫性病变活检或实体性肿瘤活检，大多数文献支持使用 16~18G 穿刺活检针行组织芯活检，以提高活检效果[4, 9]。

3. 活检装置有同轴活检装置、射频活检装置和弹射式自动活检装置三种装置可供选择。吕国荣等 25 年来的研究证实，采用自动活检装置，选择 18G Biopsy 活检针，无论对于浅表病变，还是深部病变，95% 以上的病例皆可满足临床诊断需要，并在近年来儿科的活检中得到广泛采用[12, 13]。

自动活检装置有两种类型：内槽切割式和负压抽吸式。

（1）内槽切割式活检装置（枪）：此型活检枪用以弹射 Tru-Cut 式活检针（图 11-2-1-1）。装置（枪）内装有两组弹簧和针座，分别用来引发带槽的针芯和具有锐利切割缘套管针。活检枪首先以高速度将针芯（后针座）发射至特定距离并立即终止，随即自动地将套管针（前针座）高速推进，以此切割组织并将内槽封闭。被切割的细条组织位于槽内，受到套管针的充分保护，操作者只需对准病变器官或瞄准病变，按压扳机，活检枪即可自动推进并完成切割取材。一旦出现"枪响"即可迅速退针，取出槽内的活检组织标本。

（2）负压抽吸式自动活检装置（枪）：负压抽吸式自动活检枪的构造与 Tru-Cut 式活检枪不同，负压抽吸式活检枪利用类似于 Sure-Cut 活检针的原理，只是采用机械弹射装置，在快速提拉针芯并在套管针内产生足够的负压之时，高速度地将活检针射至一个特定的距离（20mm），以此切割组织并将标本适当保存在套管针内。在按压扳机后需作旋转动作再立即拔针，取出离断的活检标本。

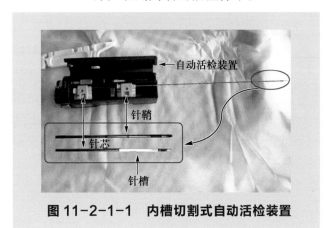

图 11-2-1-1 内槽切割式自动活检装置

负压抽吸式所用活检针，其套管针尖具有锐利的切割缘，取样标本呈圆柱形。因此所取的组织比同一针号的 Tru-Cut 针所取的标本（呈纵剖的半圆柱体）更粗。换句话说，负压抽吸式活检枪可以选择相对较细的活检针，取得稍粗的组织活检标本，而且没有盲区。

两种类型活检枪各有特点，熟悉这些特点将有助于临床医师和超声诊断工作者针对具体病变部位和条件，作出更好的选择。

（四）患儿准备

1. 确认身份：活检前，操作者应当审查患儿施行穿刺活检的适应证和禁忌证，并检查申请单的完整性和规范性。

2. 全身麻醉患儿需禁食水 4~6 小时，局麻患儿不需空腹。

3. 穿刺前需测量患儿的脉搏和血压，作为术后对比的依据。

4. 了解患儿肝肾等疾病或基础性疾病的治疗情况及其严重程度，并对是否能承受活检作出判断，必要时请专科医师会诊。

5. 了解用药史、过敏史或出血史。术前查验血常规和出血、凝血功能。

6. 术前半小时用地西泮或苯巴比妥镇静，开放静脉输液通道。

7. 同时测定血型，必要时配 200ml 新鲜血浆备用。

（五）术前谈话及重点内容

对患儿及家属进行活检操作的必要解释，消除其顾虑，尤其局麻患儿，需详细讲解过程，争取患儿合作。应当告知患儿家属有关活检的局限性（包括假阴性率或假阳性率）和发生并发症的风险及其预防措施，应告知活检失败的备选方案，并签署知情同意书。以上谈话内容均应记录在病历之中。

儿科活检有一定的特殊性，术前谈话的重点内容主要有以下几方面：

1. 儿科活检时麻醉风险较大，宜选择在手术室内进行，以策安全，希望患儿家属配合。

2. 相对成人而言，儿科活检其出血并发症发生率较高，术前需进行血型、血交叉检查和配血准备，争取患儿及家属合作。

3. 患儿自主意识较差，而并发症发展又比较迅速。因此，需告知有关活检并发症的相关表现，争取患儿家属配合观察。

4. 为了减少活检并发症和保证活检取材的准确性，活检时患儿的呼吸配合相当重要，应示教患儿呼吸如何配合穿刺活检，鼓励患儿家属配合做好术前练习。必要时，穿刺前训练患儿，在俯卧位下进行呼吸屏气配合。

5. 应告知患儿家属，活检的适应证已通过专家论证，活检由有丰富经验的医师进行，让患儿家属放心。

（吕国荣）

第二节　操作方法

一、病变再评估和穿刺点选择

在进行超声引导穿刺活检之前，应由有资质的医师按常规对活检的靶病变进行再评估。同时选择穿刺点和穿刺径路。并用防水色笔标记穿刺点。

穿刺径路的选择是穿刺成功和降低并发症的关键因素。其选择的基本原则是：直接最短径路；尽量避开重要脏器；尽量减少贯穿非穿刺目的器官[1-3]。

（一）直接最短径路

1. 由于超声断层体积效应形态奇特，呈中央薄两头厚，故应使穿刺目标在声束较细的聚焦区，减少穿刺伪像，以提高穿刺命中率。

2. 选择最短径路，可使操作更简单和容易，并减少对周围脏器的损伤。

3. 仰卧位自前腹壁作穿刺是常规入路，但是发现肿物位置较深时，如肝脏深部肿物、腹膜后肿物等，采用侧卧位或俯卧位，有可能发现更佳的入路。

（二）尽量避开重要器官

1. 上腹部穿刺应尽量避开胸腔、心包腔、胆囊，以免发生气胸、脓胸、化脓性心包炎以及胆汁性腹膜炎。

2. 近膈顶部病变，应在肺底强回声带以下3cm进针，以减少肺部损伤。

3. 消化道尤其是结肠含有大量细菌，穿刺时应尽量减少损伤胃肠道。用探头对前腹壁进行加压，尽可能挤开肿物与腹壁之间的肠管，有助于缩短穿刺距离，减少损伤消化道。

4. 腹膜后病变，原则上可采用侧卧位或俯卧位经侧腹壁或后腹壁进针，避免穿刺进入腹腔，以防损伤消化道。临床实践证明，细针穿刺胃肠道是相对安全的，不会引起局部感染或腹膜炎，但对淤血、梗阻、肿胀的肠管则应禁忌穿刺或贯穿。

5. 腹部穿刺时应尽量避开腹部大血管，以免引起致命性大出血。

（三）尽量减少贯穿非穿刺目的器官

1. 尽量减少贯穿非穿刺目的器官，有助于减少穿刺并发症。

2. 对腹膜后病变活检应尽量避开胰腺，以免引起急性胰腺炎。临床流行病学统计资料表明，大多数穿刺后出现胰腺炎患者，系因未活检到靶病变而是活检到正常胰腺组织。

3. 减少贯穿非穿刺目的脏器还可减少恶性细胞的种植转移。

二、麻醉方法及选择

小于 5 岁的患儿均应在手术室静脉麻醉下进行穿刺活检，以策安全。静脉复合麻醉：咪达唑仑（0.1~0.2mg/kg），芬太尼（1~2μg/kg），丙泊酚（1~2mg/kg）。大于 5 岁的患儿，可选择术前镇静（地西泮或苯巴比妥注射，或口服 10% 水合氯醛），采用 2% 的利多卡因局部麻醉下进行穿刺活检。

三、操作步骤

（一）穿刺操作

根据穿刺部位采用适当体位。穿刺部位常规消毒、铺巾，用穿刺探头确认穿刺点和穿刺路径。麻醉后，当靶目标显示清楚时，固定穿刺探头按预定的穿刺径路，在实时超声引导下将穿刺针插入并抵达靶区。

（二）穿刺取材方法

1. 细胞学穿刺活检

（1）拔出针芯接上 10ml 注射器，在保持负压情况下使针尖在病变内小幅度来回提插 3~4 次，解除负压并拔针。

（2）注射器前端"见红"时，应立即停止抽吸，以免抽吸物被稀释，有碍病理检查。

（3）拔针后将针管内吸取的内容物置于玻片上，均匀涂片，并用 95% 酒精固定。

（4）为了提高阳性检出率，减少 FNAB 的假阴性率，应对病灶内不同部位穿刺取材 3~4 针。

（5）一针两用原则。用肉眼将针管和穿刺针内小块组织挑出，经 10% 福尔马林液固定送组织病理检查。

2. 组织芯穿刺活检方法

（1）超声引导将穿刺针刺入到肿块边缘，如果采用手动配套式 Sure-Cut 活检针，则提拉针栓后迅速将针推入肿块内 2~3cm，停顿 1~2 秒，然后旋转以离断组织芯，最后退针。

（2）如果采用传统手动 Tru-Cut 活检针，则固定针鞘，推进针芯进入靶目标。之后固定针芯，推进针鞘切割组织并将其封闭在针芯的组织槽内。然后退出活检针，将取出的组织条取出并置于 10% 福尔马林液中固定，之后送病理检查。

（3）自动组织学活检技术，根据肿瘤大小预设射程。超声引导将自动活检针插入到肿瘤边缘，按压扳机便可完成复杂的组织切割活检动作，可以立即退针。有关自动活检的操作与成人活检相同，故不赘述（可参见相关章节）。

（三）穿刺后处理

1. 为了减少具有出血倾向的患儿在 CNB 和 FNAB 后出血，进针点和针道应充分按压直到止血。

2. 腹部穿刺术后应常规腹带加压包扎及沙袋压迫，平卧 8 小时以上。

3. 严密监测生命体征，必要时，预防感染和出血。

（吕国荣）

第三节　技术要点及注意事项

充分清晰地显示进针过程和穿刺针尖是超声引导穿刺活检取材和介入治疗成功的保证。实践证明，以下几种穿刺技术有助于提高针尖的显示。

一、技术要点

（一）克服穿刺针显示不清晰的方法

1. 在穿刺针向病灶方向刺入一定深度时，若穿刺针、针尖显示欠清晰，应在继续进针前调整好导向器、穿刺针／导针位置，切忌在针尖显示欠清楚的情况下盲目进针。

2. 若为徒手操作穿刺，则应注意观察探头扫查平面与穿刺针是否完全平行一致。如果不平行，应通过调整探头位置寻找针尖，而不是强行校正穿刺针位置。

3. 如果穿刺已经发生偏移，轻轻地侧动探头，有助于显示穿刺针。明显偏移时，应将穿刺针退出到皮下组织，重新调整方向，使穿刺针保持在探头扫查平面内。

（二）显示针尖位置的若干技巧

1. 轻弹针座，或以 2~3mm 的幅度快速提插穿刺针。由于穿刺针牵动周围组织运动，有助于显示针尖。切忌粗暴地大幅度提插穿刺针。

2. 快速提插针芯，用针芯在套管针内大幅度运动的回声反射，来确定穿刺针位置。提插针芯时采用彩色多普勒超声监测，可收到更好的效果。

3. 在条件允许的情况下，拔出针芯，注入少量振荡过的生理盐水（含微气泡）或声学造影剂，常有助于显示穿刺针位置。

4. 适当加大穿刺针与声束夹角。一般情况下超声束与穿刺针夹角在 15° 即可清晰地显示针尖。浅表器官穿刺时，穿刺针应尽可能与声束垂直，即与探头长轴平行。

二、注意事项

（一）穿刺针与扫查平面不平行造成误判

如果穿刺针与扫查平面不平行，就可能将针干与声束交汇的回声误认为针尖回声，造成对针尖位置的误判。若继续进针很容易造成其他部位损伤而产生并发症。

（二）部分容积效应伪像所致超声引导失误

在穿刺小目标如卵泡、脐带血管、胆管等时，常产生针尖在目标内的错觉，此乃超声体积效应伪像所致。避免这种错觉方法是，反复侧动探头，选择病灶径线最大、边界／界面反射最清晰处穿刺。对细管状结构穿刺时，要尽量选择其短轴断面穿刺而非长轴断面。

（吕国荣）

第四节 并发症及预防处理

一、出血和血肿

粗针穿刺活检引起出血及血肿并发症较高，但细针穿刺活检所致出血和血肿并发症发生率很低，据统计约 0.04%~0.05%。因此，对于一般细针穿刺活检无须过多顾虑。但是，严格掌握适应证，做好术前准备和细心操作很有必要。

1. 术前应常规检查出凝血时间、血小板计数。文献报道的出血并发症系血小板减少和毛细血管脆性增加导致出血从而引起死亡，所以，对于血液凝固障碍或有出血倾向的患儿进行活检应持谨慎态度。

2. 术前训练患儿穿刺过程中呼吸的配合，以减少脏器包膜撕裂的危险。

3. 肝占位穿刺过程中，应选择由正常肝组织进针。文献资料统计证实，多数活检出血所致死亡系巨大肝母细胞瘤、肝血管瘤、血管内皮肉瘤患者。这些病变常有其病理改变基础，肿瘤常已侵犯包膜且伴有液化、坏死、溃破倾向，需要引以为戒。Fornari、Terriff 等对 3 例穿刺大出血患者进行剖腹探查，均表明活检时未经过正常肝组织。

4. 术后应使用腹带加压，绝对卧床休息 6~8 小时，注意观察生命体征。

5. 对于已明确穿刺术后出血患儿，应进行补液、药物止血和输血等内科治疗。

6. 对于出血严重或出现失血性休克患儿应尽早剖腹止血。

二、胆汁漏和胆汁性腹膜炎

这是较少见的严重并发症，多因划破高度淤胆的肝脏，或刺中因肝萎缩变形而移位的胆囊。发生率约为 0.017%~0.08%。

1. 术前训练患儿在穿刺过程中呼吸配合。Livraghi 等分析认为胆汁漏的发生主要是操作者失误引起而非活检本身所致。

2. 对于右上腹部穿刺术后腹痛剧烈，腹肌紧张，而超声除外腹腔出血或脏器血肿者，除严密观察病情变化外，应高度怀疑胆汁性腹膜炎，可给止痛药物和相应抗感染措施，并及时请外科会诊，必要时应迅速进行外科处理。

三、胰腺炎

胰腺穿刺后可出现短暂性血淀粉酶升高，但少见引起严重胰腺炎等并发症。发生严重胰腺炎时活检标本常提示未活检到病变组织而是正常胰腺组织。

1. 胰腺肿物术前诊断必须明确，穿刺过程中仅能穿刺胰腺肿瘤本身，尽量避开正常胰腺组织。

2. 采用细针穿刺。

3. 胰腺穿刺术后应常规检查血、尿淀粉酶。

4. 对于胰腺穿刺术后出现淀粉酶升高或出现剧烈疼痛，除禁饮食外，应按胰腺炎内科处理。

四、感染

细针穿刺引起感染所致并发症极少，发生率约 0.033%。发生此并发症多数为穿刺针穿过肠道。

1. 穿刺途径应尽量避开肠道尤其是结肠。

2. 对于糖尿病患儿需穿刺者，应选择预防性抗生素治疗。

3. 严格遵守无菌操作规则。

五、其他并发症

1. 血胸或气胸 常见于粗针肺部活检，尤其是针道穿过正常肺部组织者。怀疑血胸或气胸应尽早明确诊断，对于病情严重者及早请胸外科会诊。

2. 术后疼痛和低血压　术后疼痛和一过性低血压是常见的并发症，轻度一般无须特殊处理，重者需对症治疗。但应密切观察病情变化，并注意与其他并发症鉴别，以免误诊。

3. 针道恶性细胞种植转移　针道恶性细胞种植转移发生率极低（0.003~0.009%）。由于近年来细针活检引起种植转移并发症报道增多，许多研究者推测系采用切割针活检增多所致。采用自动组织学活检术可能有助于减少针道恶性细胞种植转移的发生[1]。

4. 局麻药物或造影剂过敏反应　临床上常用局麻药有两类，属于酯类的有普鲁卡因、地卡因；属于酰胺类的有利多卡因。酯类局麻药过敏较酰胺类多，应用局麻药时一般是安全的，但由于各种原因可能发生不良反应。局麻药物过敏反应表现和急救与造影剂过敏反应类同，不再赘述。

（吕国荣　贾立群）

第五节　临床意义及评价

儿童肿瘤超声检查可以通过位置、生长方式及声像图特点明确性质，比如肝母细胞瘤、肾母细胞瘤、胰母细胞瘤、神经母细胞瘤、淋巴瘤等。但仍有部分肿瘤性质不易确定，需要通过穿刺活检定性。而且随着儿童肿瘤治疗的逐渐规范化，很多恶性肿瘤需要术前化疗以提高手术成功率，化疗前需要有明确的病理结果。尤其儿童淋巴瘤的治疗，我国目前已达到国际先进水平，由于化疗方案及预后与病理分型直接相关，化疗前必须有明确的病理分型，以满足临床化疗前要求。

尽管细针活检比较安全，但是细针抽吸活检细胞学检查成功率仅 80% 左右。不同器官的手动细针组织学活检成功率不同（85.7%~94.2%），有时其敏感性甚至低于细胞学活检；细针组织学对不同类型肿瘤（癌和肉瘤）其确诊率也不同（分别为 90% 以上和 70% 左右）。因此许多学者主张细针组织学与细胞学检查相结合，以进一步提高诊断水平，即一针两用的原则[4-13]。

细针组织学活检不能满足弥漫性肝病、肾病，以及乳腺肿物等疾病常规组织病理学诊断的需要[1-3]。

国内外学者们公认，超声引导自动活检采用相对较粗的 18G 针，可以克服细针组织学活检的许多不足，获得高质量的取材效果以满足临床对病理组织学诊断的需要（94%~100%）。同时，由于 18G 自动活检操作简便、快捷、安全，出血并发症率远比传统手动 Tru-cut 粗针低，且与细针穿刺活检并发症相当[12]。因此，超声引导自动组织学活检技术已被儿科医师广泛使用（图 11-2-5-1）。

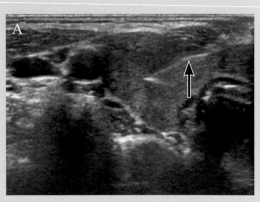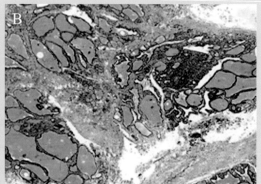

图 11-2-5-1 小儿桥本甲状腺炎穿刺结果
A. 超声引导下甲状腺穿刺声像图（↑为针道）；B. 病理结果

　　尽管超声引导自动活检（18G 针）具有上述相当多的优点，但笔者根据实践经验认为，20G 细针活检比 18G、14G 粗针活检带来的组织损伤小，对于那些容易产生严重并发症的某些特殊器官如肺表面的微小结节、脾脏、胰腺、脑组织等，最好首选 20G 细针组织学活检，包括细针自动活检，以策安全。

（吕国荣 贾立群）

参考文献

1. 吕国荣，张武．腹部介入性超声学．香港：香港新世纪出版社，1993：28-92.

2. 张武，吕国荣，贾建文，等．超声引导自动组织学活检术临床应用．中华超声影像学杂志，1993，2（1）：38-41.

3. 张武．现代超声诊断学．北京：科学技术文献出版社，2008：523-544.

4. 张武，吕国荣，冉维强，等．超声引导自动活检在肾组织学活检中的应用．中国超声医学杂志，1992，8（4）：239-241.

5. 顾胜利，朱云开．超声引导下穿刺活检诊断小儿肝母细胞瘤．中华医学超声杂志（电子版），2012，9（2）：142-145.

6. 李凯，董岿然，陈莲，等．B 超引导下经皮穿刺活检术在小儿实体肿瘤中的应用体会．中华小儿外科杂志，2012，33（7）：512-515.

7. 李长春，王珊，章均，等．B 超引导下芯针穿刺活检术诊断儿童实体肿瘤的临床分析．临床小儿外科杂志，2011，10（4）：247-249.

8. 顾胜利，朱云开．高频超声引导下儿童浅表肿块穿刺活检的临床价值．临床儿科杂志，2011，29（3）：276-277.

9. 高永艳，梁萍，王旸，等．超声及超声引导下粗针穿刺活检诊断小儿腹部神经母细胞性肿瘤的价值．中国医学影像学杂志，2007，15（5）：331-333.

10. 何云，李智贤，廖新红，等．超声引导经皮肝穿在婴儿肝炎综合征诊断中的临床应用价值．中国医学影像技术，2007，23（2）：262-264.

11. Leung DH, Khan M, Minard CG, et al.Aspartate aminotransferase to platelet ratio biomarkers in biopsy-validated pediatric cystic fibrosis liver disease.Hepatology, 2015, 62: 1576-1583.

12. 赵燕，俞海国，朱善良，等．超声引导下小儿肾活检安全性评价．南京医科大学学报（自然科学版），2014，34（8）：1143-1145.

13. 钱蔷英，金菁，邱秋明，等．超声引导下小儿肾穿刺活检术—用自动活检法的体会．中国超声诊断杂志，2001，2（4）：77-78.

第三章 穿刺引流

【概述】

诊断性穿刺技术在临床工作中经常使用，是明确诊断或提示诊断的一种有效方法和手段，尤其是在急诊患儿的救治过程中，腹腔穿刺更为常用。

胸腔闭式引流对于治疗气胸和大量胸腔积液、脓胸优势明显，操作容易，安全性好，一次置管贯穿整个治疗过程，免去多次抽吸导致患儿的痛苦，患儿家属更易于接受。

急性心脏压塞或慢性中到大量心包积液，是心脏超声检查的危急值，需急诊行心包穿刺抽吸或置管引流，心包穿刺引流是改善心功能、缓解压塞症状的有效方法。

超声引导经皮肝脓肿抽吸、冲洗及置管引流是临床首选治疗肝脓肿的成熟技术。而超声引导腹腔积液的穿刺引流治疗既减轻患儿的痛苦，又达到临床有效治疗或治愈的效果，缩短治疗周期，减少了住院日，深受临床科室的欢迎。

肾盂积水是泌尿系疾病常见表现之一，尤其是中、重度肾盂积水，严重的损害肾功能，在寻找梗阻原因的同时，也要采取措施缓解积水对肾皮质的压迫所导致的肾功能损害，肾造瘘则是通过尿流暂时性或长期性改道，达到改善和保护肾功能的目的。

超声引导穿刺抽脓及冲洗对浅表脓肿是一种有效的治疗方法或辅助治疗手段。

第一节 适应证及准备

临床工作中常遇到一些病例临床体征不典型，检验及影像检查结果仍无法明确诊断，而患儿可能存在心包积液、胸腔积液或腹腔积液等，诊断性穿刺可能成为提示诊断的有效方法。由于积液量较少，液体聚集部位特殊等原因，盲穿可能带来风险。超声引导穿刺抽液因安全有效成为临床的首选。超声引导下诊断性穿刺可为快速诊断提供有力的证据，为临床救治方法的选择争取时间。常见的病因有外伤导致的实质脏器破裂、胆道穿孔、肠梗阻合并肠坏死等。肿瘤合并胸腹水时，超声不但可以引导穿刺，还可以评估肿瘤位置和腹水量，选择经皮肿瘤穿刺活检，或穿刺抽液，经离心后镜下肿瘤细胞学诊断。

一、适应证

1. 少量心包积液或局限性心包积液，需明确积液性质者。超声心动图测量左室后壁舒张期积液厚度≥10mm，且有合适的进针路径。

2. 胸腔积液，或局限性胸腔积液，或疑为渗出性胸腔积液，与临床症状和体征不符合的胸腔积液，或需明确积液性质。

3. 腹部外伤疑有实质性脏器破裂、肠梗阻、腹膜炎等引起的腹膜腔积液，需要了解积液性质。

4. 肿瘤合并胸腔积液及腹水，可抽液行定性诊断。

二、禁忌证

1. 全身感染，尚未有效控制者。

2. 多器官衰竭、呼吸循环不稳定者。

3. 严重心律失常。

4. 肺动脉高压者。

5. 血小板 $<50 \times 10^9/L$，严重凝血功能障碍。

三、操作前准备

1. 超声评估积液量、分布部位，选择最佳的进针路径。

2. 常规检查血常规、凝血功能。

3. 与患儿家长谈话，说明诊断性穿刺的必要性，签知情同意书。

4. 对穿刺不能配合的患儿，可在药物镇静下完成。镇静方法：以10%水合氯醛0.5ml/kg保留灌肠。可以配合的患儿采用局部麻醉或不麻醉。局麻采用2%利多卡因5ml局部浸润注射。

5. 心包诊断性穿刺最好有麻醉医师配合，选择静脉复合麻醉，使患儿在安静状态下完成手术，确保安全。

6. 心包诊断性穿刺需准备穿刺架和18G EV针或PTC针、消毒穿刺包等。推荐使用标准化的心包穿刺包。

7. 胸、腹腔穿刺需准备20ml或50ml一次性注射器或18G PTC针，棉签、碘伏、无菌手套，消毒耦合剂。

四、操作方法

（一）胸腔诊断性穿刺术（图11-3-1-1）

1. 患儿采用卧位或坐位。

2. 穿刺点定于积液量最大处，距体表最近，进针方向无肺组织。

3. 选用高频探头，采用无菌探头套包裹探头。

4. 能配合的患儿局麻或不麻醉，不配合的患儿可行药物镇静下完成。

5. 穿刺部位碘伏消毒，以穿刺点为中心，消

毒半径10~15cm。

6. 铺手术洞巾。

7. 选用20ml或50ml一次性注射器，或18G PTC穿刺针。高频探头引导，徒手将穿刺针刺入胸腔内，注射器抽吸胸腔积液，明确积液颜色、透亮度、黏稠度，抽液送检。

8. 拔针，包扎伤口。

（二）心包诊断性穿刺

1. 患儿取平卧位或半卧位。

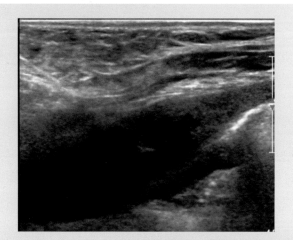

图11-3-1-1 超声引导下胸腔穿刺术
胸腔包裹性积液，穿刺抽出咖啡色脓液40ml

2. 穿刺点可选择心尖区、剑下区或[2]。

3. 穿刺点定于积液量最大处，距体表最近，进针方向无肺组织、胸膜腔，可避开心脏搏动，无法避开时则与心壁平行。

4. 选用微凸探头，并匹配穿刺架，采用无菌探头套包裹探头。

5. 患儿行静脉复合麻醉。

6. 穿刺部位碘伏消毒，以穿刺点为中心，消毒半径10~15cm。

7. 铺手术洞巾。

8. 超声引导下，用18G EV针或PTC针沿穿刺架引导装置刺入心包腔内，拔出针芯，积

液缓慢溢出，EV针则退出针壳，轻送EV外套管于心包腔内。抽吸积液，评估积液颜色、清澈度、黏稠度，积液送生化和细胞学检查。

9. 拔出EV套管或穿刺针，包扎伤口。

（三）腹腔诊断性穿刺（图11-3-1-2）

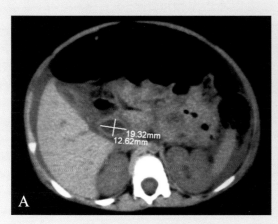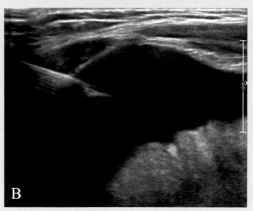

图11-3-1-2 超声引导下诊断性穿刺

A. 患儿突发腹胀，腹部CT示少量腹水，胆总管末端扩张；B. 穿刺液呈棕绿色，提示胆总管穿孔，手术证实先天性胆总管囊肿并穿孔

1. 患儿采用平卧位。
2. 穿刺点定于左下腹或右下腹，或积液量最大处。
3. 选用高频探头，涂厚层耦合剂，用无菌探头套包裹。
4. 局麻或药物镇静。
5. 穿刺部位碘伏消毒，以穿刺点为中心，消毒半径10~15cm。
6. 高频探头引导，徒手将穿刺针刺入腹腔内，注射器抽吸腹腔积液，评估积液颜色、清澈度、黏稠度，抽液送检。
7. 拔出穿刺针，包扎伤口。

五、技术要点及注意事项

1. 少量胸腔积液多局限于肋膈角，肺脏滑动明显，穿刺针应尽量平行于胸壁或肺脏表面进入胸腔。
2. 经肋间路径穿刺时，穿刺针应沿肋间隙的肋骨上缘进针。
3. 心包诊断性穿刺时，建议使用微凸探头，匹配穿刺架。穿刺路径选择要避开肺组织，避开心壁搏动，穿刺针刺入心包后，与心壁平行。实时同步心电监护。
4. 心包诊断性穿刺，因风险较大，应由心脏专业或超声主治医师以上资格医师承担，并应具备相关技术授权。
5. 腹腔诊断性穿刺，穿刺针应避开肠管及网膜组织。

六、并发症及其预防与处理

（一）胸腔穿刺

应预防气胸、肋间动脉损伤等并发症发生。

（二）腹腔诊断性穿刺

安全性较好，一般无严重并发症发生。

（三）心包诊断性穿刺

1. 心肌划伤、穿孔及冠脉血管损伤 这类损伤是严重的并发症，可导致急性心脏压塞，危及患儿生命。应急处理应迅速放置引流管，间断引流，缓解填塞症状，观察生命体征，联系心脏外科准备急诊手术修补。

【典型病例】（为介入开展早期病例，无图像资料）

女性患者，因风湿性心脏炎入院，超声心动图显示少量心包积液，心尖部液区厚约 10mm。为明确积液性质，进行超声定位下心包诊断性穿刺术。

于左侧胸壁第 5 肋间心尖搏动外侧标定穿刺点，穿刺时无引导，进针方向未平行于胸壁，进针后抽出血性液体，即刻行超声扫查可见心尖部心外膜表面细微回声溢出，动态观察心包积液量（血）逐渐增多。患者心率增快、呼吸困难、血压下降。行急诊开胸手术，证实左室心尖部破裂，行手术修补。

原因分析：未进行超声全程引导；穿刺医师无心包穿刺经验，忽视心尖的搏动性，进针方向指向搏动的心尖；进针的深度控制不精确；液区厚度值为收缩期最大值，而舒张期液区厚度可能小于 5mm。未进行实时心电监护。

2. 气胸 进针方向与心室壁平行时易沿心包壁划入胸腔，如刺破脏层胸膜则发生气胸。

3. 感染 可导致心包腔内感染，并发感染性心包炎。患儿心包积液量增加，引起填塞症状。可行心包置管引流等进一步处理。

七、临床意义及评价

诊断性穿刺具有较高诊断价值；但积液量少时盲穿成功率较低，且存在潜在的风险，影响了这一技术的开展。超声引导下完成诊断性穿刺为安全有效的方法。心包穿刺技术危险性较高，并发症发生率报道不一[3]，超声引导下心包穿刺技术使得并发症明显减少[4]。需严格把握适应证和禁忌证，可减少严重并发症的发生。

（岳瑾琢）

第二节 胸腔闭式引流

胸腔闭式引流是治疗气胸和大量胸腔积液、脓胸，促进肺复张的有效方法之一。

胸腔闭式引流术以往由外科医师手术完成，但随着超声介入的应用，并有了更适合超声介入使用的引流管，可以大部分替代外科手术。该方法操作简单，创伤小，由超声介入医师在超声介入室或手术室完成。对重症监护患儿可在床旁完成手术，减少了患儿挪动带来的风险，极大地方便了临床医师的治疗。

一、病因

（一）气胸

自发性气胸是儿童气胸的常见原因，其次是外伤。气体从胸膜破损处进入胸膜腔，胸膜腔负压环境被破坏，肺脏被压缩致肺泡萎陷，导致缺氧，呼吸困难。胸腔闭式引流则是重建胸腔负压环境和促进肺复张的有效治疗手段。

（二）胸腔积液

引起小儿胸腔积液的原因诸多，胸腔积液为多种肺疾病的共同病理过程。

1. 常见原因如淋巴系统发育异常、感染性疾病、结核、肿瘤等；积液性质也不尽相同，淋巴系统发育异常常导致乳糜胸，细菌感染可引起脓胸，恶性肿瘤可引起血性积液。

2. 胸腔积液量决定对呼吸功能的影响程度，中量及大量胸腔积液，对肺脏产生压迫，严重地影响呼吸功能，临床治疗措施为胸腔穿刺抽液。成人常多次抽液，但小儿胸廓小、肋间隙窄，无法很好地配合医师操作，多次反复抽液患儿家长难以接受。胸腔闭式引流则成为乳糜胸、脓胸、渗出性积液的最佳选择。

二、适应证

1. 中量或大量胸腔积液，或包裹性胸腔积液。
2. 脓胸、肺脓肿。
3. 自发性气胸，肺压缩 20% 以上；张力性气胸；外伤所致血气胸。
4. 中至大量乳糜胸。

三、禁忌证

1. 严重心律失常。
2. 有纤维素网状分隔的包裹性积液，无法满意引流（图 11-3-2-1）。
3. 自发性气胸，肺压缩 <20%。
4. 血小板计数明显减低，$<50 \times 10^9/L$；严重凝血功能障碍。

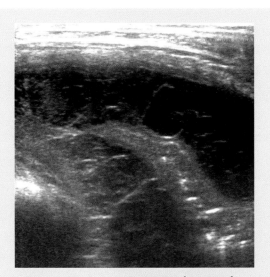

图 11-3-2-1　胸腔积液（增生期）
胸腔积液，液区内纤维素网格状，引流效果不佳

四、操作前准备

（一）仪器设备和器械

1. B 超或彩色多普勒超声仪和穿刺架。
2. 操作台车。
3. 消毒碘伏，无菌手套，消毒耦合剂。
4. 8F 或 12F 腹腔引流导管及附件包，或中心静脉导管及附件包[5]。包内含无菌手套一双，手术洞巾，5ml 注射器，穿刺注射器及穿刺针，J 型导丝，扩张器，引流导管，导管固定卡，缝合线等（图 11-3-2-2）。
5. 水封瓶或负压吸引瓶。

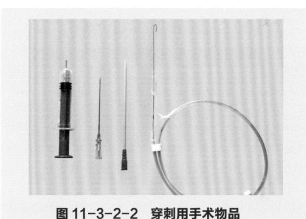

图 11-3-2-2　穿刺用手术物品
从左至右依次为：穿刺用注射器、穿刺针、
针道扩张器、导丝

（二）医患准备

1. 术前常规检查血常规、凝血功能、心电图；气胸患儿应拍胸片。
2. 超声扫查患侧胸腔积液范围，最大深度，有无包裹，液区透声状态，是否气液混合性质，胸膜是否增厚等。
3. 超声介入医师应掌握气胸的超声诊断要点：胸膜线消失，肺滑动征消失，可见肺点及 A 线等特征。但超声不能判断肺压缩比例。

4. 仔细研读 CT 片，进一步了解和证实积液分布状况，识别包裹性积液、肺脓肿及脓胸，以及单纯性积液或气液胸。对气胸患儿，应仔细研读胸片，了解肺压缩比，纵隔是否移位等。

5. 与患儿家长沟通，简要说明手术的必要性、方法和可能的并发症，签手术知情同意书。手术操作前，与较大患儿沟通，简要说明手术步骤，消除紧张情绪。

（三）穿刺点及路径选择

在手术体位下，超声扫查标定穿刺点的位置。

1. 气胸穿刺点位置 锁骨中线第 2 肋间隙，或腋前线第 4 或 5 肋间隙（安全三角）[6]。

2. 胸腔积液或脓胸穿刺点位置 腋中线到腋后线第 7 肋间隙。

3. 包裹性积液或肺脓肿以距体表最近、液面最大肋间隙为宜。

（四）体位选择

1. 气胸一般选择平卧位或半卧位。

2. 胸腔积液一般采用卧位，充分暴露患侧胸部。

五、操作方法

（一）麻醉方法

1. 局部麻醉 常规消毒，消毒范围以穿刺点为中心，半径 10cm；铺无菌洞巾；超声扫查再次定位，2% 利多卡因局部浸润麻醉至胸膜壁层。尖刀片做 2~3mm 皮肤切口。

2. 静脉复合麻醉 适用于不能配合手术的患儿。麻醉师先行静脉复合麻醉，患儿手指夹脉搏、血氧检测仪，面罩吸氧。通常可在超声介入室完成手术；如遇危重患儿，需气管插管，需在手术室完成手术。如条件允许，儿科超声介入室应配置简易麻醉机（图 11-3-2-3）。

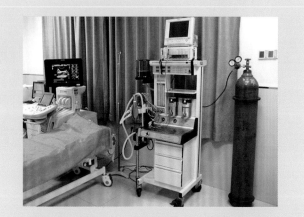

图 11-3-2-3 儿科超声介入室配置示例
超声仪、介入床、麻醉机、氧气瓶

（二）置管方法

选用二步法（导丝法）穿刺置管。

1. 先将 J 型导丝送入装置连接到穿刺用注射器的尾部。弯头侧为送入端（图 11-3-2-4）。

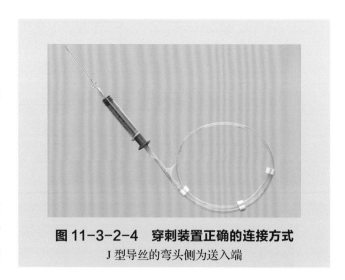

图 11-3-2-4 穿刺装置正确的连接方式
J 型导丝的弯头侧为送入端

2. 高频超声探头引导下，穿刺针经皮肤切口刺入胸腔内（液区或气腔），抽吸连接的注射器，有液体或气体抽出。轻轻送入导丝 10cm，拔出穿刺针，留导丝于胸腔内。

3. 扩张器沿导丝扩充针道，从皮肤到胸膜整个针道，拔出扩张器。

4. 沿导丝送入引流管，导管一侧标有刻度，送入深度10cm，拔出导丝同时关闭引流管尾侧控制阀。操作时尽量避免气体进入胸腔。

5. 注射器抽吸胸腔积液，评估积液颜色、清澈度、黏稠度，抽20ml送检。气胸时，抽吸气体应无阻力。

6. 引流管接水封瓶或负压引流瓶。检查引流通畅情况，胸腔积液时引流管有液体流出，瓶中液面随呼吸上下浮动；气胸观察瓶中液面，除有上下浮动外，还有气泡不断冒出。

7. 皮肤缝合固定，包扎伤口。图11-3-2-5、图11-3-2-6示大量胸腔积液及气胸时，二步法置管闭式引流。

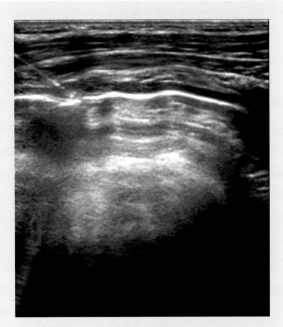

图11-3-2-6　气胸穿刺声像图

气胸，肺压缩70%，超声引导下二步法闭式引流

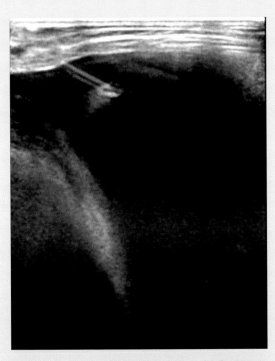

图11-3-2-5　胸腔积液大量，超声引导下二步法闭式引流

胸腔积液暗区内，显示穿刺针的方向、位置

六、技术要点及注意事项

1. 通常采用两步法实施置管。

2. 穿刺针应沿肋间隙的肋骨上缘进针，避免损伤肋间动脉。

3. 脓胸、肺脓肿、血气胸时，应选用12F前端带侧孔引流管，可保障引流通畅。

4. 沿导丝送入引流管后，拔出导丝同时应关闭引流管尾端控制阀，保持胸腔的密闭性。

5. 导丝弯头侧是送入端，如直头侧送入前端可能损伤肺组织，造成液气胸。

6. 引流通畅时，可见引流瓶液面上下浮动。

七、并发症及其预防与处理

1. 胸腔积液置管引流后继发气胸

　　（1）胸腔积液时，穿刺送入导丝过长，用力过猛，或导丝直头端送入，易扎破了脏层胸膜，导致液气胸可能。

（2）慢性脓胸或包裹性积液时，肺与周围组织发生纤维粘连，随积液量快速排出，胸腔负压增加而牵拉肺组织，发生气胸。

（3）拔出导丝后未及时关闭引流管的控制阀，会有少量气体溢入，此种情况一般不需处理，气体会自行吸收。

当发生前两种情况时，液体引流出胸腔同时，呼吸可一过性好转后，积气量逐渐增加，再次呼吸困难、心慌等，此时要考虑气胸发生的可能，应及时拍片确诊，判断气胸的程度。

处置：若先前的引流管位置合适，头端位于积气的腔内，引流瓶可以看到气泡溢出，同样可以对气体引流。若置管位置靠后靠下，则需要在锁骨中线第2肋间置管，建立气胸的闭式引流通道。

2. 复张性肺水肿 胸膜腔的积液或积气引流速度过快，胸腔负压快速增大，引起肺泡间质渗液增加，导致肺水肿。

处置：减慢引流速度，采用8F引流管明显降低了复张性肺水肿的发生概率[5]。

3. 出血 穿刺损伤了肋间动脉或胸膜小血管，导致血胸或血气胸。

处置：使用止血药，观察引流液的颜色，若引流液颜色逐渐变淡，说明无继续出血情况。同时复查血常规，密切观察血红蛋白及生命体征。

4. 感染 免疫力降低，引流管护理不当，引流管留置时间过长，可导致伤口或胸腔新的感染。

处置：引流时间最好控制在1~2周；保持引流通畅；如疑有感染，可做引流液培养，针对性使用抗生素；如有必要可更换引流管。

5. 引流管堵塞 引流管管径过细或血性积液、脓液、乳糜液等易堵塞引流管[7]。

处置：用生理盐水反复冲管或抽吸，可以清除管内沉积物。置管前应预判引流液黏稠度，超声显示液区内密集光点且流动缓慢，提示积液黏稠，推荐使用大管径、前端有侧孔引流管。新生儿胸腔积液多为乳糜液，可选用8F引流管。

6. 引流管脱落 腹腔引流管或中心静脉导管附件包内均配有引流管固定卡，可缝合在皮肤上起固定作用，局部使用敷贴，引流管脱出发生率低。必要时可重新置管。

八、临床意义及评价

胸腔闭式引流对缓解气胸或大量胸腔积液造成的呼吸困难和缺氧症状，改善呼吸功能，是一种有效的方法和治疗手段。引流采用封闭系统，利用每一次吸气肺组织膨胀对胸膜腔产生的压力，挤出一个潮气量的气体或液体，逐渐解除对肺组织的压迫，使之复张，呼吸功能也随之改善。超声引导下胸腔闭式引流与传统胸科手术方式相比，操作简单，创伤小，用时短，可以床旁完成手术，并发症发生率明显降低[6]。岳瑾琢等对38例伴有大量胸腔积液患儿和多例气胸患儿开展超声引导下胸腔闭式引流，患儿年龄从出生几天到十几岁，小龄患者更多，可有效缓解患儿临床症状，达到治疗效果。

（岳瑾琢）

第三节　心包置管引流

急性心脏压塞是心脏介入治疗、外伤的常见并发症。风湿性、结核性、感染性等是心包积液的常见有病因，儿童肺吸虫感染也常导致心包积液。大量的液体充填心包，挤压心脏，导致心脏舒缩功能受限，尤其舒张功能受限，心室充盈不足，每搏输出量减低，心功能下降。超声引导下心包穿刺置管引流是安全有效的方法。

一、适应证

1. 中量或大量心包积液。
2. 肿瘤性浸润引起的心包积液。

二、禁忌证

1. 少量心包积液，一般不置管引流。
2. 心包积液黏稠或大量纤维素光带形成密集分隔时，无法满意引流。
3. 血小板明显减低，$<50 \times 10^9/L$；严重凝血功能障碍者。

三、操作前准备

（一）仪器设备和器械

详见本章第二节"胸腔闭式引流"。

（二）医患准备

1. 术前常规检查血常规、凝血功能以及心电图。
2. 超声扫查心包积液分布范围，最大深度，有无包裹，液区透声状态（黏稠度），心包是否增厚等，准备管径合适的引流管。
3. 根据对积液黏稠度初步判断，选定管径合适的引流管，化脓性心包和乳糜心包可选用管径较大的引流管。一般情况 8F 单腔引流管即可，较黏稠积液可选用 12F。
4. 与患儿家长谈话，简要说明手术的必要性、方法和可能的并发症，签手术知情同意书。较大患儿操作前沟通，简要说明手术步骤，消除紧张情绪。

（三）穿刺点及路径选择

1. 体位首先确定穿刺体位，一般选用半卧位；也可采用平卧位；暴露手术野。
2. 心前区穿刺点第 5 或第 6 肋间隙心尖搏动外侧，进针路径无滑动肺组织，避开胸膜腔，穿刺液面最大，进针方向与心室壁平行。
3. 剑突下穿刺点剑突与左侧肋弓的交界点，避开肝组织。

四、操作方法

（一）麻醉方法

详见本章第二节"胸腔闭式引流"。

（二）置管方法

选用二步法穿刺置管，穿刺步骤同本章第二节"胸腔闭式引流"（图 11-3-3-1）。

五、技术要点及注意事项

1. 一般采用两步法实施置管，选用单腔 8F 中心静脉导管或腹腔引流管。
2. 化脓性心包炎或乳糜心包时，可选用 12F 腹腔引流管，前端带侧孔，可以保障黏稠液体引流通畅。
3. 大量心包积液时不宜剑下经肝脏穿刺，心包内压力增高使心脏受压，腔静脉回流受阻，且因肝脏处于瘀血状态，经肝穿刺极易造成出血[3]。
4. 穿刺时，患儿呼吸可辨识肺叶滑动，肺缘吸气时到达的位置，应是脏、壁层胸膜的反折处。穿刺应避开胸膜腔及滑动的肺组织，以免损伤造成气胸；或造成心包积液漏入胸腔[4]。
5. 穿刺针应避开心壁搏动，进针方向与心壁平行，切不可针尖直对心室壁。
6. 同步心电监护。

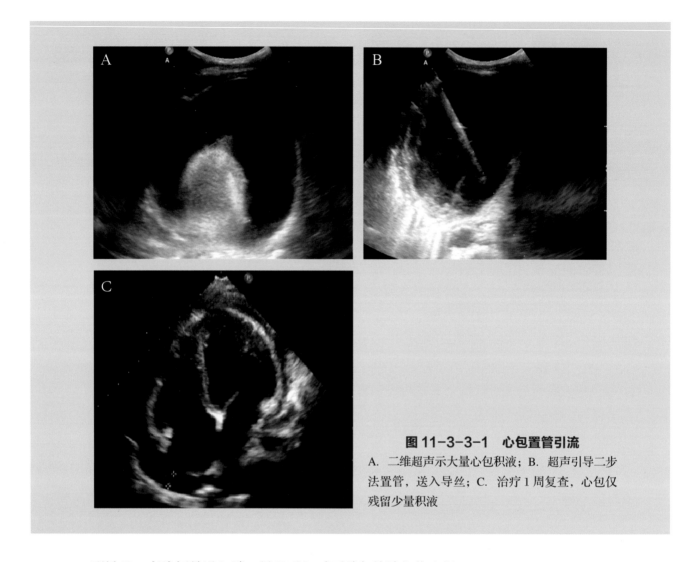

图 11-3-3-1 心包置管引流
A. 二维超声示大量心包积液；B. 超声引导二步法置管，送入导丝；C. 治疗1周复查，心包仅残留少量积液

7. J型导丝，弯头侧是送入端，导丝送入时可避免前端损伤心肌。

8. 肋间隙穿刺，应沿下肋骨上缘进针，避免损伤肋间动脉。

六、并发症及其预防与处理

1. 出血　抽出血性心包积液时，应鉴别是否为损伤出血。抽出液滴于干纱布上，中心深红色斑点，周围浅红晕区，则为血性积液；若均匀扩散为深红色斑点，则为损伤出血[3]。

处置：若为损伤出血，密切监测生命体征变化，动态观察积液量和颜色的变化，使用止血药物。若生命体征平稳，一般无须处理，随引流会逐渐消失。

2. 心肌划伤穿孔　穿刺针划伤心肌表面，或刺穿整个心肌，导致急性且更为严重的心脏压塞，危及患者生命。大量心包积液时发生概率较低，诊断性穿刺发生概率较高，发生率1%~5%。

处置：迅速置入引流管，间断引流或抽吸缓解压塞症状，如生命体征平稳，可继续观察；如生命体征不能平稳控制，需急诊心外科手术修补。

3. 冠脉血管损伤　损伤概率小，穿刺针或导丝刺破或划伤心脏表面的冠脉血管，导致严重的心肌缺血性损伤，心肌酶增高，心脏压塞加重，心率快，血压持续降低。

处置：保持引流通畅，心电监测；如冠脉血管损伤持续出血，需要冠脉介入治疗（用覆膜支架）或手术修补。

4. 急性心功能衰竭及肺水肿　积液引流速度过快，左右心室充盈量快速增加，导致急性心功能衰竭，肺水肿发生。

处置：控制引流液流出速度，可以有效防止心衰急性肺水肿的发生。

5. 感染：伤口或心包腔感染。

处置：保持引流通畅，观察引流液的变化；引流管留置时间越长，越容易引起感染；在引流量每天小于 30ml，及时复检心脏超声，了解积液情况，适时拔管。

6. 气胸：穿刺时刺破脏层胸膜，导致气胸。

处置：拍片了解积气的状况，若少量气胸，可自行吸收，临床观察即可；气胸肺压缩比超过 20%，需抽气或胸腔闭式引流。

七、临床意义及评价

心包穿刺技术为急性心脏压塞时有效缓解临床症状的重要手段[1]。心包穿刺置管引流能迅速解除小儿患者大量心包积液对心脏的压迫，改善心功能下降，呼吸困难等症状，达到引流治疗目的。岳瑾琢等 3 年来对 17 例中到大量心包积液患儿行超声引导下心包穿刺置管引流，病因包括化脓性心包炎，寄生虫感染所致心包炎、乳糜心包等，引流治疗效果明显。其中一例因感染性心包炎，积液内有大量纤维素样脓渣沉积，先后置 2 根引流管无法达到完全引流的目的，最终选择心包开窗手术治疗。

（岳瑾琢）

第四节　肝脓肿及腹腔穿刺引流

腹腔引流包括实质性脏器脓肿的引流，腹膜腔不同部位脓肿、包裹性积液或大量腹水引流等。实质性脏器脓肿主要是肝、脾脓肿，以肝脓肿常见。

目前超声引导下经皮经肝置管引流技术已基本替代创伤大、并发症多的手术切开引流，成为肝脓肿治疗的首选方案。近年来，随着内镜超声发展，其经胃腔的内引流技术在肝脓肿治疗中也有应用，并且临床治愈与并发症指标优于经皮穿刺，有报道认为该技术有可能替代经皮穿刺成为肝脓肿的首选治疗方法[8]。

一、临床表现

（一）肝脓肿

肝脓肿是肝实质局部感染所致，分三种类型，包括细菌性肝脓肿、阿米巴肝脓肿、真菌性肝脓肿，以细菌性肝脓肿最常见。

1. 脓肿早期为炎细胞浸润，后期炎性组织液化坏死与脓细胞形成脓肿。

2. 血行感染是常见感染途径，主要经过门脉系统，常见致病菌为大肠埃希菌、铜绿假单胞菌等，小儿肺炎杆菌多见。

3. 肝脓肿的治疗主要是内科合理的抗生素治疗及对脓肿腔引流治疗。

（二）腹膜腔间隙脓肿

腹膜腔的任何部位都可以感染，并形成脓腔包裹，如膈下脓肿、阑尾周围脓肿、盆腔脓肿、胰周积液、胰腺假性囊肿等含液性病变。

1. 这些感染保守治疗效果不佳，手术引流创伤大，采用超声引导的置管引流技术能迅速排出脓液，结合抗感染治疗，临床症状即刻缓解，明显缩短住院周期。

2. 阑尾炎是小儿常见的外科急腹症，小儿病情发展迅速，如不及时治疗，易造成阑尾炎穿孔，形成腹膜炎、阑尾周围脓肿，失去手术最佳时机,多采用保守治疗。除药物治疗外,经皮穿刺引流治疗阑尾周围脓肿已成为临床标准治疗方法[9]。

二、肝脓肿引流

(一)适应证

1. 肝脓肿,孤立性脓肿或多发脓肿,脓肿腔液化。

2. 脓肿大于≥5cm,建议置管引流;<5cm,建议抽吸冲洗。也有研究认为脓肿>3cm,可行置管引流。

(二)禁忌证

1. 肝脓肿,脓肿腔未液化。

2. 肝包虫。

3. 全身多脏器衰竭,不能耐受全麻或生命体征不平稳。

4. 血小板$<50 \times 10^9/L$;出、凝血功能障碍。

(三)操作前准备

1. 仪器设备和器械详见本章第二节"胸腔闭式引流"(图11-3-4-1)。

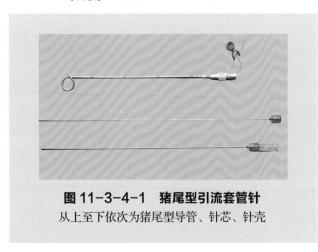

图11-3-4-1 猪尾型引流套管针
从上至下依次为猪尾型导管、针芯、针壳

2. 医患准备

(1)术前常规检查血常规、凝血功能、肝功能以及心电图。

(2)危重患者,应改善其全身情况,提高免疫力,控制感染。

(3)腹部超声检查了解肝脏感染灶的大小、部位,中央是否液化坏死。

(4)仔细研读CT片,进一步了解和证实脓肿大小、位置、液化情况。与临床医生进行讨论引流方法。

(5)向患儿家长说明引流的必要性、方法及可能出现的并发症,取得家长的知情和同意。较大患儿需操作前沟通,简要说明手术步骤,消除紧张情绪。

3. 穿刺点及路径选择

(1)右肝脓肿穿刺点选择:脓肿腔距体表最近,脓肿腔与肝被膜之间有1~2cm正常肝组织覆盖,避开穿刺路径上血管。一般选择经肋间穿刺,尽量与肝表面垂直进针,易于固定。

(2)左肝脓肿穿刺点选择:脓肿腔距体表最近,表面有正常肝组织覆盖,避开肝血管。多在剑突下或上腹部穿刺。

4. 体位选择

(1)右肝脓肿置管引流:一般采用左侧卧位,充分暴露右季肋部。

(2)左肝脓肿:一般采用平卧位。

(四)操作方法

1. 麻醉方法 详见本章第二节"胸腔闭式引流"。

2. 置管方法

(1)方案选择:脓肿腔>5cm:推荐使用一步法置管,选用猪尾型引流套管,操作较为简便。引流管前端弯曲似"Q"形,内侧有多个侧孔,不宜堵塞。也可以采用二步法完成置管手术。
脓肿腔<5cm:推荐选用18G PTC针直接穿刺抽吸并用甲硝唑注射液反复冲洗。

(2)一步法操作步骤:超声引导将猪尾型引流套管针经皮经肝直接穿刺入脓肿

腔内，拔出针芯，抽吸见液体证实通畅；引流导管与针壳解锁，先向脓肿腔内送入引流管 5~10cm，再向外拔出针壳；引流管前端弯曲呈"Q"形，拉紧引流管尾侧头端固定线，并卡于尾侧（图 11-3-4-2）；皮肤缝合固定引流管，包扎伤口，接引流袋。

（3）二步法操作步骤：超声引导下，徒手或沿穿刺架针槽穿刺。首先导丝送入装置连接到穿刺用注射器尾端，将穿刺针刺入脓肿腔内，抽吸连接的注射器，有脓液抽出，送入导丝，拔出穿刺针，留导丝于脓肿腔内；扩张器沿导丝扩充针道，从皮肤到脓肿壁整个针道，沿导丝送入引流管，导管一侧标有刻度，送入深度 10cm，拔出导丝，检查引流管是否通畅，缝合引流管固定卡于皮肤，包扎伤口，接引流袋。

（4）脓肿腔 <5cm，18G PTC 针穿刺入脓肿腔，拔出针芯，先抽吸脓液 10ml 留待检查，后用 20ml 注射器抽净脓液，再注入甲硝唑注射液反复冲洗，至冲洗液较为清亮，拔出穿刺针，再次消毒皮肤，包扎（图 11-3-4-3）。

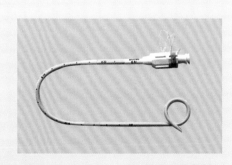

图 11-3-4-2　猪尾型引流套管
导管尾端固定卡线拉紧，头端呈"O"形，可防脱出

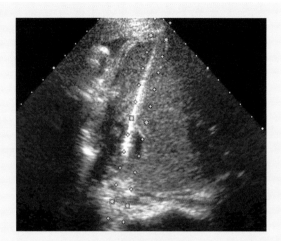

图 11-3-4-3　肝脓肿穿刺抽吸、冲洗治疗
声像图示穿刺针的方向及位置

（五）技术要点及注意事项

1. 推荐采用一步法置管，操作简便，肝组织损伤小。

2. 经皮经肝抽吸冲洗和经皮经肝置管引流治疗肝脓肿，都能起到有效的治疗作用。两种方法比较，抽吸法比置管法的成功率高，并发症更少，二者治疗效果无明显差别[10]。

脓肿腔越大，一次抽吸和冲洗越难达到彻底引流效果，可能增加抽吸次数，所以大于 5cm 的脓肿，建议置管引流。小脓肿抽吸及反复冲洗可以达到治疗效果，并可免去置管可能的并发症。

3. 术前能配合手术的患儿需训练屏息，穿刺肝脏时要相对静止；不能配合患儿，需短暂捂嘴捏鼻，配合穿刺针快速刺入肝脏。避免肝包膜的划伤出血。

4. 靠近边缘的脓肿或较大的脓肿，选择进针路径时，要经过一定厚度的正常肝组织再进入脓腔，避免脓腔破裂。

5. 靠近膈顶部的脓肿，穿刺时避免穿刺路径经过胸膜腔，或损伤肺尖组织。

6. 经肋间路径穿刺，应沿肋间隙下肋骨上缘进针，避免伤及肋间动脉。

7. 引流管与针壳解锁后，一定要先送引流管 5~10cm，后向外拔出针壳。如果先拔针鞘，或引流管送入太短，呼吸幅度大时引流管容易脱出。

8. 脓液黏稠时，可注入适量的糜蛋白酶，促进坏死组织液化[11]。或先抽5~10ml脓液，再注入同等量的甲硝唑液稀释再抽，反复多次即可抽净。

9. 冲洗时，冲洗液稍微加压注入即可，不可使全力注入，易损伤脓肿壁小血管导致出血。

10. 引流管皮肤缝合固定后，最好用敷贴完全覆盖粘贴，更好地防止引流管牵拉脱出。

（六）并发症及其预防与处理

1. 出血　是经皮穿刺置管引流治疗肝脓肿常见并发症。要严格把握禁忌证，有凝血机制障碍者慎做穿刺；设计好进针路径，避开较大的血管或血管密集处；操作应轻柔适力，避免重复进针，造成肝损伤出血。

处置：少量出血，可使用止血药，密切观察生命体征；持续出血或渗血者，可考虑局部注射凝血酶或射频烧灼止血，如仍不能达到止血效果，需选择手术止血。

2. 感染　由于穿刺置管，加重了肝局部损伤，导致脓菌进入血液，引起全身感染症状，甚至败血症可能。操作时应避免重复进针造成严重损伤；加强引流管的清洁护理，及时换药。

处置：加强抗感染治疗和全身支持疗法，如伴有寒战发热，可使用少量地塞米松。

3. 胆漏　穿刺过程中，损伤肝内胆道系统，肝内胆管与脓腔相通或形成胆汁瘤样改变。设计好进针路径很关键，避开肝内胆管；操作不能粗暴。

处置：持续通畅引流，加强抗感染治疗，适时拔管。

4. 肝破裂及脓液外漏　肝脓肿距肝表面较近时，穿刺路径一定要经过正常肝组织再入脓腔，切忌从肝表面直接穿刺脓腔，导致局部破裂出血，脓液外溢，引起腹膜炎。

处置：监测生命体征变化；破裂的脓腔局部可形成包裹，持续通畅引流，配合甲硝唑液冲洗，加强抗感染治疗。如出血量较大，使用止血药物治疗同时，积极配血、输血维持生命体征，全身支持治疗，并积极准备外科手术治疗。

5. 气胸和脓胸　右肝脓肿引流多经肋间穿刺，尤其是靠近膈顶部肝脓肿，忽略了肋膈角肺尖滑动和胸膜腔位置，穿刺针刺破肺尖导致气胸，或穿刺经过胸膜腔，脓液或局部出血沿针道渗入胸腔，致使胸腔感染或脓血胸。

处置：少量气胸，可逐渐吸收，不用特殊处理；当肺压缩超过20%，考虑抽气或胸腔闭式引流。胸膜腔感染，需加强抗感染治疗，胸腔积液量较大时，可以胸穿抽液或引流。

（七）临床意义及评价

肝脓肿如采取保守治疗，治疗周期长，效果差，患儿忍受长时间病痛折磨，家庭承受较大经济负担；选择手术治疗，创伤大，并发症多，患儿身体恢复较慢。随着超声介入技术的应用，超声引导经皮抽吸、冲洗或置管引流肝治疗脓肿的临床治愈率增高，死亡率明显下降。超声介入方法创伤小，并发症少，大大地缩短了治疗周期，对绝大多数患者安全有效[12]。

三、腹腔引流

（一）适应证

1. 膈下脓肿。
2. 胰周积液或胰腺假性囊肿（图11-3-4-4）。
3. 腹腔脓肿、盆腔脓肿。
4. 阑尾周围脓肿（图11-3-4-5）。

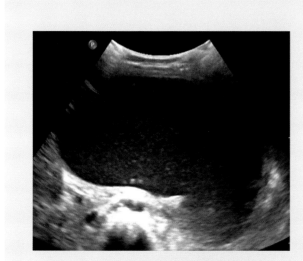

图 11-3-4-4　假性胰腺囊肿声像图
胰腺炎后，胰腺假性囊肿形成，呈囊状液性暗区

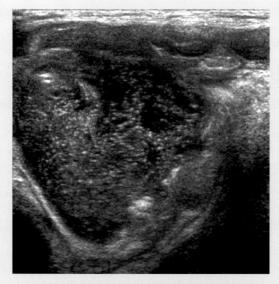

图 11-3-4-5　阑尾脓肿声像图
阑尾炎穿孔、阑尾周围脓肿形成

（二）禁忌证

1. 炎性低回声包块，可能是组织粘连形成的包块，无脓腔形成或脓腔很小且不规则。
2. 血小板明显减低，$<50 \times 10^9/L$；严重凝血功能障碍。

（三）操作前准备

1. 仪器设备和器械详见本章第二节"胸腔闭式引流"。
2. 医患准备参见本节肝脓肿穿刺引流。
3. 穿刺点及路径选择
   （1）膈下脓肿穿刺点选择：脓肿腔距体表最近，避开肝或脾等实性脏器，经肋间穿刺或肋下穿刺。
   （2）胰腺假性囊肿穿刺点选择：囊肿腔距体表最近，避开肠管及网膜及血管，上腹部穿刺。
   （3）盆腔脓肿穿刺点选择：距体表最近，避开膀胱；女性患儿要避开卵巢等重要结构。
   （4）腹腔脓肿穿刺点选择：脓肿腔距体表最近，避开脓肿前方肠管及网膜血管等。
4. 体位选择　根据脓肿位置不同，选择适宜穿刺体位。
   （1）膈下脓肿：右膈下采用左侧卧位；左膈下采用右侧卧位。
   （2）胰腺假性囊肿：平卧位。
   （3）腹、盆腔脓肿：一般采用平卧位。

（四）操作方法

1. 麻醉方法详见本章第二节"胸腔闭式引流"。
2. 置管方法参见本节肝脓肿穿刺引流。

图11-3-4-6~图11-3-4-8是不同部位穿刺及引流效果图。

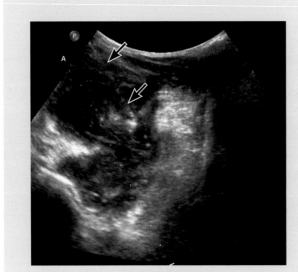

图 11-3-4-6 阑尾周围脓肿，一步法置管引流

箭头示穿刺引流针

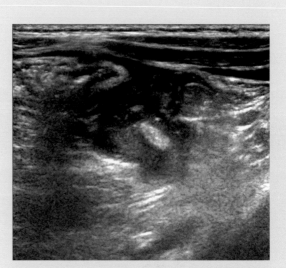

图 11-3-4-7 阑尾周围脓肿置管引流术后

声像图示脓肿腔消失

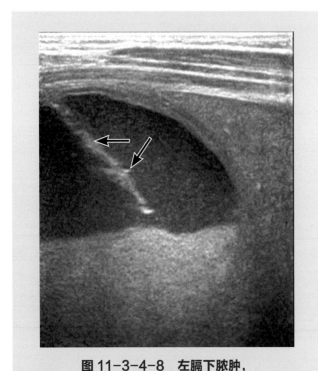

图 11-3-4-8 左膈下脓肿，一步法置管引流法

积液暗区内散在细小光点分布，箭头示穿刺针的方向及位置

（五）技术要点及注意事项

1. 胰腺假性囊肿或腹腔脓肿一般采用一步法置管，操作简单。

2. 小儿胰腺假性囊肿的治疗，可以把超声引导下置管引流治疗作为首选治疗方法，原因是早期症状性假性囊肿越早干预效果越好，而且引流本身既是一种有效的治疗手段，也可作为术前减压措施[13]。

3. 膈下脓肿穿刺，选择经肋间途径，注意两点，一是穿刺针应沿肋间隙的肋骨上缘进针，避免伤及肋间动脉。二是避开滑动的肺尖组织和胸膜腔。经肋间路径穿刺膈下脓肿或肝脓肿，气胸、胸腔积液、胸腔积脓等并发症的发生率明显增高[14]。

4. 盆腔深部脓肿，如脓肿前方结构紊乱，采取 PTC 穿刺针抽吸冲洗即可，不建议经皮置管。如条件允许，盆腔深部脓肿可行超声引导下经直肠穿刺引流，同样操作简单、安全、有效[15]。

5. 引流管与针壳解锁后，一定要先送引流管，后向外拔出针壳，避免引流管在退出针鞘时脱出。

6. 脓液黏稠时，抽 5~10ml 脓液，注入同等量的甲硝唑液稀释再抽，反复多次即可抽净。

7. 冲洗时，冲洗液稍微加压注入即可，不可使全力注入，否则易损伤脓肿壁小血管导致出血。

8. 引流管皮肤缝合固定后，最好用敷贴完全覆盖粘贴，防止引流管牵拉脱出。

   当引流量 <10ml/d，夹闭引流管 1 周复查，若无复发，才能拔除引流管。避免过早拔管。

9. 胰腺假性囊肿或胰周积液治疗，可以在内镜超声引导下经胃腔做内引流，使用自膨胀金属支架使得这一技术更安全且有效，这一技术已经形成了标准的治疗方案，或替代手术及经皮穿刺引流治疗[16]。

（六）并发症及其预防与处理

1. 出血　脓肿壁大多是由肠系膜或网膜组织包裹形成，脓肿期均水肿增厚，组织很脆，在脓肿抽吸至终末阶段时，由于管腔的吸力会损伤脓肿壁的血管，导致出血，抽吸到最后为黏稠的脓血。再用甲硝唑液反复冲洗，也会是淡淡的血性液体。

   处置：如出血较明显，术后可以用止血药。一般情况不用特殊处理。

2. 肠管损伤或肠漏　穿刺置管时，脓肿前方结构辨识不清，或没能避开肠管结构，或把积液扩张肠管误认为是脓肿腔进行了穿刺置管，造成肠管壁的损伤。置管时间较长时，可以形成肠漏，临床症状加重或引流效果不佳。

   处置：辨认肠管结构，脓肿壁没有蠕动性，肠壁或多或少有蠕动功能，肠液有流动感，抽出的液体，不是脓液更像粪液。若肠腔萎瘪粘连，可用高频探头观察，准确判断肠壁三层结构。在选择进针路径时，一定要仔细观察，避开肠管结构。若脓肿引流后反复不愈，引流液更像粪液，则要考虑肠漏形成，一旦确诊需手术修补。

3. 膀胱损伤并感染　穿刺盆腔脓肿时，膀胱应适量充盈，进针才能有效避开膀胱。膀胱充盈过度，会遮挡穿刺路径；充盈过少时，萎瘪的膀胱会位于脓肿的前方，不注意会导致穿刺路径通过膀胱，导致膀胱损伤，尿液外流或脓液逆流，引起泌尿系的感染。

   处置：盆腔脓肿穿刺时，膀胱适量充盈是避免膀胱穿刺损伤的重要方法，充盈量多或少都会影响到穿刺路径的选择。盆腔脓肿一般比较深，如不能确定避开膀胱或其他重要结构如卵巢等，尽量不做置管引流，仅做穿刺抽脓冲洗，或选择经直肠路径引流。

（七）临床意义及评价

对于脓肿的治疗，不论是穿刺抽脓冲洗，还是置管引流，都能清除脓液，消灭感染源，起到很好的治疗效果。大的腹腔脓肿，可以挤压肠管，导致肠梗阻，患儿腹胀、腹痛、发热。引流后梗阻征象解除，腹胀缓解，患者排气，体温恢复正常。岳瑾琢等对 92 例各种腹腔脓肿或假性囊肿患儿，采用超声引导下穿刺治疗，置管引流 62 例，脓肿抽吸冲洗 30 例，治疗有效率 100%，治愈率 95% 以上。其中阑尾周围脓肿 78 例（包块术后脓肿残留），肝脓肿 2 例，膈下脓肿 9 例，胰腺假性囊肿 3 例。

（岳瑾琢）

第五节 泌尿系引流

肾盂积水传统的治疗方法是外科手术切开造瘘或 X- 线下穿刺造瘘，创伤大、并发症多，或有射线损害。随着超声介入技术的发展和超声影像的优势，超声引导下肾造瘘术由于定位精确、创伤小、操作简单、耗时短、并发症少、可以床旁完成操作等特点[17, 18]，逐渐取代传统的肾造瘘方法，成为临床首选的微创治疗技术。

一、肾造瘘术

（一）适应证

1. 肾盂输尿管移行处狭窄或输尿管膀胱移行处狭窄所致重度肾盂积水，肾功能受损，临床非最佳手术时机。

2. 严重的肾盂感染致肾积脓，抗感染效果不佳，需作减压、引流、冲洗或注入药物治疗。

3. 孤立肾合并梗阻性病变，发生尿闭者。

4. 肾或输尿管疾患手术后，作为暂时性尿流改道，有利于创面愈合。

5. 膀胱发生梗阻性疾病，或膀胱恶性肿瘤不能根治时。

（二）禁忌证

1. 肾盂积水，横断面测量肾盂前后径 <15mm，无肾功能异常。

2. 全身衰竭，不能耐受穿刺者。

3. 穿刺部位皮肤有感染者。

4. 血小板明显减低，严重凝血功能障碍。

（三）操作前准备

1. 仪器设备和器械 详见本章第二节"胸腔闭式引流"。

2. 医患准备

（1）术前常规检查血常规、凝血功能、肾功能以及心电图。

（2）危重患儿，应改善其全身情况，治疗败血症、尿毒症，纠正水、电解质、酸碱平衡失调及贫血。

（3）超声扫查肾脏，了解肾盂积水的程度，选择穿刺部位及进针路径。

（4）研读其他影像学检查结果，包括 CT、MRI，与临床医生进行术前讨论。

（5）向患儿家长说明治疗的必要性、手术方法及可能出现的并发症，以及处理措施，取得家属的知情和同意，并签手术知情同意书。较大患儿操作前沟通，简要说明手术步骤，消除紧张情绪。

3. 穿刺点及路径选择

（1）穿刺路径一般选择肾中下极，腋中线到腋后线位置，进针路径避开腹膜腔。

（2）左、右肾可分别造口引流。

4. 体位选择 超声引导的肾造瘘术，常用体位有俯卧位、侧卧位并垫高腰部；建议采用前侧卧位[19]或俯侧卧位，患侧朝上，充分暴露穿刺部位。

（四）操作方法

1. 麻醉方法 参见本章第二节"胸腔闭式引流"。

2. 置管方法

（1）二步法（导丝法）：高频超声探头引导，或凸阵探头匹配穿刺架引导；导丝送入装置连接到穿刺用注射器尾端，将穿刺针经皮肤切口刺入积水的肾盂内，抽吸连接的注射器，有液体抽出，送入导丝 5~10cm，拔出穿刺针，留导丝于肾盂内；扩张器沿导丝扩充针道，从皮肤到肾盂腔整个针道，沿导丝送入引流管，导管一侧标有刻度，送入深度 10cm，拔出导丝，检查引流管是否通畅，引流管固定卡缝合于皮肤，包扎伤口，接引流袋。图 11-3-5-1 是肾盂大量积水及置管后效果图。

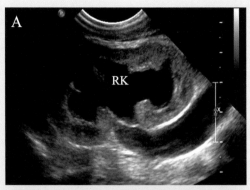
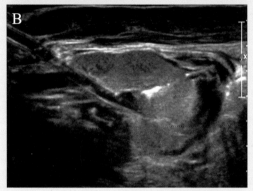

图 11-3-5-1　肾盂积水置管引流

A. 二维超声显示肾盂积水；

B. 二步法肾盂造瘘术后，显示引流管回声及肾盂积水消失

（2）一步法（猪尾型套管针）：超声引导下将猪尾型引流套管针经皮肤切口穿刺入肾盂腔内，拔出针芯，抽吸见液体证实通畅，引流导管与针壳解锁，先向肾盂腔内送入引流管 5~10cm，再退出针壳，引流管前端弯曲呈"Q"形，再次检查引流管通畅状况，拉紧引流管尾侧头端固定线，并卡于尾端，皮肤缝合固定引流管，包扎伤口，接引流袋。

（五）技术要点及注意事项

1. 技术要点的把握

（1）穿刺点选择肾脏中下极，从肾脏后外侧缘刺入，超声引导时最好采用肾短轴面。穿刺路径不经过腹腔。

（2）穿刺方法的选择：一步法或两步法都可以用于肾造瘘引流。

一步法优点：操作步骤简单，所用导管是猪尾型套管针，置管后导管前端弯曲呈"Q"形，可防止导管脱出，弯曲段内侧缘有多个侧孔，不宜堵塞。

一步法缺点：穿刺套管针针体较粗，针尖接触到肾包膜时针体突破阻力大，受力局部会随推力凹陷，导致肾脏移位，造成穿刺针的位置偏移。肾盂积水 <2.5cm 时，穿刺成功率降低[20]。导管皮肤缝合处易结痂脱落，致导管脱出。

两步法操作容易，成功率高，无一步法操作的阻碍，推荐使用两步法，可避免重复穿刺引起的肾实质损伤及肾周漏。

（3）局部麻醉应采用锥形注射方式，且与穿刺路径一致，麻醉要充分，避免穿刺时患儿因疼痛肌肉高度挛缩，增加进针阻力，甚至导致进针方向的改变。

2. 注意事项

（1）一步法采用猪尾型引流套管针，其前端约 5cm 长度管壁上有侧孔，送入套管长度 ≥ 8cm，再退出针壳。避免引流液从侧孔溢出，造成污染或新的感染隐患。

（2）套管针穿刺针体通过深筋膜时不可蛮力突破，适当的用力加旋转使针体突破肾筋膜。二步法穿刺扩张器过肾筋膜也要适当用力加旋转通过，不可蛮力突破，否则会导致导丝打折或脱出。

（3）套管针穿刺肾盂有阻力时，尽量避免拔针并二次进针，导致积液从前一次针孔外漏，肾盂萎瘪，给后续操作造成困难。

（4）术后观察患者生命体征引和引流情况，记引流量，如为血性液体，应给予止血药。

（5）长时间带管的患儿，家长应细心护理，用较大的敷贴或腹带覆盖，防止引流管脱出或移位，导致引流不畅。

（6）如突然出现引流量明显减少，或无引流液，应及时复查超声，调整引流管位置，重新固定，或重新置管。

（六）并发症及其预防与处理

超声引导下肾造瘘术，操作简单，创伤小，可见如下并发症。

1. 出血　穿刺路径经过肾实质，术后血性尿液是常见的并发症。

处理：持续观察引流液的颜色，一般会逐渐好转消失；血尿持续时，可以使用止血药。

2. 肾周漏　重复进针，导致尿液经前侧穿刺针孔外渗到肾周，增加肾周感染概率。

处理：少量渗液无须处理，只要保持肾盂引流管通畅，肾周液会回流吸收。若肾周液量持续增加，首先检查肾盂引流是否通畅，若引流量减少，需调整引流管位置或重新置管。建议使用抗生素预防感染。

3. 感染　肾积水患儿感染概率较高，穿刺导致肾周漏、引流管留置时间长、护理不精心等，都是增加感染的因素。

处理：保障引流通畅情况下，加强抗感染治疗；同时可以冲洗肾盂，必要时注入抗生素治疗。

4. 腹腔渗液及感染　发生概率较小，若穿刺路径通过腹膜腔，可以导致腹腔渗液甚至感染；或肾周感染腹腔出现反应性渗液等。

处理：抗感染治疗，若腹腔感染加重，积液增加，可抽吸冲洗治疗；如确因引流管通过腹腔，可以考虑重新置管。

（七）临床意义及评价

肾造瘘手术分为永久性造瘘和暂时性造瘘两种，小儿超声引导下肾盂置管引流多为暂时性造

瘘，通过转流尿液，可以有效地降低肾盂腔的压力，缓解对肾实质的压迫，有效的保护肾功能，同时还可以有效的控制感染的发生。肾造瘘为选择最佳手术时机争取了时间。

二、肾周尿性囊肿及腹膜后脓肿引流

（一）适应证

1. 闭合性肾损伤合并血、尿外渗，形成肾周包裹性积液，患儿不能耐受手术，或医疗条件限制采取保守的治疗，或未及时手术合并感染。

2. 动态观察，尿外渗量逐渐增加，或液区深度 >5cm。

3. 腹膜后脓肿或肾周脓肿，脓肿腔 >5cm，置管引流；<5cm，抽吸冲洗。

（二）禁忌证

1. 少量肾周渗液，一般不置管引流，动态观察即可。

2. 肾周包裹性积液大量纤维素分隔形成时，无法满意引流。

3. 血小板 <50×10^9/L；严重凝血功能障碍。

（三）操作前准备

1. 仪器设备和器械　参见本章第二节"胸腔闭式引流"。

2. 医患准备　引流前需超声扫查肾脏及腹膜后，了解肾周积液或腹膜后脓肿的大小、范围，与肾脏的关系。其余医患准备请参见本节肾造瘘术。

3. 穿刺点及路径选择

（1）肾周漏穿刺点：具体表最近，避开腹膜腔，穿刺点位置在腋中线到腋后线囊腔的中下段。

（2）腹膜后脓肿穿刺点：脓腔距体表最近，避开腹膜腔，腋中线到腋后线脓腔最大面。

4. 体位选择　肾周漏及腹膜后脓肿穿刺，一般采用侧卧位，患侧朝上，充分暴露患侧

后腰部。

（四）操作方法

1. 麻醉方法 参见本章第二节"胸腔闭式引流"。

2. 置管方法

（1）方法选择：肾周尿囊肿或腹膜后脓肿>5cm：推荐使用一步法，选用猪尾型引流套管，操作较为简便。引流管前端5cm弯曲段内侧有多个侧孔，不易堵塞。

脓肿腔<5cm：选用18G PTC针直接穿刺抽吸及冲洗即可。

（2）一步法操作步骤：具体操作方法请参见本节肾造瘘术置管方法。

图11-3-5-2示外伤后肾周漏（尿性囊肿）及一步法置管引流。

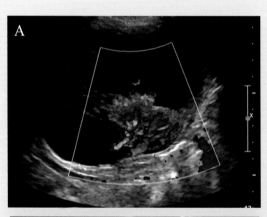

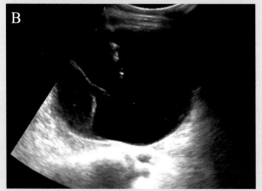

图11-3-5-2 肾周尿性囊肿置管引流

A. 外伤后肾周积液，肾脏被挤压到一侧；

B. 超声引导下一步法置管引流

（3）腹膜后脓肿抽吸冲洗：脓肿腔<5cm，18G PTC针穿刺入脓肿腔，拔出针芯，先抽吸脓液10ml留待检查，后抽净脓液，用甲硝唑注射液冲洗，至冲洗液较为清亮，拔出穿刺针，再次消毒皮肤，包扎。

（五）技术要点及注意事项

1. 推荐一步法置管，选用8F猪尾型引流套管针，引流管前端有侧孔，不易堵管并能充分引流，前端"Q"形弯曲可以较好地防止引流管脱出。

2. 肾周漏大部分经置管引流治疗可痊愈，因肾集合系统损修复需要时间，引流是一个持续的过程，一般5~14天，引流量会逐渐减少，无引流液流出时，需夹闭引流管，3天后复查，若无积液出现，才可拔管；若引流量虽减少，但持续存在，可能瘘管形成，需造影明确诊断后，注入黏合剂保守治疗或手术治疗[21]。

（六）并发症及其预防与处理

1. 出血：穿刺路径经过腹壁，损伤腹壁血管或脓肿壁微小血管，出血污染液腔。

处理：使用止血药，持续观察引流液的颜色。

2. 感染 肾损伤及肾周漏患儿，由于创伤，机体免疫力下降，尿液污染，这些因素会导致感染的发生；或引流不畅导致积液腔压力增高，尿液逆流发生感染；引流管留置时间过长，护理不当，也会增加感染的几率。

处理：保障引流通畅情况下，观察引流液的变化，抗感染治疗。若引流液呈现脓性，可做培养，针对性使用抗生素。同时可以用甲硝唑注射液冲洗。

3. 肾瘘形成 引流通畅，引流时间超过30天，应考虑有瘘管形成，或损伤不能愈合。

处理：静脉肾盂造影检查或逆行输尿管肾

盂造影，明确是否有瘘管形成。若瘘管形成，可向尿囊内无菌注射 76% 泛影葡胺，促使瘘管粘连，或需多次治疗[21]。若仍然不能闭合瘘管，则需手术治疗。

4. 腹腔渗液及感染　发生概率较小，若穿刺路径通过腹膜腔，可以导致尿液或脓液漏入腹腔，形成感染或积脓。

处理：抗感染治疗，若腹腔感染加重，积液或积脓，可抽吸冲洗；确因引流管通过腹腔，可以考虑重新置管。

（七）临床意义及评价

闭合性肾损伤合并尿外渗形成肾周积液，也称为尿囊肿，采用超声引导下置管引流方法治疗，创伤小、操作简单、治疗效果显著。大部分患者经 1~2 周的引流，液区消失，无液体流出，则夹闭引流管 72 小时，检查肾周若无积液复出，肾损伤愈合，可拔引流管；若渗液复出，说明肾损伤未完全愈合或有瘘管形成，可做造影检查，明确诊断，决定下一步治疗方案，继续引流或手术治疗。

并非所有患儿都能通过引流治愈尿性囊肿，肾盂输尿管移行处断裂则需手术治疗，如肾周积液量太大或合并感染，仍需先行引流治疗，待积液减少及控制感染后，再行手术治疗。引流后有瘘管形成的患者，通过保守疗法仍不能闭合瘘管，则需要手术治疗。

（岳瑾琢）

第六节　浅表脓肿引流

浅表脓肿发生率较高，眶周、涎腺、甲状腺、颈部软组织、腋下、手术切口周围等常见，如果及时抽吸冲洗，可以极大地缩短住院日或治疗周期，减轻患儿痛苦，可以起到很好的辅助治疗作用。

一、适应证

体表不同部位浅表组织或器官炎性包块，中心发生液化坏死，有脓腔形成。

二、禁忌证

1. 体表观察虽有红肿热痛，但超声检查炎性包块并未液化坏死。
2. 明确是结核病变形成的冷脓肿（穿刺后可形成不易愈合的窦道）。
3. 严重的凝血功能障碍。

三、术前准备

1. 患儿需行超声检查，明确脓肿腔形成。
2. 查血常规、凝血四项。
3. 疑似结核性脓肿者应查结核菌素试验除外结核。
4. 与患儿家长沟通，签手术知情同意书。
5. 不能配合患儿下通知单给麻醉科，准备静脉复合麻醉。
6. 消毒穿刺包，消毒耦合剂，准备粗穿刺针（或 20ml 注射器针头即可）。
7. 100ml 甲硝唑注射液 1 瓶。

四、手术操作

1. 脓肿位于颈部患儿，采用肩部垫高位，头偏向健侧，充分暴露脓肿腔位置；眶周及胸壁、腹壁脓肿平卧位即可；腋下脓肿需健侧卧位，患侧手臂上举，暴露脓肿部位。
2. 选定穿刺点位置，用记号笔标记。穿刺点选定原则：首先便于操作者引导进针；其次距体表距离较近；再次进针路径无血管和其他器官，穿刺针刺入后，针尖位于脓肿腔的中心位置。

3. 不配合患儿麻醉师先行静脉复合麻醉；能配合患儿在消毒铺巾后局部麻醉，一般采用2%利多卡因2~5ml穿刺点局部注射。

4. 穿刺部位碘伏消毒，以穿刺点为中心，消毒半径5~10cm左右。

5. 铺无菌手术洞巾。

6. 选用高频探头引导，涂厚层耦合剂，用无菌探头套包裹，超声引导下徒手将穿刺针刺入脓肿腔内，注射器抽吸脓液至脓腔萎瘪，用甲硝唑液反复冲洗至冲洗液清亮，抽净冲洗液，拔出穿刺针。

7. 抽出脓液送检培养。

8. 穿刺位置再次消毒，包扎伤口。图11-3-6-1是颈部脓肿抽吸冲洗及效果图。

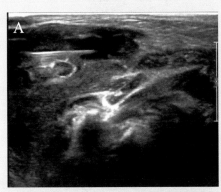
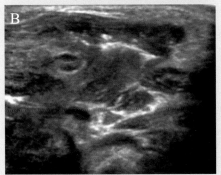

图 11-3-6-1 抽吸冲洗
A. 颈部脓肿，超声引导下粗针抽吸、冲洗；
B. 颈部脓肿抽吸后，脓肿腔消失

五、技术要点及注意事项

1. 穿刺针针尖不要过于靠近脓腔的边缘，以免絮状组织堵塞针孔。

2. 拔针后，针眼处仍有脓液或冲洗液渗出，因颈部软组织间隙密集，切勿挤压助排。

3. 头颈部脓肿穿刺时，应注意避开大血管和重要神经。

六、并发症及其预防与处理

1. 出血　是常见的并发症，穿刺损伤脓肿壁小血管，或抽吸的原因致脓肿壁微小血管损伤，脓腔抽吸到最后时为脓血的混合液。如较大血管损伤亦可瞬间填充脓肿腔或即刻凝固，形成血肿。
处置：脓液较黏稠时，先少量抽取，注入等量的甲硝唑注射液，稀释脓液，反复如此则可抽净脓液，并可减少出血。少量出血一般不用处理。出血量较大时，可以用止血药。

2. 周围组织间隙感染　抽吸冲洗后拔针，仍然有脓液从穿刺针眼溢出，此时不可挤压排脓。浅表脓肿并没有明确的脓肿壁，若挤压排脓，将导致残留脓液浸入周围组织间隙，造成更大范围炎性反应，肿胀加重。
处置：切忌挤压排除残留脓液；若挤压后出现肿胀，继续抗感染治疗，可使用小剂量地塞米松。

七、临床意义及评价

超声引导穿刺抽脓及冲洗对浅表脓肿是一种有效的治疗方法或辅助治疗手段，操作简单，对临床意义很大。脓液抽吸冲洗后，患儿肿痛缓解，体温能迅速下降，结合抗感染治疗，大大缩短了疗程和住院日。抽吸脓液送检培养，可以明确感染病菌以及药物敏感性，可针对性使用抗生素。

笔者开展超声引导浅表脓肿的穿刺抽吸加甲硝唑注射液或生理盐水冲洗治疗，共 36 例，其中眶周脓肿 3 例，头颈部脓肿 16 例，胸腹壁 7 例，腋下脓肿 8 例，髋关节腔积脓 2 例，临床上都取得了十分有效的治疗效果，大大缩短了患儿治疗周期。此方法操作简单，创伤小，患儿家属容易接受，且效果显著，在临床易于推广应用。

（岳瑾琢）

参考文献

1. 赵启明，黄梅凤，黄婷，等.超声引导下心包置管在急性心包填塞中的应用.海南医学，2014，25：585-586.
2. Kim EY, Won JH, Kim J, et al.Percutaneous Pericardial Effusion Drainage under Ultrasonographic and Fluoroscopic Guidance for Symptomatic Pericardial Effusion：A Single-Center Experience in 93Consecutive Patients.J Vasc Interv Radiol, 2015, 26：1533-1538.
3. 倪旭明，许林海，黄思远，等.心包腔深静脉留置管引流治疗心包积液.心脑血管防治，2012，12（3）：227-229.
4. 于铭，韩增辉，周晓东，等.超声引导下心包积液穿刺及置管引流的临床研究.临床超声医学杂志，2007，9（1）：25-26.
5. 胡军涛，汤展宏，李超乾.ICU 中应用中心静脉导管行胸腔闭式引流治疗气胸的疗效观察.中国急救医学，2013，33（1）：20-23.
6. Laws D, Neville E, Duffy J.BTS guidelines for the insertion of a chest drain.Thorax, 2003, 58：ii53-59.
7. 亢宏山，白艳，马洪芳，等.经皮扩张气管切开导管在重症监护病房气胸患者胸腔闭式引流中应用的疗效观察.中华危重病急救医学，2014，26（11）：901-904.
8. Ogura T, Masuda D, Saori O, et al.Clinical Outcome of Endoscopic Ultrasound-Guided Liver Abscess Drainage Using Self-Expandable Covered Metallic Stent.Dig Dis Sci, 2016, 61：303-308.
9. Fagenholz PJ, Peev MP, Thabet A, et al.Abscess due to perforated appendicitis：factors associated with successful percutaneous drainage.Am J Surg, 2015, pii：S0002-9610（15）00541-3.
10. Dulku G, Mohan G, Samuelson S, et al.Percutaneous aspiration versus catheter drainage of liver abscess：A retrospective review.Australas Med J, 2015, 8：7-18.
11. 杨晓伟，于晓玲，程志刚，等.超声引导下经皮穿刺置管引流在肝脓肿治疗中的应用.解放军医学院学报，2014，35（2）：109-111.
12. Zerem E, Omerovic S, Kunosic S.Sonographically guided percutaneous treatment of liver abscesses in critically Ill patients.J Clin Ultrasound, 2014, 42：527-533.
13. 魏华，丁勇，孔燕，等.超声引导下经皮置管引流治疗小儿早期症状性胰腺假性囊肿.实用儿科临床杂志，2011，26（7）：542-544.
14. Preece SR, Nelson RC, Bashir MR, et al.Safety of an intercostal approach for imaging-guided percutaneous drainage of subdiaphragmatic abscesses.Am J Roentgenol, 2014, 202：1349-1354.
15. McDaniel JD, Warren MT, Pence JC, et al.Ultrasound-guided transrectal drainage of deep pelvic abscesses in children：a modified and simplified technique.Pediatr Radiol, 2015, 45：435-438.
16. Kawakami H, Itoi T, Sakamoto N.Endoscopic ultrasound-guided transluminal drainage for peripancreatic fluid collections：where are we now?Gut Liver, 2014, 8：341-355.
17. Bas A, Gülsen F, Emre S, et al.Ultrasound-guided percutaneous nephrostomy performed on neonates and infants using a "14-4"（Trocar and Cannula）technique.Cardiovasc Intervent Radiol, 2015, 38：1617-1620.
18. 顾硕，叶惟靖，陈其民，等.超声引导下经皮肾盂造瘘术在儿童的临床应用.中国实用儿科杂志，2004，19（11）：701.
19. Cormio L, Annese P, Corvasce T, et al.Percutaneous nephrostomy in supine position.Urology, 2007, 69：377-380.
20. 张庆，钱林学，龚海马，等.超声引导下经皮造瘘穿刺方法的应用体会.中国介入影像与治疗学，2008，5（3）：231-233.
21. 余沁楠，张会清，李芳，等.外伤性肾周尿性囊肿21例治疗分析.新乡医学院学报，2002，19（6）：499-500.

第四章　超声引导介入治疗

【概述】

因小儿的生理、病理特点，以及疾病谱与成年人的不同，介入性超声治疗在小儿的应用尚处于初级应用阶段。小儿介入性超声治疗的内容包括超声引导下肝脏肿瘤的射频消融治疗[1]，超声引导下脉管畸形、血管瘤药物注射治疗[2]，超声监视下肠套叠灌肠复位术[3]等。在成年人广泛应用的其他介入治疗方法，尚待临床试验后进一步在小儿推广应用。本章重点阐述超声引导下脉管畸形及其药物注射治疗，其他治疗方法参见本书相关章节。

针对年龄较大，能够理解合作的意义，并能充分配合的患儿，小儿介入性超声的实施可采用局部麻醉的方法。而年龄较小不能合作的患儿，需要在全身麻醉后进行手术操作。局麻时须严格执行小儿麻醉技术规范，在满足操作要求的条件下，尽量减少麻醉用药，减小并发症和预防麻醉意外。超声介入性手术在实施前均必须让患儿的监护人签署知情同意书，并向监护人充分讲解手术目的、方法、并发症等。对于初始开展的项目，超声医生应与麻醉医生、临床医生进行术前讨论，多学科配合达成共识，建立相关的技术规范，制定手术并发症处理预案；从事介入性超声治疗的医生要熟悉无菌操作技术和常用的外科基本操作，熟悉超声引导的原理和仪器的快速操作技术，尽量减短手术时间，提高介入性超声的安全性。

第一节　血管瘤与脉管畸形的定义与分类

小儿脉管异常包括脉管畸形（vascular malfor-mation）和血管肿瘤（vascular tumor）。此病既往所用的术语较为混乱，包括淋巴管瘤、海绵状血管瘤、蔓状血管瘤、毛细血管瘤、囊肿、动静脉瘘等。1982年德国汉堡的 Mulliken 和 Glowacki 医生根据临床表现、细胞生物学行为和内皮细胞特征等，提出了汉堡分类法（Hamburg classification）[4]。该方法以血管内皮细胞是否具增殖特性、脉管的结构和血流方式，将先天性脉管异常分类为脉管畸形与血管肿瘤（简称血管瘤）。先天性脉管畸形是婴幼儿最常见的血管及淋巴管发育异常，是由于胚胎发育过程中，淋巴管、毛细血管、静脉和动脉系统的发育停滞所致。二者的区别在于脉管畸形病变的内皮细胞正常，无增殖，排列正常，周围有网状结缔组织包绕，可见平滑肌组织，但有管腔的扩张等结构异常；而血管瘤是以内皮细胞增生为生物学特征的真性肿瘤。由于脉管畸形可以并存有血管瘤病变，可以是畸形综合征的组成内容之一，两类病变的临床表现有相似及重叠之处，因而临床上容易混淆。

一、血管瘤与脉管畸形的分类方法

1996年国际脉管畸形研究协会（International Society for the Study of Vascular Anomalies，ISSVA）采纳了汉堡分类的主张，并进行了修改（表11-4-1-1）[5]，得到业界广泛认可[6]。

表 11-4-1-1　脉管畸形与脉管肿瘤分类（1996 年国际脉管畸形研究协会，ISSVA）

脉管畸形 vascular malformations	血管瘤 vascular tumors
单一脉管类型 ➤ 低流速血管畸形 slow flow vascular malformations • 毛细血管畸形 capillary malformation（CM） 　葡萄酒色斑 port wine stain 　毛细血管扩张 telangiectasia 　血管角质瘤 angiokeratoma • 静脉畸形 venous malformation（VM） 　普通散发型静脉畸形 common sporadic（VM） 　蓝色橡皮泡痣综合征 Bean syndrome 　家族性皮肤和黏膜静脉畸形 familial cutaneous and mucosal venous malformation（VMCM） 　静脉血管球瘤畸形 glomuvenous malformation（GVM）（hemangioma） 　多发性内生软骨瘤合并多发性血管瘤 Maffucci syndrome • 淋巴管畸形 lymphatic malformation（LM） 　淋巴水肿 　局限性淋巴管瘤 　海绵状淋巴管瘤 　囊状淋巴管瘤 ➤ 高流速血管畸形 Fast flow vascular malformations • 动脉畸形 arterial malformation（AM） • 动静脉瘘 arteriovenous fistula（AVF） • 动静脉畸形 arteriovenous malformation（AVM） **混合的 / 复杂畸形** 　毛细血管 – 静脉畸形 CVM 　毛细血管 – 淋巴畸形 CLM 　毛细血管 – 动静脉 CM–AVM 　毛细血管 – 淋巴 – 静脉畸形 CLVM 　淋巴 – 静脉畸形 LVM 　动静脉 – 淋巴畸形 AVM–LM	**良性血管瘤** ➤ 婴儿型血管瘤 infantile hemangiomas（局灶型、节段型、弥漫型） ➤ 先天性血管瘤 congenital Hemangiomas 　快速消退型先天性血管瘤 RICH 　非退缩型先天性血管瘤 NICH 　部分退缩型先天性血管瘤 PICH 　簇（丛）状血管瘤 tufted angioma 　梭形细胞血管瘤 spindle cell hemangioendothelioma 　上皮样血管瘤 epithelioidhemangioma 　脓性肉芽肿 Pyogenic granuloma 　其他 **局部侵袭性或界限性血管瘤** 　卡波西血管内皮细胞瘤 Kaposiform hemangioendothelioma **血管网状细胞瘤** 　混合性血管内皮瘤 Mixed vascular endothelial tumor 　卡波西肉瘤 Kaposiformsarcoma 　其他 **恶性血管瘤** 　血管肉瘤 Angiosarcoma 　上皮样血管内皮细胞瘤 Epithelioidhemangioendothelioma 　其他

　　近十年来，新的诊断技术和微创治疗技术已应用于这一诊断困难并富有挑战性的领域，包括核素成像、超声、CT 和磁共振成像等，使临床医生对脉管异常病变的发生机制有了重新的认识。2009 年国际静脉学联盟（International Union of Phlebology，IUP）在汉堡分类法基础上进一步修改，发布了"关于脉管畸形与血管（肿）瘤的诊断与治疗专家共识"［Diagnosis and Treatment of Venous Malformations. Consensus Document of the International Union of Phlebology（IUP）–2009］[7]，对畸形与肿瘤的亚分类、脉管畸形的定义、无创及有创性的诊断方法、治疗和预后评价等进行了系统的阐述。随后 2013 年 IUP 回顾了 2009 年共识发表以来的最新科学文献，再次发表了"脉管畸形与脉管肿瘤的诊断与治疗临床实践指南"［Guideline.Diagnosis and Treatment of Venous Malformations.Consensus Document of the

International Union of Phlebology（IUP）：Updated-2013］，再次完善了 Hamburg 分类，强调了根据胚胎期脉管畸形的发生分类为干外型（extratruncularsubtypes）与干内型（truncularsubtypes）等亚型的重要性（表 11-4-1-2）[8]。

表 11-4-1-2　先天性脉管畸形的 IUP
（国际静脉学分类）*

基于 Hamburg 分类（按解剖部位）	基于 Hamburg 分类的胚胎学亚分类**
• 动脉畸形 • 静脉畸形 • 动 - 静脉畸形 • 淋巴管畸形 • 毛细管畸形 • 混合性脉管畸形	• 干外型 　弥漫的、浸润的 　有限的、局部的 • 干内型 　梗阻或狭窄 • 发育不全、发育不良、畸形增生 　梗阻：因闭锁或膜样闭塞引起的 　狭窄：因缩窄、嵴样或膜样引起的 　扩张 　　局部的（动脉瘤） 　　弥漫的（扩张）

注：* 主要基于脉管的形态结构而分类

　　** 基于不同胚胎时期的发育进展分类；干外型形成于胚胎早期；干内型形成于胚胎晚期[9]

　　**+ 两种分类形式可以同存；可以合并有其他各种畸形（如毛细血管、动脉、静脉、淋巴 - 动静脉分流和（或）淋巴管畸形）；和（或）并存有血管瘤

　　修订后的分类注重胚胎学发育，融合了畸形的胚胎起源、形态差异、独特的特点、预后及复发率等因素，结合血管造影数据，确定了脉管病变的血流动力学特征，静脉引流的解剖路径，以及采用硬化治疗的并发症风险等。

二、血管瘤分类与定义

　　血管瘤（hemangiomas）包括良性血管瘤与恶性血管瘤。良性血管瘤是婴幼儿最常见的肿瘤，由血管内上皮细胞等组成，伴有或不伴管腔，根据其生长特性可分为婴幼儿血管瘤（infantile hemangiomas，IH）与先天性血管瘤（congenital hemangiomas，CH）。先天性血管瘤可分为快速消退型（rapidly involuting congenital hemangiomas，RICH）和非退化型（non-involuting congenital hemangiomas，NICH），以及特殊类型的小儿血管瘤，包括簇（丛）状血管瘤、卡波西样血管内皮瘤、卡梅综合征、梭形细胞血管内皮瘤等。恶性血管瘤主要有血管肉瘤和上皮样血管内皮细胞瘤。

（一）婴幼儿血管瘤

　　IH 具有增生性的特征，最终自然消退。患病率在亚洲人群中占约 1.7%；女性多于男性，超过 3∶1。IH 在围生期的高风险因素包括先兆子痫、多胎、低出生体重。婴儿期 80% 以上为单发病灶，其余少数为多发病灶。受累部位在头部和颈部区域最多，达 50%~60%，其次是躯干（25%）、四肢（15%）。临床可表现为"草莓状血管瘤"，但并非所有草莓状斑块都是血管瘤，也可以是毛细血管的脉管畸形。大多数婴幼儿血管瘤具有可预测的生物学行为，即出生时就显现出来，继而呈增生与消退的临床过程。新

生儿期呈鲜红小点，出生 2~4 个月时红点增多范围扩大，形成高出皮面之红色块物；出生 6~12 个月时进入持续快速增殖期，在 1 岁达到最大，随后转为缓慢的消退期。不经治疗，IH 达到最大的自然消退在 5 年约占 50%、7 年约 75%、9 年约 90%。

　　IH 超声表现为主要分布于表皮的低回声团或中等实质性回声团，尤其在增殖期。约有 15% 病变表现为实质性高回声团。彩色多普勒显示病变局部血流信号丰富（图 11-4-1-1）。婴幼儿型血管瘤常合并有微小动静脉畸形，脉冲多普勒可显示低速、低阻、搏动性血流信号（图 11-4-1-2）。如合并有低速、粗大的静脉畸形则可显示微小血窦样回声。

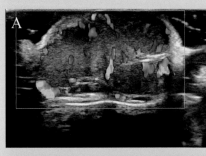

图 11-4-1-1　婴幼儿耳廓血管瘤伴微小动静脉瘘
A. 中等回声团血流信号丰富，无明显血窦；
B. 多普勒能量成像血管多平面图；
C. 血管三维成像显示丰富的血管网；
D. 脉冲多普勒检测显示瘤体深部动静脉瘘血流信号

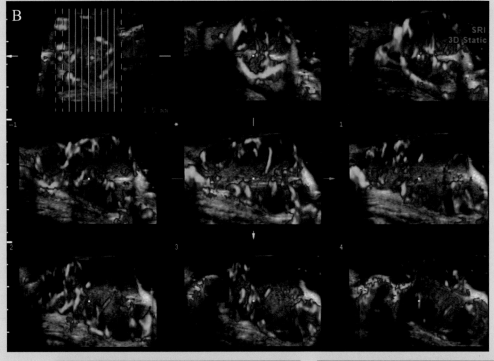

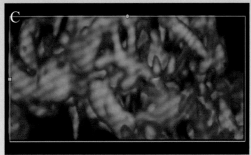

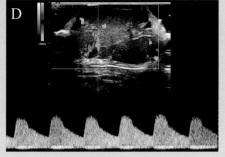

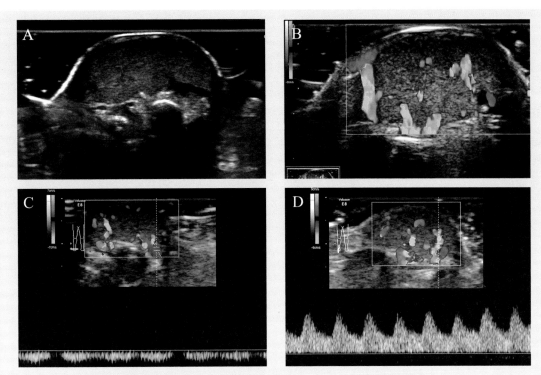

图 11-4-1-2 婴幼儿血管瘤（足背）伴动静脉畸形

A. 表皮及皮下均匀回声团，无明显血窦；   B. 血流信号丰富；

C. 多普勒检出静脉血流信号；   D. 多普勒检出动静脉瘘血流信号

（二）先天性血管瘤

先天性血管瘤中的 NICH 多为单发，好发于头部及四肢关节附近，无性别好发趋势。常常表现为椭圆形、紫蓝色，局部皮肤毛细血管扩张，外围苍白或有浅晕。NICH 随年龄而增长，但无回缩和消退，无中央溃疡、瘢痕或结节形成。而 RICH 病灶常见较大的单发病灶，呈灰色或紫蓝色皮块，可以是扁平的或凸起的，伴有毛细血管扩张。巨大的 RICH 在消退期伴有中央溃疡形成。NICH 和 RICH 病变均可导致器官梗阻、血小板减少症和充血性心衰[10]。

先天性血管瘤的超声表现均为软组织的非均匀性团块。婴儿型血管瘤彩色多普勒超声显示有血流信号（图 11-4-1-3），并且呈低阻力型搏动血流。与婴儿型血管瘤相反，NICH 和 RICH 在二维声像图上显示有更丰富的管腔结构，更为不均匀并伴有钙化声像。

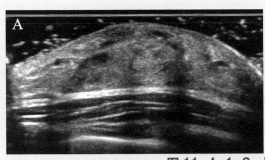
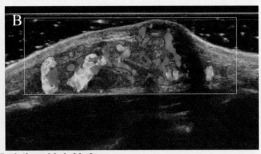

图 11-4-1-3 乳腺先天性血管瘤

A. 二维声像图显示表皮及皮下团块，无明显血窦；   B. 彩色多普勒显示血流信号丰富

（三）卡波西血管内皮细胞瘤

卡波西血管内皮细胞瘤（Kaposiform hemangioendothelioma，KHE）具有与婴幼儿血管瘤相似的外观，但生物学特性和临床表现差异很大。在组织学上，KHE 出现聚集的梭形细胞，形成狭缝状的血管空间，填充有含铁血黄素和红细胞碎片，伴有扩张的淋巴管结构。KHE 在出生就可以表现为孤立的软组织肿块，表面有光泽，呈暗紫红色，大多数病变在出生 2 年内显现出来，男女患病率相等，可分布在身体的任何部位。KHE 通常不会自然退缩，组织学结构有利于血小板聚集、活化和消耗，可导致 Kasabach-Merritt 综合征，即严重的血小板减少症和出血。KHE 并发 Kasabach-Merritt 综合征的死亡率达 30%。KHE 常常向周围浸润性生长，手术难以完整切除。

KHE 超声表现为软组织团块，边界不清，回声变化较多样。多普勒检测显示在团块内既有高阻力血流信号，又有低阻力血流信号。磁共振表现：T1 加权成像呈边界不清的非均质性信号，高于或低于肌信号；T2 加权成像显示为不明确的边界高信号，累及皮下。

（四）簇（丛）状血管瘤

2014 年国际脉管畸形研究会（ISSVA）将簇（丛）状血管瘤（tufted hemangioma，TA）定义为良性脉管肿瘤，较少见。先天性 TA（CTA）与 KHE 有许多生物学相似性，可能代表一种疾病的不同阶段，依据病理组织学表现鉴别诊断。CTA 的组织学表现为真皮及皮下散在界限清楚的丛状或簇状毛细血管样聚集体，聚集体内毛细血管及短梭形血管内皮细胞排列紧密，成同心漩涡分布，细胞分化成熟。Osio 等[11] 将 TA 的临床表现分为无并发症 TA、有卡梅现象 TA 和无血小板减少症但有凝血紊乱 TA。先天性 TA 多见于 5 岁以下小儿，男女发病率相当。好发于躯干上部和颈部，为大小不等的、淡红色或紫红色缓慢扩展的斑疹或结节。绝大多数自然退缩，随访观察可能是最佳选择。成人病例好发于 30~60 岁，手术切除效果较好。先天性 TA 的超声表现为局限于皮肤的团块；多普勒检测显示为高速血流信号。

（五）血管瘤的并发症

婴幼儿血管瘤的并发症与肿瘤的大小、发生部位及程度有关（表 11-4-1-3）。

表 11-4-1-3　婴幼儿血管瘤的并发症

血管瘤部位	并发症
眶周及球后	视轴遮挡、散光、弱视
鼻尖、耳、（大）面部	毁容，瘢痕
口周、唇	溃疡，进食困难，毁容
会阴、腋窝、颈部	溃疡
"胡须"区域、颈	气道血管瘤
肝（大）	高输出量心脏衰竭
（大）面部（节段）	PHACE 综合征
多发性血管瘤	内脏受累（肝脏和胃肠道最常见）
中线骶尾部	脊髓栓系、脊髓血管瘤、椎管内脂肪瘤、泌尿生殖系统异常

常见并发症包括破溃、占位效应、出血、骨病变等。面部的节段性血管瘤发生畸形综合征的几率增加，例如 PHACES 综合征，由脑结构异常（如面颈部血管瘤、后颅窝异常）、脑血管（如颈动脉或椎动脉动脉瘤、发育不全、缺如）、眼（如白内障、视神经发育不全）、主动脉（如主动脉缩窄）和胸壁缺损（如胸骨裂）等组成[12]。

应注意以下几点：

（1）在"胡须"区域和颈部的节段性分布血管瘤，可能伴发有气道血管瘤，引起通气障碍，甚至危及生命[13]，应进行通气功能评估，确诊后采用积极的治疗措施，减轻气道梗阻。

（2）多发的、直径大于 5mm 的表皮血管瘤，合并内脏血管瘤的几率增加，胃肠道血管瘤可引起婴幼儿继发性肠套叠、胃肠道出血等，应采用超声常规筛查肝脏、胃肠、肾脏等，以检出血管瘤。反复肠套叠的患儿，在腹部胃肠道超声检查时，应采用高频率高分辨率超声仔细检查，除外胃肠道的血管瘤等原发病变。

（3）巨大血管瘤的腔内，血小板聚集和消耗，导致外周血中的血小板减少，引起急性出血危及生命。血管瘤局部的反复破溃慢性失血也可导致贫血。

（4）身体中线骶尾部的表皮血管瘤可能合并有隐性脊柱畸形、脊髓血管瘤，应常规进行骶尾部脊柱和泌尿系超声检查，除外脊髓栓系和椎管脂肪瘤[14]。

（5）面部巨大血管瘤患儿，瘤体挤压邻近骨，可造成鼻外形偏斜、颅骨凹陷、眶区扩大等。

三、脉管畸形的分类及定义

脉管畸形具有临床表现复杂、临床过程难以预测、非特异性药物治疗效果不稳定、复发率很高、对激素治疗无效等特点。脉管畸形按照解剖部位可分类为毛细血管畸形、静脉畸形、淋巴管畸形、动脉畸形、动静脉畸形等单发畸形，以及结构复杂的混合性脉管畸形（见表 11-4-1-1 和表 11-4-1-2）。

（一）淋巴管畸形

淋巴管畸形（lymphatic malformation，LM）是由于胚胎期原始淋巴管发育异常导致的淋巴管扩张，既往称之为淋巴管瘤。LM 的组织学表现为扩张型多囊性淋巴管及纤维间隔，管壁或囊壁为扁平的内皮细胞，伴有不规则增厚的平滑肌包绕，腔内含有淋巴液、蛋白质物质或血液。淋巴管畸形在出生时或儿童早期表现为正常皮下的非搏动性、较软的肿块。发生在头颈部的约占 48%、躯干和四肢 42%、胸部和腹腔内 10%。各种形态亚型有不同的临床表现。

LM 的超声表现可分为巨囊型和微囊型。巨囊型的 LM 二维超声表现为多分隔的囊状低回声，囊腔内径多大于 1cm；囊腔内散在细小回声提示合并有囊内出血（图 11-4-1-4）。

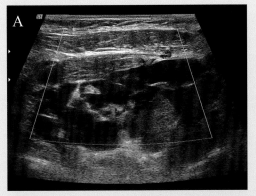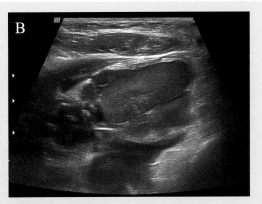

图 11-4-1-4　淋巴管畸形（巨囊型）
A. 囊腔的分隔上显示点状血流信号；B. 囊内合并出血，液性暗区散在点状回声

微囊型因多个小腔分隔形成的多次反射界面，回声增强明显，囊腔内径多小于1cm。LM的CT成像显示为充满液体的低衰减信号，偶尔液体内显示急性或亚急性出血，CT增强成像可显示分隔和外围边缘增强明显。淋巴管畸形的MRI在各序列均表现为多囊有液体信号，含有多分隔和脂肪成分，信号强度因囊液内的蛋白质或出血性成分而不同。微囊型病变因囊腔太小，从而显示为软组织团块；磁共振增强成像显示分隔和外周壁的轻微增强。

（二）毛细血管畸形

毛细血管畸形（capillary malformation，CM）主要由薄壁的毛细血管组成。这类病变包括葡萄酒色斑（port-wine stain，PWS）、毛细血管扩张症（telangiectasia）和血管角化瘤（angiokeratoma）等，常发生在头颈部的中线部位。单发的毛细血管畸形少见，常伴有一定程度的微静脉和（或）淋巴管畸形。微静脉畸形是由乳头丛内的毛细血管后微静脉组成。PWS出生就存在，表现为扁平粉红色斑，随年龄增长逐渐颜色加深、厚度增加，80%发生在头颈部。在20~30岁后，表皮的毛细血管畸形可逐渐出现鹅卵石样结节病变。

CM在病变早期，用高频率超声探头扫查时，声像图可显示为皮层增厚、回声增强，彩色多普勒显示呈皮肤和皮下丰富血流信号。随着病程进展，病变向体表隆起，声像图显示非均匀的团块，血流信号丰富。脉冲多普勒显示为静脉血流信号（图11-4-1-5）。

（三）静脉畸形

静脉畸形（enous malformations，VM）是大小不等的静脉扩张，呈血窦样结构，既往称之为海绵状血管瘤。静脉畸形的管壁内衬有成熟内皮细胞及周围网状组织，但缺乏完整的内弹力膜，无或者有不规则的平滑肌团块。年龄较大儿童，病变管腔内可见静脉结石形成。扩张的管腔内血液淤滞，部分患儿可发生局限性或弥漫性的消耗性凝血功能障碍。

静脉畸形在出生时就有，但不是很明显，与生长同步增长，最常发生在头颈部（40%），其次为四肢（40%）和躯干（20%）。临床表现为皮肤或黏膜下的蓝色或青紫色肿块、容易压缩。病变的大小和颜色随活动而增加（如低垂、哭闹或挣扎时增大），质地柔软，无杂音和搏动。病变的大小不等，较大的浸润性病变常累及多层软组织。病变可伴有毛细血管扩张、静脉曲张。

1999年，Waner等[14]根据静脉扩张程度及其进展，将病变分为四型：Ⅰ型，早期病变，血管直径50~80cm，临床呈现浅或深粉红色斑，在强光6倍透射电镜下观察可看到血管；Ⅱ型，脉管直径80~120cm，临床呈现浅红色斑；Ⅲ型，脉管直径120~150cm，病变呈深红色斑；Ⅳ型，脉管直径>150cm，病变常呈紫色、深紫色，并出现鹅卵石样结节。

静脉畸形常为单发病变，也可表现为以下畸形综合征。Klippel-Trenaunay综合征是一种原因不明的畸形，临床表现为葡萄酒色斑（毛细管畸形）、静脉曲张或静脉畸形、软组织肥厚、骨过度增长。蓝色橡皮泡痣综合征（blue rubber bleb nevus syndrome，BRBN）表现为多个凸起、呈分叶状、不同大小的皮肤病变，合并有胃肠道和肌肉骨骼系统的静脉畸形。家族性皮肤黏膜静脉畸形综合征（familial mucocutaneous venous malformations syndrome）具有BRBN类似表现，但没有胃肠道受累。Glomuvenous畸形综合征（静脉血管球瘤畸形综合征）是一种罕见的综合征，皮损具有鹅卵石外观，触诊质地比典型的静脉畸形硬，病变局部有触痛。

静脉畸形在二维声像图上表现为可压缩的均匀低回声病灶，边界不规则。显示静脉石及其声像对诊断静脉畸形具有高度特异性（图11-4-1-6），

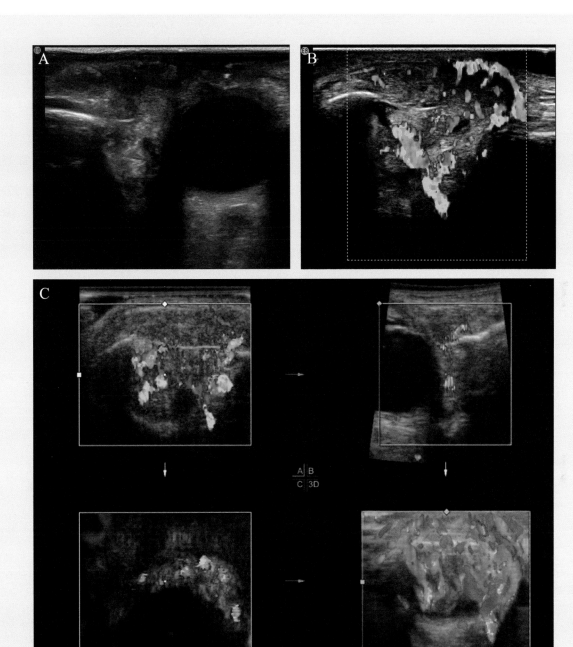

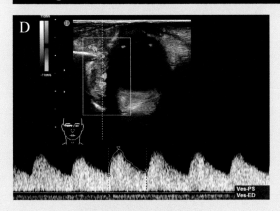

图11-4-1-5　毛细血管-动静脉畸形（眼睑）

A. 眼睑上显示与中等回声团块，向眶壁延伸，无明显血窦；B. 彩色多普勒勒显示血流信号丰富并有粗大血管信号；C. 畸形血管的三维血流成像；D. 脉冲多普勒显示动静脉瘘血流信号

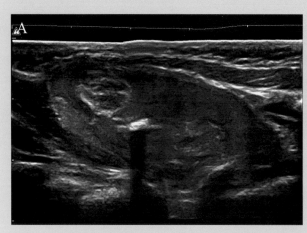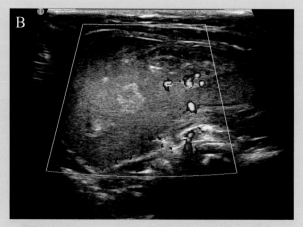

图 11-4-1-6 静脉畸形

A. 巨大窦腔内为散在细小光点的液性回声（挤压可显示游动），中央强回声团伴后方声影为静脉石；

B. 彩色多普勒显示团块的血流信号不丰富

但仅占病变的 16%。彩色流多普勒常显示滋养血管，并可检测出 78% 为单时相（收缩期）血流信号、6% 为双相时相（收缩期与舒张期），16% 无血流信号。双相时相血流提示为动静脉混合病变；无血流信号可提示血栓形成或血流速度低于可检测极限。

（四）动静脉畸形

先天性动静脉畸形（arteriovenous malformation，AVM）是由于胚胎第 4~6 周血管发育期，形成异常形态的动脉和静脉，动脉血管经微瘘、中瘘和大瘘直接与静脉相通形成局部分流。动静脉畸形在脉管畸形中发生率较低，主要发生在面部中部，例如颊、耳、鼻等，可发生在软组织并侵及骨结构。病变的早期表皮正常，之后可变红，触之发热，有震颤，听诊有杂音。肢体的动静脉畸形可产生"盗血"现象，远端组织供血不足。严重的动静脉瘘导致高心排出量的心脏功能损伤等。动静脉畸形的临床表现具有较大差异，现代影像诊断方法的应用，可早期检出动静脉瘘病变。

Waner[15] 针对动静脉畸形临床过程，在 1990 年国际脉管畸形会议上提出了对动静脉畸形的分期：Ⅰ期：稳定期（见于婴幼儿和儿童期），其临床特点为动脉血流量较小，皮肤呈现正常或暗红色，表现类似于毛细血管畸形或可消退的血管瘤。Ⅱ期：扩展期（见于青春期），除了Ⅰ期的描述，触诊动脉搏动更加有力，听诊可闻吹风样杂音，静脉曲张，质地较硬，无明显压缩感，皮肤温度升高。Ⅲ期：破坏期，除了Ⅱ期的描述，还有皮肤营养不良改变、溃疡、出血、持续疼痛、组织坏死，骨的动静脉畸形可引起骨髓腔溶解。Ⅳ期：失代偿期，动静脉瘘通过分流引起充血性心力衰竭，心动过速、心室肥大。

动静脉畸形的多普勒超声具有明显的特征性，在动脉与静脉的分流处，经脉冲多普勒可显示连续性、高速度和低阻力的血流信号（图 11-4-1-7）。

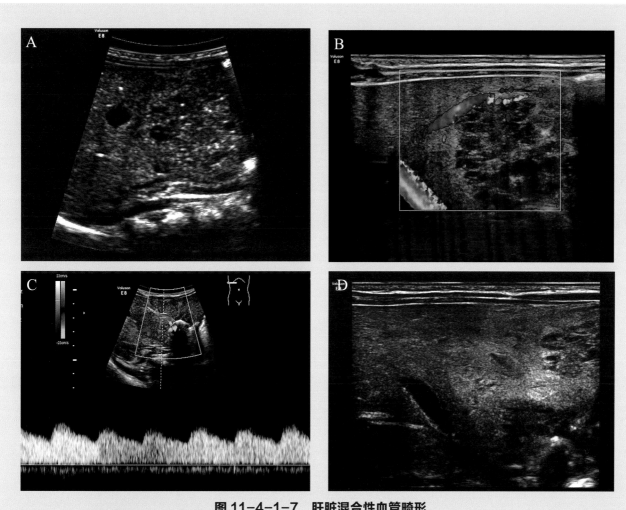

图 11-4-1-7　肝脏混合性血管畸形

A. 肝左叶显示非均匀性团块；　　　　　　　　B. 团块边缘显示粗大血管延伸入内；

C. 多普勒显示动静脉瘘血流信号；　　　　　　D. 高频探头扫查显示团块的边界

四、血管瘤与脉管畸形的鉴别诊断

　　根据病灶出现时间、增长速度、外观等，可以区分大部分血管瘤和脉管畸形。影像学检查有助于确定病灶的累及范围、血流的脉动性、并发症，以及评估血管瘤与脉管畸形的结构，有助于选择治疗方法。超声检查是婴幼儿识别血管瘤与脉管畸形首选的非侵入性成像方法，尤其是位于皮下、肌间的深部血管瘤，临床表现与脉管畸形相似时，应用仪器的检查是必要的，用以鉴别两种疾病。考虑血管瘤与脉管畸形有着不同的生物学特性，过度治疗或不适当治疗，有可能导致后遗症，在采取超声引导下注射药物硬化治疗之前，需要对两类疾病进行准确鉴别（表 11-4-1-4）。

表 11-4-1-4 婴幼儿型血管瘤与脉管畸形的鉴别诊断与治疗

特点	婴儿型血管瘤	脉管畸形
首发年龄	出生 2~8 周	刚出生（临床上未必能发现）
性别患病率	好发于女性（5∶1）	无性别差异
发生的过程	开始 6~12 个月进展迅速，然后缓慢退化	与身体的生长速度成正比，不会退化
导致发红的因素	没有	创伤，体内激素的变化
听诊，触诊	无震颤、杂音或者振动	有震颤、杂音，有时可触到振动
诊断	病史，形态，磁共振血流成像术、多普勒超声	血管成像：磁共振血流成像术、多普勒超声成像术；血管造影
磁共振血流成像术	边界清晰的肿瘤，有流空现象	静脉和淋巴管脉管畸形 T2 高信号
细胞学的改变	上皮细胞增生，肥大细胞数目增多，基底膜增厚	正常的上皮细胞细胞，肥大细胞数目正常，基底膜厚度正常
免疫组织化学治疗	GLUT-1 阳性； 增生期血管瘤：PCNA+++，VEGF+++，bFGF+++， 胶原酶 IV-ve，尿激酶 ++，TIMP-1+++，LYVE-1/CD31-ve	GLUT-1 阴性； 难以检测：PCNA，VEGF，bFGF，尿激酶 多重染色：TIMP-1 阴性染色：胶原酶 IV
治疗	未治疗组（观察）直到青春期预期发生退化；90% 的此型血管瘤会在 9 年内自行退化。考虑功能和美观要求，可采用激光治疗，瘤内注射硬化剂（鱼肝油酸钠，车前子油酸，糖皮质激素，干扰素 α），手术切除或者放射疗法	依据部位，大小，分期和症状 低速血流：从保守治疗到激光治疗、硬化治疗，加上或者不加手术切除，或者仅用手术切除术 高速血流：从保守治疗到栓塞加上手术，或者仅用手术

注：bFGF：碱性成纤维细胞生长因子，GLUT：葡萄糖转运蛋白，LYVE：淋巴管内皮透明质酸受体，
　　PCNA：增殖细胞核抗原，TIMP：基质蛋白酶的组织抑制剂，VEGF：血管内皮生长因子

（夏焙）

第二节 血管瘤及脉管畸形药物注射硬化治疗

一、血管瘤及脉管畸形的治疗

由于既往对血管瘤和脉管畸形的界定不清，对先天性脉管畸形的认识不足，传统错误或混乱的治疗方法，导致了几十年来两类疾病的不良结局。最新的血管腔内导管、栓塞 / 硬化剂的使用，延长了对干外型脉管病变的临床观察期，实现了对脉管畸形严重后遗症的预防和控制，使得病变的"复发与持续性"几率达到最小。对于干内型脉管病变，可应用血管腔内球囊扩张和支架技术纠正狭窄。由于血管瘤和脉管畸形病变的生物特性，婴幼儿期的病变与治疗过程延续到成年期，涉及的学科包括血管外科、小儿外科、整形外科、神经外科、麻醉科、病理科、口腔颌面外科、精神病科、皮肤科、超声科、介入放射科、核医学科等，因此需要多学科的合作，制定个性化的、长期的治疗方案，对血管瘤及脉管畸形进行综合治疗，以获得最大的治疗效果，减轻终身后遗症。

（一）血管瘤的治疗原则

血管瘤具有自然消退趋势。局限于皮肤的小血管瘤，不影响功能者多选择观察。基于瘤体快速生长导致的并发症及其后遗症对容颜及功能的影响，对于较大的血管瘤、危及生命或影响功能的血管瘤，以及对外貌上希望获得快速改善的患儿，新的观点主张适当干预，以减小瘤体向周围的扩展，减小瘤体消退后遗留的肤色差别。治疗的方法有：

1. 药物治疗　口服 β 受体阻滞剂（普萘洛尔）或皮质类固醇激素，可减缓瘤体增长的速度，加快瘤体消退。

2. 激光治疗　用于皮肤浅表血管瘤。

3. 平阳霉素瘤内注射　平阳霉素局部注射用于皮下合并有较大淋巴窦和静脉窦的患儿，但有造成局部软组织萎缩的远期后遗症的可能[16]。

4. 栓塞治疗　用于药物治疗失败或伴有不同程度的脉管畸形者，包括动脉栓塞和血窦内硬化剂注射治疗。栓塞治疗旨在降低或堵闭动 - 静脉分流，用于治疗充血性心脏衰竭和（或）血小板减少症。NICH 病变手术前栓塞，可减少术中出血的风险。

5. 手术切除　针对药物治疗无效，有严重并发症者，给予切除病灶，尤其是气道或眼周病变者。因手术有可能出现麻醉、出血、局部组织缺损及手术瘢痕等并发症，需严格掌握适应证[17]。

（二）脉管畸形治疗原则

小儿脉管畸形随年龄的增长而增大，范围扩散，严重者导致功能丧失或残疾。治疗原则是保全或恢复功能，减小病变，满足美容基本要求。各类脉管畸形的治疗根据病灶的大小部位，采用包括手术、注射硬化、介入栓塞、表皮激光和药物等综合治疗[18]。

1. 淋巴管畸形的治疗　淋巴管畸形首选采用平阳霉素局部硬化注射治疗。微囊病变直接多点注射。巨囊病变需要多次注射达到治疗作用。部分巨大病变患儿需手术切除加硬化剂注射治疗。

2. 毛细血管畸形的治疗　单纯毛细血管畸形早期多采用激光治疗和光动力治疗。

3. 静脉畸形的治疗　激光治疗适用于年龄尚小、薄型病变（Ⅰ型、Ⅱ型），多数可治愈；深色增厚的病变（Ⅲ型、Ⅳ型）的治疗次数较多，经治疗后病变可变浅、变薄，延缓病变进展。手术治疗适应于Ⅴ型以上、呈卵石样结节、累及皮下血管丛者，手术切除深层全部病变。

893

硬化剂治疗对静脉畸形病变，包括血管瘤合并静脉畸形，或毛细血管畸形进展为静脉畸形者，均可采用局部注射平阳霉素硬化治疗[19]。根据病变的大小，可采用多次或多点注射。静脉畸形经治疗后可以变浅、变薄，延缓病变的发展（图11-4-2-1）。

4. 动静脉畸形的治疗 动静脉畸形的Ⅰ期：主要采取保守治疗和观察变化，病变区可注入平阳霉素，局部加压。根据血管的内径及瘘管的部位，可以考虑栓塞治疗。局部手术切除适合于局灶性和比较表浅的先天性动静脉畸形。Ⅱ期病变：若无禁忌证则应进行常规的栓塞治疗，适宜手术的可以栓塞 + 手术治疗或单独手术治疗。Ⅲ期病变：采用动脉栓塞加手术治疗，栓塞后第 2~3 天手术。Ⅳ期失代偿期病变：治疗难度很大。任何部位的动静脉畸形均应尽早诊断和治疗。

脉管畸形常常是多种畸形混合存在。对发生在肢体的脉管畸形，可用弹力套或袜。用平阳霉素等局部注射减灭毛细管畸形、淋巴囊腔和静脉腔道。对动脉畸形采用介入栓塞术，减轻症状，缩小瘤体，而后外科手术切除。通常对巨大动脉 – 静脉等复杂畸形，采用术前 48~72 小时导管栓塞动脉血管，可明显减少术中出血。总之对脉管畸形的治疗需要多学科共同合作、综合评估，反复多次镶嵌治疗。

二、适应证与禁忌证

硬化治疗是指将药物注入病变腔内，造成局部脉管内皮细胞损伤，进而发生血栓、内皮剥脱和胶原纤维皱缩，使脉管闭塞。硬化治疗目前已成为低速脉管畸形的首选和主要治疗方法，还可作为复杂脉管畸形手术前的辅助治疗，用以缩小病变、减少术中出血，或作为手术或激光治疗后的辅助措施。

（一）适应证

1. 低流速型脉管畸形（含躯干、四肢、腹腔、腹膜后、肝脏、头颈部等）。
2. 肝脏和四肢肌间血管瘤。
3. 手术后残存及复发的脉管畸形。
4. 配合激光治疗、动脉栓塞及手术等方法，治疗深部血管瘤。
5. 体表血管瘤经普萘洛尔治疗后残余的脉管畸形。
6. 畸形综合征低流速脉管病变。
7. 高流速复合性脉管畸形中，与瘘管无沟通的低流速病变。
8. NICH 累及皮下病变。
9. 卡梅综合征（Kasabach–Merritt syndrome）。

（二）禁忌证

1. 高流速型脉管畸形，局部有动静脉瘘。
2. 恶性血管瘤（血管肉瘤、上皮样血管内皮细胞瘤）。
3. 无并发症的簇（丛）状血管瘤。
4. 严重凝血功能障碍（凝血酶原时间 PT 或部分促凝血酶原激酶时间 PTT>1.3 倍，或血小板 <50 × 10⁹/L。
5. 多器官功能衰竭。
6. 局部或全身感染。
7. 高血压未得到有效控制者。
8. 其他全身或局部麻醉禁忌证。

三、术前准备

（一）适应证与禁忌证的评估

术前超声检查的重点是识别有无动静脉瘘、是否为实体肿瘤或恶性肿瘤。

（二）声窗与穿刺路径选择

术前超声显示病变与大血管、眼、甲状腺、肾上腺等重要器官的位置关系，使穿刺针避开重要脏器，包括大血管、胃肠道等。选择安全合适的声窗与路径。

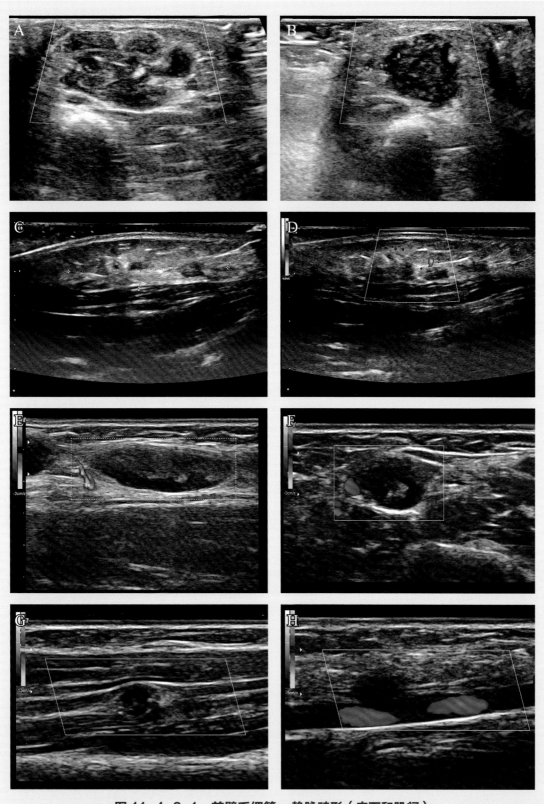

图 11-4-2-1　前臂毛细管 - 静脉畸形（皮下和肌间）

A、B. 治疗前纵切图和横切图；C、D. 平阳霉素注射治疗后 2 个月；E~G. 治疗后 4 个月复查，团块声像发生变化，显示肌间散在的小窦腔，需要再次注射平阳霉素治疗；H. 彩色多普勒显示无动脉静畸形血流信号

（三）建立静脉通道

（四）麻醉方法选择

对于年龄较大并能充分配合的患儿，实施小儿介入性超声可采用局部麻醉的方法。而年龄较小不能合作的患儿，需要在全身麻醉后进行手术操作。严格执行小儿麻醉技术规范，在满足操作要求的条件下，尽量减少麻醉用药，以减少麻醉并发症和麻醉意外。

（五）术前谈话和签署知情同意书

介入性超声手术实施前须与监护人签署知情同意书，向监护人充分讲解介入治疗的目的、方法、并发症等。对于可以合作配合的学龄儿童，应说明方法，尽量减轻和消除患儿的恐惧，获得患儿术中配合。

（六）器械及针具

与成人瘤内注射药物相同，参见本书相关章节。

（七）药物准备

1. 平阳霉素硬化注射液 平阳霉素是抗肿瘤抗生素，主要抑制胸腺嘧啶核苷掺入DNA，与DNA结合使之破坏。另外它也能使DNA单链断裂，并释放出部分游离核碱，可能因此破坏DNA模版，阻止DNA的复制。局部注射形成高浓度平阳霉素能使上皮细胞变性、纤维化，继而囊腔闭塞、消退。取平阳霉素8mg加生理盐水2ml、地塞米松5mg和2%利多卡因2ml混合为注射液，共5ml备用。

2. 聚桂醇泡沫乳液 聚桂醇与血管瘤内皮细胞接触后，可损伤内皮细胞，引发炎症反应，进而启动凝血过程，导致瘤内血栓形成；血栓机化，纤维组织增生，使瘤腔变窄，纤维组织收缩使瘤体组织粘连闭塞或栓塞，达到治疗的目的[20]。气泡还可阻止瘤体内血液流动，使聚桂醇局部滞留时间延长。此外，聚桂醇为醚类化合物，具有轻微的麻醉效果，注射后对瘤体周围组织具有局部麻醉作用，可有效减轻术后疼痛，提高患儿对治疗的耐受性。

制备聚桂醇泡沫乳液采用"Easy Foam"套装，即用2支10ml注射器，分别抽取1%聚桂醇注射液与洁净空气，按3：4比例混合，然后充分推抽振荡10~20次，形成白色泡沫乳液备用（振荡形成乳液后立即使用）。

四、操作方法

（一）超声引导下平阳霉素注射硬化治疗

1. 应用超声探头，根据体表标识，避开血管等重要器官，按照预选的路径进针。

2. 在体表标记穿刺进针点，常选择在瘤体的一端，便于术中呈扇形多点注射。

3. 将探头置于病灶的体表，进针点位于探头的一端。

4. 用10ml注射器，在实时声像图引导下，穿刺入囊腔内，抽吸部分囊内液。

5. 向囊内注入部分平阳霉素硬化液（图11-4-2-2，图11-4-2-3）。然后退出穿刺针，继续分别向多个分隔的囊内注射药物。

6. 淋巴管囊内液通常为淡黄色清亮液体，合并囊内出血时，抽出液呈暗红的血性液。静脉窦内液通常为深色血性液。较大的淋巴管囊腔，应尽量抽出囊内液，再予注入药物。术后局部略加压包扎。

7. 注射剂量：平阳霉素每次0.3mg/kg。年龄<10岁者，每次1~3mg；年龄>10岁者，每次4~6mg，最大剂量8mg/次。对囊肿较大、范围较广者，可在4周后再次注药（图11-4-2-3）。

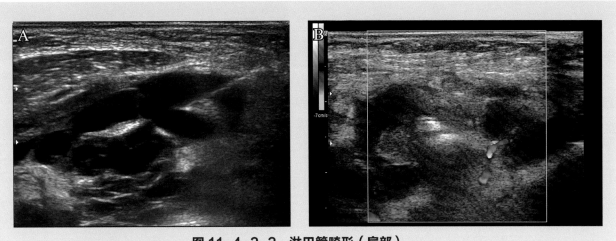

图 11-4-2-2 淋巴管畸形（肩部）
A. 穿刺针进入囊腔内；　B. 淋巴管畸形穿刺抽吸、注入平阳霉素后，未显示局部出血

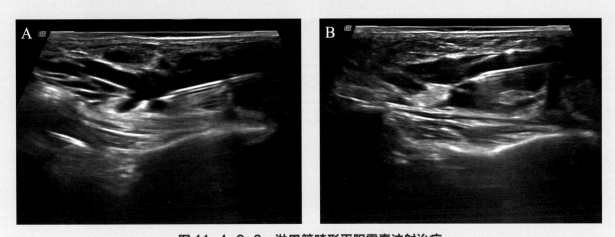

图 11-4-2-3 淋巴管畸形平阳霉素注射治疗
A. 超声引导下穿刺针进入囊腔；　B. 开始注射平阳霉素

（二）肝脏血管瘤药物注射治疗

1. 肝脏血管瘤注射药物的操作方法与肝脏囊肿的无水酒精瘤内注射治疗大致相同（参见成人相关章节）。

2. 肝脏血管瘤药物注射治疗可选用平阳霉素，亦可选用聚桂醇。为数不多的研究认为两种硬化剂治疗肝血管瘤疗效相当[20]。

3. 聚桂醇注射方法：对于瘤体直径 <4cm 者行 1 次硬化治疗，瘤体直径 ≥ 4cm 者行 2~3 次硬化治疗，2 次治疗间隔 2~6 周。聚桂醇用量根据瘤体大小决定，单次治疗聚桂醇用量一般为 6~8ml。

五、并发症及其预防与处理

严格把握手术适应证和禁忌证，较少发生出血、感染等并发症。平阳霉素局部注射的副作用包括肿胀、红斑、发热、头痛。术后部分患儿有轻微局部疼痛，2天后自行缓解。如出现全身过敏反应，给予抗过敏治疗。

针对硬化剂的使用，以往对眼周、口周和会阴等部位血管瘤采用平阳霉素注射治疗，临床效果评价不一，治愈率66.7%~77.9%不等[21-23]；各中心对肝脏血管瘤的治愈率报道约为4.8%~84.2%[24, 25]，尚缺乏多中心、随机对照研究。一项对婴幼儿体表的血管瘤采局部注射平阳霉素治疗的长期回顾性研究发现[16]，有44.4%出现注射后溃疡，94.5%患儿有局部软组织萎缩畸形，包括上唇、鼻子、面颊，提示体表血管瘤采用局部硬化剂注射治疗的远期并发症不容忽视。新近的研究发现，针对婴幼儿体表的血管瘤应采用口服普萘洛尔药物治疗，观察直到消退期，而不主张过度使用平阳霉素局部注射，该法可能获得更好的容貌效果。受小儿肝脏及肾脏的代谢功能的影响，硬化剂的使用量要遵循"ALARA"原则，即"As Low As Reasonably Achievable"最低有效剂量原则！在满足治疗效果的条件下，尽量减少用药量，降低药物的毒副作用和对患儿生长发育的影响。

对于婴幼儿期的血管瘤或脉管畸形，在无明显功能和器官发育受损的条件下，是否应采用积极的硬化治疗，如何减少远期并发症等问题，尚需多中心大样本临床研究进一步论证。

（夏焙 吕国荣）

第三节 胰腺假性囊肿硬化治疗

小儿胰腺假性囊肿常为急性胰腺炎或外伤性胰腺炎的并发症[26]。超声检查对胰腺周围含液性病变的诊断极为敏感，早期即可进行诊断。但是由于其病变常较严重，常需要进行早期处理。业已证实，超声引导小儿胰腺假性囊肿的抽吸、引流治疗效果良好[27-31]，尤其是对于合并脓肿的更是如此[32, 33]。胰腺假性囊肿的抽吸、引流治疗可以采用内镜超声引导下经胃内引流术和超声引导经腹壁外引流术。内引流术需要在内镜下放置带有记忆合金的引流导管[27-31]，所需设备昂贵，技术复杂，难以作为小儿一线的治疗方法[31-34]。笔者团队多年的实践证明，若严格掌握适应证和操作规范，超声引导经腹壁外引流术是小儿胰腺囊肿重要的治疗方法，可以推广应用[33, 34]。本节主要介绍超声引导经腹壁小儿胰腺假性囊肿抽吸、引流或硬化治疗。

一、适应证

胰腺假性囊肿和胰周积液介入治疗适应证如下：

1. 急性胰腺炎或外伤性胰腺炎并发胰腺周围积液，早期症状严重，且积液进行性增多。
2. 胰腺周围积液合并感染或已形成脓肿，需要明确诊断或（和）治疗。
3. 已明确为胰腺假性囊肿，患者或家属不接受手术治疗或病情严重不宜手术治疗。
4. 胰腺假性囊肿直径大于5cm，有破裂危险。
5. 压迫周围脏器引起继发性并发症。如压迫胆管引起胆总管下段梗阻，压迫胃肠引起胃肠梗阻。

二、禁忌证

胰腺假性囊肿或周围积液介入性治疗的禁忌证如下：

1. 严重出血倾向。
2. 合并糖尿病血糖未控制稳定者。
3. 合并严重肠梗阻且穿刺必须经过胃肠道。因为肠梗阻时胃肠道肿胀、扩张、淤血，穿刺后可引起胃肠穿孔，导致严重并发症。
4. 囊肿位于穿刺盲区或穿刺途径难免损伤大血管。
5. 囊肿与胰管有相通。胰腺囊肿囊液淀粉酶活性很高，往往提示囊肿与胰管有相通。此时若注入硬化剂会引起化学性胰腺炎。
6. 多房性或蜂窝样囊肿或脓肿。
7. 麻醉药或碘过敏（拟行 X 线造影）。

三、治疗前准备

（一）器械及药物

1. 超声穿刺探头及附加导向装置。
2. 针具采用 Chiba 针或套管针。20~22G 适用于诊断性穿刺，治疗性穿刺一般采用 18~20G。置管引流针具包括引流球囊导管（8F~14F）、导丝和扩张管。
3. 穿刺包内备有消毒棉球、纱布若干、尖头手术刀片，2ml、20ml、50ml 针筒各一副，针头、无菌试管、培养瓶等。此外，尚需要准备手术衣、手套、帽子、口罩若干。
4. 消毒及麻醉用品的准备。

（二）患者准备

1. 常规检查血常规、凝血全套。
2. 检查肝、肾功能。
3. 胰腺囊肿穿刺或穿刺路径可能经过胃肠道者应禁饮食 8~12 小时。
4. 术前谈话及知情同意 术前谈话应重点告知穿刺成功率及可能产生的并发症，以及治疗失效的备选方案，争取患儿及家属的理解和配合，并签署知情同意书。

（三）硬化剂选择及其用量

1. 药物选择 文献报道[33, 34]，用于囊肿硬化治疗的硬化剂种类有：
   （1）95%~99.5% 乙醇。
   （2）四环素。
   （3）鱼肝油酸钠。
   （4）中药消痔灵。
   （5）50% 葡萄糖。
   （6）聚桂醇。
   （7）平阳霉素。

其中临床应用以无水乙醇和聚桂醇居多，效果较好。平阳霉素兼有抗菌作用，但目前尚少使用于胰腺假性囊肿硬化治疗。

2. 硬化剂用量
   （1）注入无水乙醇量为囊肿液容量的 12% 以上，就足以阻止囊肿再形成，以 25% 容量最为理想[33, 34]，既能使酒精与囊壁上皮细胞完全接触并使内壁上皮细胞凝固，失去分泌功能，又不至于因囊内压力过高而使酒精外溢。
   （2）若按抽出囊液量计算，无水乙醇量较多时，应分次作硬化治疗。每次用量应根据患儿年龄、病情酌情处理。
   （3）目前的观点不主张囊内无水乙醇保留，而是建议多次用无水乙醇冲洗。
   （4）胰腺周围积液尚未形成成熟的假性囊肿时，以聚桂醇硬化治疗为宜。
   （5）合并脓肿时可选用平阳霉素进行治疗。

四、操作方法

（一）穿刺抽吸

1. 体位和进针 胰腺囊肿穿刺一般选择平卧位；上腹部进针路径尽量避开非穿刺部位如肺、肝、脾、肠管和大血管；胰腺囊肿穿刺应尽量避开胰腺实质。按常规消毒皮肤和铺巾。用生理盐水作耦合剂。超声检查充分显示囊肿部位，穿刺角度以 10°~15° 最为适宜。确定进针路径。在超声监视下，当穿刺针经皮达到腹膜时，嘱患者屏气，将穿刺针快速刺入囊肿内，使针尖保持在囊肿后方的 1/3~1/2 处。

2. 抽液和注药过程中，逐渐调整针的部位，针尖回声尽可能保持于囊肿后方的 1/3~1/2 处（图 11-4-3-1）。

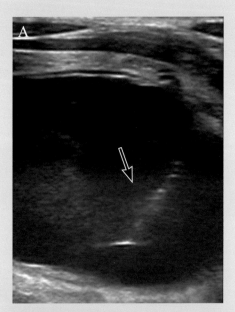

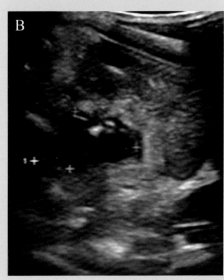

图 11-4-3-1　胰腺假性囊肿穿刺治疗声像图
A. 经超声引导下穿刺：箭头所指的强回声为穿刺针；
B. 穿刺治疗后改变，囊肿明显缩小

3. 囊液检验。注入硬化剂前检测囊液淀粉酶的浓度相当重要，这有利于治疗方式和硬化剂的选择。

（二）硬化剂注射

1. 必须在抽净囊液后进行，注射量应根据囊液量多少决定（上述）。

2. 注射无水乙醇应保留 10 分钟后抽出，再注入同等量的无水乙醇，可反复多次进行。

3. 不保留无水乙醇。注入硬化剂前和拔出穿刺针之前应酌情注入少量利多卡因以减少硬化剂刺激囊内壁或硬化剂沿针道溢出所致的疼痛。

（三）置管法治疗

1. 套管针法　穿刺针外面套塑料导管，将套管针刺入囊腔内即拔出针芯，留置塑料导管进行抽液、注药和硬化治疗。

2. Seldering 插管法　用穿刺针刺入囊腔后拔出针芯，抽出囊液证实穿刺针已进入囊腔，后顺针管插入导丝，退出穿刺针，然后再顺导丝置入带有侧孔的导管，固定位置后，即可从导管抽出液体并注入 X 线造影剂或硬化剂。

上述两种方法一般适用于药物冲洗或留置导管进行引流。

穿刺过程结束后，拔出穿刺针，移开探头，覆盖纱布，必要时腹带加压包扎。术后常规观察血压、脉搏 6~8 小时。嘱患儿定期随访。

五、注意事项

（一）引流操作注意事项

1. 虽然可经胃肠等对深部的胰腺脓肿做细针穿刺，但脓肿置管引流不允许贯穿任何空腔或实质的非感染性器官，必须注意选择最直接最短的途径置管引流。

2. 多发性胰腺周围脓肿首选外科手术治疗，必要时亦可选择置管引流。对于较大的脓肿如果由多个脓腔构成，必须相应插入多根导管，使得每个脓腔都充分引流。

3. 置管期间应每天用生理盐水冲洗脓腔 2~3 次，保持导管通畅，以便脓液、坏死组织碎屑等顺利流出。

4. 对胰腺周围腹膜后脓肿，不应从前腹壁插管，只能从侧腹或靠近背侧穿刺插管，以免污染腹膜腔。

（二）注射硬化剂注意事项

1. 注入酒精或其他硬化剂前务必将囊液完全抽净，避免因囊液稀释硬化剂而影响疗效。

2. 注入硬化剂前，应确认穿刺针在囊内，不明确时，可用少量利多卡因或生理盐水经穿刺针注入，观察穿刺针尖是否在囊腔内。若穿刺针显示不清或不在囊腔内，应慎重注入硬化剂，以免产生化学性腹膜炎。

3. 注入硬化剂前，应明确囊腔是否与胆道、胰管相通，以免注入硬化剂流入管道引起灼伤的不良后果。对可疑患儿除检测囊液淀粉酶浓度外，必要时可采用 X 线囊腔造影，证实囊腔未与胰管、胆道相通方可注入硬化剂。

4. 抽出囊液过程中勿使空气进入囊腔内，否则会使硬化剂接触不到气泡所在囊壁而影响疗效，或因空气中细菌污染引起囊内感染。

5. 严格掌握酒精注入量，防止因酒精过量而发生不良作用，或因囊腔内压力过高，酒精渗漏入腹腔引起化学性腹膜炎。对巨大囊腔应分次硬化治疗。

六、临床应用及评价

超声引导经腹穿刺抽吸、引流或硬化治疗小儿胰腺假性囊肿或胰周积液，具有很高的实用价值[32-34]，这种微创技术可使 86%~92% 的胰腺脓肿治愈[34]。

（一）胰腺囊肿或周围积液抽液或引流治疗

超声引导胰腺假性囊肿、胰周积液抽液具有很高的诊断价值，可早期发现有无合并感染并采取相应措施。但单纯抽液治疗总的复发率相对较高。如 Hancke 等报道超声导向经皮穿刺抽液 14 例胰腺囊肿，其中 2 例在 1 年内无复发，7 例在几个月内复发。Holm 等报道 40 例胰腺囊肿的抽液治疗，3 例在 1 年后无复发，21 例在几个月内复发。急性胰腺炎产生的假性囊肿，一般于 6 周后囊壁才能机化成熟，此时方能承受手术缝合。在 6 周内囊肿破裂、感染、出血发生率约 20%，超过 7 周则上升至 56%。尽管单纯性抽液进行胰腺囊肿治疗有相对较高的复发率，但对迅速增大的囊肿能起到减压作用，可立即消除疼痛，还可减少和避免并发症的发生，免除急诊手术，部分病例穿刺后亦可痊愈。此外，反复穿刺抽液能促使囊壁机化成熟，创造手术时机，有利于择期外科手术。

许多学者认为，胰腺假性囊肿复发与否可能与最初抽出囊液量和淀粉酶活性有关。囊液量少、淀粉酶活性低，穿刺抽液后一般不复发。囊液量多、淀粉酶活性高易于复发；囊液量多而淀粉酶活性低，多数病例亦可治愈；但囊液量少而淀粉酶活性高，多数病例可能复发。故认为淀粉酶活性增高，提示囊肿与胰管有相通，是穿刺后复发的主要原因之一。

（二）胰腺假性囊肿引流和硬化治疗

1982 年 Korlson 等报道采用囊内置管引流方法治疗 5 例胰腺囊肿，分别随访 2 个月 ~1 年，皆无复发倾向。该作者认为，囊肿无复发的原因系置管引流囊液比单纯穿刺抽液更为充分。1989 年 Jaffe 等首先报道 7 例儿童外伤性胰腺假性囊肿经皮引流治疗成功。

自 1995 年以来，笔者采用四环素或无水乙醇等硬化剂经腹壁硬化治疗小儿胰腺囊肿共计 10 例，其中 6 例囊肿消失，4 例缩小并且稳定，取得较好疗效，其疗效与内引流术相当。但是硬化治疗可能引起化学性胰腺炎，有时可刺激囊壁分泌增多及大量坏死组织产生，出现高热等症状[34]。因此，对那些淀粉酶活性很高或怀疑胰管与囊肿有相通者应极为慎重。

近年来为数不多的研究报道，采用内引流术的成功率达80%~94%[27-31]，而大多经腹壁置管引流术的成功率为59%~66.7%[35,36]。小儿胰腺假性囊肿首选经腹壁置管引流术。

（吕国荣 李新丰）

参考文献

1. Liu B, Zhou L, HuangG, et al.First Experience of ultrasound-guided percutaneous ablation for recurrent hepatoblastoma after liver resection in children.Sci Rep, 2015, 5：16805.

2. Ballah D, Cahill AM, Fontalvo L, et al.Vascular anomalies：what they are, how to diagnose them, and how to treat them.Curr Probl Diagn Radiol, 2011, 40：233-247.

3. 夏焙.小儿超声诊断学.北京：人民卫生出版社，2013.

4. Mulliken JB, Glowacki J.Hemangiomas and vascular malformations in infants and children：A classification based on endothelial characteristics.Plast ReconstrSurg, 1982, 69：412-422.

5. Redondo P.Vascular malformations concept, classification, pathogenesis and clinical features.Actas Dermosifiliogr, 2007, 98：141-158.

6. George A, Mani V, Noufal A.Update on the classification of hemangioma.J Oral Maxillofac Pathol, 2014, 18：117-120.

7. Lee BB, Bergan J, Gloviczki P, et al.Diagnosis and treatment of venous malformations.Consensus document of the International Union of Phlebology（IUP）-2009.Int Angiol, 2009, 28：434-451.

8. Lee BB, Baumgartner I, BerlienP, et al.Guideline.Diagnosis and treatment of venous malformations.consensus document of the international union of phlebology（iup）：updated-2013.Int Angiol, 2015, 34：97-149.

9. Lee BB, Laredo J, Lee TS, et al.Terminology and classification of congenital vascular malformations.Phlebology, 2007, 22：249-252.

10. Konez O, Burrows PE, Mulliken JB, et al.Angiographic features of rapidly involuting congenital hemangioma（RICH）.Pediatr Radiol, 2003, 33：15-19.

11. Osio A, Fraitag S, Hadj-Rabia S, et al.Clinical spectrum of tufted angiomas in childhood：a report of 13 cases and a review of the literature.Arch Dermatol, 2010, 146：758-763.

12. Frieden IJ, Reese V, Cohen D.PHACE syndrome.The association of posterior fossa brain malformations, hemangiomas, arterial anomalies, coarctation of the aorta and cardiac defects, and eye abnormal- ities.Arch Dermatol, 1996, 132：307-311.

13. Orlow SJ, Isakoff MS, Blei F.Increased risk of symptomatic hemangiomas of the airway in association with cutaneous hemangiomas in a "beard" distribution.J Pediatr, 1997, 131：643-646.

14. Girard C, Bigorre M, Guillot B, et al.PELVIS syndrome.Arch Dermatol, 2006, 142：884-888.

15. Nassiri N, O TM, Rosen RJ, et al.Staged endovascular and surgical treatment of slow-flow vulvar venous malformations.Am J Obstet Gynecol, 2013, 208：366-369.

16. Qiu Y J, Lin XX, Ma G, et al.Eighteen cases of soft tissue atrophy after intralesional bleomycin a5 injections for the treatment of infantile hemangiomas：a long-term follow-up.Pediatr Dermatol, 2015, 32：188-191.

17. Yadav P1, De Castro DK, Waner M, et al.Vascular anomalies of the head and neck：a review of genetics.Semin Ophthalmol, 2013, 28：257-266.

18. Fevurly RD, Steven JF.Vascular anomalies in pediatrics.Surg Clin North Am, 2012, 92：769-800.

19. James CA, Braswell LE, Wright LB, et al.Preoperative sclerotherapy of facial venous malformations：impact on surgical parameters and long-term follow-up.J VascInterv Radiol, 2011, 22：953-960.

20. 鲍海威，赵齐羽，陈芬，等.聚桂醇瘤内注射硬化治疗肝血管瘤的临床疗效.中国介入影像与治疗学，2015，12（1）：39-42.

21. 梁荷英，李京虹，付伟娟，等.超声引导下经皮穿刺平阳霉素注射治疗巨大肝血管瘤.中华医学超声杂志(电子版)，2010，7(11)：1902-1910.

22. 闫妍，钱林学，袁莉，等.超声引导下平阳霉素瘤体内注射与DSA引导下平阳霉素肝动脉栓塞治疗肝血管瘤对比分析.中国医学影像技术，2015，31（10）：1558-1562.

23. 唐建兵，李勤，程飚，等.超声引导下平阳霉素治疗深部软组织海绵状血管瘤.中国美容医学，2007，16（4）：546-547.

24. 张卫兵，何晓飞，颜朝晖，等.超声引导下注射平阳霉素与无水乙醇治疗肝海绵状血管瘤疗效观察.中国全科医学，2013，16（2B）：560-562.

25. 刘森，张亚昱.超声用于平阳霉素碘油乳剂治疗肝血管瘤的疗效评级及价值.中国药业，2015，24（23）：155-156.

26. Dai L N, Chen C D, Lin X K, et al.Abdominal injuries involving bicycle handlebars in 219 children：results of 8-year follow-up.Eur J Trauma Emerg Surg, 2015, 41：1-5.

27. Zheng M, Qin M.Endoscopic ultrasound guided transgastric stenting for the treatment of traumatic pancreatic pseudocyst. Hepatogastroenterology, 2011, 58：1106-1109.

28. Theodoros D, Nikolaides P, Petousis G.Ultrasound-guided endoscopic transgastric drainage of a post-traumatic pancreatic pseudocyst in a child.Afr J Paediatr Surg, 2010, 7：194-196.

29. Jazrawi S F, Barth B A, Sreenarasimhaiah J.Efficacy of endoscopic ultrasound-guided drainage of pancreatic pseudocysts in a pediatric population.Digest Dis Sci, 2011, 56：902-908.

30. César Vivian L, Christian P, Erwan B, et al.Endoscopic ultrasound-guided endoscopic transmural drainage of pancreatic pseudocysts.Arquivos De Gastro-enterologia, 1900, 45：17-21.

31. 魏华，丁勇，孔燕.超声引导经皮置管引流治疗小儿早期症状性胰腺假性囊肿.实用儿科临床杂志，2011，26（7）：542-548.

32. Cesar Vivian L, Christian P, Erwan B, et al.Endoscopic-ultrasound-guided endoscopic transmural drainage of pancreatic pseudocysts and abscesses.Scand J Gastroenterol, 2007, 42：524-529.

33. 张武.现代超声诊断学.北京：科学技术文献出版社，2008：544-548.

34. 吕国荣，张武.腹部介入性超声学.香港：香港新世纪出版社，2003：90-101.

35. Kisra M, Ettayebi F, Benhammou M.Pseudocysts of the pancreas in children in Morocco.J Pediatr Surg, 1999, 34：1327-1329.

36. Schwerk WB, GoRg K, GoRg CH, et al.Percutaneous puncture and drainage of pancreatic pseudocysts.Zeitschrift Für Gastroenterologie, 1989, 27：432-437.

第十二篇 *Article 12*

消化管内镜介入超声

Endoscopic Interventional Ultrasound in Digestive Tract

前 言

内镜超声检查术（endoscopic ultrasonography，EUS）是将微型高频超声探头安置在内镜顶端，当内镜插入体腔后，通过内镜直接观察腔内的形态，同时又可进行实时超声扫描，以获得管道层次的组织学特征及周围邻近脏器的超声图像，从而进一步提高内镜和超声的诊断水平。由于插入探头接近病变，缩短了声路而降低声衰减，并采用高频技术，可明显提高图像分辨力，发现微小病灶。这些性能在常规超声检查中是无法达到的。

超声内镜临床应用的初期仅是一种诊断方法。随着凸面线阵型内镜超声的诞生，以超声内镜引导下细针穿刺为基础的介入技术的出现，使得超声内镜能够取得病理诊断所需标本的技术和经穿刺针治疗的技术也逐渐发展起来。一般而言，EUS-FNA 特异性可达 100%，但其敏感性依据疾病性质略有不同，纵隔肿瘤、淋巴结以及腹腔干淋巴结转移癌，敏感性高达 80%~90%；EUS-FNA 对胰腺肿瘤的敏感性和特异性分别为 90%、100%。

目前超声内镜不仅能够穿刺病灶取得病理诊断，更是从诊断走向治疗，现在已经有一批以超声内镜引导为手段的治疗项目逐渐走向成熟，包括超声内镜引导下放射性粒子植入术、超声内镜引导下细针注射术、超声内镜引导下腹腔神经节阻断术、超声内镜引导下胰腺假性囊肿置管引流术、超声内镜引导下胆管引流术、超声内镜引导下胰管引流术、超声内镜引导下标记术、超声内镜下血管介入治疗等，随着科学技术的发展未来超声内镜介入技术势必开创更大的应用领域。

（金震东）

消化管内镜介入超声

第十二篇

第一章 超声内镜引导穿刺活检

【概述】

超声内镜检查细针抽吸术（fine-needle aspiration，FNA）经历近 20 年的发展，目前已经可以取得组织学标本，因此其名称也逐渐演变为细针活检（取材）术（fine-needle biopsy，FNB）。20 世纪 90 年代初，具有实时监测 FNA 针道功能的纵轴式 EUS 带来了真正意义上的微创诊治新阶段[1]。纵轴式 EUS 利用生成的图像与镜身长轴平行的特点，使胃肠道及其邻近器官的病变容易进行 FNA，可获得邻近胃肠道壁病变的标本；加之其彩色血流的独特设计及对血管和血流很高的敏感性，损伤血管概率大大降低，并发症发生率极低[2]。随着穿刺针的不断更新，取得的标本从只能细胞学检查到能取得组织条进行组织学检查，甚至免疫组织化学染色检查，其诊断能力显著提高，对临床治疗的意义越来越大。EUS-FNA 是目前术前获取纵隔和腹腔标本最为安全、有效的微创方法，与经皮超声或 CT 引导下胰腺穿刺相比具有创伤小，并发症低，不易引起肿瘤针道种植等优点。EUS 引导下的穿刺活检敏感性可达 90% 以上。EUS-FNA 敏感性依据疾病性质略有不同，纵隔肿瘤、淋巴结以及腹腔干淋巴结转移癌，敏感性高达 80%~90%；EUS-FNA 特异性几乎可达 100%[3]。

第一节 适应证、禁忌证及并发症

超声内镜引导下穿刺的基本条件应为：超声内镜能通过超声监视病灶，实时监测穿刺针道和受检区有无血管。

一、适应证

1. 胰腺占位性病变，如胰腺癌、胰腺神经内分泌肿瘤、胰腺囊性病变、胰腺炎性肿块。
2. 胰腺弥漫性病变，如慢性胰腺炎、自身免疫性胰腺炎。
3. 胰腺周围大部分区域如胆总管下段和肾上腺、肝脏、腹膜后淋巴结。
4. 后纵隔占位性病变及淋巴结。
5. 胃肠上皮下肿瘤。
6. 微量腹水的定性。

二、禁忌证

1. 严重心肺疾患不能耐受内镜操作者。
2. 内镜不能到达或者内镜超声不能显示病灶者。
3. 有出血倾向者。

三、并发症

EUS-FNA 是一种相对安全的检查，并发症的发生率较低，约 0.5%~1%，略高于普通胃镜检查的发生率，主要是感染、出血及急性胰腺炎，其他一些较少见的并发症包括：食管或十二指肠穿孔，胆囊或胆管穿刺造成的胆汁性腹膜炎，针道的种植转移。

1. 感染 EUS-FNA 的术后菌血症发生率极低[4]。
2. 穿孔 发生率也很低，通常发生的部位为食管入口和十二指肠球部[5]。
3. 急性胰腺炎 术后胰腺炎的发生率约为 0.26%[6]。

第二节 操作前准备

1. 术前应常规检测出血时间、凝血时间、凝血酶原时间和血小板。女性受检者，应了解月经史情况，以避开月经期为宜。

2. 心电图检查，了解有无心肺疾病。

3. 建立静脉通道，应用抗生素预防感染。

4. 术前禁食 4~6 小时。

5. 停用影响凝血的药物，如华法林、低分子肝素、氯吡格雷和非甾体类抗炎药。

6. 进针线路以路径最短及能避开血管为标准。

7. 由于通常操作时间较长，建议采用镇痛镇静的方法，有条件者可行静脉麻醉。

第三节 器械装置

一、穿刺专用超声内镜

目前超声内镜穿刺主要用于胰腺占位性病变与消化道壁内或消化道壁外但是邻近消化道的病灶的穿刺活检。新型的穿刺超声内镜已与多普勒超声融为一体，为电子线阵扫描彩色多普勒穿刺超声内镜（图 12-1-3-1），能清楚显示病灶内血管或消化管壁与病灶间血管，可提高穿刺准确率，减少穿刺的并发症，并附有抬钳器以便准确穿刺。

二、穿刺针

穿刺针的基本组成：针芯、针鞘和手柄三部分。穿刺针前端表面通常制成粗糙面，以便在超声图像上能清楚显示针尖和整个穿刺针。超声穿刺针通常外径为 19~25G，为一次性设计（图 12-1-3-2），新型穿刺针带凹槽（图 12-1-3-3）。

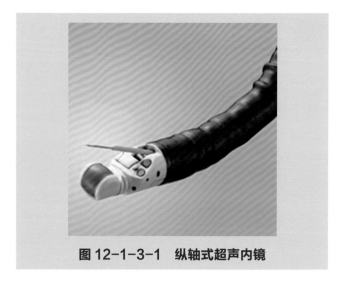

图 12-1-3-1 纵轴式超声内镜

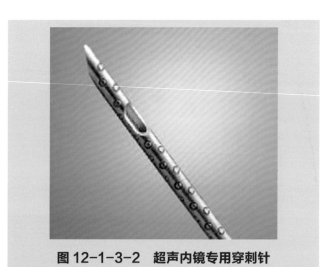

图 12-1-3-2 超声内镜专用穿刺针

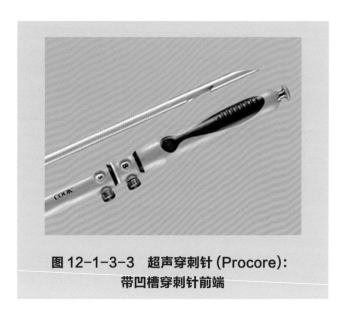

图 12-1-3-3 超声穿刺针（Procore）：带凹槽穿刺针前端

第四节　临床应用

一、胰腺病变

适用于鉴别占位性病变的良恶性，判断弥漫性病变的性质。

1. 胰腺癌　EUS 对胰腺癌早期诊断和分期均有较高的诊断价值，EUS-FNA 可以获取病理诊断，对于早期胰腺癌可以帮助决策是否手术，不能手术的晚期胰腺癌者有利于放化疗的选择（图 12-1-4-1）。

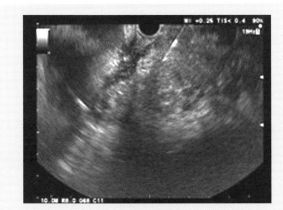

图 12-1-4-1　穿刺针刺入胰腺肿块

2. 肿块型慢性胰腺炎　肿块型慢性胰腺炎影像学表现与胰头实性肿瘤相似，CT、MRI 等影像学检查往往难以区分。目前 EUS 检查虽然能发现病灶但是仍不足以鉴别肿块型慢性胰腺炎和胰腺癌。EUS-FNA 可以取得病理标本有助于判断病灶性质。

3. 胰腺神经内分泌肿瘤　胰腺内分泌肿瘤（pancreatic endocrine neoplasm，PEN）约占所有临床胰腺肿瘤的 5% 以下，常规影像学难以检出及鉴别良恶性。EUS 联合 EUS-FNA 可提高 PEN 的诊断准确率。

4. 胰腺囊性占位性病灶　对于胰腺囊性占位良恶性的鉴别具有重要的临床意义。EUS 诊断胰腺囊性占位准确率为 82%~96%，

EUS-FNA 细胞学诊断的特异率在 90% 以上，EUS 及 EUS-FNA 是目前诊断胰腺囊性占位性病变最有效手段之一。

5. 胰腺假性囊肿　结合急性重型胰腺炎的病史，临床诊断胰腺假性囊肿并不困难，EUS-FNA 取得囊液标本检测淀粉酶等生化指标有助于判断病灶的性质及是否合并感染。

6. 胰腺浆液性囊腺瘤　胰腺浆液性囊腺瘤 EUS 多表现为胰腺局部边界清楚的囊性病灶，诊断及鉴别并不困难，但有少数易误诊为胰腺癌。大于 2cm 的胰腺浆液性囊腺瘤在 EUS 下往往难与黏液性囊性病变鉴别，需要借助 EUS-FNA 确诊。

7. 胰腺黏液性囊腺瘤　胰腺黏液性囊腺瘤 EUS 下可见囊壁内部存在较厚的分隔，不易与其他囊性病变鉴别，需要借助 EUS-FNA 确诊。

8. 胰头导管内乳头状黏液肿瘤　对于胰管内肿物及胰管和囊肿有壁结节的病例需行 EUS-FNA 检查，抽取囊液做细胞学和肿瘤标志物检测，如肿瘤无法定位，可在扩张的主胰管或分支胰管穿刺取样送检。

二、纵隔病变

多用于晚期肺癌的诊断与分期，EUS-FNA 可以与超声支气管镜（Endobronchial Ultrasound）互相补充，也可对后纵隔占位取得病理诊断（图 12-1-4-2）。

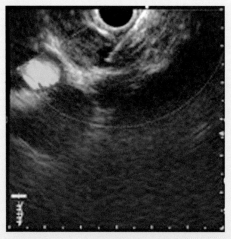

图 12-1-4-2　纵隔淋巴结 EUS-FNA

三、上皮下肿瘤

胃肠道上皮下病变是向腔内外生长的隆起性病变，表面有正常黏膜覆盖。这种病变既可以源自邻近器官（如脾动脉）或病变（如胰腺假性囊肿）腔外压迫，也可以是比黏膜深在胃肠道管壁内的（黏膜下、肌层）隆起性病变。因此上皮下占位病变的病因复杂，普通内镜活检取材表浅，诊断困难，黏膜大块活检虽能取到深部组织，但并发症相对较高。EUS-FNA，对诊断这类病变可以确保穿刺针在病变内，而不是在其表面，且安全性提高，可以避免穿刺大血管。

四、淋巴结

淋巴结相对容易取材，是常用的穿刺部位，对检查淋巴结有无肿瘤浸润，EUS-FNA 有重要作用。EUS-FNA 可提高胃肠道癌淋巴结转移的检出率，并对临床处理产生影响甚或改变患者的最终处理。EUS-FNA 对非小细胞肺癌（NSCLC）分级有重要价值。是否能行 NSCLC 根治性手术，准确地判断纵隔淋巴结有无转移是外科手术的重要决定因素。经食管 EUS-FNA 对肺癌纵隔淋巴结分期诊断敏感性 95%、特异性 100%。纵隔淋巴结易于取材，包括肺动脉窗、锁骨下、左右支气管、食管旁淋巴结以及肺韧带下淋巴结。某些淋巴结用纵隔镜根本无法取材，如肺动脉窗、锁骨下淋巴结，但在 EUS 则容易成像和穿刺取材，因此 EUS-FNA 对肺癌分级具有重要作用。

五、其他病变

EUS-FNA 可用于与消化道邻近的其他多种病变穿刺，疾病谱及穿刺范围仍在扩大，有报道甲状腺、门静脉穿刺、胆管癌及胆囊癌的细针穿刺，并发症发生率均较低。只要在超声内镜视野内的病变似乎都可能是穿刺的目标。

（王雷 金震东）

参考文献

1. Caletti GC, Ferrari A, Barbara L.Endoscopic ultrasonography in gastrointestinal cancer.Eur J Cancer Prev, 1992, 1（Suppl 3）：81-86.

2. Binmoeller KF, Brand B, Thul R, et al.EUS-guided, fine-needle aspiration biopsy using a new mechanical scanning puncture echoendoscope.Gastrointest Endosc, 1998, 47：335-340.

3. Kim EY.Fine-needle biopsy：should this be the first choice in endoscopic ultrasound-guided tissue acquisition? Clin Endosc, 2014, 47：425-428.

4. Barawi M, Gottlieb K, Cunha B, et al.A prospective evaluation of the incidence of bacteremia associated with EUS-guided fine-needle aspiration.Gastrointest Endosc, 2001, 53：189-192.

5. Das A, Sivak MV Jr, Chak A.Cervical esophageal perforation during EUS：a national survey.Gastrointest Endosc, 2001, 53：599-602.

6. Gress F, Michael H, Gelrud D, et al.EUS-guided fine-needle aspiration of the pancreas：evaluation of pancreatitis as a complication.Gastrointest Endosc, 2002, 56：864-867.

第二章　超声内镜引导放射性粒子植入术

【概述】

放射性粒子组织间永久种植治疗属于近距离放射治疗，放射性粒子衰变释放出持续低能量γ射线使肿瘤或肿瘤浸润组织受到最大程度的毁灭性损伤，而正常组织不受损伤或仅轻微受损。放射性粒子可以通过开腹手术或影像学技术引导植入肿瘤或肿瘤浸润组织。该技术可适用于多种原发性实体肿瘤、复发性肿瘤和转移性肿瘤的治疗，其核心在于采用安全的微创手段将放射性粒子植入病灶[1]。超声内镜引导下穿刺技术具有定位准确、创伤小、穿刺距离短等优点，目前临床应用已较为成熟，因此可借助超声内镜引导下进行放射性粒子的肿瘤内植入治疗。通过超声内镜引导下穿刺技术可在瘤体内、亚肿瘤区域以及可能转移的淋巴途径永久埋入放射性粒子，进行持续的放射治疗，为腹腔实体肿瘤的治疗开辟了新的手段[2]。

第一节　放射性粒子植入疗法的基础理论

一、放射性粒子的作用机制

放射性粒子持续发出低能量的γ射线，在体内可以直接抑制肿瘤的有丝分裂，使肿瘤细胞因辐射效应受到最大程度的杀伤，同时低剂量照射可使乏氧细胞再氧化，增加肿瘤细胞对射线的敏感性，从而增强辐射效应。

二、放射性粒子的类型和参数

放射性粒子是指钛合金外壳封装放射性核素制成短杆状固体放射源，目前常用的粒子有 ^{125}I（碘）、^{192}Ir（铱）和 ^{103}Pd（钯）粒子等[3]。^{125}I（碘）：半衰期 59.6 天，粒子平均能量 30keV，组织穿透能力 1.7cm，临床常用粒子长度 4.5mm，直径 0.8mm。目前多用吸附在银棒上的 ^{125}I，外壳为钛。其初始剂量率为 7.7cGy/h，生物相对效应（RBE）为 1.4，铅半减弱层厚度为 0.025mm，所以 0.25mm 铅片可屏蔽 99% 以上的射线[4]。常用放射性粒子的微观结构包括放射源、钛壳和封装尾端三部分（图 12-2-1-1）。

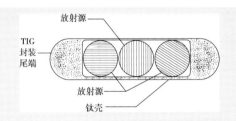

图 12-2-1-1　放射性粒子结构示意图

三、放射性粒子的应用范围

放射性粒子组织间种植治疗肿瘤已有近百年的历史。人工 ^{125}I 粒子源由于易于防护且半衰期相对较长应用尤其广泛。^{125}I 粒子植入技术的应用范围包括以下领域：

1. 累及重要功能组织或重要脏器肿瘤的治疗，如前列腺癌、头颈部肿瘤。
2. 局部晚期肿瘤及已失去手术机会的原发性肿瘤，如鼻咽癌、胰腺癌、甲状腺癌、子宫内膜癌和子宫颈癌的姑息性治疗。
3. 转移性肿瘤的治疗。
4. 预防肿瘤的局部或区域性扩散，增强根治效果。

第二节 适应证和禁忌证

一、适应证

1. 超声内镜视野及穿刺范围内的无法手术或不愿意手术的胰腺癌等消化道或邻近消化道的肿瘤，尤其适用于胰腺恶性肿瘤（图12-2-2-1）。

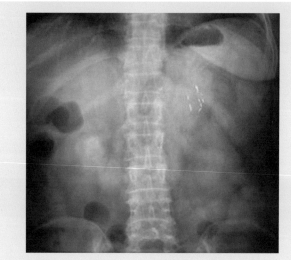

图 12-2-2-1 术后腹部 X 线平片显示高密度粒子分布在胰腺区域

2. 腹腔转移性肿瘤病灶。
3. 外照射效果不佳或失败的腹腔肿瘤。

二、禁忌证

同超声内镜引导下穿刺禁忌证（见前所述）。

第三节 术前准备

一、患者准备

同普通 EUS-FNA 的术前准备。

二、器械准备

1. 穿刺型超声内镜
2. 穿刺针 应选用相对较粗的 19G 或 18G 穿刺针。
3. 放射性粒子源
4. 放射性粒子的释放装置 采用半自动的粒子释放器，经释放器的背面尖嘴进入穿刺针孔道，具有简便、快速、计数准确的优点。
5. 放射性粒子的消毒 因为粒子本身的放射性决定了微生物污染的可能性较小，在有条件时可以采用高压消毒或戊二醛浸泡消毒。消毒的重点应放在一次性的用品如穿刺针，以及粒子释放器上。

第四节 操作方法

1. 结合 CT 或 MRI 影像，于超声内镜引导下判断病灶（如胰腺癌）的部位、大小及内部血供情况，确定最佳穿刺位置，确定进针深度。
2. 根据超声穿刺引导标志插入穿刺针，按先深后浅、间融合理原则种植 ^{125}I 粒子，同时需要避开血管、胰管和周围重要器官。
3. 更换针道以同法再植入粒子。结束后 EUS 扫查可见粒子呈强回声。

第五节 临床评价

放射性粒子组织间种植治疗胰腺癌已有近30年的历史，取得了较好疗效。D'Anigo 等[5] 用放射性 ^{125}I 粒子组织间治疗胰腺癌，与同中心同期手术切除的胰腺癌患者相比，两种治疗方法的生存时间没有明显差别，平均生存时间为7个月，高达65%的患者疼痛得到有效控制。

金震东等报道了一项前瞻性单中心的随机对照研究，发现放射性粒子植入和吉西他滨化疗相结合后，患者的生存时间为9个月，与单纯吉西他滨化疗相比，并没有有效延长患者的生存时间，局部的缓解率仅为13.6%。但是，放射性粒子植入治疗可以有效地缓解患者的疼痛评分，有效时间可持续一个月[7]。

^{125}I 粒子是最适合的放射性粒子植入材料，主要因为其较低的放射能量，从而使肿瘤周围重要正常组织的损伤降到最低。^{125}I 粒子也有其不利因素，其半衰期较长、计量率较低，难以控制倍增时间较短的肿瘤。

超声内镜引导下种植放射性粒子治疗腹部肿瘤有如下优势：可以避开血管、胰管等重要结构；术中可实时显示粒子分布，使粒子空间分布更均匀；超声内镜可显示术中进针位置，并发症发生率低；便于一般状况差无法手术患者的治疗。

虽然超声内镜引导下种植放射性粒子治疗腹部肿瘤已有初步进展，但仍存在一些亟待解决的问题：仍属于局部姑息治疗；各种腹部肿瘤治疗计划实施和最佳计量仍不明确。

（王雷 金震东）

参考文献

1. Battermann JJ, Zeijlemaker BY.［Iodine-125implantation in localized prostate cancer；technique and results from 100patients at the Academic Hospital, Utrecht］.Ned Tijdschr Geneeskd, 1998, 142：1146-1151.

2. Whittington R, Solin L, Mohiuddin M, et al.Multimodality therapy of localized unresectable pancreatic adenocarcinoma.Cancer, 1984, 54：1991-1998.

3. Nori D, Merimsky O, Osian AD, et al.Palladium-103：a new radioactive source in the treatment of unresectable carcinoma of the pancreas：a phase I-II study.J Surg Oncol, 1996, 61：300-305.

4. Hilaris BS.Interstitial radiation with iodine-125.Panminerva Med, 1976, 18：28-31.

5. D'Angio G, Hilaris BS, Arthur K, et al.Iodine 125implantation for unresectable cancer of the pancreas.Postgrad Med, 1970, 47：226-230.

6. Jin ZD, Du Y, Li Z, et al.Endoscopic ultrasonography-guided interstitial implantation of iodine 125-seeds combined with chemotherapy in the treatment of unresectable pancreatic carcinoma：a prospective pilot study.Endoscopy, 2008, 40：314-320.

7. Wang KX, Jin ZD, Du YQ, et al.EUS-guided celiac ganglion irradiation with iodine-125seeds for pain control in pancreatic carcinoma：a prospective pilot study.Gastrointest Endosc, 2012, 76：945-952.

消化管内镜介入超声

第十二篇

第三章 超声内镜引导细针注射治疗

【概述】

随着超声内镜下细针穿刺活检（EUS-FNA）技术的成熟，以超声内镜引导下穿刺技术为载体的细针注射技术（EUS-guided fine needle injection，EUS-FNI）也应运而生[1]。该技术的出现使得超声内镜不仅可对毗邻消化道的病变进行病理活检，更可以在超声内镜的实时引导下将各种药物经细针注入病灶内部进行治疗，大大拓宽了经超声内镜介入技术的范围[2]。广义的EUS-FNI还包括腹腔神经节/丛阻滞技术（EUS-CPN）、实体/囊性肿瘤的无水酒精注射消融术、实体肿瘤的近距离放疗技术、肿瘤术前标记术等多种技术。狭义的EUS-FNI仅指对病灶本身注入药物的治疗。

第一节 适应证、禁忌证与并发症

一、适应证

1. 失去手术机会或术后复发消化道恶性肿瘤。
2. 毗邻消化道器官或组织恶性肿瘤。

二、禁忌证

（一）绝对禁忌证

1. 患者不能配合。
2. 已知或怀疑消化道穿孔。
3. 急性憩室炎。
4. 对注射药剂过敏。

（二）相对禁忌证

1. 凝血机制障碍。
2. 患者心肺功能不全或不能耐受内镜操作。
3. 内镜无法接近病灶或针道存在血管无法避开。

三、并发症

操作相关并发症同EUS-FNA，主要包括出血、感染、穿孔等，发生率稍高于常规胃镜检查，低于其他内镜介入治疗。少见并发症包括胆/胰瘘、急性胰腺炎、发热、气胸等。与注射药物相关的并发症主要为过敏反应、免疫原性反应等。

第二节 操作前准备

一、术前准备

1. 患者准备
2. 术前常规检测凝血功能。
3. 心电图检查，了解心肺疾病史。
4. 当日术前禁食、禁饮6小时。
5. 不宜行静脉麻醉者，可以采用镇痛镇静。

二、术者准备

1. 详细了解病史，选择合适的注射方式及药剂。
2. 根据患者影像资料了解病灶大小、穿刺部位及其毗邻脏器位置分布及相互关系，以便选择合适的注射部位。
3. 根据注射部位及方式、药剂，选择合适的超声内镜及穿刺针。

三、操作器械

1. 穿刺超声内镜（图12-3-2-1，图12-3-2-2）
2. 穿刺针 超声内镜下注射专用穿刺针外径为19G、22G、25G不等。

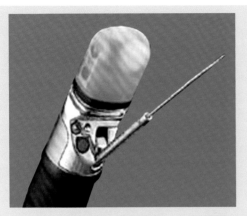

图 12-3-2-1　Olympus 公司 UMD240P 穿刺专用纵轴式超声镜，扫查范围 270°，具备抬钳器

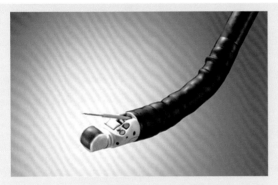

图 12-3-2-2　Olympus 公司 UC2000P 穿刺专用超声镜，配备超小型头端振子，便于插入，具备抬钳器

第三节　操作步骤

穿刺基本技术与 EUS-FNA 大致相同，由操作者选择穿刺点，进针并保持稳定，助手负责注射。

1. 注射前先行 EUS 扫查，显示病灶，了解病变位置、大小、侵袭范围、周围淋巴结情况及病变周围血流分布情况，选择合适的穿刺平面。
2. 内镜超声引导下将针快速刺入病灶深部。
3. 拔出针芯，连接装有药物的注射器，注入药物。
4. 注射完毕，内镜下观察进针点有无出血及血肿。

第四节　操作后处理

1. 术后 24 小时卧床休息，禁食 12~24 小时，监测生命体征及腹部体征，注意出血及穿孔征象，观察药物免疫原性反应及过敏反应。
2. 抗生素预防感染。
3. 如出现发热等免疫原性反应而中性粒细胞未见升高，可仅予物理降温等对症处理。

第五节　临床应用

超声内镜可以紧贴肿瘤病灶的消化道管壁，并为穿刺提供实时清晰的超声引导，可以有效达到安全的最短穿刺路径。EUS-FNI 在介入性内镜中扮演着越来越重要的角色。

胰腺癌的注射是最适合 EUS-FNI 肿瘤注射治疗的代表。由于胰腺位置隐蔽，其余影像学手段引导下的瘤体治疗往往路径较长，风险较大，超声内镜引导下瘤体穿刺在不同给药途径中具有独特的优势，已成为胰腺癌瘤体注射治疗最重要的手段。注射药剂主要包括化疗药物、无水乙醇、免疫制剂、新型基因治疗制剂等。随着技术及器械的进展，对其他肿瘤的注射治疗也多有尝试。

一、免疫治疗

最早的胰腺癌瘤内免疫治疗在 2000 年由 Chang 等[3] 报道，他们使用超声内镜引导下细针注射技术将同种异体混合培养淋巴细胞直接注入晚期胰腺癌患者瘤体中，Ⅰ期临床试验证明了该方法的安全性和可行性。但在随后同吉西他滨化疗进行比较的Ⅱ、Ⅲ期临床试验中，该方案由于与吉西他滨化疗组相比未出现明显受益而被提前终止。

另一种胰腺癌免疫治疗是树突状细胞的注射。树突状细胞是 T 细胞免疫反应中重要的抗原递呈细胞，肿瘤细胞的免疫逃逸状态其中一个原因就是瘤内树突状细胞的失活或缺乏，针对这一特点，在小范围的临床试验中未观察到与该治疗相关的毒性反应和并发症[4]。

二、基因治疗

肿瘤的基因治疗研究已有长久的历史。目前的研究认为，目的基因并非一定要整合入肿瘤细胞的基因组中，单纯在细胞中转入目的基因亦能通过基因产物的暂时性表达发挥基因治疗作用。但这一方式的治疗需在病灶部位直接注射携带目的基因的载体而达到将目的基因较多地转入细胞的目的，因而超声内镜下的注射治疗是消化道及毗邻肿瘤基因治疗的重要手段[5]。

溶瘤病毒用于治疗肿瘤的研究曾经是肿瘤治疗的另一热点。传统意义上认为溶瘤病毒是依赖其在肿瘤细胞中的持续无限复制而杀灭肿瘤细胞，而近年的研究发现某些溶瘤病毒的作用不仅在于其复制后的物理性膨胀，也与P53晚期出核等途径相关，从而导致细胞的凋亡或对化疗药物的增敏。由于多数病毒在输入体内后会受到人体免疫系统的清除，因而必须直接注射入瘤体内进行治疗，故EUS-FNI是注射溶瘤病毒的理想选择。

以EUS-FNI将溶瘤腺病毒ONYX-015注射入胰腺癌组织中，联合吉西他滨化疗治疗进展期胰腺癌证明了EUS-FNI经胃行胰腺癌瘤体内注射溶瘤病毒是安全、可行的[6]（图12-3-5-1）。

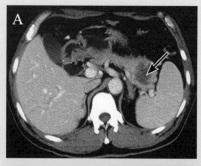
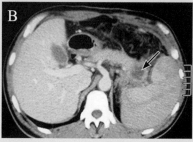

图12-3-5-1 溶瘤病毒治疗进展期胰腺癌

患者男，49岁，反复中上腹痛伴腰背痛3个月。

A. 治疗前CT见胰体尾肿瘤7.8cm×7.4cm（↑）；

B. EUS-FNI溶瘤病毒后1个月，肿瘤明显缩小，5.4cm×4.9cm（↑）

三、化疗药物治疗

瘤体内直接注射化疗药物可提高局部治疗效果，有效减少药物用量及其毒性，这也是肿瘤瘤体内注射最早开展研究的方向之一。对于常规穿刺不能到达的非浅表肿瘤，EUS-FNI具有穿刺路径短、定位准确、安全性高等优点，可以有效避免药物漏出和损伤周围脏器。常用的化疗药物包括丝裂霉素、5-FU、吉西他滨等，对于无法切除的肿瘤有一定疗效。

（王雷 金震东）

参考文献

1. Chang KJ.EUS-guided fine needle injection（FNI）and anti-tumor therapy.Endoscopy，2006，38（Suppl 1）：S88-93.

2. Nakai Y，Chang KJ.Endoscopic ultrasound-guided antitumor agents.Gastrointest Endosc Clin N Am，2012，22：315-324.

3. Chang KJ，Nguyen PT，Thompson JA，et al.Phase I clinical trial of allogeneic mixed lymphocyte culture（cytoimplant）delivered by endoscopic ultrasound-guided fine-needle injection in patients with advanced pancreatic carcinoma.Cancer，2000，88：1325-1335.

4. Irisawa A，Takagi T，Kanazawa M，et al.Endoscopic ultrasound-guided fine-needle injection of immature dendritic cells into advanced pancreatic cancer refractory to gemcitabine：a pilot study.Pancreas，2007，35：189-190.

5. Chang F，Chandra A，Culora G，et al.Cytologic diagnosis of pancreatic endocrine tumors by endoscopic ultrasound-guided fine-needle aspiration：a review.Diagn Cytopathol，2006，34：649-658.

6. Hecht JR，Farrell JJ，Senzer N，et al.EUS or percutaneously guided intratumoral TNFerade biologic with 5-fluorouracil and radiotherapy for first-line treatment of locally advanced pancreatic cancer：a phase Ⅰ／Ⅱ study.Gastrointest Endosc，2012，75：332-338.

第四章　超声内镜引导腹腔神经节阻断术

【概述】

EUS 引导下腹腔神经节阻滞（EUS-guided celiac plexus neurolysis，EUS-CPN）是经超声内镜引导用专用穿刺针经胃壁进入腹腔神经节注射麻醉药物阻滞痛觉的传导，达到止痛的作用。EUS-CPN 用于腹腔恶性肿瘤止痛的有效性及安全性已经得到证实[1]。常用阻滞剂为局部麻醉药（如 2% 利多卡因、0.25% 丁卡因或 0.5% 布比卡因）和无水乙醇。目前，EUS-CPN 在临床上已得到广泛应用，已被推荐为胰腺癌及慢性胰腺炎腹痛的治疗措施。首次治疗有效但止痛效果随时间逐渐减弱者可重复行 EUS-CPN。

超声内镜在胃内能清晰显示腹腔动脉干及毗邻结构，超声下腹腔神经节并不显像，但通过它与腹主动脉干的邻近关系可准确定位腹腔神经节（图 12-4-1-1）。EUS 引导下腹腔神经节阻滞的方法是在超声内镜引导下，通过向腹腔神经节注射化学药物而起到阻滞神经、缓解疼痛的作用，是缓解慢性胰腺炎和胰腺癌所致腹痛的安全有效的方法，尤其适用于改善晚期胰腺癌患者的腹痛。

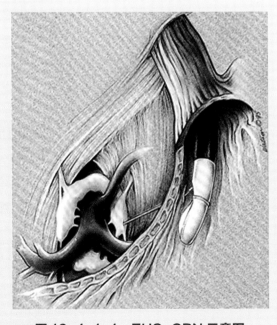

图 12-4-1-1　EUS-CPN 示意图

第一节　适应证与禁忌证

一、适应证

1. 适用于腹腔恶性肿瘤所致的严重腹痛。
2. 伴有持续性、顽固性腹痛的慢性胰腺炎患者。

二、禁忌证

1. 严重心肺疾患不能耐受内镜操作者。
2. 内镜不能到达或者内镜超声不能显示病灶者。
3. 有出血倾向者。
4. 合并肠梗阻，腹腔神经节阻滞后可能加重梗阻症状者。

第二节 术前准备

一、患者准备

1. 术前禁食 6~8 小时。
2. 静脉麻醉或镇静镇痛。
3. 知情同意。

二、操作器械

1. 穿刺型超声内镜 常用于穿刺的超声内镜探头为线阵扫描型。
2. 穿刺针 目前使用超声内镜专用穿刺针。
3. 阻滞剂 常用阻滞剂是不含防腐剂的局部麻醉药和无水乙醇，有时可加用糖皮质激素如地塞米松等。

第三节 操作步骤与注意事项

一、操作步骤

腹腔神经节位于腹主动脉前方，与腹腔干起始部关系相对恒定，位于腹腔干起始部。操作采用双侧阻滞。

1. 在贲门下方 EUS 扫查，确定腹腔神经节位置。
2. 将穿刺针穿刺进入腹腔神经节，抽出针芯，回抽无血后注入阻滞剂。
3. 拔出穿刺针，在内镜下确认穿刺点无出血。

二、注意事项

1. 操作全程需要监测患者血压、脉搏、呼吸。
2. 术后严密观察患者的生命体征，注意监测术后可能出现的一过性低血压情况。

第四节 并发症及处理

超声内镜引导下 CPN 也会出现一些并发症，其中较为严重的有：截瘫、肠缺血坏死及气胸；较轻的有：腹部绞痛、腹胀、腹泻、直立性低血压、胃轻瘫、术后感染及低氧血症等。这些并发症都为时短暂且不严重，极少出现生命危险。

1. 腹泻发生率约为 20%~40%，常在 7~10 天后自行缓解。但长期应用吗啡而引起便秘的患者却更愿意接受 CPN 引起的腹泻。
2. 低血压发生率约为 18%~38%，这种低血压为时短暂，通过操作中补液可改善，必要时可应用血管加压药。
3. 术前、术后应用广谱抗生素预防可能的感染。

第五节 临床评价

一、疼痛缓解率

有研究表明胰腺癌患者接受超声内镜引导下腹腔神经节阻滞后，疼痛缓解率可达 79%~88%；胰腺炎患者的疼痛缓解率较低，为 50% 左右[2]。Levy 等[3]对 30 例经超声内镜引导下 FNA 确诊为胰腺癌的患者进行腹腔神经节阻滞术，阻滞剂为 0.75% 布比卡因 3ml 和 98% 无水酒精 20ml。术后在第 2、4、8 和 12 周进行随访（平均随访期 10 周）发现，79%~88% 的患者疼痛得到持久缓解，82%~91% 的患者止痛药使用量减少。仅有 4 例患者出现一过性腹泻（48 小时内），而无一例发生截瘫、神经源性疼痛和气胸等并发症。

二、止痛药使用情况

多数患者在接受超声内镜引导下 CPN 后，止痛药的用量会减少[4]。

三、超声内镜引导下 CPN 的优点

截瘫是 CPN 最严重的并发症，经典后径路阻滞的患者中约有 1% 会出现此并发症。截瘫是由于针刺入脊髓动脉或刺入脚后区（刺入脚后区的阻滞剂会向后扩散，到达脊椎管，造成脊髓坏死）。实验证明，超声内镜引导下的 CPN 由于是前径路，注入的阻滞剂多向头尾两侧扩散，向后扩散的很少，因而极少造成截瘫。

超声内镜引导下 CPN 由于是前径路，不穿过膈肌，较少出现气胸，而气胸在后径路却经常出现。

由于器械和穿刺针较 CT 引导下经皮前径路穿刺更接近神经节，因而止痛效果较 CT 引导下经皮前径路穿刺更佳[5]。可以使用较大剂量的镇痛药，且由于是前径路，不会出现后径路 CPN 带来的背痛，因而患者较易接受。

（王雷　金震东）

参考文献

1. Chang KJ，Wiersema MJ.Endoscopic ultrasound-guided fine-needle aspiration biopsy and interventional endoscopic ultrasonography. Emerging technologies.Gastrointest Endosc Clin N Am，1997，7：221-235.

2. Levy MJ，Chari ST，Wiersema MJ.Endoscopic ultrasound-guided celiac neurolysis.Gastrointest Endosc Clin N Am，2012，22：231-247.

3. Levy MJ，Topazian MD，Wiersema MJ，et al.Initial evaluation of the efficacy and safety of endoscopic ultrasound-guided direct Ganglia neurolysis and block.Am J Gastroenterol，2008，103：98-103.

4. Levy MJ，Wiersema MJ.EUS-guided celiac plexus neurolysis and celiac plexus block.Gastrointest Endosc，2003，57：923-930.

5. Gress F，Schmitt C，Sherman S，et al.Endoscopic ultrasound-guided celiac plexus block for managing abdominal pain associated with chronic pancreatitis：a prospective single center experience.Am J Gastroenterol，2001，96：409-416.

消化管内镜介入超声

第十二篇

第五章 超声内镜引导胰腺假性囊肿引流

【概述】

EUS 引导下胰腺假性囊肿引流术（EUS-guided drainage of pancreatic pseudocysts, EUS-guided drainage of PPCs）是指在超声内镜引导下穿刺胰腺假性囊肿，用支架或引流管引流囊肿内容物至消化道腔内，使其吸收闭合的治疗技术[1]。EUS 引导下胰腺假性囊肿引流术逐步取代了传统引流术及外科手术，目前已成为胰腺假性囊肿的一线治疗方法，具有创伤小、并发症少、费用低等优点[2]。

按引流方法将该技术分为：① EUS 引导下支架置入引流术；② EUS 引导下经胃鼻囊肿管引流术。引流的支架分为塑料支架，金属支架，双蘑菇头支架。根据囊液性状选择引流方式，如囊液清亮可行单支架引流；囊液混浊或有少量坏死组织可行多支架内引流；囊液继发感染可行内外联合引流。鼻囊肿管引流的优点是可行囊液细菌培养、药敏试验及行囊肿灌洗和局部给药。

第一节 适应证与禁忌证

一、适应证

适用于胰腺假性囊肿出现以下情况且 CT 或 EUS 显示囊肿壁与胃壁距离不超过 1cm 者。

1. 引起持续症状如腹痛、早饱等。
2. 压迫胃肠壁出现胃流出道梗阻、十二指肠梗阻。
3. 压迫胆总管引起发热、黄疸。
4. 体积迅速增大。
5. 并发感染、出血。

二、禁忌证

1. 有出血性疾病或凝血功能障碍者。
2. 全身状况差及不能合作者。
3. 囊肿壁与胃壁距离超过 1cm 者。
4. 不能除外恶性囊性病变者。

第二节 操作前准备

一、患者准备

1. 术前应禁食 12 小时以上。
2. 检查血常规及出、凝血时间。
3. 治疗前 20~30 分钟服用祛泡剂和咽部麻醉剂。
4. 静脉麻醉。

二、器械准备

1. 穿刺超声内镜 用于胰腺假性囊肿治疗的超声内镜多为线阵扫描型，具有彩色多普勒功能。
2. 支架塑料支架（图 12-5-2-1）或金属支架（图 12-5-2-2）
3. 鼻囊肿引流管
4. 引导钢丝
5. 囊肿切开刀
6. 高频电发生器
7. 部分 ERCP 所需的附件

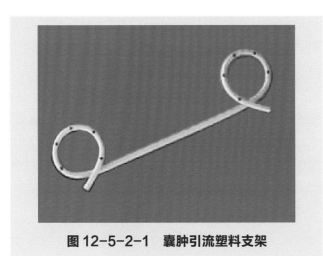

图 12-5-2-1　囊肿引流塑料支架

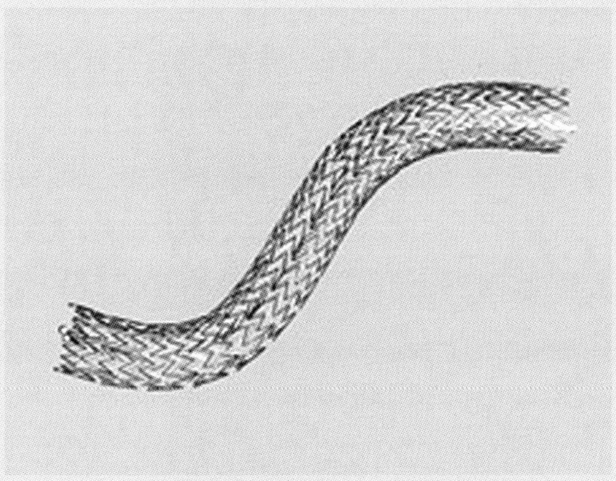

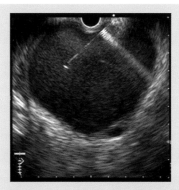

图 12-5-3-1　显示超声内镜引导下穿刺针进入囊肿内，随后置入导丝

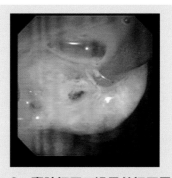

图 12-5-3-2　囊肿切开刀沿导丝切开胃壁进入囊腔

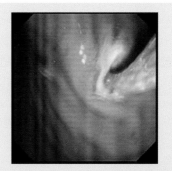

图 12-5-2-2　囊肿引流金属支架

图 12-5-3-3　沿导丝置入金属支架

第三节　操作步骤

1. 在进行内镜引流之前，应通过 CT、体表超声或超声内镜检查确定囊肿的位置、大小、壁的厚度，特别是超声内镜还能发现两者之间是否有较大血管。
2. 经超声内镜的超声扫描定位，在超声实时监视下穿刺囊肿。
3. 穿刺针进入囊腔后，注入造影剂。
4. 退出注射针的内芯，再沿针道置入导丝。
5. 经导丝置入金属支架，引流成功后即可见囊液经导管流出（图 12-5-3-1 ～ 图 12-5-3-4）。

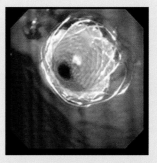

图 12-5-3-4　金属支架释放后尾端扩张良好

消化管内镜介入超声　第十二篇

第四节 操作后处理

1. 术后常规禁食24小时。之后可逐步进流汁、半流汁及普食。

2. 术后常规应用广谱抗生素。

3. 术后密切观察患者有无腹痛、呕血、发热、腰背部剧烈疼痛等情况。

4. 定期进行B超检查，以了解囊肿大小变化。

第五节 并发症及处理

1. 出血 术后出血发生率不高，经止血药物或行内镜通常能够止血。极少数出现大量活动性出血，内科保守治疗无效者应采取DSA栓塞止血或外科手术治疗。

2. 囊肿感染 由于引流通畅囊肿感染少见。如患者在引流后出现发热，应考虑有囊肿感染的可能性，并应积极的应用广谱、高效抗生素，如无效应外科手术治疗。

3. 其他 如引流管脱落、支架易位等，可在内镜下调整支架的位置，若失败需外科手术处理。

第六节 临床评价

目前经内镜微创治疗胰腺假性囊肿主要采用通过超声内镜引导下寻找最佳穿刺点，并在超声内镜引导下进行穿刺置管。

Dunham 等[3]和 Sahel 等[4]分别于1981年和1988年首先报道内镜下经胃壁引流胰腺假性囊肿技术，此后该技术在国外多个临床中心广泛开展。

但该方法必须在有明确的内镜下黏膜隆起时才可应用，即囊肿必须足够大，内镜下需能清楚看到胃肠道受囊肿压迫而向内凸起，否则将无法确定穿刺点。此外由于无法避免穿刺到胃肠道壁与囊肿壁之间的血管，因此其成功率较低而并发症的发生率较高。

超声内镜引导下胰腺囊肿内引流术是近10年来胰腺假性囊肿治疗的最新技术。超声内镜引导下经胃壁引流成功率较高，并发症发生率和死亡率低，近年来在有条件的大型医疗中心，超声内镜引导下胃肠道囊肿内引流术已逐渐取代外科手术和单纯内镜下引流术[5]。

胰腺假性囊肿一旦感染，通常要外科手术治疗，以确保充分的引流。近年来，随着大孔道超声内镜的应用，感染性囊肿也可通过内镜治疗。经超声内镜穿刺后放置鼻囊肿引流管（nasocystic drainage），可以通过引流管注入抗生素冲洗囊腔[6]。作为一种临时性引流措施，鼻囊肿引流疗效确切，操作相对简便，感染控制后还可再更换内支架，进一步引流囊肿，促进囊肿消失[2]。

超声内镜引导下胰腺囊肿置管引流术的主要优点为：①确定囊肿壁与胃、十二指肠壁的距离及其间是否存在较大的血管，以选择最佳穿刺点；②可清楚显示穿刺及置管的全过程，避免穿刺针刺透囊壁；③能观察到囊肿缩小及消失的过程，由此判定治疗效果[7]。但超声内镜下的治疗对操作医师技术要求较高，既要有熟练的内镜技术又要懂超声图像的判定，因此该技术在国外开展不久，国内尚未普及。笔者认为超声内镜引导下胃肠道囊肿置管引流术为治疗胰腺假性囊肿的较好方法之一，疗效确切，并发症少，值得推广。

（王雷 金震东）

参考文献

1. Gerolami R，Giovannini M，Laugier R.Endoscopic drainage of pancreatic pseudocysts guided by endosonography.Endoscopy，1997，29：106-108.

2. Saul A，Luna MA，Chan C，et al.EUS-guided drainage of pancreatic pseudocysts offers similar success and complications compared to surgical treatment but with a lower cost.Surg Endosc，2016，30（4）：1459-1465.

3. Dunham F，De Toeuf J，Jeanty P，et al.［Complementarity and limits of the different technics of pancreatic morphologic investigation for the diagnosis of acute pancreatitis and complications（author's transl）］.Acta Chir Belg，1981，80：323-329.

4. Sahel J，Bastid C，Sarles H.［Endoscopic treatment of pseudocysts and abscess in acute pancreatitis］.Gastroenterol Clin Biol，1988，12：431-435.

5. Kahaleh M，Artifon EL，Perez-Miranda M，et al.Endoscopic ultrasonography guided drainage：summary of consortium meeting，May 21，2012，San Diego，California.World J Gastroenterol，2015，21：726-741.

6. Floer M，Drner H，Meister T.Transesophageal drainage of an infected bronchogenous cyst via endoscopic ultrasound-guided implantation of a 7-Fr nasocystic drainage catheter.Endoscopy，2014，46（Suppl 1UCTN）：E640-E641.

7. McVay T，Adler DG.EUS-guided drainage of pancreatic fluid collections：Double pigtails，metal biliary，or dedicated transluminal stents? Endosc Ultrasound，2015，4：1-3.

消化管内镜介入超声

第十二篇

第六章 超声内镜引导胰管引流

【概述】

超声内镜引导下胰管穿刺引流术是在内镜超声声像图的监视下穿刺胰管并置入引流管解除无法经十二指肠乳头引流的胰管高压的技术。慢性胰腺炎的内镜治疗原则是解除胰液流出梗阻所造成的胰管高压和胰腺实质压力增高而导致的腹痛。通过 ERCP 进行梗阻胰管减压可使 60%~80% 患者的症状达到完全或部分缓解。以往，对于 ERCP 失败或无法行 ERCP 治疗的患者只能行外科手术或保守治疗。近年来，随着 EUS 技术的发展，已提倡将 EUS 技术用于治疗无法行 ERCP 患者的良性胰管梗阻[1]。

第一节 适应证与禁忌证

一、适应证

良性胰管梗阻所造成的胰管高压和胰腺实质压力增高出现腹痛症状，但无法行 ERCP 治疗者。

二、禁忌证

1. 主胰管不扩张者。
2. 有出血性疾病或凝血功能障碍者。
3. 全身状况差及不能耐受麻醉者。

第二节 操作前准备

一、患者准备

1. 术前应禁食 12 小时以上。
2. 检查血常规及出凝血时间。
3. 术前 20~30 分钟服用祛泡剂和咽部麻醉剂。
4. 静脉麻醉或镇痛镇静。

二、器械准备

1. 穿刺超声内镜 通常用线阵扫描治疗型超声内镜进行胰管穿刺，以清楚显示针道，该机器具有彩色多普勒功能，可判断有无血管通过。
2. 支架 通常选用塑料支架或金属支架。
3. 导丝
4. 超声内镜专用切开刀
5. 高频电发生器
6. ERCP 所需的附件

第三节　操作方法

1. 使用线阵扫描型治疗型超声内镜在胃腔或十二指肠球部确定穿刺部位。
2. 超声内镜引导下穿刺针穿刺胰管并造影（图12-6-3-1，图12-6-3-2）。
3. 将针芯退出针道后将导丝经穿刺针道送入主胰管内。
4. 经导丝置入支架（图12-6-3-3）。

第四节　操作后处理

1. 术后常规禁食24小时。如无出血、腹痛、发热等异常，可逐步进流汁、半流汁及普食。
2. 术后常规抑酶、抑酸、抗感染治疗1天。
3. 查术后3小时血淀粉酶及24小时血淀粉酶、血常规。
4. 术后密切观察患者有无腹痛、腰背部剧烈疼痛、呕血、发热等情况。

第五节　并发症及处理

1. 出血　术中可能少量渗血，通常用止血药物或行内镜下止血即可控制。术后活动性出血少见，可行内科保守治疗或内镜止血，无效者应采取外科手术治疗。
2. 发热　如患者术后出现发热，需注意排查有无穿孔或胰管脓肿。必要时复查内镜排除食物支架堵塞或出血的血凝块堵塞支架，并积极应用广谱、高效抗生素。
3. 其他　理论上可以出现如血肿、重症胰腺炎、穿孔、疼痛、假性囊肿形成、支架易位等，但是目前该技术并非广泛开展，故实际操作中极少见。

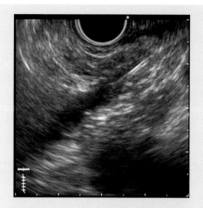

图12-6-3-1　超声内镜引导下穿刺针穿刺主胰管

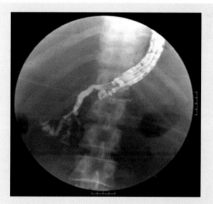

图12-6-3-2　经穿刺针主胰管造影

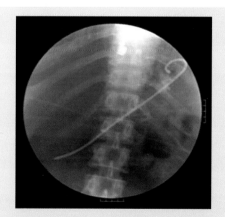

图12-6-3-3　经胃壁穿刺置入胰管支架引流主胰管

消化管内镜介入超声　第十二篇

第六节　临床应用

　　尽管 EUS 引导下胰腺扫查已在大部分患者中得到应用，EUS 引导下的各种治疗日趋成熟，但 EUS 引导下经胰管的内镜操作却是技术上的重要进步。长海医院于 2009 年在国内率先对 1 例 Whipple 术后胰管扩张伴腹痛、脂肪泻的患者行超声内镜引导下经胃壁胰管穿刺引流术，置入长 5cm 直径 7F 的双猪尾支架。术后随访 1 年，患者无腹痛，体重增加 10kg，复查 CT 示胰管扩张较术前明显好转。此后逐步开展该技术的探索，先后采用塑料支架、金属支架、鼻胰管引流等进行 EUS 引导下的胰管引流[2-4]。

（王雷　金震东）

参考文献

1. Will U，Fueldner F，Thieme AK，et al.Transgastric pancreatography and EUS-guided drainage of the pancreatic duct.J Hepatobiliary Pancreat Surg，2007，14：377-382.

2. Takikawa T，Kanno A，Masamune A，et al.Pancreatic duct drainage using EUS-guided rendezvous technique for stenotic pancreaticojejunostomy.World J Gastroenterol，2013，19：5182-5186.

3. Varadarajulu S，Trevino JM.Review of EUS-guided pancreatic duct drainage（with video）.Gastrointest Endosc，2009，69：S200-S202.

4. Ginès A，Varadarajulu S，Napoleon B.EUS 2008 Working Group Document：evaluation of EUS-guided pancreatic-duct drainage（with video）.Gastrointest Endosc，2009，69：S43-8.

第七章 超声内镜引导胆管引流

【概述】

超声内镜引导下胆管引流术（endosonography guided biliary drainage，EUS-BD）是利用超声内镜的声像图显示胆管作为指引，用专用的穿刺针进入胆管后置入引流管解除胆道梗阻的内镜技术。1996 年 Wiersema 等成功的通过 EUS 引导穿刺 ERCP 失败病例的胆道并造影，2001 年 Giovannini 等在 EUS 引导下行十二指肠胆管置管引流术治疗梗阻性黄疸。此后由于 EUS 可以准确方便地显影胆管，线阵式超声内镜的出现给声像图引导下的穿刺提供了极大的便利，EUS 引导下胆管引流治疗技术也越来越成熟。

随着内镜技术的迅速发展，ERCP 下胆道支架置入术成为临床上治疗胆道梗阻最佳的方法。但是 ERCP 下选择性胆道插管的成功率为 90%~95%，仍有一部分患者不能完成经十二指肠乳头的胆道支架置入。经 EUS 引导下的胆管穿刺引流术是此类病例的最佳选择[1]。

第一节　适应证与禁忌证

一、适应证

ERCP 不成功的病例，包括选择性胆管造影、乳头插管失败者，怀疑胰十二指肠术后胰管空肠引流狭窄者，胃肠道改道手术后胆道梗阻者。

二、禁忌证

1. 胆管不扩张者。
2. 有出血性疾病或凝血功能障碍者。
3. 全身状况差及不能耐受麻醉者。

第二节　操作前准备

一、患者准备

1. 术前应禁食 12 小时以上。
2. 检查血常规及出凝血时间。
3. 术前 20~30 分钟服用祛泡剂和咽部麻醉剂。
4. 静脉麻醉或镇痛镇静。

二、器械准备

1. 穿刺超声内镜　通常用线阵扫描治疗型超声内镜进行胆管穿刺，以清楚显示针道，该机器具有彩色多普勒功能，可判断有无血管通过。
2. 支架　通常选用塑料支架或金属支架。
3. 导丝
4. 超声内镜专用切开刀
5. 高频电发生器
6. ERCP 所需的附件

第三节 操作方法

1. 先进行 EUS 扫查，确定扩张的胆管及穿刺部位（图 12-7-3-1）。

2. 在实时监测下将 19G 穿刺针刺入胆管（图 12-7-3-2）。

3. 穿刺后注射造影剂，显示胆管并置入导丝（图 12-7-3-3）。

4. 用探条扩张穿刺通道或者先用针状刀切开后再行扩张（图 12-7-3-4）。

5. 经导丝在 X 线透视下放入支架（图 12-7-3-5）。

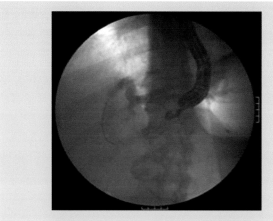

图 12-7-3-3 造影后胆管显影，并置入导丝

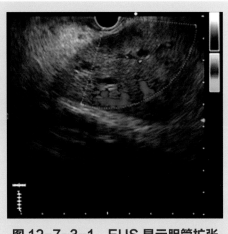

图 12-7-3-1 EUS 显示胆管扩张

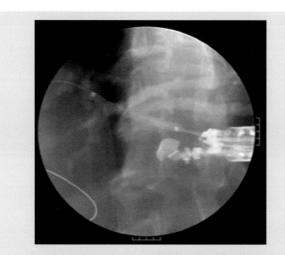

图 12-7-3-4 探条扩张穿刺针道

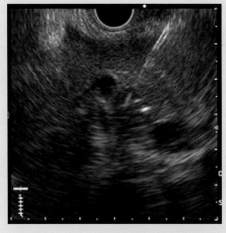

图 12-7-3-2 在超声实时监控下将 19G 穿刺针刺入胆总管

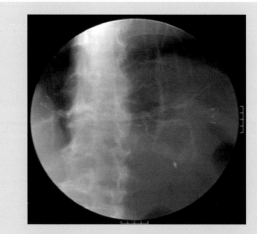

图 12-7-3-5 置入胆道金属支架

第四节　操作后处理

1. 术后常规禁食 24 小时。如无出血、腹痛、发热等异常，可逐步进流汁、半流汁及普食。

2. 术后常规抑酶、抑酸、抗感染治疗 1 天。

3. 术后密切观察患者有无腹痛、腰背部剧烈疼痛、呕血、发热等情况。

第五节　并发症及处理

一、胆漏

术后突发剧痛，呈化学性腹膜炎表现，经支架造影显示造影剂进入腹腔可以诊断。虽然建立了胆道与胃肠的通路，但是由于有支架的引流很少发生胆漏现象。

二、出血

术中可能少量渗血，通常用止血药物或行内镜下止血即可控制。术后活动性出血少见，可行内科保守治疗或内镜止血，无效者应采取外科手术治疗。

三、发热

如患者术后出现发热，需注意排查有无穿孔或胆管炎。必要时复查内镜排除食物支架堵塞或出血的血凝块堵塞支架，并积极应用广谱、高效抗生素。

四、其他

理论上可以出现如血肿、穿孔、疼痛、支架易位等，但是目前该技术并非广泛开展，故实际操作中极少见。

消化管内镜介入超声

第十二篇

第六节 临床评价

近年来超声内镜引导下胆管引流术也开始逐渐在临床中应用，并取得了良好的效果。1996年 Wiersema 等最先报道了7例 ERCP 失败的患者，在 EUS 引导下经十二指肠壁穿刺胆管行胆管造影，其中5例获得了成功。另有两篇文章报道了 EUS 引导下胰管造影。在这些工作的基础上，Giovannini 等[2] 于2001年报道了 EUS 引导下胆管引流术，1例阻塞性黄疸患者常规 ERCP 失败后，在治疗性超声内镜引导下，用5F 针状切开刀切开十二指肠壁进入胆总管，造影成功后拔出切开刀置入导丝，沿导丝置入扩张器扩张穿刺道，随后更换大孔道十二指肠镜，置入支架，5天后患者黄疸减退，血胆红素降至正常，无并发症发生。Burmester 等[3] 报道了4例患者采用 EUS 引导下一步法引流胆道，3例成功置入了支架。

EUS-BD 的主要风险可能为胆汁腹膜炎，尤其对支架放置失败的病例。目前 EUS-BD 并发症的发生率为19%，包括胆汁性腹膜炎、气腹等。此外还可能有出血等并发症。虽然 EUS 引导的胆管引流没有发生大的并发症，但认为这类技术的并发症风险较小尚为时过早。随着 EUS 引导下胆管引流术的开展，这样的并发症也会随之增加[4]。

EUS 引导下十二指肠胆管内引流术在国外刚刚开展，具有良好的应用前景，开展该技术最好在具有大量治疗性 EUS 经验的医疗机构。同样，只有经验丰富的 ERCP 专家与 EUS 专家进行这项操作才能更好地避免并发症的发生，提高技术成功率。

（王雷 金震东）

参考文献

1. Wiersema MJ.Endosonography-guided cystoduodenostomy with a therapeutic ultrasound endoscope.Gastrointest Endosc，1996，44(5)：614-617.

2. Giovannini M，Moutardier V，Pesenti C，et al.Endoscopic ultrasound-guided bilioduodenal anastomosis：a new technique for biliary drainage.Endoscopy，2001，33：898-900.

3. Burmester E，Niehaus J，Leineweber T，et al.EUS-cholangio-drainage of the bile duct：report of 4cases.Gastrointest Endosc，2003，57：246-251.

4. Khashab MA，Levy MJ，Itoi T，et al.EUS-guided biliary drainage. Gastrointest Endosc，2015，82：993-1001.

第八章 | 超声内镜引导消化道肿瘤标记

【概述】

超声内镜引导下的标记置入术是利用线阵式超声内镜引导穿刺进入病灶置入不透 X 线的标记物，作为立体定向放射治疗的靶标。标记物可以是微球、微线圈，或微小的金属粒子等。通过这种方式，可以把标记物准确地植入在肿瘤内部或附近，精确确定肿瘤的范围，以方便进行立体定向放射治疗技术（SBRT）[1]。

第一节 适应证与禁忌证

一、适应证

同时具备以下两个条件：
1. 需要精确的立体定向外科放疗的病灶。
2. 超声内镜能够穿刺到达的部位。

二、禁忌证

1. 有出血性疾病或凝血功能障碍者。
2. 全身状况差及不能耐受麻醉者。

第二节 操作前准备

一、患者准备

1. 术前应禁食 12 小时以上。
2. 检查血常规及出凝血时间。
3. 术前 20~30 分钟服用祛泡剂和咽部麻醉剂。
4. 静脉麻醉或镇痛镇静。

二、器械准备

1. 穿刺超声内镜 通常用线阵扫描型超声内镜。
2. 根据标记的类型选择穿刺针 传统的标记可经 19G 穿刺针的针道进入病灶。
3. 标记 国内现在只有成分为 99% 黄金的传统标记，长度约 4mm，直径约 0.8mm。

第三节 操作方法

1. 先进行 EUS 扫查，确定病灶及穿刺部位。
2. 在实时监测下将 19G 穿刺针刺入病灶。
3. 穿刺后退出针芯，将标记从针的尾端置入针道内，用针芯将标记顶入病灶（图 12-8-3-1）。

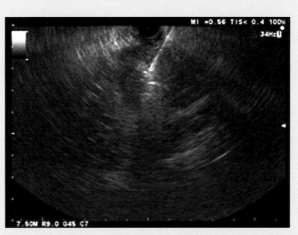

图 12-8-3-1 EUS 引导下经 19G 穿刺针向胰腺癌组织中置入标记

第四节 操作后处理

1. 术后常规禁食 24 小时。如无出血、腹痛、发热等异常，可逐步进流汁、半流汁及普食。
2. 术后常规抑酶、抑酸、抗感染治疗 1 天。
3. 术后密切观察患者有无腹痛、腰背部剧烈疼痛、呕血、发热等情况。

第五节 并发症及处理

一、出血

术中可能少量渗血，通常用止血药物或行内镜下止血即可控制。术后活动性出血少见，可行内科保守治疗或内镜止血，无效者应采取外科手术治疗。

二、发热

如患者术后出现发热，需注意排查有无穿孔，并积极应用广谱、高效抗生素。

三、其他

理论上可以出现如血肿、胰腺炎、穿孔、疼痛、假性囊肿形成等，但是目前该技术并非广泛开展故实际操作中极少见。

第六节 临床评价

立体定向放射治疗技术（SBRT）在保证肿瘤局部接受到足量的照射治疗剂量的同时，希望能够尽量减少周围正常组织的吸收剂量。把标记物植入到目标区域，不但有利于精确确定肿瘤的局部放疗方案，还能够有效地排除呼吸运动造成靶区移动的影响。目前，该方法已应用于多种肿瘤的放疗定位[1-4]。多项研究分别报道了该方法在局部晚期及复发胰腺癌中的应用，均证实其安全可行。目前，对于局部进展期胰腺癌，立体定向放射治疗已经成为一种重要的治疗方法[1, 5, 6]。

EUS 引导下标记物植入是一种微创操作技术，是内镜专家和放射医学专家通力协作的产物。借助 EUS 在局部解剖方面的优势，植入标记物，可以精确地实现肿瘤靶区定位，并最大限度地避免呼吸运动等对放疗造成的影响，具有较大的应用前景。

（王雷 金震东）

参考文献

1. Sanders MK, Moser AJ, Khalid A, et al.EUS-guided fiducial placement for stereotactic body radiotherapy in locally advanced and recurrent pancreatic cancer.Gastrointest Endosc, 2010, 71: 1178-1184.

2. Pishvaian AC, Collins B, Gagnon G, et al.EUS-guided fiducial placement for CyberKnife radiotherapy of mediastinal and abdominal malignancies.Gastrointest Endosc, 2006, 64: 412-417.

3. Machiels M, van Hooft J, Jin P, et al.Endoscopy/EUS-guided fiducial marker placement in patients with esophageal cancer: a comparative analysis of 3types of markers.Gastrointest Endosc, 2015, 82: 641-649.

4. Yang J, Abdel-Wahab M, Ribeiro A.EUS-guided fiducial placement before targeted radiation therapy for prostate cancer.Gastrointest Endosc, 2009, 70: 579-583.

5. Dávila Fajardo R, Lekkerkerker SJ, van der Horst A, et al.EUS-guided fiducial markers placement with a 22-gauge needle for image-guided radiation therapy in pancreatic cancer.Gastrointest Endosc, 2014, 79: 851-855.

6. Law JK, Singh VK, Khashab MA, et al.Endoscopic ultrasound （EUS）-guided fiducial placement allows localization of small neuroendocrine tumors during parenchymal-sparing pancreatic surgery.Surg Endosc, 2013, 27: 3921-3926.

腹部术中超声及腹腔镜超声

Intraoperative Ultrasound and Laparoscopic Ultrasound in Abdomen

前 言

术中超声（intraoperative ultrasound，IOUS）及腹腔镜超声（laparoscopic ultrasonography，LUS）可直接将探头放置于脏器表面扫查，通过高分辨率图像，可以检出术前影像学未能发现的病灶，显著提高了对病变诊断的敏感性、特异性和准确性，增强了外科医师在术中对所查脏器的内部组织、解剖结构、病灶及治疗效果的探知能力。目前 IOUS 和 LUS 被广泛应用于肝脏、胆道、胰腺、肾脏及肾上腺、胃肠、盆腔、乳腺、血管、脑与脊髓等手术中[1-3]，被称为"外科医生的第三只眼"。超声内镜下血管介入治疗等，随着科学技术的发展未来超声内镜介入技术势必开创更大的应用领域。

（经翔 王宏光）

第一章 腹部术中超声

【概述】

准确的术前诊断是决定手术成功与否的关键。多种影像学手段的快速发展和联合应用极大地提高了术前诊断与手术评估的准确性，但受限于影像技术自身的局限性，外科医师仍然需要通过术中探查来弥补术前影像学诊断的不足。有经验的外科医生依赖敏锐的触摸可以获得组织或器官的内部信息，但术中探查也常常会判断失误，尤其视诊及触诊像肝脏这样硕大的实质性器官或深部组织很难获得全面准确的评估结果[4]。IOUS 在外科肝脏肿瘤手术切除中发挥着"雷达"作用。

第一节 肝脏术中超声诊断

自 1979 年 Makuuchi 等[5]将 B 型超声应用于肝脏外科手术中起，IOUS 成为肝脏手术中唯一实时、高分辨率的影像学方法，近年来已被纳入到精准肝切除手术管理模式中[6]。2009 年，陈敏华等[7]系统介绍了 IOUS 显示识别肝内各种管道的走向与分布，并帮助外科医生在术中明确主瘤、卫星灶及癌栓情况，评估肿瘤及毗邻组织间关系，提示掌握术中超声扫查技术，可对提高肝癌治疗手术水平发挥重要作用。外科医生在应用中发现 IOUS 还有助判断并纠正肝实质离断面的偏移。

一、适应证

IOUS 无明显禁忌证，主要适应证如下：

1. 明确术前影像学怀疑的病变及术中检出的新病变，并判断病变的性质。
2. 进一步明确病变的部位、范围以及周围脉管等组织的解剖关系及解剖变异，为术式的选择提供依据。
3. IOUS 引导下的介入操作。
4. 判断肿瘤分期。
5. 指导和纠正手术离断面。
6. 手术结束时确认手术效果，判定有无残留病变。

二、操作前准备

1. 探头选择及灭菌　肝脏 IOUS 扫查推荐 T 形侧面显像的线阵或凸阵探头，频率 5~10MHz。如条件允许同时配备一个线阵和一个凸阵探头（图 13-1-1-1）。

探头灭菌推荐低温等离子灭菌法：采用过氧化氢为灭菌介质。优点：①低温：灭菌温度约 35~50℃，对器械和物品无损害，可延长探头使用寿命；②安全：灭菌后，H_2O_2 转化为少量水蒸气和氧气，无有害物质残留；③省时：灭菌周期短，一般为 30~60 分钟。

其他方法包括：熏蒸灭菌法、液体浸泡灭菌法、包裹隔离法。连台手术时，可采用无菌保护膜包裹上台，但保护膜有可能在操作中出现破损，建议使用保护膜前先将探头及电缆用碘伏液擦拭 2 遍。

2. 检查超声诊断仪各项参数条件，确保运行正常，进入手术室前对超声诊断仪进行无尘处理。

3. 术前阅读、熟悉患者相关影像学资料，包括 CT、MRI、超声等，充分了解病情。

4. 与手术医师充分交流，了解其所关注的问题及遇到的困难，明确此次 IOUS 目的。

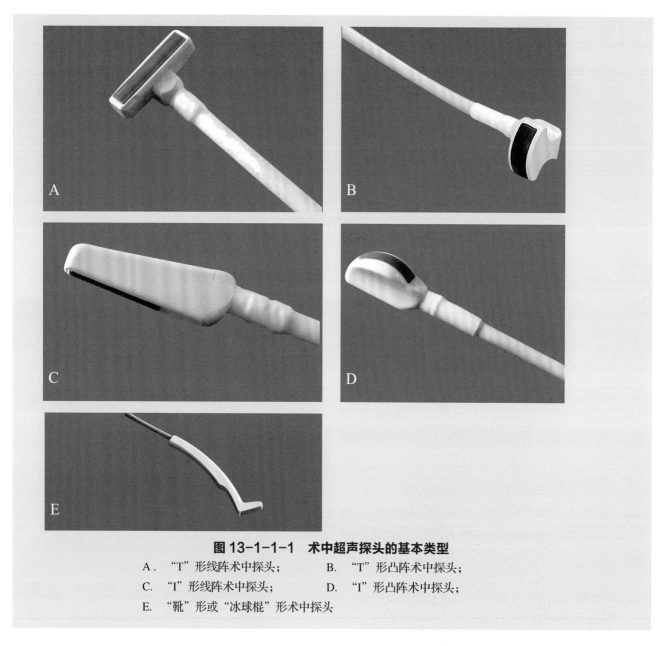

图 13-1-1-1　术中超声探头的基本类型

A．"T"形线阵术中探头；　　　B．"T"形凸阵术中探头；

C．"I"形线阵术中探头；　　　D．"I"形凸阵术中探头；

E．"靴"形或"冰球棍"形术中探头

三、扫查方法

1. 扫查前先了解屏幕上图像的方向（右侧或左侧）与探头每一侧的关系，通过轻触探头表面任一侧来确定方向（IOUS 图像应与经腹超声方向习惯一致，即在监视器屏幕上图像的左侧应该始终保持朝向患者的右侧或头侧）。

2. 当使用无菌保护膜时应尽量排尽保护膜与探头表面之间的气体，以免造成耦合剂接触不良，影响成像质量。

3. 基本扫查方法包括接触扫查、游离扫查、加压扫查（图 13-1-1-2）。三种方法多结合使用。

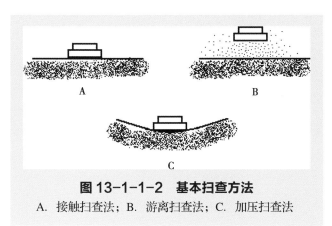

图 13-1-1-2　基本扫查方法
A. 接触扫查法；B. 游离扫查法；C. 加压扫查法

（1）接触扫查：亦称直接扫查，是最常用的方法，直接将探头置于脏器表面进行扫查（图 13-1-1-3）。

（2）游离扫查：亦称间接扫查，即利用生理盐水灌注术野，探头置于水中，使探头位于距离脏器表面 0.5~1.0cm 处进行扫查（图 13-1-1-4）。

（3）加压扫查：探头对脏器施加一定的压力，通过对组织的形变及复原情况的观察来判断病变的性质。

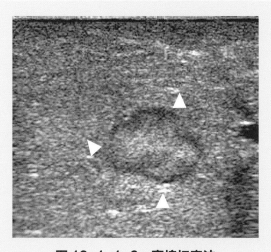

图 13-1-1-3　直接扫查法
可清晰显示位于中远场的肝肿瘤（△）

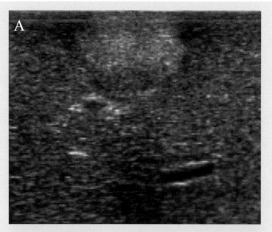

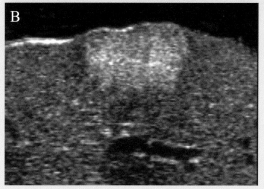

图 13-1-1-4　间接扫查法
A. 直接扫查法对肝包膜下肿瘤近场显示不清；
B. 以生理盐水为声窗，利用间接扫查法能使病变位于最佳显示区内，清晰显示肿瘤整体

4. 扫查手法
　（1）滑行扫查法：纵向或横向在组织或脏器表面滑动。
　（2）旋转扫查法：沿声束轴线顺时针或逆时针旋转。
　（3）倾斜扫查法：方向（角度）的改变与扫查平面相垂直。
　（4）摆动扫查法：方向（角度）的改变与扫查平面相平行。

5. 人员安排一般 2 人配合完成 IOUS，1 人上台行 IOUS，另 1 人在台下调节仪器、储存图像，如是术中介入治疗，则还需 1 名护士辅助。

四、扫查切面及流程

（一）扫查切面

包括横切面（声束方向与脏器长轴相垂直）、纵切面（声束方向与脏器长轴相平行）、斜切面（声束方向与脏器长轴非平行和垂直的任意角度）（图13-1-1-5）。

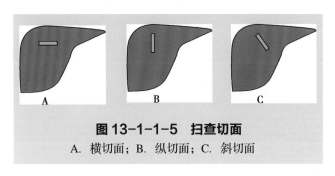

图 13-1-1-5 扫查切面
A. 横切面；B. 纵切面；C. 斜切面

（二）扫查流程

应用"纵行排列"的全肝扫查方法和"以肝内脉管为轴心"的扫查方法结合使用[8]。

1. "纵行排列"全肝扫查法从肝脏最左缘第Ⅱ、Ⅲ段开始扫查至右后叶止，将肝脏分为沿身体长轴走行的若干列，每一列的宽度是术中探头的扫查宽度，然后自肝左外叶第一列开始从头侧最高点至足侧详细扫查每一列，直至右后叶最后一列，保证每一列之间不能有遗漏的区域（图13-1-1-6）。

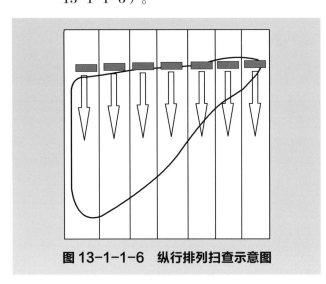

图 13-1-1-6 纵行排列扫查示意图

2. "脉管轴心"扫查法 将探头依次置于第一、二肝门，然后分别沿门静脉和肝静脉追踪至静脉末梢（图13-1-1-7）。

   （1）从门静脉左右支汇合部至末端分支分别显示肝左、右叶的门静脉分支，可发现被肿瘤侵犯的血管，并可同时观察肝内胆管的情况。

   （2）从肝静脉汇入腔静脉的入口至其末端分支显示左右肝叶内肝静脉的分支走行。

   （3）以静脉韧带及门静脉左支为界，显示尾状叶分区。

（三）扫查时机

1. 开腹松解粘连或切断相关韧带、适当游离肝脏后进行，主要目的是确认术前诊断的病变，鉴别术前可疑病变，发现和修正术前遗漏病变，对患者的病情重新评估，以确认或修改术前拟定术式。

2. 手术进行中需再次诊断，划定切除线，纠正离断面或引导治疗时进行[9, 10]。

3. 手术医师完成既定操作（如切除肿瘤、取石结束等）准备关腹前，IOUS 扫查以明确肿瘤是否完整切除、切缘有无残留、肝内外脉管系统有无损伤等，确定既定手术是否成功，是否需延伸手术或补充治疗。

根据手术的实际情况确定 IOUS 扫查时机，无须在三个扫查时机均进行扫查。

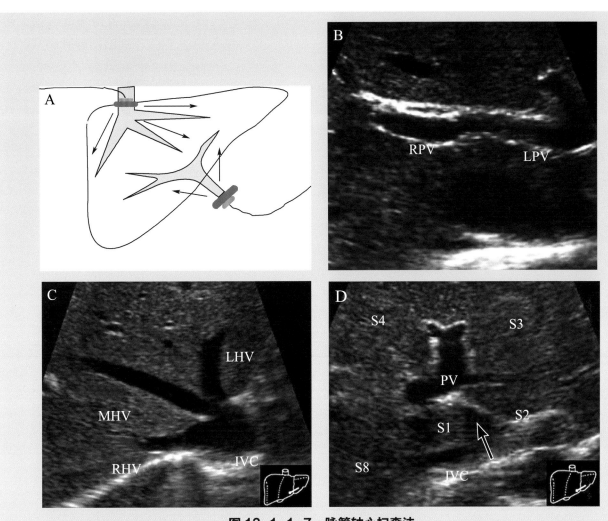

图 13-1-1-7　脉管轴心扫查法

静脉韧带（↑）为 S1 与 S2 分界，S1 位于门静脉左支与下腔静脉（IVC）之间，其右侧与 S8 区相邻

五、技术要点及注意事项

1. 尽量缩短操作时间。操作熟练的医生对肝脏转移灶的 IOUS 筛查可在 5 分钟内完成，恶性肿瘤的整体评估也只需 10~15 分钟，若需更长时间扫查，须用湿纱布覆盖肝脏进行充分保护。

2. 扫查操作轻柔。在充分暴露肝脏下扫查，忌重力将探头插入未充分游离的区域，忌在狭窄空间内大角度转动或提拉探头。

3. 病变位于近场及膈下肝裸区操作较难，间接扫查法或从肝脏的对侧扫查有助于清晰显示，应随探头朝向及时翻转图像。

4. 在发现肿物后，要为每一个肿物的位置和大小进行编号，避免遗漏和混淆。

5. 扫查脉管时应注意肿物与脉管的距离，脉管是否受累，管内有无瘤栓以及肝门部及腹部血管周围淋巴结的状况。

6. 重视术中 IOUS 与触诊互为补充，提高周边小肿瘤的显示（图 13-1-1-8）。

7. 进行接触扫查法时，可在探头与脏器表面之间喷洒少量生理盐水作为耦合剂，以提高成像效果。

8. 游离扫查时，注水操作必须轻巧，尽可能避免产生气泡。

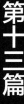

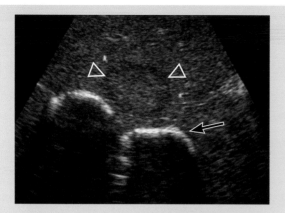

图 13-1-1-8　IOUS 对较小肿瘤定位

将手指置于肝脏后方并轻压，IOUS 显示肿物（△）
位于手指（↑，后方可见宽声影）前方

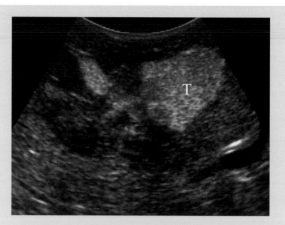

图 13-1-1-9　IOUS 显示 HCC

肿瘤呈块中块征，内出现回声强度不同、质地不
同的似有分界的区域（T：肿瘤）

六、并发症及其预防与处理

IOUS 出现并发症的概率极小，重视规范扫查，
可有效避免组织撕裂及出血。

七、术中超声诊断与鉴别诊断

IOUS 高频超声近距离无干扰扫查，使肝内病
变及肿瘤的病理组织特征得以良好的显示，诊断
率得以提高。

（一）定性诊断

1. 肝细胞肝癌的典型特征为晕征、镶嵌征、
   块中块征（图 13-1-1-9），内部可探及
   较丰富血流（图 13-1-1-10）。合理运用
   这些特征可以提高 IOUS 对肝细胞肝癌诊
   断的准确率。

2. 胆管细胞癌常无低回声晕，与周围肝组织
   分界不清，呈蟹足状浸润，周围可伴不同
   程度的胆管扩张，管腔内有时存在实性癌
   栓回声（图 13-1-1-11）。判断胆管内癌
   栓对管壁有无浸润关系到术式的选择（图
   13-1-1-12）。

3. 不同来源的肝转移癌，由于其病理组织学
   特性和分化程度不同，可以出现多种多样
   的超声表现，可为强回声型、低回声型、
   等回声型、混合型及钙化型，其与原发肿
   瘤密切相关。"同心圆征"或"牛眼征"
   是胃肠道转移性肝癌最典型的声像图特征
   （图 13-1-1-13）。

4. 血管瘤表现各异（图 13-1-1-14），较小
   者以强回声为主，较大者回声不均匀。术
   中对血管瘤进行加压扫查，回声会发生强 -
   等 - 弱的变化，产生原因是血窦受挤压，
   纤维间隔之间的声阻抗降低所致。

5. 局灶性结节样增生呈均匀低回声或等回声，
   内部可见放射状分布的细带状强回声，是
   由瘢痕组织和血管壁构成，CDFI 可显示
   有较粗大、迂曲的动脉进入，并呈放射状
   或车轮状分布（图 13-1-1-15）。

6. 增生结节为肝脏弥漫性病变基础上发展形
   成的良性结节，无纤维包膜，可为低回声、
   等回声或高回声，较均匀，周边无低回声
   晕和侧方声影，部分结节通过声像图仍无
   法明确诊断，需要 IOUS 引导下的穿刺活
   检（图 13-1-1-16）。

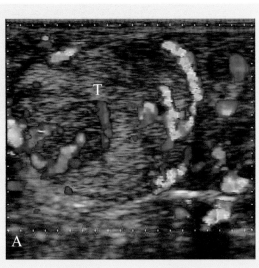
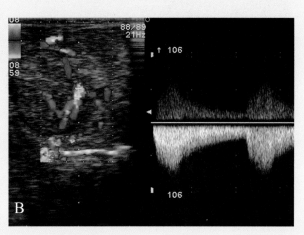

图 13-1-1-10　IOUS 显示肝癌

A. 术中 CDFI：可清晰显示癌灶内丰富的动脉血流；B. PW 示高速高阻动脉血流频谱（T：肿瘤）

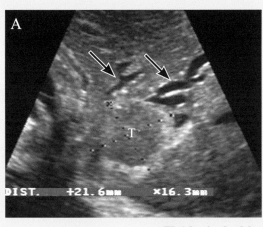
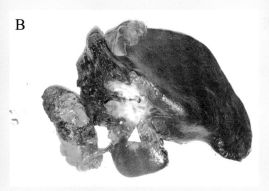

图 13-1-1-11　肝左叶胆管细胞癌

A. IOUS 可见类圆形的等回声癌灶，左叶 Ⅱ，Ⅲ 级胆管呈树枝状扩张（↑）；B. 切除的左肝大体标本，（△）示剖开的瘤体（T：肿瘤）

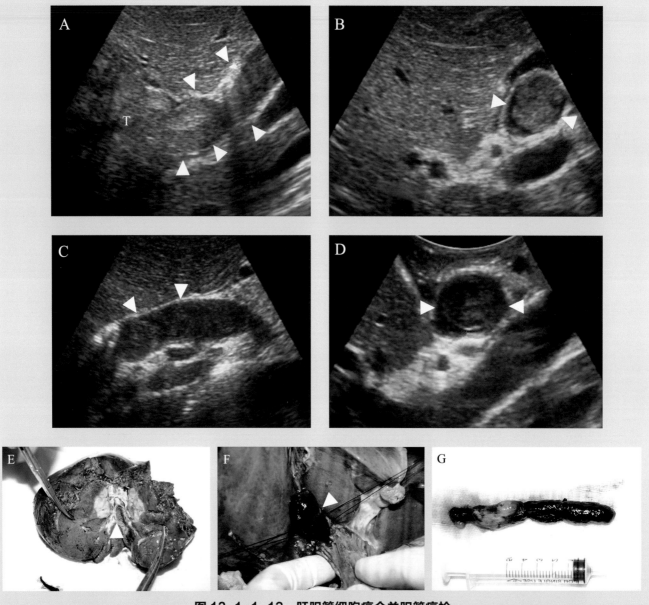

图 13-1-1-12 肝胆管细胞癌合并胆管癌栓

A. IOUS 显示肝右叶肿物，右肝管和肝总管内可见中等稍强的癌栓充满管腔（△）；

B. （△）示该部位胆管横断面的癌栓；

C、D. 胆总管中下段内可见低回声癌栓，与右肝管内癌栓相延续，横、纵断面均显示与管壁境界清晰（△）；
IOUS 准确判断胆总管癌栓对管壁有无浸润关系到术式的选择；

E. 手术切除的右半肝，（△）所指白色区域为胆管细胞癌瘤体；

F. 癌栓（△）自远端胆管内取出的过程；

G. 栓子的大体标本，病理示右肝管至胆总管内癌栓伴坏死出血（T：肿瘤）

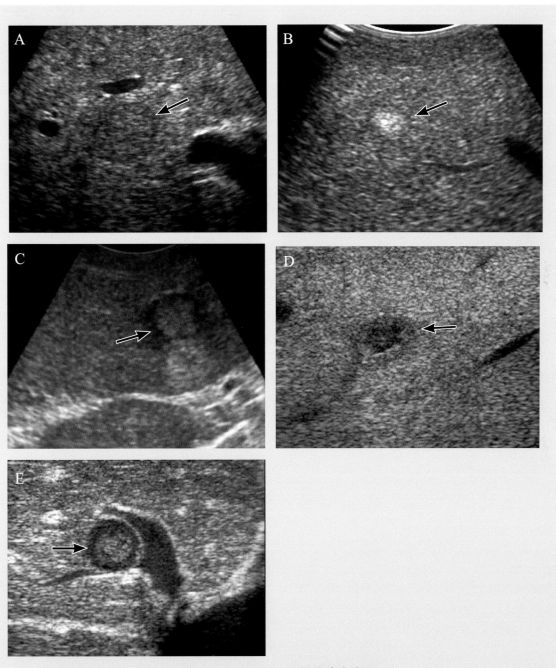

图 13-1-1-13　肝转移癌声像图

A. 胰腺癌肝转移，病灶呈稍低回声（↑），术前经腹常规超声未显示；B. 胰腺癌肝转移，病灶呈中高回声（↑），术前经腹常规超声未显示；C. 典型的结肠腺癌肝转移，病灶呈中等回声（↑），周边伴较宽低回声晕，虽无侧方声影，但可见后方回声增强；D. 胆囊癌肝转移，病灶为低回声，周边可见低回声带，呈"同心圆征"（↑）；E. 胃癌肝转移，病灶呈"牛眼征"（↑）

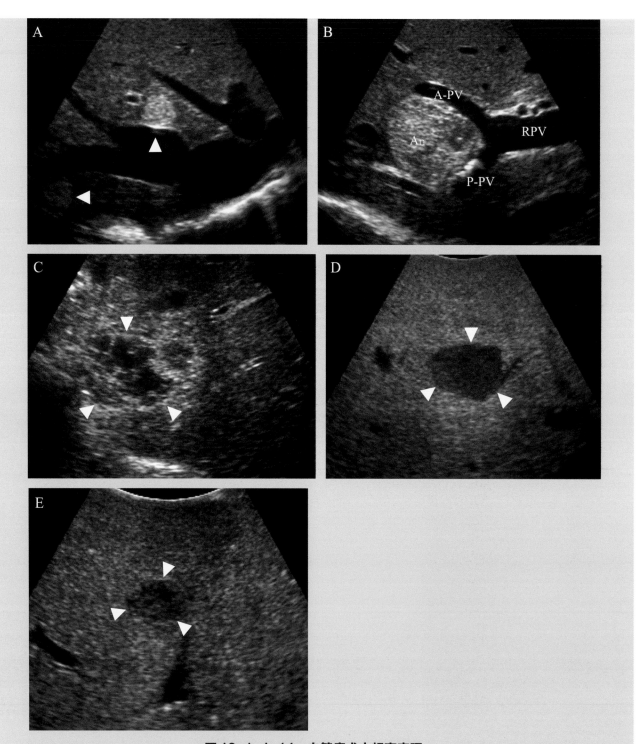

图 13-1-1-14 血管瘤术中超声表现

A. 典型强回声型血管瘤，边缘与肝实质分界明显，呈纤细包膜样强回声（△），其虽与肝静脉紧邻，但静脉壁光滑，走行自然；B. 典型强回声型血管瘤，回声均匀，与肝实质分界清晰；C. 不典型肝血管瘤，较大血管瘤内可见不均匀的弱回声和无回声区，呈网格状，为囊状扩张的血窦或合并坏死液化、出血、变性所致（△）；D. 脂肪肝背景下的血管瘤多呈低回声，内回声均匀，边界清晰欠规整，似可见纤细包膜样强回声，后方回声略增强（△）；E. 低回声型血管瘤，边界欠清，边缘呈毛刺样（△）（RPV: 门静脉右支，A-PV: 门静脉右前支，P-PV: 门静脉右后支，An: 血管瘤）

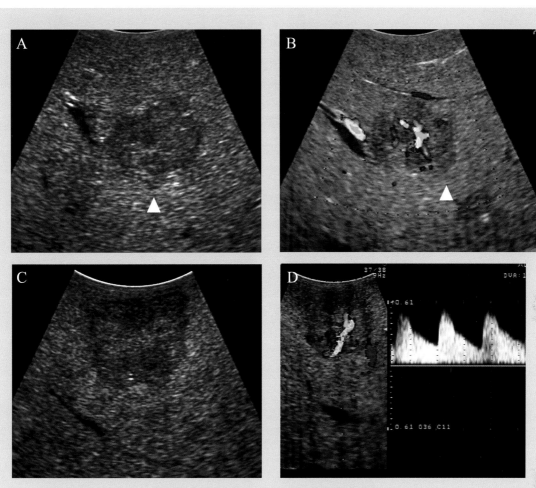

图 13-1-1-15　FNH 的术中超声表现

A. 肝右叶不均匀偏低回声肿物（△），边界清晰；

C. 肝右叶另一枚低回声肿物，边界清晰，内回声不均匀；

B. CDFI：肿物（△）内可见呈放射状的中央动脉血流；

D. CDFI：中央可见一动脉穿入，PW 可探及动脉频谱

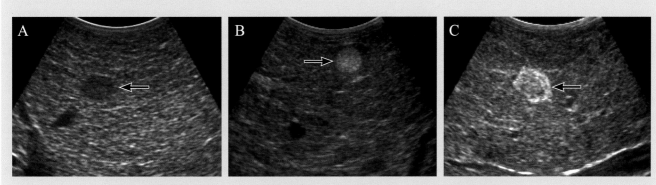

图 13-1-1-16　肝增生结节术中超声表现，均经穿刺活检证实

A. 低回声结节（↑）；B. 强回声结节（↑）；C. 混合回声结节，以强回声为主（↑）

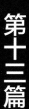

第十三篇

（二）病灶定位

通常依据 Couinaud 分段法对肝内病变进行定位，以门静脉作为支配区域的标志，以肝静脉作为区域境界的标志，再结合术中探头与肝脏的位置关系来确定（图 13-1-1-17）。

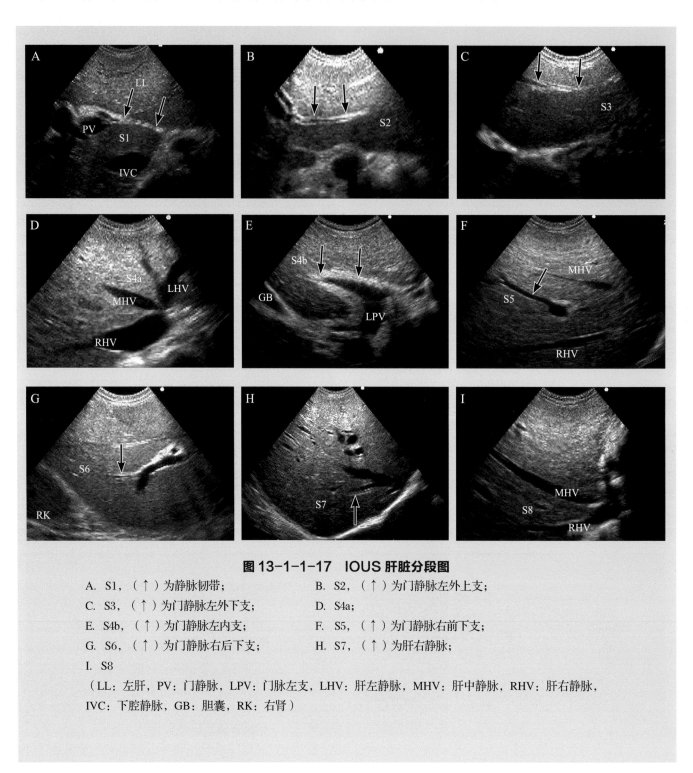

图 13-1-1-17　IOUS 肝脏分段图

A. S1，（↑）为静脉韧带；　　　　　　　　　B. S2，（↑）为门静脉左外上支；

C. S3，（↑）为门静脉左外下支；　　　　　　D. S4a；

E. S4b，（↑）为门静脉左内支；　　　　　　　F. S5，（↑）为门静脉右前下支；

G. S6，（↑）为门静脉右后下支；　　　　　　H. S7，（↑）为肝右静脉；

I. S8

（LL：左肝，PV：门静脉，LPV：门脉左支，LHV：肝左静脉，MHV：肝中静脉，RHV：肝右静脉，IVC：下腔静脉，GB：胆囊，RK：右肾）

八、临床意义

（一）微小病变的检出

IOUS 细微分辨力出众，可检出术前增强 CT、MRI 难以检出的微小病变及癌栓，通常可以发现 3~4mm 的肿瘤、1~2mm 的囊肿以及 1~2mm 的血管病变[11]。文献报道 IOUS 可以在 35%~55% 的手术中获得新的诊断信息，检测出约 10% 的术前未检测出的肝脏转移性病灶，其检查结果可以使 12.3%~50% 的手术改变其预定的术式[12-16]。肝硬化的肝脏质地坚硬且表面凹凸不平使得通过触诊探查深部病灶非常困难，约 30%~65% 的直径小于 4~5cm 的肿瘤在术中都无法触及，但 IOUS 可以准确检出 1~2cm 甚至更小的病灶[17, 18]。

（二）可切除性评估

IOUS 主要着眼点是深部的、微小的子灶，3~4 级分支以下的血管内癌栓，以及术前被漏诊的病灶[17]（图 13-1-1-18）。IOUS 能更准确、客观地评价肿瘤对血管的侵犯情况，血管和胆道的受侵是肝癌分期加重的标志。

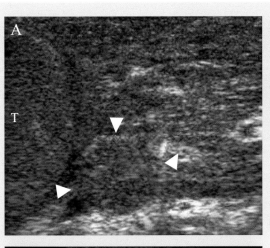
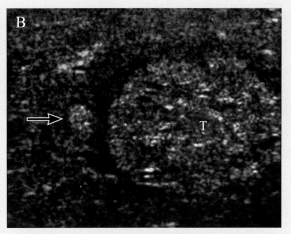
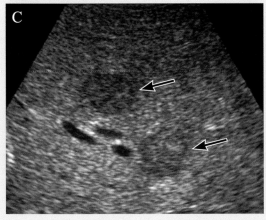

图 13-1-1-18　肝内微小子灶的检出

A.（△）示主癌灶旁子灶 0.9cm×0.8cm，等回声，术前常规超声不能清晰显示；B.（↑）示微小子灶 0.3cm×0.4cm，术前影像均不能显示；C. 术前影像检查仅发现肝右前叶一个病灶，而 IOUS 于右后叶新发现数个小癌灶（↑），因此更改了术前拟定的术式（T：肿瘤）

1. 对于较粗动脉通过观察正常管壁三层结构是否被破坏，确定动脉是否受侵；对于较细的动脉通过观察局部搏动情况来判断。

2. 通过观察静脉是否被肿瘤包绕、血管壁是否出现中断、走行是否规则、管径是否随呼吸变化、管腔内是否有填塞或狭窄等征象来判断静脉是否受侵（图 13-1-1-19）。

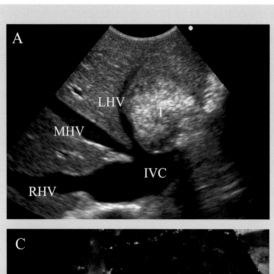

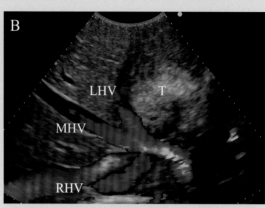

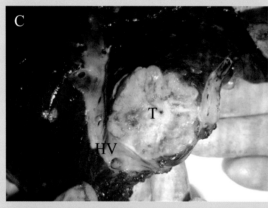

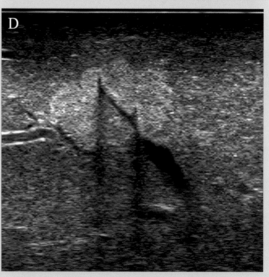

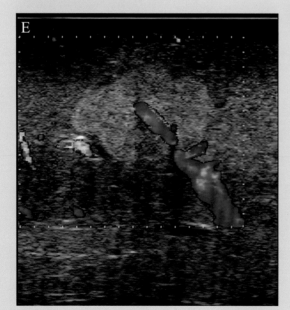

图 13-1-1-19　术中超声判断肝内血管受侵
A. 肝转移癌压迫肝左静脉，使肝左静脉走行弯曲，细窄，IOUS 考虑肝左静脉受累；
B. CDFI 显示血流尚通畅；
C. 手术大体剖面显示肿瘤未突破静脉壁，但关系紧密；
D、E. 肝静脉远端被肝转移癌包绕、截断
（T：肿瘤，LHV：肝左静脉，MHV：肝中静脉，RHV：肝右静脉，IVC：下腔静脉）

3. IOUS 有利于发现胆管、门静脉、肝静脉及其分支内癌栓，甚至术前影像检查未发现的癌栓（图 13-1-1-20~ 图 13-1-1-22）。文献报道 IOUS 对于血管内微小癌栓的检出率为 67%，明显高于术前常规超声的 22%[17]，评估瘤栓的范围对决定手术切除范围非常重要。

4. 探查腹腔及腹膜后淋巴结的转移和浸润情况，转移性淋巴结通常内部回声不均匀，非转移性淋巴结内部则呈均匀低回声。淋巴结直径 0.5~1.0cm，近似圆形、边界清晰或呈多个或丛状聚集时，考虑转移可能；最大径 > 1.0cm 且近似圆形的淋巴结，多为肿瘤转移性淋巴结（图 13-1-1-23）。

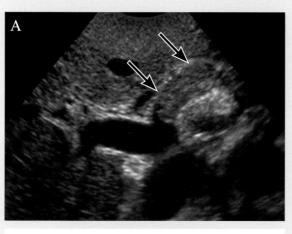

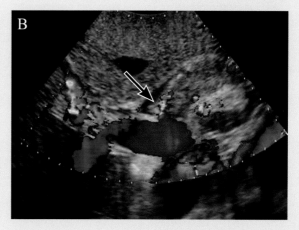

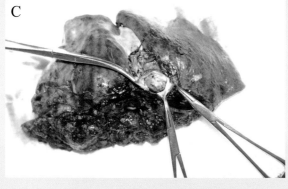

图 13-1-1-20 肝细胞肝癌伴门静脉瘤栓

A. 门静脉左支内可见低回声充填（↑）；

B. CDFI：门静脉左支仅可见细束状血流信号（↑），右支血流充盈良好；

C. 剖开大体标本，门静脉左支管腔内可见瘤栓（↑）

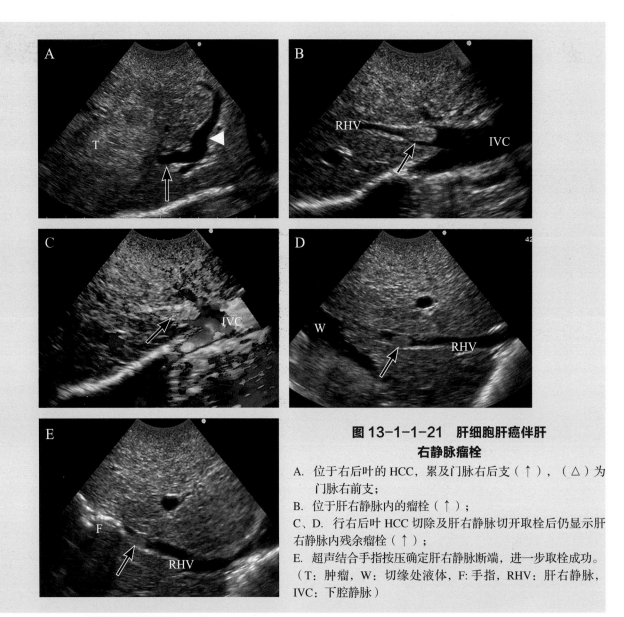

图 13-1-1-21 肝细胞肝癌伴肝右静脉瘤栓

A. 位于右后叶的 HCC，累及门脉右后支（↑），（△）为门脉右前支；

B. 位于肝右静脉内的瘤栓（↑）；

C、D. 行右后叶 HCC 切除及肝右静脉切开取栓后仍显示肝右静脉内残余瘤栓（↑）；

E. 超声结合手指按压确定肝右静脉断端，进一步取栓成功。

（T：肿瘤，W：切缘处液体，F：手指，RHV：肝右静脉，IVC：下腔静脉）

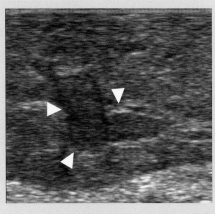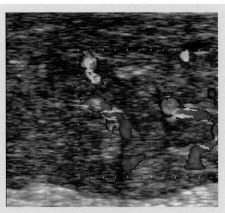

图 13-1-1-22 术中超声对小血管瘤栓的检出

A. IOUS 检出肝 S3 段门静脉 4 级分支内瘤栓（△），术前影像检查均未发现；

B. CDFI：未见门静脉分支内血流，周围可见侧支循环形成

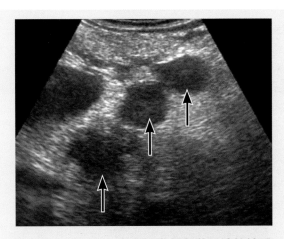

图 13-1-1-23 术中超声判断淋巴结的性质
于胰腺周围可见多个肿大淋巴结（↑）聚集，均似圆形且最大直径均 >1.0cm，为典型的淋巴结转移图像

（三）有助手术方案制定

IOUS 对术前未发现的病灶和癌栓的检出，及对解剖关系的准确判断往往使既定的手术方案发生改变。Solomon 等[19] 曾报道 IOUS 的应用使 73%（8/11）原发性肝癌患者在术中改变了手术方案。Shukla 等[20] 对 48 例接受手术探查的肝脏肿瘤患者的研究表明，14 例（29.2%）患者发现额外的病灶，5 例因病变累及多叶而无法手术切除，21 例因 IOUS 的结果而改变了手术策略。Lamadé 等[21] 也指出在肝胆胰外科手术过程中，外科医师的触诊和 IOUS 所见对手术方案的变更非常重要。

肝脏 IOUS 可能会过高估计肿瘤的分期，在术中新检出的结节中，除 84% 的混合性回声结节是恶性的外，只有 24%~30% 的低回声结节和 0~18% 的高回声结节是恶性的[22, 23]。

（四）辅助肝切除手术

IOUS 辅助肝切除术是传统肝切除术的改良和延伸，包括：非规则性肝切除术、规则性肝段切除术、保存肝右下静脉的肝切除术、不阻断入肝血流的消融辅助肝切除术（Habib 技术）。

1. 非规则性肝切术通过 IOUS 扫查以明确病变的部位、范围、与周围脉管的关系，根据具体情况确定拟切除范围。在肝脏表面采用电刀烧灼肝包膜的方法来标记肿瘤体表投影、肝静脉或门静脉体表投影，划定和标记切除线，烧灼处在声像图上会出现声影（图 13-1-1-24~图 13-1-1-26）。同时在组织逐渐离断的过程中随时探查可帮助修正离断面偏移。

2. 规则性肝段切除术。对局限于某一肝段的肿瘤，Makuuchi 等[24] 针对肝癌细胞沿门静脉播散的特点，设计了规则性肝段切除术，在尽可能保留余肝功能的同时可将该肝段内可能存在的微小癌灶一并切除。手术步骤：IOUS 引导穿刺拟切除肝段或亚段（门脉单元，portalunit）的供血门脉分支，注射亚甲蓝，在肝表面用电凝标记蓝染区域，解剖切除或者保留任何门脉单元（图 13-1-1-27，图 13-1-1-28）。多数情况下肝段血供并非单一门静脉，需要找到全部供血门静脉分支并逐一穿刺染色。约 31% 的肝细胞癌存在动脉 - 门静脉瘘[25]，使得门静脉压力增高，染色时容易引起染色剂逆流；可在染色前将肝门处肝动脉夹闭，也可以采取置入球囊导管阻断门静脉血流，再注入染色剂进行肝段染色[26]（图 13-1-1-29）。另外，对于门静脉分支细窄或门静脉存在瘤栓的病例，可以采取对相邻肝段进行染色，切除未着色肝段的方法，称为"间接染色技术"（图 13-1-1-30，图 13-1-1-31）。

Torzili 等[27] 在肝脏第 II、III 段的肿瘤行规则性肝段切除术时借鉴了该方法，在左肝韧带松解后，应用 IOUS 在肝表面探测，确定供应肿瘤所在肝段的肝内门静脉分支，以指尖压迫该门静脉分支的根部，则拟切除的肝段发生色泽改变，肝脏预切线同样得以明确。

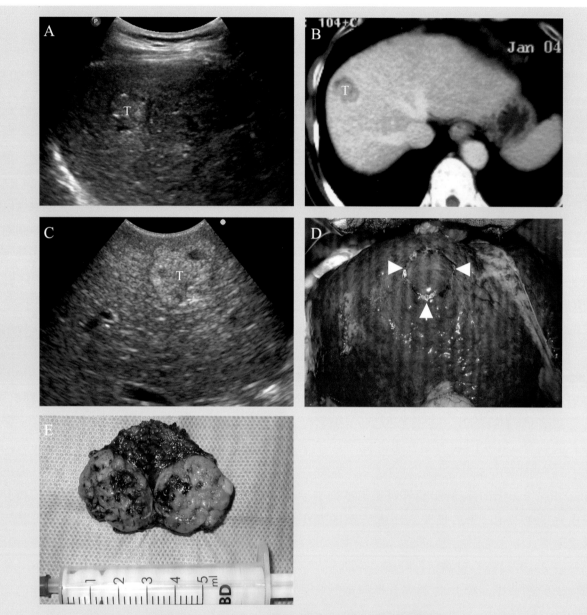

图 13-1-1-24 IOUS 辅助 S8 区 HCC 切除术

A、B. 经腹部超声及增强 CT 清晰显示 S8 区肿瘤；

C. 外科医生视诊、触诊均无法确定肿瘤确切位置，IOUS 可清晰显示肿瘤；

D. IOUS 导向标记的肿瘤体表投影（△）； E. 切除标本剖面显示肿瘤被完整切除（T：肿瘤）

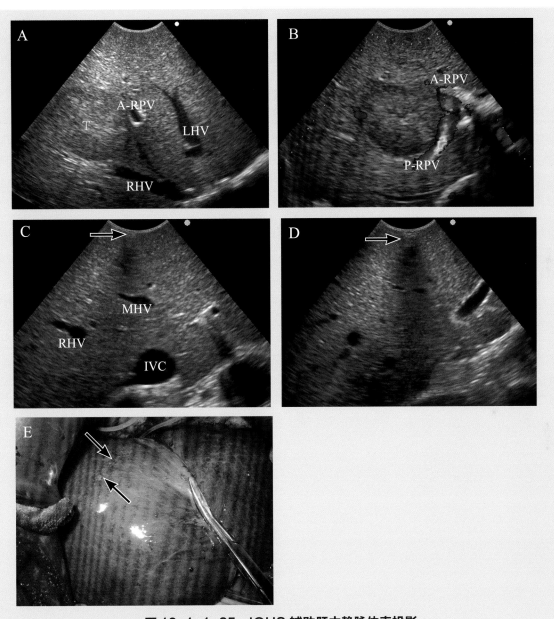

图 13-1-1-25　IOUS 辅助肝中静脉体表投影

A、B. IOUS 显示右肝中心 HCC，位于门静脉右前支、右后支分叉处，外科拟行右半肝切除术；

C、D. IOUS 标记的体表投影，显示烧灼带强回声及声影（↑）投射至肝中静脉断面；

E. 肝中静脉在肝表面投影烧灼带（↑）

（T：肿瘤，MHV：肝中静脉，RHV：肝右静脉，RPV：门脉右支，A-RPV：门脉右前支，
P-RPV：门脉右后支，IVC：下腔静脉）

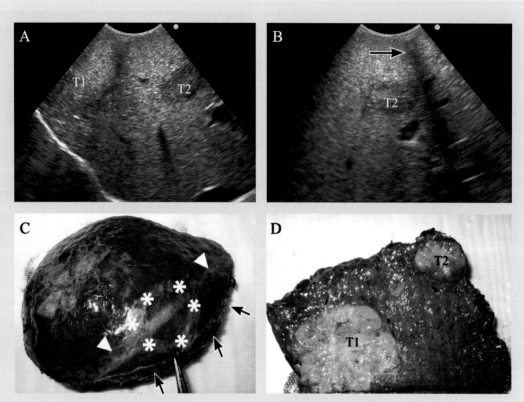

图 13-1-1-26 IOUS 辅助划定切除线

A. IOUS 显示两枚右前叶肝转移癌，外科医生视诊划定的切除线，IOUS 显示未能包括小肿瘤；

B. IOUS 标记小肿瘤体表投影，更正切除线，显示新划定切除线声影（↑）完整包纳小肿瘤；

C. 切除的标本显示小肿瘤体表投影范围（＊）、更改前切除线（△）及最终切除线（↑）；

D. 剖面显示大肿瘤、小肿瘤均被完整切除

T1、T2：瘤灶

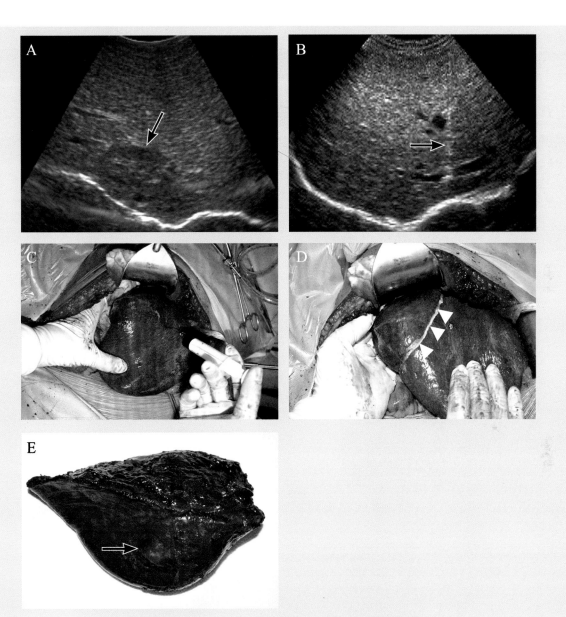

图 13-1-1-27　术中超声指导规则性肝段切除

A. 肝 S7 段低回声肿物，考虑肝细胞肝癌（↑）；

B. IOUS 引导下穿刺肝 S7 段门静脉属支，（↑）示穿刺针；

C. 向门静脉腔内注射亚甲蓝；

D. 在肝被膜上用电刀沿染色边界划出切除线（△）；

E. 肿瘤（↑）及肝 S7 段被完整切除

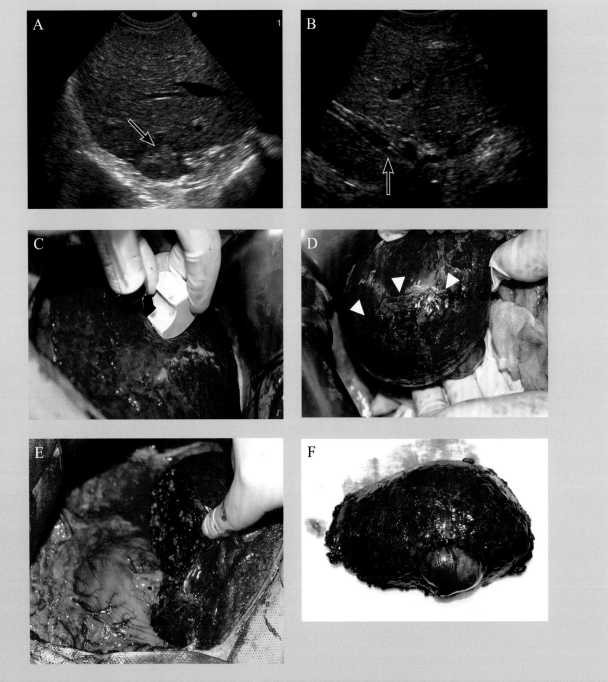

图 13-1-1-28　术中超声指导规则性肝段切除

A. 肝 S6 段外凸肝细胞肝癌（↑）；

B. IOUS 引导下穿刺肝 S6 段门静脉属支并注入亚甲蓝，可见色素呈云雾状进入，（↑）提示针尖在门
　　静脉腔内；

C. 术中注射亚甲蓝；　　　　　　　　D. 沿染色边界划出切除线（△）；

E. 肝段切除后规则的肝切缘；　　　　F. 肿瘤与肝 S6 段被完整切除

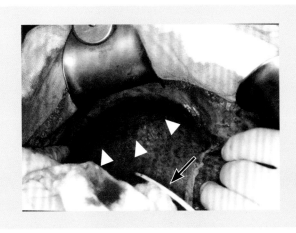

图 13-1-1-29　术中超声引导门静脉置管肝段染色指导规则性肝切除

门静脉压力很高时容易引起色素的逆流，可以采取置入球囊导管进行血流阻断后再注入色素，（↑）示球囊导管，（△）示着色的肝 S8 段

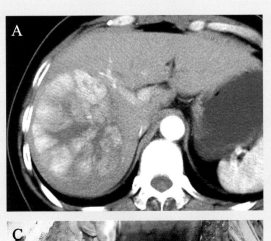

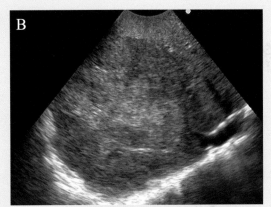

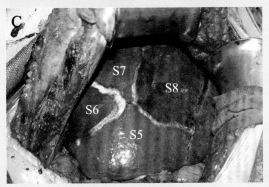

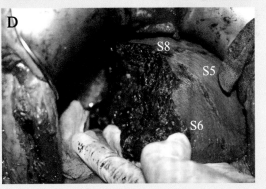

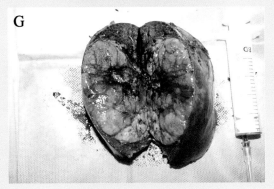

图 13-1-1-30　间接染色技术指导规则性肝段切除

A、B. 增强 CT、IOUS 显示肝 S7 区肿瘤，门静脉右后上支受累，无法对 S7 区行亚甲蓝直接染色；C. 术中超声引导采用"间接染色法"对肝 S6、S8 区染色，并勾画肝段界限，S5、S7 区未着色；

D. 沿肝段边界切除 S7 区，完整保留 S5、S8、S6 段；

E. 切除肿瘤的大体标本

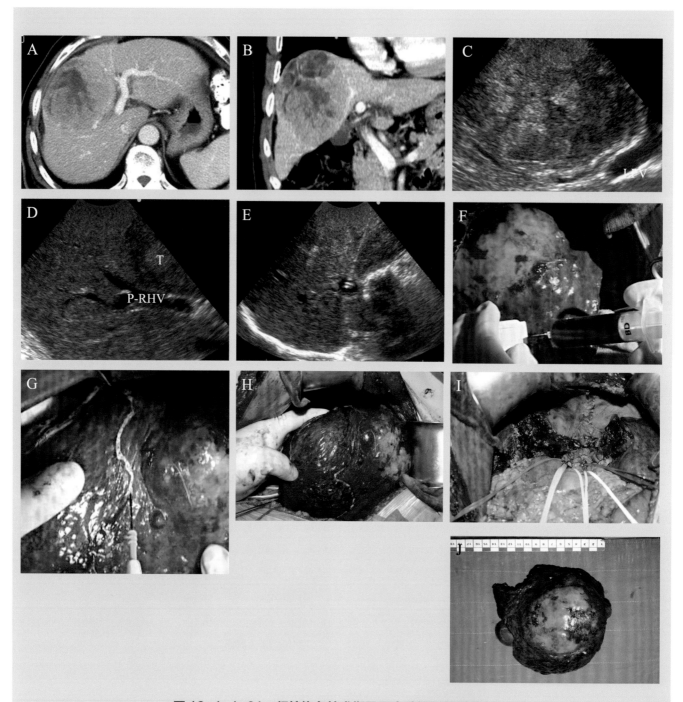

图 13-1-1-31　间接染色技术指导肝中叶规则性切除

A~C. CT 及 IOUS 示肝 S4、S5、S8 的巨大肿瘤，相应门静脉分支受累；

D. 右后支门静脉显示正常；E、F. IOUS 引导下穿刺右后支门静脉注入染色剂；

G、H. 电刀标记出切除线（右前、右后叶分界线）；

I. 标记线为右前、右后叶分界线，镰状韧带为左内、外叶分界线，行肝中叶切除。（S4、S5、S8），切除后规则的肝切缘；J. 切除标本。T：肿瘤，P-RPV：门脉右后支，LPV：门脉左支近年来，吲哚菁绿（indocyaninegreen，ICG）近红外荧光成像作为一种新兴的肝脏可视化成像技术逐渐应用于规则性肝段切除术中[28]。在 IOUS 的引导下，将 ICG（5mg）注入相应的肝段门静脉分支，或者夹闭相应节段肝蒂后注入静脉中进行成像，实现肝脏表面的肝段分界，辅助肝脏的解剖切除[29, 30]。文献报道，通过蓝色染料或夹闭 Glissonian 鞘方法无法识别的切除部位，ICG 近红外荧光成像均能准确、清晰地显示肝段分界[31]。因此，与传统肝段分界方法相比，ICG 近红外荧光成像具有注射剂量小、成功率高等优点。此外，ICG 近红外成像也可联合 IOUS，实现对肝内微小病变的诊断。

3. 保留肝右下静脉的肝切除术　肝右下静脉（右后下肝段的回流静脉）是一种常见的解剖学变异，约 20%~25% 的人存在这种变异。当病变侵犯肝右静脉必须切除时，因肝右后叶（SⅥ、SⅦ）组织失去了回流血管，一般也要同时切除。对存在肝右下静脉的病例，保留这条静脉可使右后叶下段肝组织（SⅥ）避免不必要的切除。保留肝右下静脉的肝切除术需要 IOUS 对肝右下静脉进行存在的确认、引流区域的定位以及切除过程中的导向。这类肝切除术的具体术式有四种：①右前、后叶上段（SⅧ、SⅦ）切除术；②右前叶 + 右后叶上段（SⅤ、SⅧ、SⅦ）切除术；③肝中叶扩大（SⅣ、SⅤ、SⅧ、SⅦ）切除术；④超左半肝（SⅡ、SⅢ、SⅣ、SⅤ、SⅧ、SⅦ）切除术。

4. 不阻断入肝血流的消融辅助肝切除术（Habib 技术）　肝切除术中出血的控制一直是一个棘手的难题，虽然入肝血流的阻断以及许多止血材料、设备的不断更新有效地减少了术中的出血，但仍未达到满意的效果。Habib 4X 射频凝固器由 Habib 发明并首先应用于肝切除术中，被称为 Habib 技术[32, 33]（图 13-1-1-32）。该技术利用多极射频装置在拟离断的肝脏平面形成一个热凝固坏死带，凝固该区域大小血管及胆管，使切肝过程中的出血有效减少甚至不出血，而且不需要阻断入肝血流，避免了阻断肝门给肝脏可能带来的缺血再灌注损伤。IOUS 在 Habib 技术肝切除前评估肿瘤、血管情况，标记切除线；实施射频消融中避免应保留组织的损伤；切除后疗效评价，判断重要血管通畅性等都发挥了重要作用[34]。

（五）IOUS 导向介入治疗

IOUS 可精确引导组织的穿刺活检，肝囊肿、肝脓肿、阻塞性黄疸的穿刺抽吸和置管引流，术中门静脉穿刺注药及染色，瘤内无水乙醇或高温蒸馏水注射、射频 / 微波 / 冷冻消融、放射性粒子植入等瘤内治疗（图 13-1-1-33，图 13-1-1-34）。

九、小结

肝脏 IOUS 是外科医师在肝脏手术中不可或缺的辅助手段，其操作简便、准确性高，能发现术前检查及术中触诊遗漏的病变，也能明确肿瘤与肝内管道的关系，从而安全、精准地引导肝切除术的完成。IOUS 的应用使得彻底的肝肿瘤切除和最大限度保留功能性肝脏组织之间达到了最优化的平衡。随着手术微创化观念的贯彻和手术操作方式的改进，相信 IOUS 将会有更大的使用价值和发展空间。

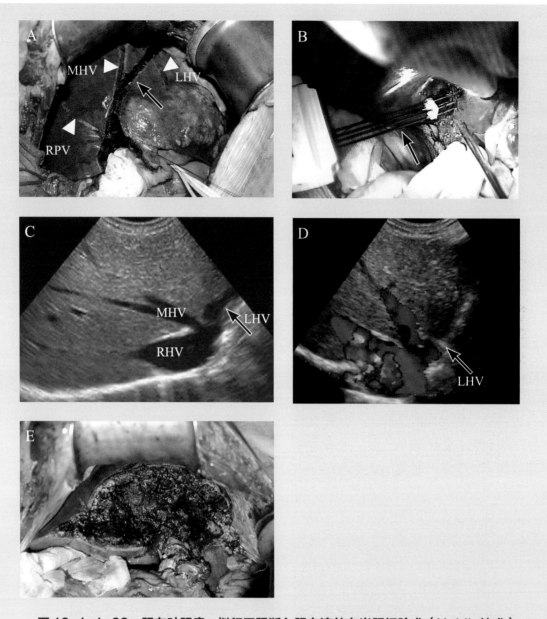

图 13-1-1-32　肝左叶肝癌，拟行不阻断入肝血流的左半肝切除术（Habib 技术）

A. 应用 Habib 技术完成肝切除，需要 IOUS 引导下在肝表面标记拟切除线以及肝内重要管道的表面投影，指导外科医生在建立肝凝固坏死带的同时，避免损伤应保留的肝内管道，（↑）沿标记线完成的 Habib 4X 射频凝固坏死带，（△）相关的肝内管道投影；

B. Habib 4X 射频凝固器（↑）沿切除线对肝实质进行热凝固，在此过程中仍可能需要反复应用 IOUS 进行校正，避免凝固坏死带的偏移导致肿瘤的残留或正常组织误损伤；

C. 射频热凝固前，IOUS 显示三支肝静脉及第二肝门，肝左静脉通畅（↑）；

D. 射频热凝固后，IOUS 显示肝左静脉闭塞，血流中断（↑）；

E. 手术刀沿凝固坏死带离断肝实质后可见肝切缘规整，表面干燥无出血

（RPV：门静脉右支，MHV：肝中静脉，LHV：肝左静脉，RHV：肝右静脉）

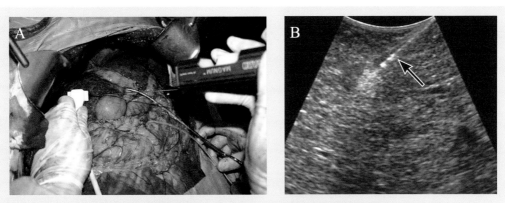

图 13-1-1-33　术中超声引导穿刺活检

IOUS 引导下对直径 0.9cm 的可疑结节穿刺活检，（↑）示穿刺针

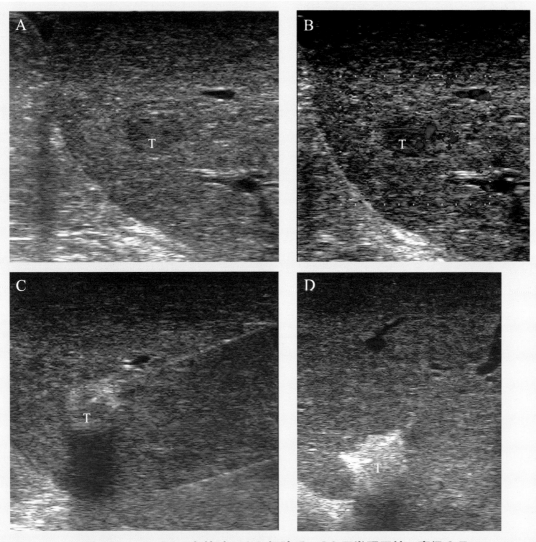

图 13-1-1-34　左外叶 HCC 切除后，S6 区发现子灶，直径 0.7cm

A、B. IOUS 显示 S6 区子灶；C. IOUS 引导下将穿刺针刺入并注射无水乙醇；D. 显示无水乙醇弥散好，完全覆盖肿瘤（T：肿瘤）

（经　翔　陈敏华　王彦冬）

第二节 肝肿瘤开腹术中消融治疗

影像引导经皮穿刺是肝脏肿瘤消融最常用的手段，能满足绝大部分患者的治疗需求。对于邻近膈肌、胆囊、结肠、胃、肾脏等"危险部位"的肿瘤常通过建立人工胸腹水、胆囊床注水等一系列方法来辅助经皮穿刺下肿瘤的消融，若此时仍达不到安全消融的目的，可选择腹腔镜辅助或开腹消融[35-37]。腹腔镜辅助下消融创伤相对较小，但少数患者不能或不宜行腹腔镜治疗，尤其既往多次手术史导致腹腔内广泛而严重的粘连或复发癌、新生癌位于切口旁、与胃肠膈肌不易分离时，多需行开腹消融治疗[38, 39]。对肝癌切除时拟切除范围外存在的癌灶，同时切除往往有肝功能储备不足之虞，此时肝切除联合术中消融有着独特的优势，能在最大限度保留肝脏储备功能的同时实现肿瘤的根治性治疗[40]。此外，消化道肿瘤肝转移在切除原发病灶同时可完成对转移癌的消融[41]。

一、适应证

1. 肿瘤位于肝脏边缘且邻近重要组织或器官，经人工胸腹水等辅助方法仍不能保证安全消融。
2. 手术切除中发现浸润范围大或血管受侵等因素，勉强切除影响预后或恢复者。
3. 不能或不宜行腹腔镜消融。
4. 肝多发肿瘤，部分肝切除联合术中消融。
5. 消化道肿瘤需开腹切除同时存在肝内转移。
6. 胆囊旁肿瘤同时合并急慢性胆囊炎需开腹行胆囊切除。
7. 同时存在其他需开腹手术的疾患，如脾、胰切除而肝肿瘤位置不佳、经皮消融困难、手术切除患者肝功能及全身状况难以承受者等。

二、禁忌证

存在开腹手术禁忌证或预期消融治疗后不能明显改善预后者。

三、操作前准备

1. 评估患者一般情况（包括基础病、相关实验室及影像学检查等）是否能耐受开腹手术。
2. 完善肝功能储备的相关检查，严格评估消融治疗（尤其是肝切除联合术中消融）对患者肝功能的影响并积极改善患者肝功能。
3. 根据影像学检查，确定消融病灶的大小、位置、数量以及与肝内脉管的关系等，选择合适的消融方案，制定个体化治疗策略。
4. 向患者或家属告知治疗方案、潜在手术风险及可能的预后，签署知情同意书。

四、操作方法

1. 根据术前制定的手术方案选择合理切口开腹探查，充分游离肝脏，切除拟切除的肿瘤，尽量暴露拟消融的区域。
2. IOUS扫查确认拟消融肿瘤的数目、位置、大小、毗邻关系，同时检查肝内是否存在卫星灶、癌栓，制定消融策略（图13-1-2-1）。
3. IOUS引导对肿瘤逐个进行消融，确保所有肿瘤均消融彻底。
4. 先消融邻近第二肝门或大血管的肿瘤，消融针平行大血管布针，勿刺伤大血管（图13-1-2-2）。
5. 退针过程中充分消融针道，避免针道出血及种植。
6. 检查肿瘤邻近脏器有无灼伤、活动性出血，并采取相应处理。

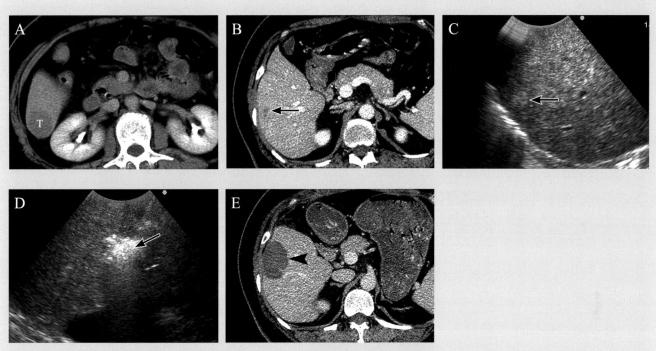

图 13-1-2-1　肝切除联合术中消融

CECT 显示肝 S6 区 HCC（4.2cm×3.8cm），CECT 另检出右肝子灶，拟行 S6 区肝局部切除，肝内子灶消融治疗

A. S6 区下极处 HCC；　　B. 右肝内子灶（↑）；　　C. IOUS 显示子灶呈高回声；

D. IOUS 引导下行微波消融治疗（↑）；　　　　E. CECT 示子灶消融完全（▲）

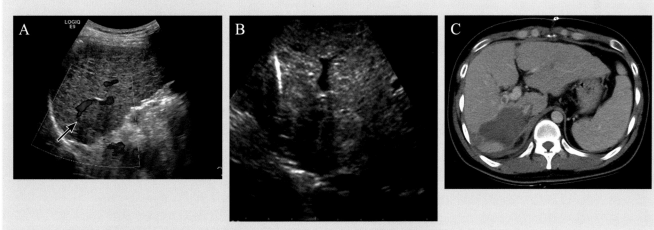

图 13-1-2-2　大血管旁肿瘤的消融

HCC 邻近第二肝门，大小 4.3cm×4.0cm

A. HCC 邻近第二肝门（↑）；B. IOUS 引导下行射频治疗；C. 术后 1 个月 CECT 复查示病灶消融完全

五、技术要点及注意事项

1. 必须使用 IOUS 引导和监测。

2. 紧邻胃肠道、膈肌肿瘤消融时，可用干纱垫隔离保护。

3. 明显挤压或侵犯胆囊的肿瘤在消融前应先切除胆囊（图 13-1-2-3）。

4. 靠近肝门区胆管肿瘤，消融过程中可自胆总管插管至肿瘤近端持续注入低温生理盐水进行辅助降温，避免胆管灼伤。

5. 术中消融范围应覆盖肿瘤周围 0.5~1.0cm 的安全边缘。

6. 消融过程中可采用 Pringle 法[42] 来暂时阻断肝门区血管，减少热沉降效应，扩大消融范围。应当引起注意的是，Pringle 法可能增加胆管热损伤的发生概率（图 13-1-2-4）。

   Pringle 法：肝门肝蒂阻断，即通过束带或橡皮管将游离的肝十二指肠韧带环绕并将其缩紧，从而阻断入肝血流。

7. 术中发现新的病灶，尤其位置不佳或邻近肝门风险较大者，需增加治疗时，应征求患者家属同意并增补签字。

六、并发症及其预防与处理

开腹术中消融的并发症和经皮消融相似，主要包括针道出血、周围组织的损伤（胆道损伤可导致胆瘘的发生，血管损伤导致腹腔内出血）、腹腔感染、肝脓肿、肝衰竭以及肿瘤的种植转移等。由于开腹治疗有着更加直观的视野、更加自由的穿刺角度和穿刺路径以及更多的术中保护和处理手段，开腹术中消融的并发症往往低于经皮消融治疗。在多发肝脏恶性肿瘤患者中，肝切除联合术中消融的并发症发生率为 12%~36%，操作相关的死亡率为 0~6%，与单纯外科肝切除的并发症发生率或死亡率相当[41, 43, 44]。应当注意的是，热消融的"灌溉"效应（riverfloweffect，RFE）[45]，可进一步加重肝切除术后肝功能的损害。因此，对于肝功能储备较差的患者，需密切关注术后肝功能的变化，积极改善肝功能。

七、疗效

文献报道对于小肝癌的治疗，开腹术中消融和非解剖学肝切除 1、2、3 年的累积生存率相当，分别为 100%、88.9%、72.7% 和 100%、85.6%、85.6%[46]。对于多发结直肠肝转移癌的患者，肝切除联合术中消融的 3、5 年累积生存率约为 65.5%~84.3%、37%~61.2%，与单纯肝切除治疗的生存率相当[40, 41, 47, 48]。

八、临床意义及评价

开腹术中消融作为热消融治疗方式的补充，用于危险部位或与周围组织器官粘连不易分离的肿瘤消融治疗，弥补了经皮穿刺和腹腔镜辅助下消融的不足；对于肝功能储备较差的病例，开腹消融较病灶切除能更好地保护肝脏功能；作为外科手术的延伸，扩大了肝脏切除术的适用范围，为多发、散在分布的原发或转移性肿瘤患者提供了根治性治疗的可能。

（经翔 王彦冬 邢宝才）

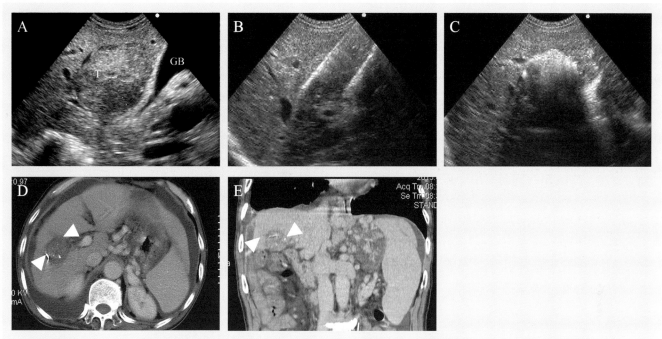

图 13-1-2-3　肝 S5 区 HCC（4.8cm×3.7cm），肿瘤较大，紧邻胆囊，拟行开腹微波消融治疗

A. IOUS 显示 HCC，邻近胆囊颈部及体部；B、C. 开腹胆囊切除后 IOUS 引导微波消融治疗，气体强回声覆盖肿瘤；
D、E. 术后 CECT 示病灶消融完全（▲）（T：肿瘤，GB：胆囊）

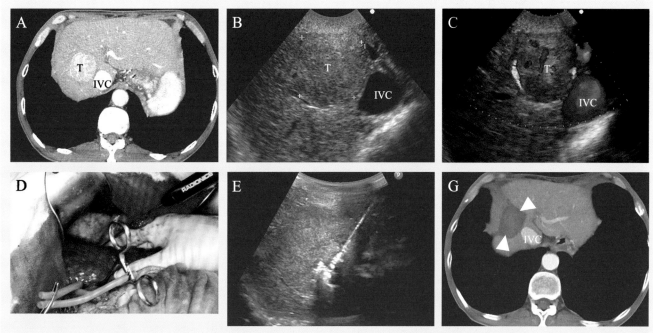

图 13-1-2-4　二肝门处 HCC（4.8cm×4.6cm），**肿瘤较大，与二肝门、**
膈肌关系密切，拟行开腹消融治疗

A. CECT 示二肝门旁 HCC，邻近下腔静脉及膈肌；B、C. IOUS 显示肿瘤紧邻下腔静脉，肿瘤内血流较丰富；
D. Pringle 法肝门阻断下实施射频消融；E. IOUS 引导、监测；F. 术后 1 个月 CECT 示病灶消融完全（▲）
（IVC：下腔静脉，T：肿瘤）

腹部术中超声及腹腔镜超声

第十三篇

第三节 肝移植术中超声

肝脏移植已经成为治疗终末期肝病及某些先天性肝胆疾患的有效手段。经过半个世纪的发展，肝移植术式由原位肝脏移植术发展为劈离式肝脏移植、活体肝脏移植等多种术式。IOUS 是在超声显像基础上发展起来的一个重要分支，它简便无创、直观，能够配合外科医生完成各种特殊术式。由于肝脏血管出现变异的概率较高，管腔较细，术中更为复杂，IOUS 能准确地观察肝脏血管解剖形态，实时动态显示肝脏血流变化，快速做出诊断；及时发现移植肝异常血流情况，避免移植肝缺血损伤、流出道梗阻，预防出现术后并发症，保证移植肝正常的血流动力学，提高移植物肝存活率；在活体肝移植术中，IOUS 可以根据受体年龄、体重、病情等情况引导供肝切取，保证供体、受体均有足够肝脏体积维持正常肝脏功能，确保双方安全。IOUS 自应用以来在很大程度上提高了移植的成功率，因而已经成为肝移植术中不可缺少的辅助手段。

一、检查方法

（一）仪器和探头

IOUS 采用探头频率以 5~12MHz 为宜。检查前，仪器应清洁，操作面板覆盖无菌保护膜，探头采用低温等离子消毒（图 13-1-3-1）。IOUS 探头及导线均套以医用无菌保护套，探头与无菌套之间涂抹无菌耦合剂，排气保证充分贴合。探头与观测目标间以生理盐水作为介质。

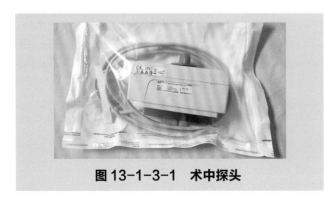

图 13-1-3-1 术中探头

（二）探测方法

操作者按手术常规洗手、消毒、穿戴无菌手术衣、无菌手套；一手进行仪器操作、一手持无菌探头置于肝脏表面依据术式要求行肝脏扫查；在进行彩色多普勒检查时，合理调节彩色增益、速度标尺及滤波，血流速度测量时保证血流与声束夹角 < 60°。

二、适应证

器官移植是终末期器官衰竭最终的治疗方法，肝脏移植技术已日趋成熟。IOUS 因其简便、实时成为原位肝脏移植、劈离式肝脏移植、活体肝脏移植及减体积肝脏移植等多种术式不可缺少的监测手段。

IOUS 适用于肝移植各种术式，无明确禁忌证。

三、操作方法及检查内容

不同手术方式的术中超声操作方法及检查内容步骤不同。

（一）无心搏供体标准原位肝移植术

供肝植入后，术中超声可以即刻检查血管吻合、通畅情况，测量移植肝血流动力学参数，包括：肝动脉峰值流速，舒张末期血流速度，S/D 值，门脉、肝静脉管腔内径及峰值流速及门静脉血流量；检查是否存在吻合口狭窄、有无血栓、血管痉挛、扭曲、流出道梗阻等问题，及时发现、及时处理，减少术后并发症，提高移植肝存活率，改善患者术后生活质量。

1. 检测肝动脉首先观察肝动脉流速及频谱形态。如果肝动脉频谱显示收缩期流速减低（S < 25cm/s），频谱形态圆钝，收缩期流速 / 舒张期流速 < 2（S/D < 2），表示肝动脉吻合口狭窄（图 13-1-3-2）。

   发生肝动脉栓塞是最严重的并发症。IOUS 显示肝动脉血流信号消失，取栓后肝动脉血流恢复。偶有肝动脉痉挛发生，超声检查会发现肝动脉明显变细，流速减低，频谱低平。

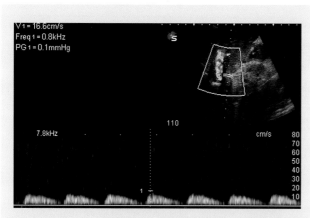

图 13-1-3-2 移植肝动脉吻合口狭窄,肝动脉频谱

2. 测量门静脉血流速度及流量如果存在门腔分流或粗大的侧支循环,会造成入肝血流量减少,门静脉流速减低。

根据 Moriyasu 公式,测量计算门静脉流量(PVF)。

$PVF = 1/4 \pi \times d2 \times 0.57 Vmax \times 60$。

PVF/100mg 高于 250ml/(min·100g),可能出现小肝综合征(small-for-sizesyndrome,SFSS),是指有效供肝体积过小,导致移植肝不能满足受体代谢需求的系列症候群。

发生 SFSS 可导致肝细胞严重损伤、肝分泌功能延迟、淤胆时间长及消化道出血、顽固腹水、移植肝存活率下降等,并常导致感染性并发症,死亡率高达 50%,常需再次移植。

门静脉管径粗大,一般不易发生栓塞。IOUS 还应检查门静脉吻合口是否狭窄,如果吻合口狭窄,CDFI 呈现花色湍流,测得高速杂乱频谱,流速明显高于受体侧,可能达到 3~4 倍以上。一旦发现门静脉吻合口狭窄,应提示外科医生给予处理,否则可能影响移植肝细胞供血,造成移植肝缺血缺氧性损伤。

3. 监测流出道在距离第二肝门 2cm 处测量各支肝静脉血流速度及频谱形态,正常的肝静脉频谱应为三相波。如果三相波消失,肝静脉流速减低(< 10cm/s),同时门静脉流速降低甚至逆向血流,提示存在流出道梗阻(图 13-1-3-3,图 13-1-3-4)。

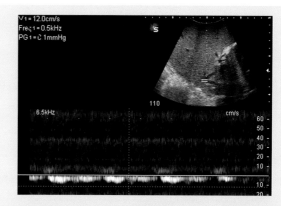

图 13-1-3-3 肝静脉流速低、呈带状

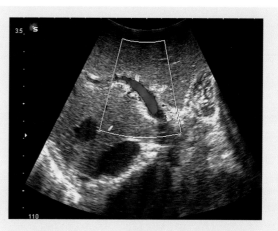

图 13-1-3-4 门静脉逆向离肝血流

(二)活体肝移植术

供肝游离后,沿肝脏膈面全面扫查,观察肝脏实质,显示肝脏血管解剖,测量肝脏各血管血流动力学指标。重点显示肝中静脉及其粗大属支走行,并检查有无右后下静脉,提供其解剖学信息,包括内径、走行及与肝中静脉的关系,为外科医生确定劈肝线提供参考。

1. 供体劈肝前行如下检查：
   （1）了解供肝血管解剖（图13-1-3-5），确认有无变异血管走行。行IOUS检查前，可以先参考CT、MRI等影像学检查资料综合评价。

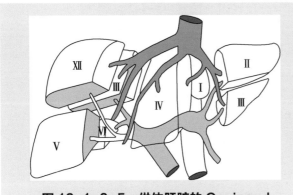

图13-1-3-5 供体肝脏的Couinaud
分段及相应的血管解剖

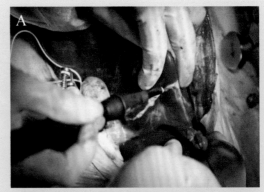

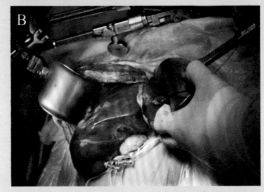

图13-1-3-6 通过IOUS确定切取线并进行标记

   （2）确定劈肝线，需避开大血管，电刀于肝表面标记（图13-1-3-6）。需要注意的是，活体肝移植术中选择劈肝线要尽可能满足供、受体双方的需要，根据移植物质量与受体体重比（graft-recipientweightratio，GRWR）> 0.8的标准，决定劈肝线相对于肝中静脉的位置（图13-1-3-7）。

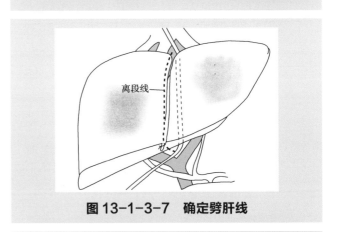

图13-1-3-7 确定劈肝线

   （3）为保证移植肝流出道通畅，对回流入肝中静脉的粗大属支需要标记，帮助外科医生重建静脉时观察其走行。
   （4）小儿活体肝移植手术，应在劈肝前行IOUS，了解Ⅱ、Ⅲ、Ⅳ段肝静脉主干及分支解剖学走行，预先了解解剖变异，保证静脉回流通畅。
2. 在供体劈肝后（图13-1-3-8），测量保留肝的血流动力学指标，包括：肝动脉峰值流速，舒张末期血流速度，S/D值，门脉、肝静脉管腔内径及峰值流速（图13-1-3-9）。

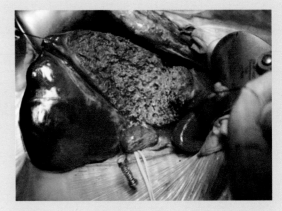

图13-1-3-8 供肝切除后，供体保留右半肝

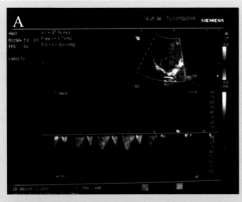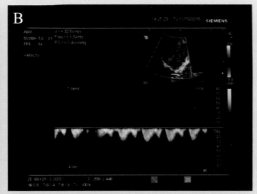
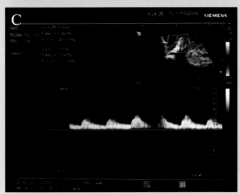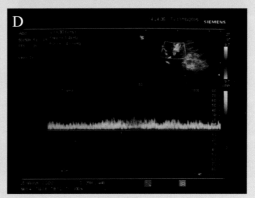

图 13-1-3-9　测量保留肝血流动力学指标

A、B. 供体保留肝的肝静脉检测，显示正常频谱；C、D. 供体保留肝的肝动脉、门静脉检测，显示正常频谱

3. 受体新肝植入后（图 13-1-3-10），IOUS 血流监测项目基本同标准原位肝移植术（图 13-1-3-11）。

（1）在小儿肝移植术中，由于常采用左外叶肝移植术式，门静脉供、受体管径不一致，受体侧管径较细，且由于供肝摆放原因，供、受体门静脉可能走行成角，容易形成急性血栓（图 13-1-3-12）。IOUS 显示门静脉供体侧腔内透声差，CDFI 腔内残存少量血流或血流信号完全消失。

（2）监测流出道：肝静脉解剖变异率很高，IOUS 应特别注意检查重建静脉及右后下静脉血流情况，保证移植肝流出道畅通（图 13-1-3-13，图 13-1-3-14）。

4. 受体关闭腹腔后会增加腹腔内压力，特别是小儿肝移植，可能影响移植肝血流动力学，特别是对流出道的影响。因此，应该重视关腹后超声对移植肝血流的检测。检查内容与新肝植入后相同。

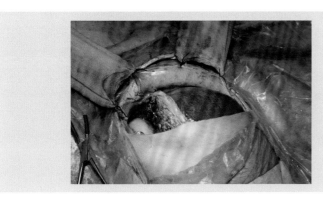

图 13-1-3-10　小儿左外叶移植肝植入受体内，血管重建后

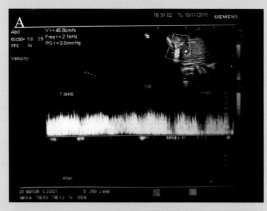
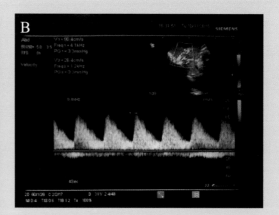
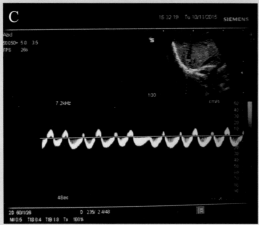

图 13-1-3-11　同图 13-1-3-10 病例，
移植肝血管重建后

A. 移植肝门静脉，B. 肝动脉，C. 肝静脉血流频谱

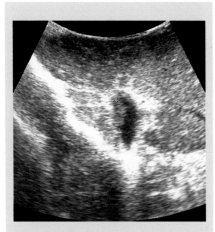

图 13-1-3-12
小儿活体左外叶肝脏移植，
门脉附壁血栓（↑）

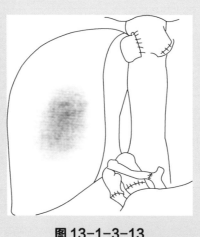

图 13-1-3-13
背驮式肝移植，
血管及胆道重建后示意图

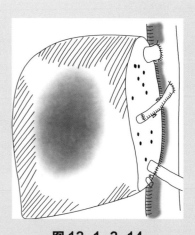

图 13-1-3-14
术中注意观测肝静脉
及重建静脉情况

四、技术要点及注意事项

1. 活体肝脏移植术中，对于供肝切取线的确定肝中静脉的属支变异较多，应标记 5mm 以上属支的起源及走行，确定需离断及重建的血管。

2. 活体肝脏移植术，对供体保留肝脏血流的监测供肝切取后，保留肝极少发生并发症，也有文献报道术中供体门脉发生血栓[49]，因此术中对残肝的血流监测也应重视。如右半肝供肝，残余左肝可能进入右膈下空间旋转，从而发生静脉回流障碍，因此需要特别注意测量肝左静脉血流。

3. 受体肝血流的监测 IOUS 可疑肝动脉狭窄及栓塞时应进行反复多次检查，当门静脉流速过高时，可采取瞬间夹闭门静脉的方法，提高动脉的检出率。IOUS 不能检测到肝动脉血流信号时应先调节仪器条件，适当降低彩色增益，避免假阳性诊断。对于可疑动脉狭窄，应重视摆放肝动脉的位置，重复多次检查加以确定。

受体肝门静脉血流量的监测至关重要，流量过高时应给予提示，以便在超声监测下结扎脾动脉或进行脾脏切除。流量过低时，应重视寻找侧支分流血管。

五、并发症及其预防与处理

1. 肝动脉异常是最常见的并发症。

（1）正常移植肝动脉呈收缩期陡直上升，舒张期持续高速血流，流速一般 >25cm/s，收缩期达峰时间 <0.08 秒。婴幼儿动脉管腔纤细，吻合难度较大，并发症多，较常见的有肝动脉栓塞、狭窄，偶有痉挛，超声监测到频谱形态及血流动力学指标不尽相同。

（2）IOUS 未检测到肝动脉血流信号，较大程度提示肝动脉栓塞，是最严重的血管并发症[50]，可导致移植肝失功能，需要及时进行血管重建，并需在重建及关腹后进行超声再检查，密切监测肝动脉血流情况。

（3）若 IOUS 测及肝动脉频谱波形圆钝，血流阻力减低（S/D<2），收缩期达峰时间延长（>0.08 秒），并且在吻合口测及高速血流（S>200cm/s，或者流速大于供体侧的 3 倍以上）[51]，提示肝动脉狭窄。

（4）术中出现肝动脉搏动微弱，可能是由于肝动脉痉挛所致，可通过给予普鲁卡因浸泡后超声复查。移植肝动脉通常血流阻力较高，可能是由于供体肝脏保存、修肝及术中缺氧所致，通常术后可恢复。

2. 移植肝门静脉及肝静脉管腔相对大，血管并发症相对较少。移植肝门静脉正常表现为带状连续频谱，随呼吸有所波动，流速一般大于 20cm/s。门静脉血栓常发生于管腔相对较细的活体左半肝移植，并且与受者术前门静脉畸形、侧支循环丰富等病变相关[52]，急性血栓表现为管腔内透声差，血流信号消失或减弱。

3. 肝静脉频谱常表现为两相及三相波，如果移植肝静脉超声表现为静脉流速减低，频谱形态平直或者紊乱，流速 <10cm/s[53]，常预示流出道扭曲及狭窄。小儿活体肝脏移植，移植肝血管吻合后，由于其走行与正常解剖结构不同，容易发生肝脏扭转、移位，可通过将移植肝镰状韧带悬吊于前腹壁加以固定。

六、临床意义及评价

供肝的精确切取及成功的血管吻合是活体肝脏移植术后，确保供体安全及移植肝脏长期存活的关键。活体肝移植术后，肝动脉栓塞的发生率为 1.7%~26%[54]，通过 IOUS 监测能及时发现肝动脉的异常，对于相对隐匿的门静脉病变，彩色多普勒可直接显示门脉狭窄部位及有无血栓形成，通过术中监测门静脉血流量可预防门静脉高灌注导致的小肝综合征，或因门静脉血流量过小，移植肝灌注不足，导致的肝脏功能恢复延迟。有报道术中超声对于血管并发症的诊断敏感性可达 100%，特异性可达 89%。

通过灰阶及彩色多普勒成像（CDFI）技术，实时监测供、受体血流情况，对于血管重建之后管腔的通畅与否、有无管腔狭窄、扭曲等可做出直观的评估，有利于临床医师及时处理、减少术后并发症，提高肝移植成功率。

【小结】术中超声具有简便、定位准确、无放射性等优点，通过无菌探头直接接触肝脏表面进行扫查，极大地减少了多种干扰因素及伪像，实时动态地显示肝脏血管解剖信息、观察血流方向，并且能精确测量血流动力学指标，从而协助临床医生明确供肝血流有无变异，精确切取供肝，保证供体安全及受体的存活，同时术中超声检测能够及时发现术中受体血管狭窄、栓塞及血流量异常等状况，协助临床医生及时处理，保证移植肝正常的血流动力学，预防出现术后并发症，提高移植物存活率。因此，术中超声通过二维及彩色多普勒血流显像技术对供、受者在术中状况进行动态及系列评估，极大地保障了供、受者的安全及预后，已经成为肝脏移植的重要辅助手段。

（唐缨　杨木蕾　武红涛）

第四节　胆系术中超声

IOUS 在胆道外科的应用最早始于 20 世纪 60 年代，Knight 和 Newell 应用 A 型超声尝试探测胆囊和胆管结石[55]。1979 年 Sigel 等[56] 报道了应用 B 型超声在术中诊断胆管结石。与历史悠久的术中胆道 X 线造影相比，IOUS 检查技术进展迅猛，在筛查胆管结石方面，已经被证实较术中胆管造影（intraoperativecholangiography，IOC）具有更优的效果，而且 IOUS 检查不用注射造影剂，操作更加简便、快捷和安全，因此 IOUS 可以作为胆道手术中首选的检查方法[57]。

一、适应证和禁忌证

1. 术中进一步确认和排除胆道结石或肿瘤。
2. 明确结石位置、大小、类型及分布范围，引导手术切除或胆道镜取石。
3. 判断肿瘤来源、梗阻部位和程度、浸润范围、肿瘤分期及其与周围组织器官的解剖关系，评估可切除性。
4. 胆管解剖变异时，确定胆管位置。
5. 术中引导胆管穿刺置管引流。
该技术无明显禁忌证。

二、操作前准备
同肝脏术中超声。

三、操作方法

1. 胆管未切开前做初次扫查以获得肝内外胆管及疾病的原始图像，为后续扫查提供参考（一旦胆管切开后气体将进入胆管造成伪像而干扰诊断，图 13-1-4-1）。
2. 采用以肝内脉管为轴心的扫查法对肝内胆管进行详细扫查。
3. 肝外胆管扫查时要求充分暴露肝十二指肠韧带区域，首先在十二指肠上缘寻找胆总管，确认胆总管后，将探头置于其正上方，采用术野注水的间接扫查法沿胆管走行方向追踪，通过纵断面及横断面的扫查并结合彩色多普勒鉴别，横断面可清晰地显示"米老鼠征"（图 13-1-4-2）。

4. 扫查下段胆总管时可将探头直接置于十二指肠上方，利用肠内的液体做声窗进行扫查，肠内气体较多时，可加压扫查将气体排开。

5. 对于少数壶腹部和十二指肠乳头仍显示不清的病例，可以在十二指肠降部外侧缘做 Kocher 切开，把十二指肠翻向内侧后，将探头从肠管右侧探查。

6. 从肝面扫查胆囊，以肝脏作为透声窗，采用接触扫查法（图 13-1-4-3），若从胆囊的游离面扫查时，需采用游离扫查法显示胆囊壁。

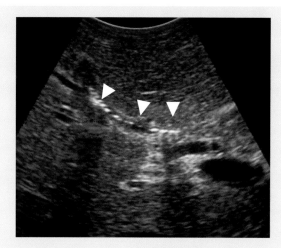

图 13-1-4-1　肝内胆道积气（△）

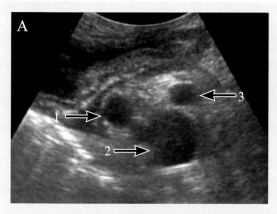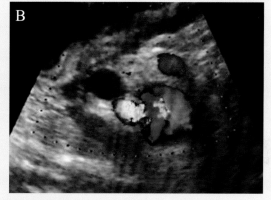

图 13-1-4-2　肝十二指肠韧带横断面 IOUS 扫查

A. 3 条管道呈"熊猫眼"征（↑）；B. CDFI 易于鉴别门静脉、肝动脉、胆总管。

1：胆管，2：门静脉，3：肝动脉

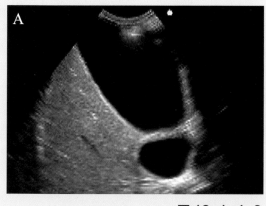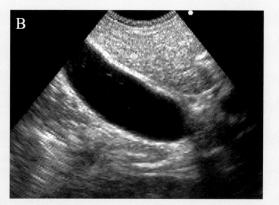

图 13-1-4-3　胆囊 IOUS 扫查

A. 直接扫查胆囊游离侧，位于近场的囊壁显示不清；B. 以肝脏为透声窗扫查胆囊，囊壁显示清晰

腹部术中超声及腹腔镜超声

四、技术要点及注意事项

（一）技术要点

1. 将凸阵术中探头和线阵术中探头结合起来进行扫查，发挥两者的优势，兼顾近场及远场的细微病变。

2. 正常情况下经腹超声难以显示肝内Ⅱ级以上胆管，IOUS则可以显示肝内Ⅲ级胆管，其内径比伴行的门静脉稍细，管壁平滑，走行自然。

3. 在对肝外胆管进行扫查时，术野暴露满意者用一般的T形探头可顺利完成扫查，对肥胖、术野狭小、位置深在者最好使用小型的I形探头或笔形、靴形探头。

4. 对胆道恶性肿瘤患者，还需对肝脏及肝门区、胰头周围淋巴结进行仔细扫查，确认是否存在转移性病变。

5. 使用7.5~10MHz的探头，可以显示胆囊的3~5层结构，分辨出黏膜层、肌层和浆膜层，有助于对胆囊癌进展程度的诊断。

6. 胆管切开后进行扫查时需对结石和气体进行仔细鉴别。

7. 对检出的结石或肿瘤要按顺序进行编号，避免遗漏和混淆。

8. 充分利用彩色多普勒、能量多普勒辅助区分胆管与血管。

（二）注意事项

1. 肝左外叶是术前检查中较易漏诊的部位，也是结石的好发部位，术中应仔细观察。

2. 扫查力度要轻柔，忌暴力将探头插入未充分游离的区域或在狭窄空间内大范围转动或提拉探头。

3. 术中注意无菌操作。

五、并发症及其预防与处理

　　IOUS扫查应尽量动作轻柔，禁忌粗暴扫查，可有效避免组织撕裂及出血。

六、临床应用

（一）胆管病变

1. 胆管结石　在胆道系统IOUS最常用于筛查胆管内结石，特别是对术中视诊、触诊不清的结石。IOUS可以显示出直径1mm的结石（图13-1-4-4），对胆管结石诊断的敏感性、特异性明显高于经腹超声、CT和MRI，甚至超过传统的IOC[58-60]。肝内胆管结石在IOUS上表现为胆管腔内形态稳定的强回声团，多发可呈串珠状或铸型改变，伴有声影（图13-1-4-5，图13-1-4-6），亦可为泥沙样，结石梗阻部位以上的胆管扩张，与伴行的门脉分支形成"平行管征"，可伴有胆管壁增厚、毛糙等胆管炎改变。肝内胆管结石需与进入胆管腔内的气体相鉴别，后者表现为漂浮在胆管内的强回声，伴有声影或多重反射（图13-1-4-7），探头加压或振动时极易出现移动；同时还应与肝内钙化斑进行鉴别，钙化斑是肝组织局部坏死后的纤维瘢痕，多位于肝实质靠近边缘处，通常为单发，呈不规则斑片状、团状，不伴有邻近肝内胆管的扩张。

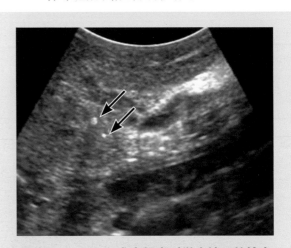

图13-1-4-4　术中超声对微小结石的检出

肝S5段Ⅳ级胆管内可见两枚结石（↑），直径分别为0.2cm和0.1cm

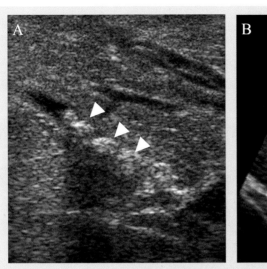
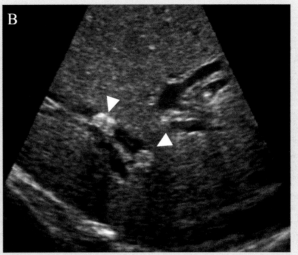

图 13-1-4-5　肝内胆管结石

A. 肝内胆管内可见呈串珠样排列的中强回声团（△），后伴声影，远端胆管扩张；B. IOUS
可显示许多术前影像检查没有发现的小的肝内胆管结石（△）

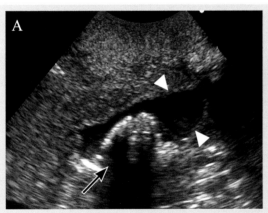
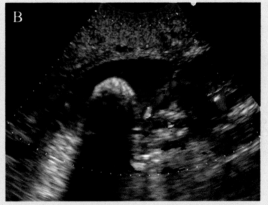

图 13-1-4-6　肝内胆管囊状扩张伴胆管结石

A.（△）显示肝左外叶胆管呈囊状扩张，最宽处直径达 2.5cm，其内可见强回声团（↑），最大
直径约 2.2cm，胆管壁增厚、毛糙，呈胆管炎改变；B. CDFI：可区分扩张的胆管及血管

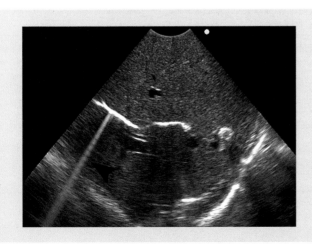

图 13-1-4-7　肝内胆管积气

（△）显示为气体产生的多重反射伪像

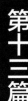

　　肝内胆管结石建议在开腹后即行 IOUS 扫查，对术前诊断为结石的部位进行重点扫查，并与术前检查结果比较，以修正术前诊断；对术前检查最易漏诊的部位如肝右后叶贴近膈顶、左外叶边缘和肝脏表浅部位进行扫查，以补充诊断，指导制定更合理的治疗方案[60]。在复杂的胆管结石手术中应用 IOUS，可以帮助决定肝切除范围，并划定切除线；也可经切开的胆总管或肝断面胆管引导纤维胆道镜或取石钳进行取石操作（图 13-1-4-8）；还可对肝内胆管结石进行精确定位（图 13-1-4-9），引导避开与胆管并行的血管，切开肝实质内胆管进行取石。IOUS 对取石全过程可实时监测，动态观察取石器械与结石的空间位置关系，能极大地提高取石的准确性，缩短手术时间和减少因盲目取石造成的副损伤[61]。在准备关腹前进行 IOUS 扫查，可以评估肝切除或取石操作是否彻底，有无残余结石[60-62]。

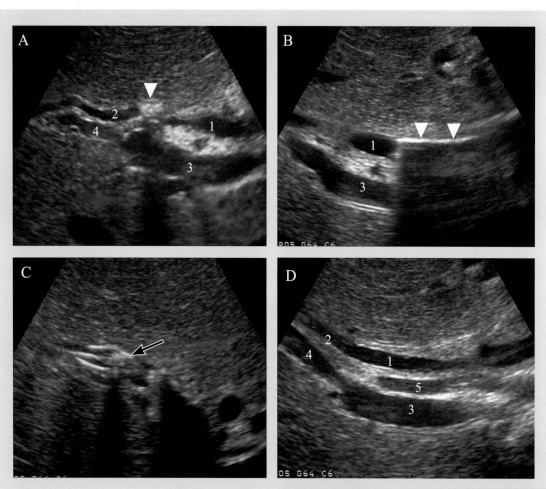

图 13-1-4-8　术中超声引导取石

A. IOUS 显示肝右后下支胆管内结石（△）；

B、C. 术中经胆道镜只能探至右后支胆管，不能探及右后下支胆管内结石，IOUS 引导下经胆道镜网篮取石，（△）为网篮回声，（↑）示其内强回声结石，后伴声影；

D. 取石后 IOUS 显示肝右后下支胆管内结石消失，管腔通畅。

1：右后支胆管，2：右后下支胆管，3：右后支门静脉，4：右后下支门静脉，5：右后支肝动脉

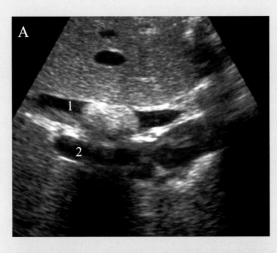

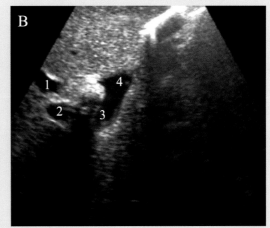

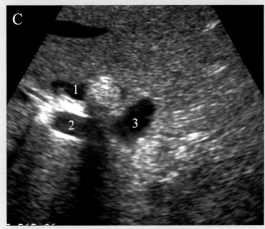

图 13-1-4-9　右肝内胆管结石

A. 右肝内胆管结石，沿胆管长轴扫查会误认为结石
位于右肝管内；

B. 侧动探头显示结石位于右前叶上支胆管内，其后
方可见右前叶下支胆管及此两支胆管的汇合处；

C. 短轴扫查显示结石位于上方的右前叶上支胆管内，
其后方分别为右前叶上支门静脉和右前叶下支胆
管。

1：右前叶上支胆管，2：右前叶上支门静脉，

3：右前叶下支胆管，4：右前支胆管

IOUS 对于检测肝外胆管结石及炎症同样具有很高的临床价值，可有效避免阴性胆管探查术的操作，同时也避免了胆管切开相关并发症的发生，如胆漏、胆道损伤等[63]。肝外胆管结石表现为管腔内强回声团，发生嵌顿时位置较固定，梗阻部位以上胆管及肝内胆管均出现不同程度的扩张，通常伴有胆管壁增厚、毛糙，胆汁稠厚、浑浊等胆管炎表现（图 13-1-4-10）。既往手术导致的粘连、急性胆囊炎或胰腺炎的炎症反应以及晚期肿瘤等都可以导致肝外胆管及其周围结构紊乱和梗阻，在进行"盲视"解剖之前应用 IOUS 检查能快速准确地定位和测量胆管。术中彩色多普勒成像有利于快速鉴别血管和胆管，尤其有解剖结构变异时。在进行重要的解剖之前通过 IOUS 清楚地了解胆管的位置和变异，可大幅度降低胆管损伤的发生率[64]。

2. 胆管囊肿　胆管囊肿可分为原发性和继发性，前者如 Caroli 病，后者多为结石等各种原因引起狭窄，继发胆管囊性扩张。Caroli 病表现为沿胆管走行分布并与其相通的多发囊性无回声区。对胆管囊肿进行 IOUS 扫查时应观察囊内是否伴有结石、胆泥或脓团，特别要注意壁上的不规则实性团块，尤其是低回声团块，应排除癌变可能（图 13-1-4-11）。

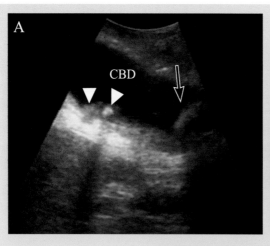
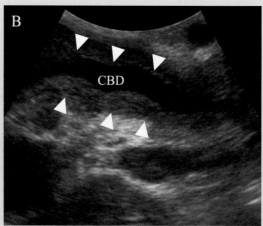

图 13-1-4-10 胆总管结石伴胆管炎

A. 胆总管扩张，（↑）示远端可见强回声伴声影，近端胆管后壁可见小的结石及胆泥回声（△）；

B. 胆总管炎性改变，（△）示胆管壁水肿增厚，但黏膜层清晰，连续性好（CBD：胆总管）

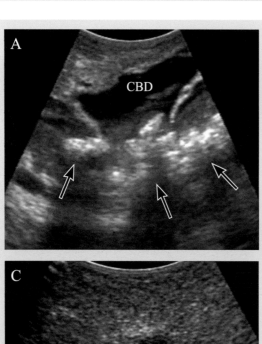
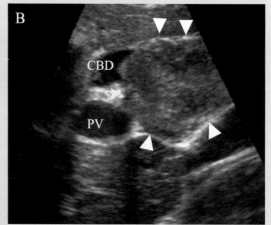
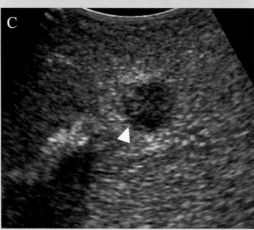

图 13-1-4-11 胆总管囊肿癌变

A. 胆总管呈囊性扩张，（↑）示多枚结石沉积于胆管后壁；B. 胆管近端侧壁上可见不规则的实性低回声团块（△）；C. 肝内可见转移灶（△），术后诊断先天性胆总管囊肿癌变伴肝转移、胆总管多发结石（CBD：胆总管，PV：门静脉）

3. 胆管癌临床上分为上段胆管癌和中下段胆管癌，前者又称为肝门部胆管癌，是指累及胆囊管开口以上的肝总管并扩展至左右肝管汇合部和一侧或双侧肝管的胆管癌；中下段胆管癌则是从胆囊管汇合部至胆总管远端的胆管癌。上段胆管癌以硬化型和浸润型为主，表现为肝内胆管扩张呈放射状向肝门部汇集，并突然被截断或呈锥形狭窄，胆管壁在狭窄或中断区不规则增厚，回声较强或中等，不均匀，肿瘤边界不清，胆囊缩小，肝外胆管不扩张（图13-1-4-12，图13-1-4-13）。中下段胆管癌以乳头型或结节型为主，表现为扩张胆管的远端可见实性回声肿物堵塞，与胆管壁分界不清，胆管壁正常回声线被破坏而不连续，梗阻部位以上肝内外胆管扩张，胆囊肿大（图13-1-4-14，图13-1-4-15）。IOUS可以判断肿瘤所累及胆管的范围，明确正常胆管与受累胆管的界限，以决定手术离断的部位，同时可以判断肿瘤是否突破管壁向周围浸润，侵犯邻近的肝组织、门静脉、肝动脉等结构，周围转移淋巴结情况，以判断疾病分期和手术切除的可能性，帮助制定手术方案[63, 65]。

4. 胆管其他病变对于胆管炎性改变及介入术后疗效评价方面，IOUS可清晰显示胆管壁厚度、回声是否均匀、黏膜层光滑与否、支架置入后管腔是否通畅以及是否有再次狭窄等（图13-1-4-16）。

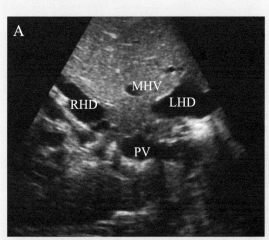
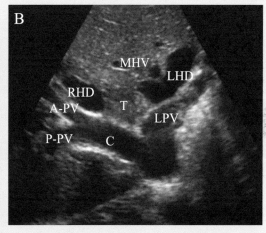
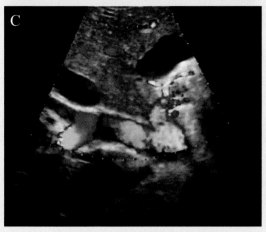

图 13-1-4-12　肝门胆管癌

A、B. 肝门部显示低回声病灶，内部回声不均匀，边界不清晰，未见低回声晕环，胆管于汇合部中断，肿物两侧的左、右肝管明显扩张，其下方为门静脉左、右支分叉部位，并可见门静脉右支的前后分支；

C. 门静脉彩色血流充盈良好，与扩张胆管的无回声形成鲜明对比

（LHD：左肝管，RHD：右肝管，LPV：门静脉左支，RPV：门静脉右支，MHV：肝中静脉，APV：门静脉右前支，PPV：门静脉右后支，PV：门静脉，T：肿瘤）

腹部术中超声及腹腔镜超声

第十三篇

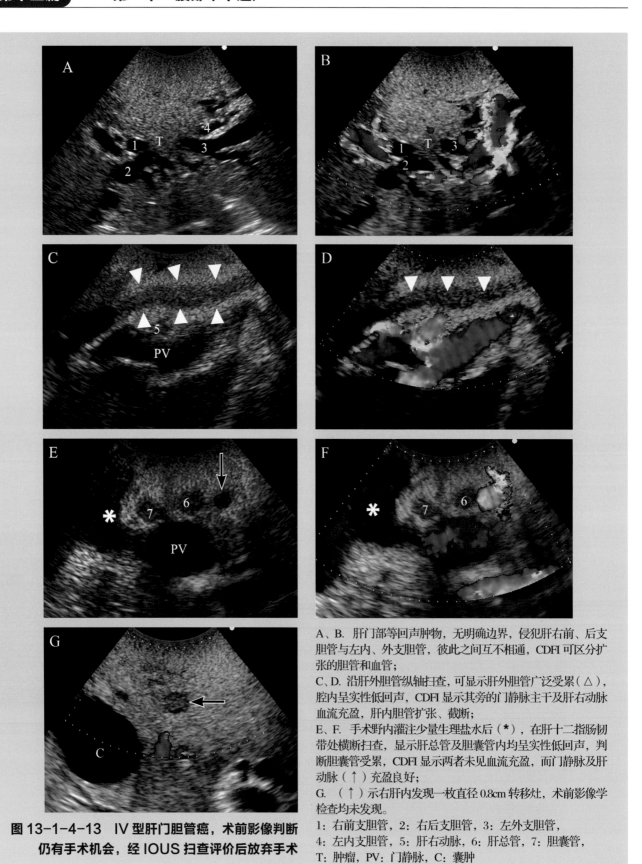

A、B. 肝门部等回声肿物，无明确边界，侵犯肝右前、后支胆管与左内、外支胆管，彼此之间互不相通，CDFI 可区分扩张的胆管和血管；

C、D. 沿肝外胆管纵轴扫查，可显示肝外胆管广泛受累（△），腔内呈实性低回声，CDFI 显示其旁的门静脉主干及肝右动脉血流充盈，肝内胆管扩张、截断；

E、F. 手术野内灌注少量生理盐水后（＊），在肝十二指肠韧带处横断扫查，显示肝总管及胆囊管内均呈实性低回声，判断胆囊管受累，CDFI 显示两者未见血流充盈，而门静脉及肝动脉（↑）充盈良好；

G.（↑）示右肝内发现一枚直径 0.8cm 转移灶，术前影像学检查均未发现。

1：右前支胆管，2：右后支胆管，3：左外支胆管，
4：左内支胆管，5：肝右动脉，6：肝总管，7：胆囊管，
T：肿瘤，PV：门静脉，C：囊肿

图 13-1-4-13　Ⅳ 型肝门胆管癌，术前影像判断仍有手术机会，经 IOUS 扫查评价后放弃手术

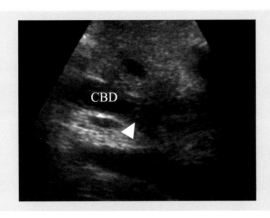

图13-1-4-14 胆管癌

胆总管轻度扩张，下段后壁可见一小的乳头状实性低回声团块凸入腔内，黏膜破坏，胆管后壁组织界限不清，术后病理提示胆管下段癌（△）。CBD：胆总管

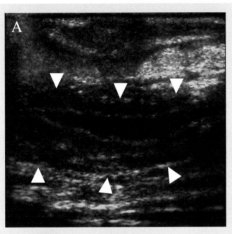

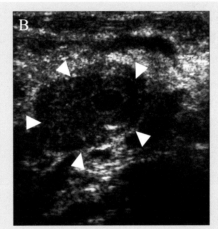

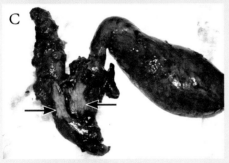

图13-1-4-15 胆管癌

A. 胆总管纵断面，（△）示管壁明显增厚，管腔内径不规则狭窄，黏膜层断续不光滑；

B. 胆总管横断面，管壁偏心性增厚（△）；

C. 切除后大体标本，（↑）示肿瘤

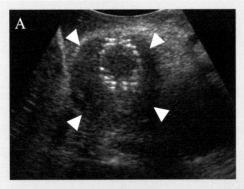

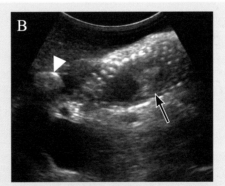

图13-1-4-16 胆管癌胆管内支架置入术后

A. 横断面显示管壁明显不规则增厚（△），内可见金属支架回声，支架内腔透声差；

B. 纵断面显示支架远端腔内不均匀的实性团块（↑），（△）示支架近端腔内结石强回声

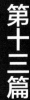

（二）壶腹和十二指肠乳头部病变

IOUS可以鉴别壶腹和十二指肠乳头部的良恶性病变。通常良性狭窄主要由炎症引起，多数与胆管结石继发胆管炎、慢性胰腺炎及重度十二指肠溃疡瘢痕累及乳头部有关，表现为壶腹、乳头部管壁均匀性增厚，回声稍低，胆管追踪至末端逐渐狭窄，无占位性病变征象（图13-1-4-17）。发生于壶腹部和十二指肠乳头部的恶性肿瘤以腺癌多见，多表现为低回声或等回声结节，极易堵塞胆管和胰管，声像图上显示胆管在壶腹部突然中断或狭窄，合并溃疡时表面或中心可出现粗糙的强回声，IOUS可明确肿瘤对周围组织的浸润范围，指导修订手术治疗方案（图13-1-4-18）。

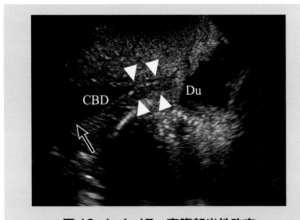

图13-1-4-17 壶腹部炎性改变
壶腹部壁均匀增厚（△），黏膜层连续性好，胆总管腔内可见胆泥（↑）。CBD：胆总管，Du：十二指肠

（三）胆囊病变

1. 胆囊良性病变 IOUS可检出术前影像学检查不典型、术中扪诊不清的结石，同时也可以检出微小的位于胆囊管的结石，以确定是否行胆囊切除术。胆囊结石需要与胆囊内稠厚的胆汁、胆泥团、脓团、陈旧蛔虫、坏死组织、凝血块相鉴别（图13-1-4-19，图13-1-4-20）。IOUS可清晰地显示胆囊息肉、腺肌症、炎症等，较经腹超声显示更加清晰，胆囊息肉及腺瘤表现为囊壁向囊腔内隆起的单发或多发中强回声或中低回声团，通常最大径<1.0cm，呈乳头状或结节状，基底部较窄。胆囊腺肌症表现为胆囊壁弥漫性、节段性或局限性增厚，增厚的囊壁内含多发无回声小暗区及胆固醇结晶或微小结石积聚。

2. 胆囊癌多发生在胆囊底部，其次是体部和颈部，以腺癌最常见。转移途径主要是局部浸润和淋巴播散[66]。胆囊癌根据声像图特征分为结节型、厚壁型、混合型、实块型。结节型表现为结节状、蕈伞状的中等回声团，一般为1~2.5cm，基底部较宽，表面不平整；厚壁型表现为局限性或弥漫性囊壁不均匀增厚，囊腔不规则；混合型表现为既有囊壁不规则增厚，又有结节状突起，此型比较多见（图13-1-4-21）；实块型表现为胆囊失去正常形态，囊腔消失，呈混杂回声的实性肿块（图13-1-4-22）。IOUS通过判断胆囊壁各解剖层的浸润情况及完整性、周围肝实质有无受累、周围血管或胆管有无侵犯（图13-1-4-23）、淋巴结是否转移、肝内有无转移灶等情况，对肿瘤的可切除性进行评估，并且指导手术方式的选择[63]。如果胆囊癌局限于肌层内，则可实施单纯胆囊切除术，若肿瘤已浸润出肌层则行包括胆囊联合邻近肝组织切除、淋巴结清扫等在内的胆囊癌根治术。

总之，IOUS在开腹胆系手术中用途广泛，能为各种胆系手术提供有价值的信息，对手术治疗肝内外胆管结石、胆管囊性病变、胆道肿瘤等具有重要的临床意义，特别是在术中残余结石检出、引导取石和指导恶性肿瘤切除中体现得淋漓尽致。胆系手术中充分而适时地利用IOUS，可以使手术进行得更加彻底和高效。

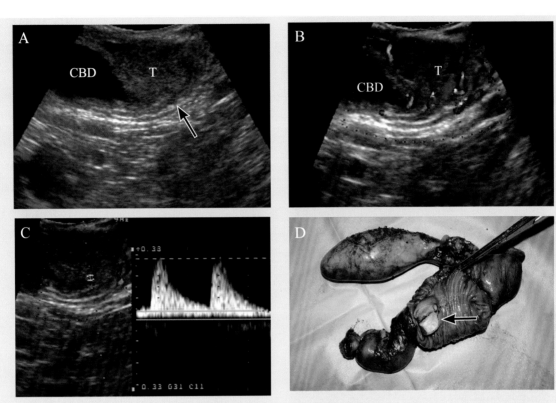

图 13-1-4-18　壶腹部癌

A. 壶腹部可见实性中低回声肿物（↑），近端为扩张的胆总管，管壁光滑；B. CDFI：肿物内血流较丰富；

C. PW 示其内为低速高阻动脉血流频谱，RI：0.87；D.（↑）示壶腹部肿物凸向十二指肠腔。

CBD：胆总管，T：肿瘤

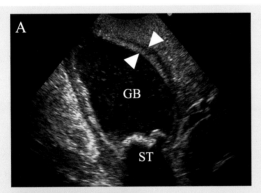
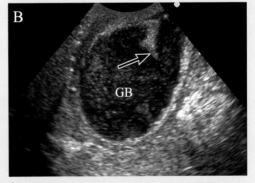
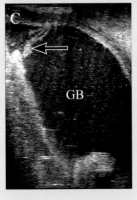

图 13-1-4-19　胆囊结石、胆囊坏疽

A. 经肝扫查胆囊显示形态饱满，张力较高，胆囊壁增厚、粗糙（△），
黏膜回声增强，胆汁透声差，可见密集点状回声悬浮，颈部囊腔内
可见几个强回声，伴声影；

B. 胆囊底部可见一条索状回声附着于囊壁（↑），质地软，振动探头
可漂动；

C. 胆囊粘膜及与条索状回声内未见血流信号，手术后剖开胆囊发现胆
囊黏膜层发生坏死，局部剥脱

GB：胆囊，ST：结石

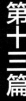

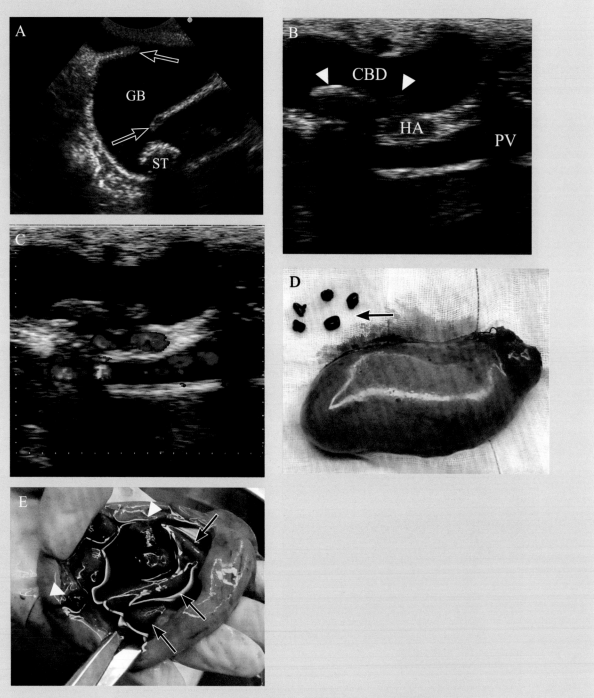

图 13-1-4-20　化脓性胆囊炎、胆囊结石、胆总管结石

A. 经胆囊底部直接扫查胆囊，（↑）胆囊壁折叠，毛糙，腔内可见多个强光团及稠厚胆汁；

B、C. 胆总管扩张，（△）示腔内可见多发强回声，CDFI 见胆总管后方的门静脉及肝固有动脉内血流；

D. 切除的胆囊形态饱满，壁充血水肿明显，（↑）示胆总管切开取出胆色素结石；

E. 胆囊剖开后显示（△）大小不等的混合性结石，（↑）折叠的胆囊壁，胆汁混浊，伴有絮状脓性坏死物。

GB：胆囊，ST：结石，CBD：胆总管，PV：门静脉，HA：肝动脉

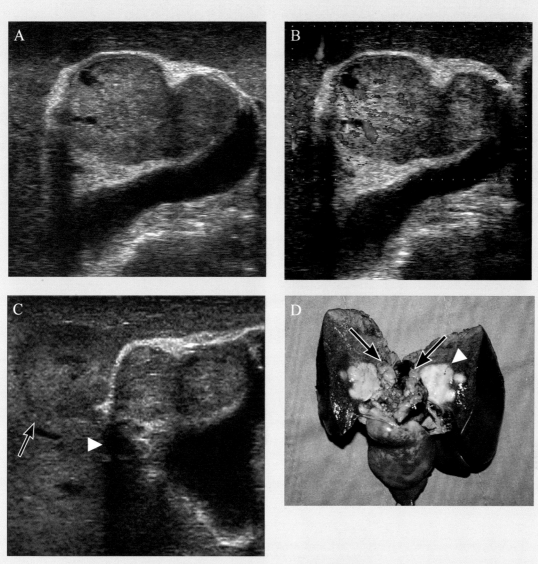

图 13-1-4-21　混合型胆囊癌

A. 胆囊底部偏低回声团块，凸入腔内；B. CDFI：肿物内可见丰富的血流信号；

C. 胆囊床侧囊壁连续性中断（△），肝实质可见癌浸润形成肿块（↑）；

D.（↑）示胆囊内肿物，（△）示肝实质浸润

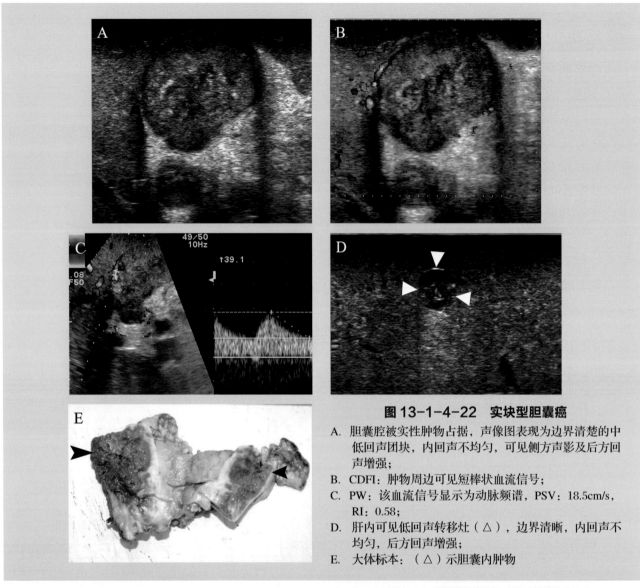

图 13-1-4-22 实块型胆囊癌

A. 胆囊腔被实性肿物占据，声像图表现为边界清楚的中低回声团块，内回声不均匀，可见侧方声影及后方回声增强；

B. CDFI：肿物周边可见短棒状血流信号；

C. PW：该血流信号显示为动脉频谱，PSV：18.5cm/s，RI：0.58；

D. 肝内可见低回声转移灶（△），边界清晰，内回声不均匀，后方回声增强；

E. 大体标本：（△）示胆囊内肿物

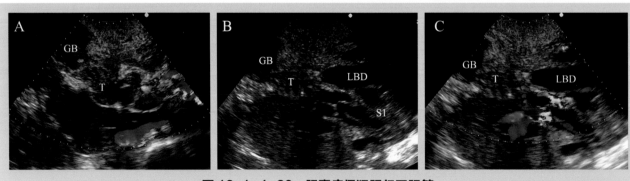

图 13-1-4-23 胆囊癌侵犯肝门区胆管

A. 胆囊颈、体部囊腔被实性低回声占据，回声不均匀，其内未见明显血流，底部囊腔可见少量浓缩的胆汁；B、C. 肿物与肝实质分界不清，并侵犯肝门区胆管，左肝管及尾状叶胆管受累在肝门处中断，近端明显淤胆扩张

GB：胆囊，T：肿瘤，LBD：左肝管，S1：尾状叶

（经翔 王彦冬 周燕）

第五节　胰腺术中超声

胰腺疾病是超声诊断的难题，通过结合多种影像学手段，大多数的胰腺疾病在术前可得到明确诊断并指导外科手术[67]。但功能性胰岛素瘤的术前影像学诊断和精确定位仍存在一定困难[68]；另外胰腺癌侵及大血管时，术中探查常常要求外科医生非常小心和仔细的进行解剖，从而增加了手术时间和风险。胰腺 IOUS 的应用最早于 1980 年由 Lane 和 Sigel 报道[69, 70]，IOUS 能为各种胰腺手术提供有价值的信息，对手术治疗胰腺炎、胰腺癌和其他损伤、胰腺囊性病变，特别是术中胰岛细胞瘤的定位发挥着重要的作用。

一、胰岛细胞瘤术中超声应用

（一）临床概况

1. 胰岛素瘤是一种临床较为少见的肿瘤，同时又是最常见的胰腺内分泌肿瘤。早期临床表现复杂，常被误诊。

2. IOUS 对胰岛细胞瘤手术治疗具有重要的影响，尤其是对胰岛素瘤。经腹超声、CT、MRI 等影像检查方法对胰岛素瘤的检出价值有限[71, 72]，而在术中依靠视诊和触诊也常常不能确认，容易出现误诊、漏诊。

3. IOUS 可以提高胰腺微小病灶（直径 ≤ 1cm）的检出率并能指导外科手术，有重要的实用价值[73]。胰岛素瘤多为单发，几乎均为胰腺内圆形、均质的低回声，偶尔表现为小的、周边有低回声晕的无回声。

4. 因该肿瘤特有的低回声性，IOUS 可以显示出直径小至 0.3~0.4cm 的胰岛素瘤，如进行肿瘤的剜除术，IOUS 可提供最直接路径[74]。Wong 等报道 IOUS 检出胰岛素瘤的敏感性为 91%，明显高于术前 CT 的 31%、MRI 的 50%、血管造影的 46%[75]。

5. 与胰岛素瘤相比较，胃泌素瘤由于其常位于胰腺实质以外，所以 IOUS 的检出率比胰岛素瘤要低。

（二）适应证

1. 患者具有 Whipple 三联征表现（空腹时低血糖症状发作；空腹或发作时血糖低于 2.8mmol/L；口服或静脉推注葡萄糖可迅速缓解）。

2. 经皮经肝门静脉置管分段采血测定胰岛素结果阳性。

3. 各类影像学检查发现或可疑胰腺内微小占位性病变。

（三）操作前准备

1. 仪器设备和器械
   （1）超声成像仪，最好配备高频线阵术中探头（如手术在腹腔镜下进行，采用腹腔镜超声探头）（图 13-1-5-1）。
   （2）无菌探头套、无菌罩（遮盖超声仪操作面板）。

2. 患者准备
   （1）术前常规检查血常规、凝血功能、肝肾功能以及心电图。
   （2）纠正凝血功能异常。
   （3）术前禁食 8 小时。

3. 医生准备
   （1）了解影像学检查结果，包括超声、CT、MRI 等，努力寻找胰腺内的病灶，了解其大致解剖定位（图 13-1-5-2）。
   （2）术前超声全面扫查胰腺，必要时可加用造影检查（图 13-1-5-3）。
   （3）向患者说明治疗的必要性、取得患者与家属的知情同意。

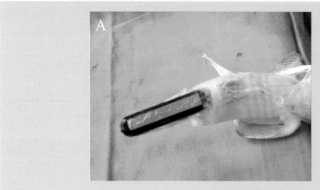
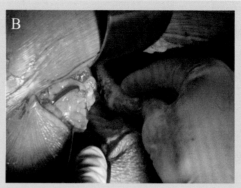

图 13-1-5-1 高频线阵术中探头

A. 探头；B. 术中置于胰腺表面扫查

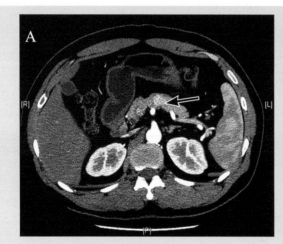
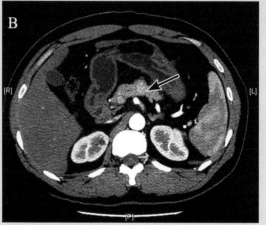

图 13-1-5-2 胰腺影像学检查

A. 增强 CT 示胰体部肿瘤（↑）；B. 增强 CT 示胰体部稍向外突起肿瘤（↑）

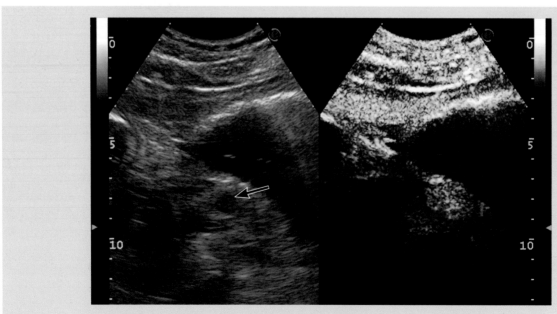

图 13-1-5-3 经腹超声造影示胰体部肿瘤 CEUS 动脉期增强（↑）

（四）操作方法

1. 外科医生完成开腹操作，分离胰腺周围组织脏器后充分暴露胰腺。

2. 术中探头充分消毒或用无菌探头套包裹，超声医生按外科手术要求洗手穿手术衣上台。

3. 超声仪器用无菌罩遮挡，方便无菌操作（也可带助手协助调节仪器）。

4. 将探头置于胰腺表面扫查，做横切和纵切连续扫查，发现病灶做"十字法"定位，即纵切面横切面均能显示病灶，并观察肿块周围的解剖毗邻关系，指导外科手术（图13-1-5-4）。

（五）技术要点及注意事项

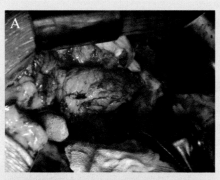
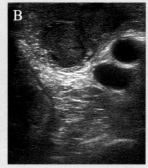
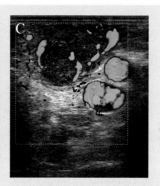
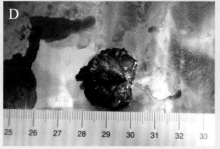

图13-1-5-4 胰腺术中超声应用

A. 术中暴露胰腺；B. 术中超声示胰体部肿瘤呈低回声；

C. 术中超声示胰体部肿瘤内部血流较丰富；

D. 切除的胰体部肿瘤大体标本，病理：胰岛细胞瘤

1. 术中发现胰腺内占位并不困难，但必须注意，胰岛细胞瘤可能存在多发病灶，有些病灶微小，必须一一找到切除才能确保疗效。

2. 外科医生切除肿块后，5分钟内检测血糖，若血糖未见明显上升，则考虑仍存在其他病灶，必须再次仔细寻找，将全部病灶尤其是数毫米的微小胰岛细胞瘤均切除后，手术才能结束。

3. 做好无菌操作，避免医源性感染。

（六）临床意义及评价

术前通过影像学检查能对大部分典型的胰岛细胞瘤做出明确诊断，但胰岛细胞瘤具有体积小，位置深的特点，所以不少肿瘤在术前尚不能得到明确诊断。术前瘤体的定位对手术意义重大，若能在术前明确肿瘤位置，对于手术方式的选择价值较高。因肿瘤小而软，手术中通过扪诊的方式判断肿块位置亦有盲目性术前影像对肿瘤的定位尚与临床需求存在差距。术中超声检查则能很好地解决上述难点。目前术中超声能发现5mm左右的微小结节。有文献报道，如能采用术中超声定位，胰岛细胞瘤术前没有必要进行定位检查[76]。所以在胰腺手术中，结合术中超声探查，可明显降低手术难度，加快手术进程，有利于患者术后恢复[77, 78]。

二、其他病变应用

（一）目的

1. 明确肿瘤的位置、大小、数目。
2. 判断肿瘤与周围脉管结构的关系。
3. 对已明确的肿瘤进行分期，指导修订手术方案。
4. 评价肿瘤的可切除性。
5. 检查肝脏有无转移性病变。
6. 术中引导介入诊断与引流、消融等治疗。

（二）胰腺炎

1. 急性胰腺炎因胰腺组织水肿、出血、坏死等改变而使声像图表现复杂，所以 IOUS 对其诊断作用有限，其作用主要为：
   （1）判断胆道系统是否合并结石。
   （2）脾静脉是否伴有血栓。
   （3）胰腺内部及周围是否合并脓肿。
   （4）指导临床切开胆管取石、切开脓肿引流。
2. 慢性胰腺炎可作出更全面的评估，纠正术前的漏诊和误诊，以确定手术规模。
   （1）慢性胰腺炎表现为实质内回声弥漫性增强，有时可出现斑片状钙化灶回声，主胰管走行迂曲、不同程度狭窄或扩张，合并结石时管腔内出现强回声伴声影（图 13-1-5-5）。
   （2）由于慢性炎症和纤维化的影响，胰腺质地变硬，IOUS 可以发现触诊发现不了的结石或钙化，同时对两者进行鉴别。
   （3）也可以在 IOUS 引导下切开胰管取石。

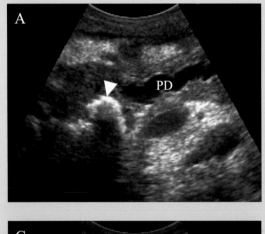
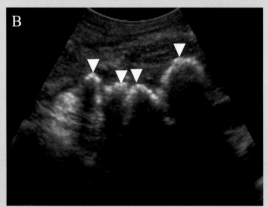
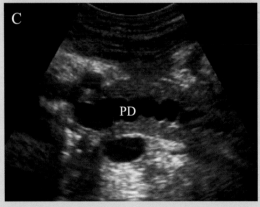

图 13-1-5-5　慢性胰腺炎声像图

A. 沿胰腺长轴行纵切扫查，显示胰腺形态不规则，回声不均匀，主胰管迂曲、扩张，胰腺实质内可见斑块状强回声钙化（△），伴有典型声影；

B. 沿胰腺短轴行横切扫查胰头部，可见实质内多发斑块状强回声（△），大小不一；

C. 胰体尾部胰管明显扩张，走行迂曲（PD：主胰管）

3. 局限性慢性胰腺炎

（1）IOUS 可以通过进一步观察周围血管的受累情况或引导术中活检与胰腺癌进行鉴别。

（2）显示胰管的位置和形态，并进行精确定位，避免了因胰管无法触及而进行的盲目切开和探查，指导临床进行相应的减压或切除术。

（3）选择手术方案，如果胰管全程扩张，呈串珠样改变，则可实施胰十二指肠吻合术，如果胰管正常，胰腺腺体发生弥漫性病变，则应进行胰腺的次全切除术[79]。

（4）胰腺炎手术治疗，无论是切除还是引流，IOUS 的应用将使 15%~20%患者的手术方法发生改变[80, 81]。

（三）胰腺假性囊肿

1. 通常表现为囊状无回声区，囊壁光滑，如果合并出血或感染时，囊内透声差，可见密集点状、絮状回声悬浮或出现不规则团块状低回声。

2. 较大的假性囊肿通过剖腹探查就可以发现，但体积较小、位置较深的囊肿，通过 IOUS 引导下进行针吸减压[82]，可避免反复穿刺寻找和不必要的解剖暴露。

3. 正常解剖标志被炎性组织遮挡或因纤维化、组织水肿无法摸清时，IOUS 可避免手术操作中邻近血管的损伤。

4. 可确定假性囊肿的纤维囊壁厚度及与周围组织的关系，选择最佳的内引流吻合部位。

5. IOUS 可以显示假性囊肿的位置并与扩张的胰管进行鉴别（图 13-1-5-6）。

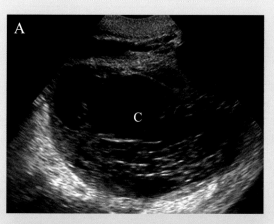

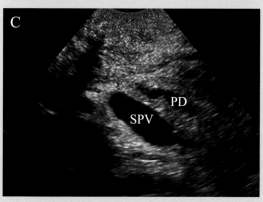

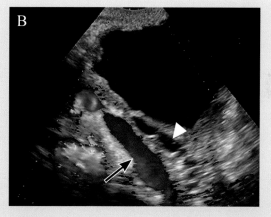

图 13-1-5-6　术中超声引导胰腺假性囊肿内引流术

A. IOUS 显示腹膜后囊性肿物（C），内可见大量纤维分隔和絮状回声；

B. CDFI 可清晰显示脾静脉（↑）和扩张的胰管（△）；

C. 胃－假性囊肿内引流术后，IOUS 显示囊肿消失（PD：胰管、SPV：脾静脉）

腹部术中超声及腹腔镜超声

第十三篇

6. 有助治疗方案选择。如拟将假性囊肿内囊液引流至胃，则可通过 IOUS 确定假性囊肿与胃后壁的接触范围并避开胃十二指肠网膜上的血管。

（四）胰腺癌

1. 胰腺癌术中声像图表现为形态不规则，边界不清，呈蟹足样浸润，内部呈低回声，中间夹杂有不均质光点，后方回声衰减，瘤体较大时，中心可产生液化、坏死，可以挤压或侵犯血管、胆管或胰管引起梗阻（图 13-1-5-7）。

2. 在胰腺癌手术过程中，评价肿瘤的浸润范围和可切除性是 IOUS 的一大优势。

3. 手术探查能够迅速发现腹腔内播散的和位于肝脏表浅部位的转移灶，但对肿瘤的血管侵犯常探查不清。

4. 与术前的检查相比，IOUS 对诊断胰腺癌门静脉侵犯准确性较高，IOUS 能显示肿瘤与血管尤其是肠系膜上静脉－门静脉的关系，并可提供静脉是否受侵的可靠征象[83-85]（图 13-1-5-8~ 图 13-1-5-10）。

5. IOUS 对肝内转移灶的诊断要比术前检查或手术探查更准确灵敏，对潜在肝脏转移灶的诊断，可避免对不可根治胰腺癌进行大范围的切除术（图 13-1-5-11）。

6. 可清晰显示胰头部肿物对总胆管下段的压迫及对局部管壁的浸润（图 13-1-5-12）。

7. 可发现胰腺、主动脉、腹腔干动脉、肠系膜周围未触及的局部淋巴结和其它远处的淋巴结（图 13-1-5-13）。对 IOUS 怀疑为转移病灶的淋巴结，可以选择性进行术中活检以确定肿瘤的分期和可切除性。

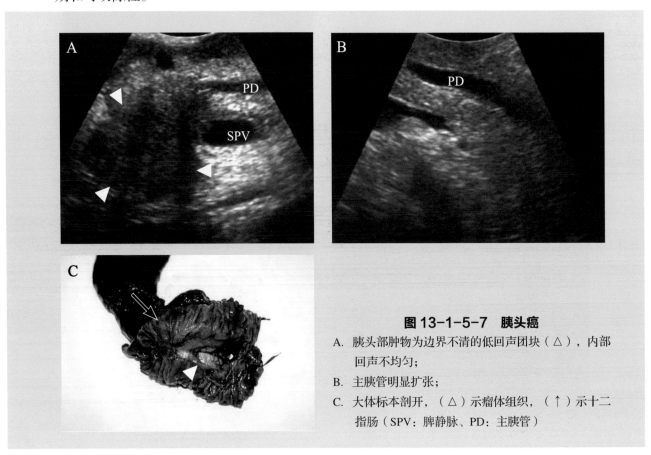

图 13-1-5-7　胰头癌

A. 胰头部肿物为边界不清的低回声团块（△），内部回声不均匀；

B. 主胰管明显扩张；

C. 大体标本剖开，（△）示瘤体组织，（↑）示十二指肠（SPV：脾静脉、PD：主胰管）

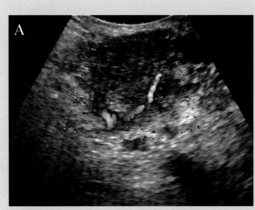
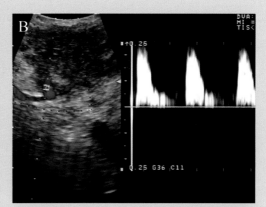
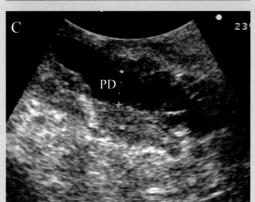
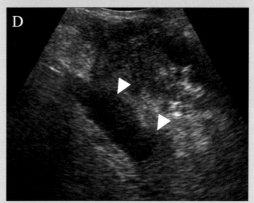
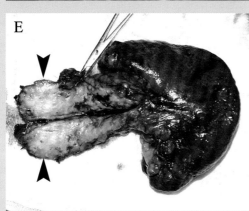

图 13-1-5-8 胰体癌脾静脉受累

A. 胰体部低回声肿物边界不清，CDFI 示肿物周边及内部可探及明显血流信号；

B. PW 示肿物内为高阻的动脉血流频谱；

C. 体尾部胰管明显扩张；

D. 脾静脉前壁受累，管壁模糊不清（△），考虑受侵，后壁清晰光滑；

E. 胰体尾、脾联合切除的大体标本，（△）示瘤体组织（PD：胰管）

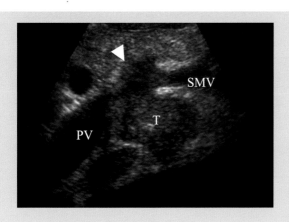

图 13-1-5-9 胰腺癌累及血管

胰腺钩突部肿物侵及肠系膜上静脉与门静脉汇合部管腔狭窄（△），静脉管壁连续性中断，与肿物界线不清（SMV：肠系膜上静脉、PV：门静脉、T：肿瘤）

腹部术中超声及腹腔镜超声

第十三篇

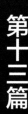

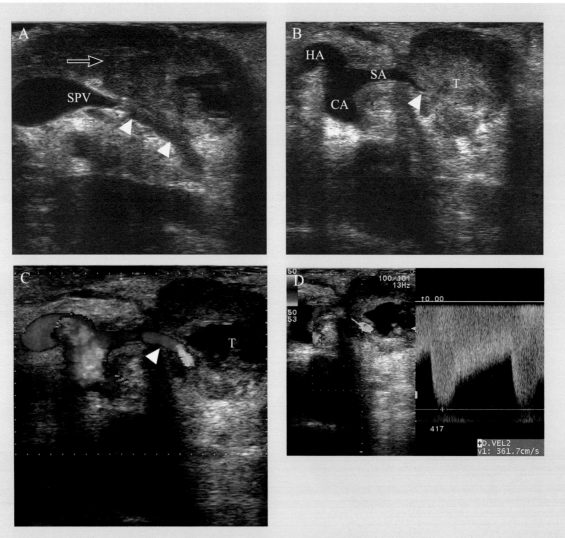

图 13-1-5-10 胰体尾囊腺癌

A. 胰体尾部囊实性肿物（↑），边界不清，脾静脉受累，管腔显示不清（△）；

B. 肿物邻近腹腔动脉干，脾动脉受累变窄（△）；

C. CDFI 可见脾动脉（△）被肿物包绕；

D. PW 示脾动脉狭窄段血流速度加快，PSV：361.7cm/s（SPV：脾静脉、HA：肝总动脉、CA：腹腔动脉干、SA：脾动脉、T：肿瘤）

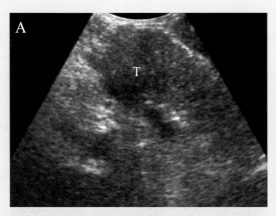

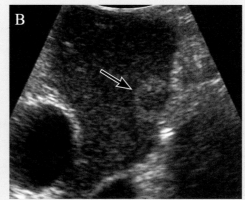

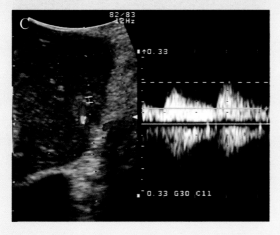

图 13-1-5-11　胰体癌肝转移

A. 胰体可见不均质低回声团块，体尾部回声弥漫性不均匀；

B. 肝 S5 段可见一边缘高回声、中心低回声的转移灶（↑）；

C. 肝转移灶内可见血流信号及动脉频谱；（T：肿瘤）

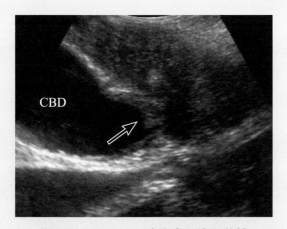

图 13-1-5-12　胰头癌压迫胆总管

胆总管明显扩张，（↑）示远端胆管前壁明显增厚、隆起，管腔狭窄

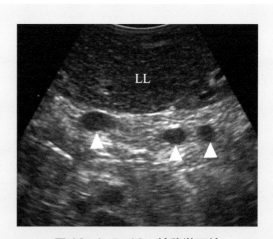

图 13-1-5-13　转移淋巴结

胰腺癌胰周及肝门部可见多个小的淋巴结转移（△）（LL：肝左叶）

8. 对无法切除的胰腺癌可在IOUS引导下进行射频消融治疗或放射性粒子植入，以减轻患者症状，延长患者生存期（图13-1-5-14~图13-1-5-15）。

9. 对晚期胰腺癌患者伴有明显的疼痛时，可在IOUS引导下进行术中腹腔神经节阻滞，在识别了主动脉与腹腔动脉干之后，在超声引导下用一根长针在主动脉的两侧分别注射乙醇或进行术中放射性粒子植入，而不需要分离腹腔动脉干周围的组织。

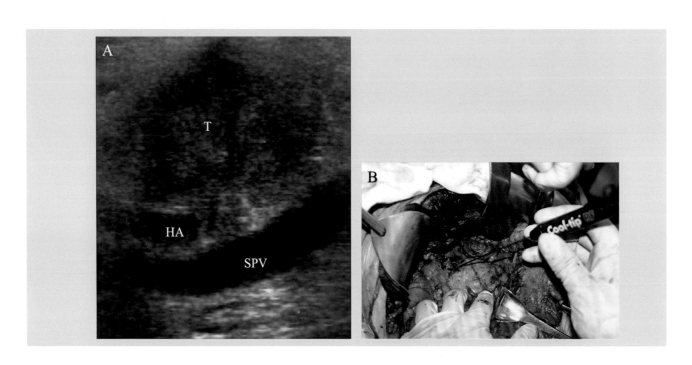

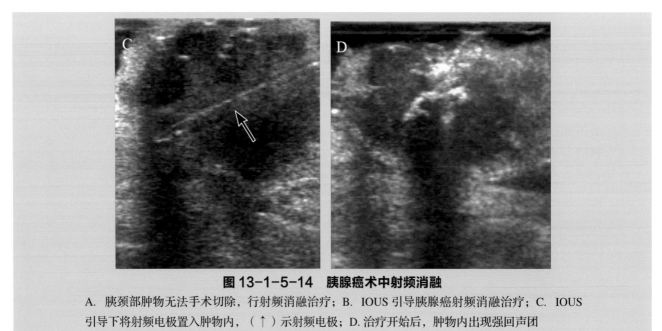

图13-1-5-14 胰腺癌术中射频消融

A. 胰颈部肿物无法手术切除，行射频消融治疗；B. IOUS引导胰腺癌射频消融治疗；C. IOUS引导下将射频电极置入肿物内，（↑）示射频电极；D. 治疗开始后，肿物内出现强回声团

（HA：肝总动脉、SPV：脾静脉、T：肿瘤）

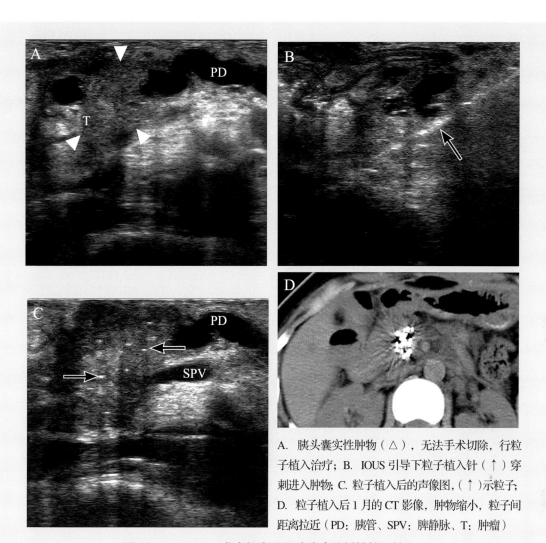

A. 胰头囊实性肿物（△），无法手术切除，行粒子植入治疗；B. IOUS引导下粒子植入针（↑）穿刺进入肿物；C. 粒子植入后的声像图，（↑）示粒子；D. 粒子植入后1月的CT影像，肿物缩小，粒子间距离拉近（PD：胰管、SPV：脾静脉、T：肿瘤）

图13-1-5-15 术中超声引导胰腺癌放射性粒子植入

（五）注意事项

1. 探查视野显露一定要充分。
2. 对胰腺各部按一定顺序系统的扫查可有效防止病变遗漏。
3. 除沿主胰管扫查外，探头还需上下移动探查胰腺其他部位和部分相邻脏器情况，并了解胰腺周围的血管状况，分清这些血管与胰腺病变的解剖关系及受累情况。
4. 接近胰尾时胰管可能渐渐显示欠清，不要误以为是病理性改变。
5. 正常胰腺实质的回声在儿童时期偏低，成人与肝回声相等或稍高，随年龄增长胰腺内脂肪组织增多，其回声也增高。
6. 正常主胰管内径为0.1~0.2cm，主胰管的走行并非呈一条直线而是有一定的折曲。
7. 避免过度加压，导致胰管、血管过度受压变细而影响诊断。

（陈磊　胡兵　经翔）

参考文献

1. Donadon M, Costa G, Torzilli G.State of the art of intraoperative ultrasound in liver surgery: current use for staging and resection guidance.Ultraschall in Der Medizin, 2014, 35: 500-514.

2. Marcal LP, Patnana M, Bhosale P, et al.Intraoperative abdominal ultrasound in oncologic imaging.World J Radiol, 2013, 5: 51-60.

3. Piccolboni D, Ciccone F, Settembre A, etal.Laparoscopic intra-operative ultrasound in liver and pancreas resection: Analysis of 93 cases.J Ultrasound, 2010, 13: 3-8.

4. Zendel A, Dreznik Y, Lahat E, et al. "Vanishing liver metastases" -A real challenge for liver surgeons.Hepatobiliary Surg Nutr, 2014, 3: 303-312.

5. Makuuchi M, Hasegawa H, Yamazaki S, et al.Newly devised intraoperative probe.Image technology and information display. Medical, 1979, 11: 1167-1168.

6. 董家鸿.肝细胞癌治疗理念与策略的转变.中华消化外科杂志, 2009, 8: 85-87.

7. 陈敏华.肝癌射频射频 -- 基础与临床.北京: 人民卫生出版社, 2009: 444-472.

8. Machi J, Isomoto H, Yamashita Y, et al.Intraoperative ultrasonography in screening for liver metastases from colorectal cancer: comparative accuracy with traditional procedures.Surgery, 1987, 101: 678-684.

9. Torzilli G, Makuuchi M, Inoue K, et al.No-mortality liver resection for hepatocellular carcinoma in cirrhotic and noncirrhotic patients: is there a way? A prospective analysis of our approach. Arch Surg, 1999, 134: 984-992.

10. Machi J, SigelB.Operative ultrasound in general surgery.Am J Surg, 1996, 172: 15-20.

11. Makuuchi M, Takayama T, Kosuge T, et al.The value of ultrasonography for hepatic surgery.Hepatogastroenterology, 1991, 38: 64-70

12. Rifkin MD, Rosato FE, Branch HM, et al.Intraoperative ultrasound of the liver.An Important Adjunctive Tool for Decision Making in the Operating Room.Ann Surg, 1987, 205: 466-472.

13. Parker GA, Lawrence W, Horsley JS, et al.Intraoperative ultrasound of the liver affects operative decision making.Ann Surg, 1989, 209: 569-576.

14. Machi J, Sigel B, Zaren HA, et al.Operative ultrasonography during hepatobiliary and pancreatic surgery.World J Surg, 1993, 17, 640-645.

15. 经翔,丁建民,王彦冬,等.术中超声在肝癌切除术中的应用研究.中华医学超声杂志(电子版), 2010, 7(10): 1674-1679.

16. Claudiu-Dumitru D, Nicolae R, Doru M, et al.The role of intraoperative ultrasound for the assessment of the focal liver lesions in patients with colorectal cancer.Med Ultrason, 2014, 16: 114-118.

17. Makuuchi M, Hasegawa H, Yamazaki S, et al.The use of operative ultrasound as an aid to liver resection in patients with hepatocellular carcinoma.World J Surg, 1987, 11: 615-621.

18. OlsenAK.Intraoperative ultrasonography and the detection of liver metastases in patients with colorectal cancer.BrJ Surg, 1990, 77: 998-999.

19. Solomon MJ, Stephen MS, Gallinger S, et al.Does intraoperative hepatic ultrasonography change surgical decision making during liver resection? Am J Surg, 1994, 168: 307-310.

20. Shukla PJ, Pandey D, Rao PP, et al.Impact of intra-operative ultrasonography in liver surgery.Indian J Gastroenterol, 2005, 24: 62-65.

21. Lamadé W, Vetter M, Hassenpflug P, et al.Navigation and image-guided HBP surgery: a review and preview.J Hepatobiliary Pancreat Surg, 2002, 9: 592-599.

22. Kokudo N, Bandai Y, Imanishi H, et al.Management of new hepatic nodules detected by intraoperative ultrasonography during hepatic resection for hepatocellular carcinoma.Surgery, 1996, 119, 634-640.

23. Takigawa Y, Sugawara Y, Yamamoto J.et al.New lesions detected by intraoperative ultrasound during liver resection for hepatocellular carcinoma.Ultrasound Med Biol, 2001, 27: 151-156.

24. Makuuchi M, Hasegawa H, Yamazaki S.Ultrasonically guided subsegmentectomy.Surg GynecolObstet, 1985, 161: 346-350.

25. Ngan H, Peh WC.Arteriovenous shunting in hepatocellular carcinoma: its prevalence and clinical significance.Clin Radiol, 1997, 52: 36-40.

26. 经翔, 杜智, 王毅军, 等.术中超声引导荷瘤门静脉染色在肝癌手术中的临床应用.中国肿瘤临床, 2005, 32: 625-627.

27. Torzilli G, Makuuchi M.Ultrasound-guided finger compression in liver subsegmentectomy for hepatocellular carcinoma.Surg Endosc, 2004, 18: 136-139.

28. Verbeek FP, van der Vorst JR, Schaafsma BEet al.Image-guided hepatopancreatobiliary surgery using near-infrared fluorescent light.J HepatobiliaryPancrea Sci, 2012, 19: 626-637.

29. Aoki T, Yasuda D, Shimizu Y, et al.Image-guided liver mapping using fluorescence navigation system with indocyanine green for anatomical hepatic resection.World J Surg, 2008, 32: 1763-1767.

30. Sakoda M, Ueno S, Iino S, et al.Anatomical laparoscopic hepatectomy for hepatocellular carcinoma using indocyanine green fluorescence imaging.JLaparoendoscAdvSurg Tech A, 2014, 24: 878-882.

31. Uchiyama K, Ueno M, Ozawa S, et al.Combined use of contrast-enhanced intraoperative ultrasonography and a fluorescence navigation system for identifying hepatic metastases.World J Surg, 2010, 34: 2953-2959.

32. Weber JC, Navarra G, Jiao LR et al.New technique for liver resection using heat coagulative necrosis.Ann Surg, 2002, 236: 560-563.

33. Jiao LR, Navarra G, Weber JC, et al.Radiofrequency assisted liver resection--a novel technique.Hepatogastroenterology, 2005, 52: 1685-1687.

34. 经翔, 丁建民, 王彦冬, 等.术中超声在射频辅助肝切除术中的应用.中华超声影像学杂志, 2011, 20: 947-949.

35. Liu L, Xu H, Lu M, et al.Percutaneous ultrasound-guided thermal ablation for liver tumor with artificial pleural effusion or ascites.Chin J Cancer, 2010, 29: 830-835.

36. Pepple PT, Gerber DA.Laparoscopic-assisted ablation of hepatic tumors: a review.Semin InterventRadiol, 2014, 31: 125-128.

37. Huang H, Liang P, Yu XL, et al.Safety assessment and therapeutic efficacy of percutaneous microwave ablation therapy combined with percutaneous ethanol injection for hepatocellular carcinoma adjacent to the gallbladder.Int J Hyperthermia, 2015, 31: 40-47.

38. Tepel J, Hinz S, Klomp HJ, et al.Intraoperative radiofrequency ablation (RFA) for irresectable liver malignancies.Eur J SurgOncol, 2004, 30: 551-555.

39. Wong J, Lee KF, Lee PS, et al.Radiofrequency ablation for 110 malignant liver tumours: preliminary results on percutaneous and surgical approaches.Asian J Surg, 2009, 32: 13-20.

40. Choi D, Lim HK.Joh JW, et al.Combined hepatectomy and radiofrequency ablation for multifocal hepatocellular carcinomas: longterm follow-up results and prognostic factors.AnnSurgOncol, 2007, 14: 3510-3518.

41. Evrard S, Poston G, Kissmeyer-Nielsen P et al.Combined ablation and resection (CARe) as an effective parenchymal sparing treatment for extensive colorectal liver metastases.PloSOne, 2014, 9: e114404.

42. Man K, Fan ST, Ng I, et al.Prospective evaluation of Pringle maneuver in hepatectomy for liver tumors by a randomized study. Ann Surgery, 1997, 226: 704-711.

43. Lee SJ, Cho EH, Kim R, et al.Hepatectomy, combined with intraoperative radiofrequency ablation in patients with multiple hepatocellular carcinomas.Korean JHepatobiliaryPancreatSurg, 2015, 19: 98-102.

44. van AmerongenMJ, van der Stok EP, Fütterer JJ.et al.Short term and long term results of patients with colorectal liver metastases undergoing surgery with or without radiofrequency ablation.EurJ SurgOncol, （2016）, 42（4）: 523-530

45. Jiang K, Dong J, Zhang W, et al.Effect of one-off complete tumor radiofrequency ablation on liver function and postoperative complication in small hepatocellular carcinoma.Eur J SurgOncol, 2014, 40: 576-583.

46. Yune Y, Kim S, Song I, et al.Comparative analysis of intraoperative radiofrequency ablation versus non-anatomical hepatic resection for small hepatocellular carcinoma: short-term result. Korean J HepatobiliaryPancreat Surgery, 2015, 19: 173-180.

47. Itoh S, Morita K, Ueda S, et al.Long-term results of hepatic resection combined with intraoperative local ablation therapy for patients with multinodular hepatocellular carcinomas. AnnSurgOncol, 2009, 16: 3299-3307.

48. Eltawil KM, Boame N, Mimeault R, et al.Patterns of recurrence following selective intraoperative radiofrequency ablation as an adjunct to hepatic resection for colorectal liver metastases. JSurgOnco, 2014, 110: 734-738.

49. Coello JC, de Freitas AC, Matias JE, et al.Donor complications including the report of one death in right-lobe living-donor liver transplantation.Dig Surg, 2007, 24（3）: 191-196.

50. 王学浩, 张峰, 李相成, 等.活体肝移植受者的外科并发症防治.中华器官移植杂志, 2004, 25（5）: 285-287.

51. 武红涛, 唐缨, 胡翔宇, 等.术中超声在小儿肝脏移植中的应用.中国超声医学杂志, 2011, 27（6）: 546-549.

52. 李锐, 张萍, 郭燕丽, 等.实时超声造影在肝移植术后门静脉并发症诊断中的应用.中国超声医学杂志, 2007, 23（4）: 281-283.

53. 任秀昀.术中超声在活体肝移植中的应用.中华医学超声杂志（电子版）, 2009, 6（5）: 966-970.

54. Dalgic A, Dalgic B, Demirogullari B, et al.Clinical approach to graft hepatic artery thrombosis following living related liver transplantation .Pediatr Transplant , 2003, 7（2）: 149-152.

55. Knight PR, Newell JA.Operative use of ultrasonics in cholelithiasis. Lancet, 1963, 1: 1023-1025.

56. Sigel B, Spigos DG, Donahue PE, et al.Intraoperative ultrasonic visualization of biliary calculi.Curr Surg, 1979, 36: 158-159.

57. Machi J, Oishi AJ, Furumoto NL, et al.Intraoperative ultrasound. Surg Clin North Am, 2004, 84: 1085-1111.

58. Lane RJ, Coupland GA.Ultrasonic indications to explore the common bile duct.Surgery, 1982, 91: 268-274.

59. Machi J, SigelB.Operative ultrasound in general surgery.Am JSurg, 1996, 172: 15-20 .

60. Xing G, Chen G, Peng X.The application of intraoperative ultrasound during partial hepatectomy for the accurate detection and removal of intrahepatic bile duct stones.Cell BiochemBiophys, 2011, 61: 449-452.

61. 王彦冬, 经翔.术中超声在纤维胆道镜取石中的应用.解放军医学杂志, 2009, 885-887.

62. HakamadaK, Narumi S, Toyoki Y, et al.Intraoperative ultrasound as an educational guide for laparoscopic biliary surgery.World J Gastroenterol, 2008, 14: 2370-2376.

63. Azuma T, Yoshikawa T, Araida T, et al.Intraoperative evaluation of the depth of invasion of gallbladder cancer.Am J Surg, 1999, 178, 381-384.

64. PflukeJM, Bowers SP Jr.Laparoscopic intraoperative biliary ultrasonography: findings during laparoscopic cholecystectomy for acute disease.J Laparoendosc Adv SurgTech, 2011, 21: 505-509.

65. BendeS, Botos A, Ottlakán A, et al.Intraoperative ultrasonography for common bile duct exploration during laparoscopic cholecystectomy.MagySeb, 2003, 56: 225-228.

66. KinoshitaH, NakayamaT, Imayama H, et al.Diagnosis of extension and treatment of carcinoma of the gallbladder.Nihon GekaGakkaiZasshi, 1998, 99: 700-705.

67. Kauhanen SP, Komar G, SeppänenMP, et al.A prospective diagnostic accuracy study of 18F-fluorodeoxyglucose positron emission tomography/computed tomography, multidetector row computed tomography, and magnetic resonance imaging in primary diagnosis and staging of pancreatic cancer.Ann Surg, 2009, 250: 957-963.

68. Virgolini I, Traub-Weidinger T, Decristoforo C.Nuclear medicine in the detection and management of pancreatic islet-cell tumours.Best Pract Res Clin Endocrinol Metab, 2005, 19: 213-227.

69. Lane RJ, Glazer G.Intraoperative B-mode ultrasound scanning of the extra-hepatic biliary system and pancreas.Lancet, 1980, Ⅱ（8190）: 334-337.

70. Sigel B, Coelho JC, Spigos DG, et al.Ultrasound and the pancreas. Lancet, 1980, Ⅱ（8207）: 1310-1311.

71. Vargas R, Ninomurcia M, Trueblood W, et al.MDCT in pancreaticadenocarcinoma: prediction of vascularinvasion and resectability using a multiphasic technique withcurved planar reformations.AJR, 2004, 182: 419-425.

72. Hiramoto JS, Feldstein VA, LaBerge JM, et al.Intraoperativeultrasound and preoperative localization detects all occultinsulinomas.Arch Surg, 2001, 136: 1020-1025.

73. Cirimbei S, Puscu C, Lucenco L, et al.The role of intraoperative ultrasound in establishing the surgical strategy regarding hepato-bilio-pancreatic pathology.Chirurgia, 2013, 108: 643-651.

74. Grover AC, Skarulis M, Alexander R, et al.A prospectiveevaluation of laparoscopic exploration with intraoperativeultrasound as a technique for localizing sporadic insulinomas.Surgery, 2005, 138: 1003-1008.

75. Wong M, MdisaSH, ZahiahM, et al.Intraoperative ultrasound with palpation is still superior to intra-arterial calcium stimulation testin localising insulinoma.World J Surg, 2007, 31: 586-592.

76. 韩显林, 吴文铭, 王梦一, 等.达芬奇机器人手术系统联合术中超声定位对胰岛素瘤精准切除50例经验总结.中华外科杂志, 2016, 54（1）: 30-33.

77. Ni Mhuircheartaigh JM, Sun MR, Callery MP, et al.Pancreatic surgery: a multidisciplinary assessment of the value of intraoperative US.Radiology, 2013, 266: 945-955.

78. KolesnikO, LukashenkoA, ShudrakA, etal.Intraoperative ultrasonography in pancreatic surgery: staging and resection guidance.Exp Oncol, 2015, 37（4）: 285-291.

79. Smith SJ, Vogelzang RL, Donovan J, et al.Intraoperative sonography of the pancreas.Am J Roentgenol, 1985, 144（3）: 557-562.

80. Machi J, Sigel B, Zaren HA, et al.Operative ultrasonagraphy during hepatobiliary and pancreatic surgery.World J Surg, 1993, 17: 640-646.

81. Machi J, Sigel B.Operative ultrasound in general surgery.Am J Surg, 1996, 172: 15-20.

82. Rindsberg S, Radecki PD, Friedman AC, et al.Intraoperative ultrasonic localization of a small pancreatic pseudocyst.Gastrointest Radiol, 1986, 11（4）: 339-341.

83. Sugiyama M, Hagi H, Atomi Y.Reappraisal of intraoperative ultrasonography for pancreatobiliary carcinoma: assessment of malignant portal venous invasion.Surgery, 1999, 125: 160-165.

84. Machi J.Intraoperative and laparoscopic ultrasound.Surg Oncol Clin North Am, 1999, 8: 205-226.

85. Serio G, Fugazzola C, Iacona C, et al.Intraoperative ultrasonography in pancreatic cancer.Int J Pancreatol, 1992, 11: 31-41.

第二章 腹腔镜超声

【概述】

随着腹腔镜手术技术的普及，腔镜下操作的固有缺陷也日益凸显：①由于术中不能对脏器进行触诊，腹腔镜手术丧失了大量对于外科医生来说极其重要的"触觉反馈"；②由于视野的限制，探查范围受限；③腹腔镜下的二维视野缺乏立体感，损失部分视觉信息[1]。

20世纪90年代，超声技术和腹腔镜技术的融合促使了腹腔镜超声的出现。腹腔镜超声(LUS)缩短了超声探头与病变间的距离，可使用高频超声提高分辨率，还可避免腹壁和肠内气体等对超声波声束的干扰，从而获得高度清晰的扫描图像。当前，主流超声机型均配备了腹腔镜探头。

结合腹腔镜技术及LUS检查特点，有助于恢复腹腔镜缺乏的触觉反馈，能弥补腹腔镜诊断术的不足，互补两者的应用优势，使腔镜医师既能观察器官表面，又能详细扫查肝胆胰等器官组织内部结构和病变，获得立体探查结果，精确引导手术，提高了腹腔镜手术的准确性和安全性[1]。由于LUS的应用依赖于腹腔镜手术技术的发展，而国内对于外科医生术中超声技术培训不足，因此，近几年LUS技术在国内推广、普及较为缓慢。

第一节 腹腔镜超声在肝脏的应用

肝脏作为全身最大的实质器官，超声检查对其敏感性极高，能够检出直径3mm以上的病灶（病灶数目、位置、边缘及血供）、明确重要管道结构、判断组织结构关系。在腹腔镜肝脏手术中利用LUS探查，结合彩色多普勒，能够发现卫星灶和转移灶、标记重要管道结构、确定切缘、进行介入操作的术中引导，保证手术的精准性。近年来，LUS检查也增加了实时弹性成像（real-time tissue elastography，RTTE）、肝脏弹性测量技术（VCTE）和肝脏脂肪变性定量诊断技术（CAP）、超声造影功能，协助医生更加个体化、精确化的完成肝脏手术。

一、适应证

1. 明确病灶性质、数目，探查转移灶或隐匿卫星灶。

2. 明确目标病灶、肝段与邻近重要管道的毗邻关系，确定切除范围和切缘。

3. 探查有无肝十二指肠韧带淋巴结转移。

4. LUS引导下介入手段预处理肝蒂，减少术中出血；LUS引导下行肝段染色，辅助解剖性肝段切除。

5. 探查肝内胆管囊性扩张或肝内胆管结石的分布，确定切除范围。

6. 肝外伤的腹腔镜手术治疗中了解肝脏胆管系统和静脉系统的受损情况，并检测有无常规超声不易发现的肝内血肿。

二、禁忌证

1. 严重心肺疾病和（或）心肺功能障碍，难以耐受 CO_2 气腹者。

2. 严重的凝血功能障碍，难以纠正者。

3. 腹部有广泛粘连（如曾有大手术史等）和多发性、包裹性积液的病例。

4. 中等量以上腹水。如确需检查，宜在术前 1~2 天放出部分腹水，使患者适应术中腹腔减压，防止检查术中突然腹腔减压引发患者休克等严重并发症。

5. 中晚期妊娠，影响术野显露者。

三、操作前准备

（一）仪器准备

1. 配备有 LUS 探头的高分辨率彩色超声仪。

2. LUS 探头的共同特点为：直径 10mm，可通过 12mm 一次性 Trocar 置入腹腔；双向或四向弯曲；线阵或凸阵扫描；频率 5.0~10.0MHz；彩色多普勒血流成像。个别机型配备的探头还可进行术中造影和弹性成像。上台前应用低温等离子法做探头灭菌。

3. 调整超声探头频率为 7.5~10.0MHz，频率越高图像分辨率越高，但探查深度降低。

4. 将超声显示屏放在腹腔镜显示屏同侧以方便观察。

5. 必要时降低手术间亮度以方便观察超声显示屏的图像。

（二）患者准备

1. 为了避免患者术中不适和呕吐，检查宜在空腹下进行。行上腹部检查者，术前宜放置胃管。

2. 术前常规检查患者的凝血机制，如血小板计数、出凝血时间、血型及凝血酶原时间等。若有不正常或有出血倾向时，应予适当处理，在凝血机制获得改善后再做 LUS 检查。

3. LUS 扫描肝脏的常规腹部戳孔位置有剑突下，左、右上腹肋缘下，脐平面上下水平线与左右侧腹直肌外侧缘交点等多个位置，术者可根据操作习惯和肝切除的手术部位选择相应通道。一般选择剑突下

通道可以全面、方便地扫查全肝。置入 12mm 一次性 Trocar，LUS 探头由此操作孔进入。

4. 对于位置较深在的肝段，可采用切断肝脏周围韧带，如肝圆韧带、镰状韧带、肝三角韧带等，使肝脏游离，辅以腹腔镜器械牵拉，借助末端可屈曲式超声探头，伸入"肝裸区"。

5. 将体位调整至头高脚低、右侧抬高的左侧卧位。

四、操作方法

1. 双手握探头，如图 13-2-1-1 所示。通过上腹部通道置入探头，通常需将探头在胆囊与腔静脉之间移动显示肝中静脉以区分左右半肝。向上移动探头使探头与腔静脉垂直可分辨肝左静脉、肝右静脉、肝中静脉，沿肝中静脉向下扫查仔细观察可能的叶静脉及其他肝短静脉。

2. 门静脉和肝静脉分布可区分肝段（Couinaud 分段），注意发现和准确定位肝胆管结石、肝脏肿瘤等占位病变及其与周围血管的关系。

3. 探查右半肝，将探头置于肝脏膈面，使用"擦地板"式由肝中静脉向右侧探查，以肝蒂为标识，按顺序探查 S8、S5、S6、S7。

4. 探查左半肝：将探头置于肝脏膈面，由肝中静脉向左侧探查，以肝蒂为标识，按顺序探查 S4、S2、S3。

5. 当腹腔镜和 LUS 检查判断肿瘤无法切除时，可采用腹腔镜肝动脉结扎术、肝动脉和门静脉插管皮下置泵化疗术或者进行无水酒精注射、冷冻、射频消融（见本章第二节）等治疗，避免不必要的剖腹探查术，从而达到用微创方法缓解症状、延长生存时间、提高生活质量的目的。

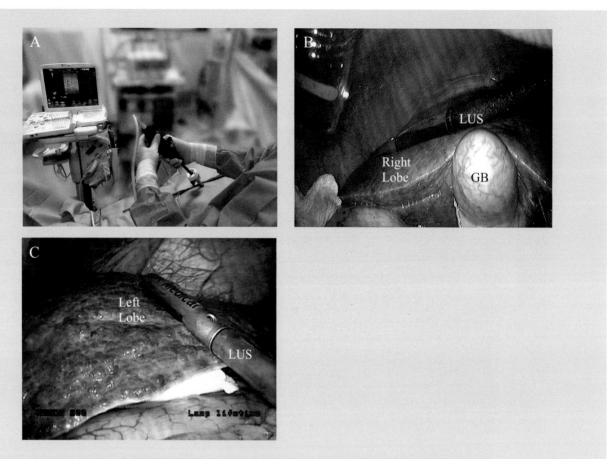

图 13-2-1-1　LUS 的握持方法及肝脏的 LUS 探查

LUS：腹腔镜超声探头，Right Lobe：右半肝，Left Lobe：左半肝，GB：胆囊

【典型病例】

病例1：患者男，43 岁，入院诊断：原发性肝癌（S4）（图 13-2-1-2A）。拟行腹腔镜左半肝切除术。

术中 LUS 探查并标记肿瘤的边界（图 13-2-1-2B、C），探查肝中静脉并标记其在肝表面的投影（图13-2-1-2D、E，可见电钩灼烧瘢痕在超声下为高回声，其后方伴声影）。按照规划行腹腔镜左半肝切除术。术后检视大体标本，可见肿瘤切除完整，切缘距离肿瘤约 0.8cm，未损伤肝中静脉（图 13-2-1-2F）。

结合 CDFI 探头可扫描肝中静脉在肝脏内的走行全程，结合第二肝门解剖标记出肝中静脉在肝内的"走行线"，可以保证整个肝实质离断过程中完全避让肝中静脉，纠正因单纯镜下"二维平面视野"可能产生的偏差；同时超声提供了肝切面内的影像，让术者提前了解切面内重要血管和胆管的走行情况，增加了手术的安全性。

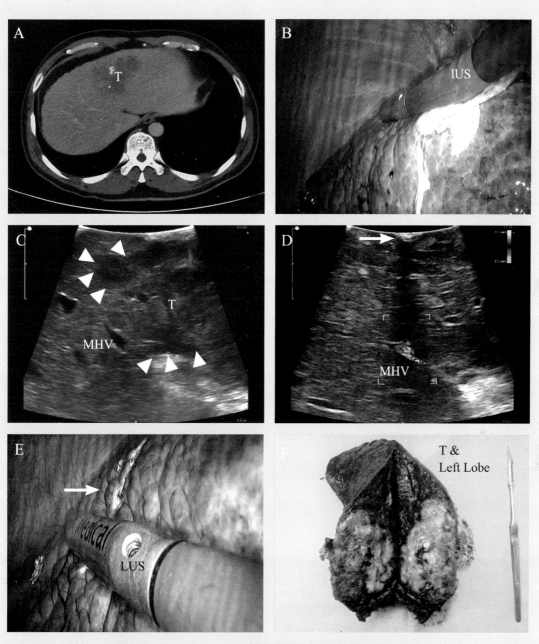

图 13-2-1-2　LUS 在腹腔镜左半肝切除术中的应用

患者男，43 岁，入院诊断：原发性肝癌（S4），拟行腹腔镜左半肝切除术

LUS：腹腔镜超声探头，T：肿瘤，MHV：肝中静脉，白色三角△：肿瘤范围，白色箭头：电凝标记肝中静脉在肝脏表面的投影，Left Lobe：左半肝

A．患者 CT 增强检查示：原发性肝癌（左），肿瘤位于左内叶（T）；B．术中 LUS 探查；C.LUS 探查见肿瘤（T）与肝中静脉（MHV）关系紧密；D、E．LUS 探查肝中静脉（MHV）并标注其在肝表面的投影（白色箭头）；F．大体标本左半肝（left Lobe）和肿瘤（T）

病例2：患者女，56岁，入院诊断：原发性肝癌（S8）、乙型病毒性肝炎（图13-2-1-3A）。拟行腹腔镜解剖性肝脏 S8 腹侧段（S8v）切除术。术中行以 LUS 引导行 S8v 门静脉亚甲蓝染色。

采用彩色超声多普勒显示 S8v 肝蒂门静脉后，使用 18GPTC 针沿超声系统自带引导线及引导槽进针，注射亚甲蓝染料（图13-2-1-3B、C）。大约 20 秒后可见 S8v 染色（图13-2-1-3D、E，E图中可见 S8v 肝蒂门静脉内染料所致高回声）。按照染色的边缘使用电凝标记 S8v 边界（图13-2-1-3F）行解剖性肝切除（图13-2-1-3G，可见解剖游离的 S8v 门静脉）。切除过程中，反复 LUS 探查切缘与肿瘤、重要管道结构的关系（图13-2-1-3H）。术中 LUS 探查发现切缘距肿瘤较近（图13-2-1-3I），及时调整切面后，保证满意切缘、保护重要管道结构（图13-2-1-3J）。术后检视大体标本，可见肿瘤完整（图13-2-1-3K）。

LUS 引导下行目标肝段染色，准确注射染料进入门静脉，避免了过分解剖肝门及肝蒂，真正实现了腹腔镜下的解剖性肝段切除，减少术中出血，提高肝癌患者术后的长期存活率。肝蒂染色可配合肝动脉阻断，使染色效果更佳，有利于解剖性肝切除肝段的标记。

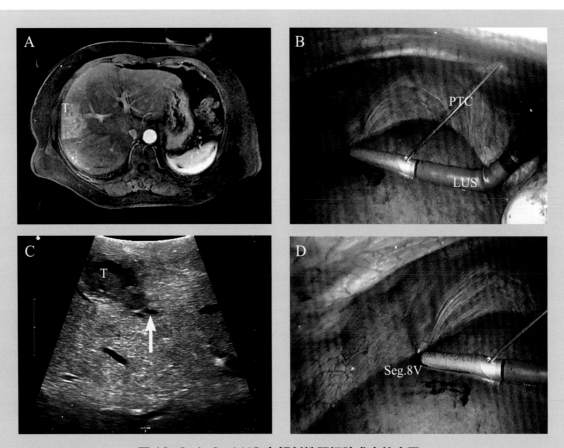

图13-2-1-3 LUS 在解剖性肝切除术中的应用

患者女，56岁，入院诊断：原发性肝癌（S8），乙型病毒型肝炎。拟行腔镜下解剖性肝脏 S8 腹侧段（S8v）切除术

白色箭头：S8v 门静脉，LUS：腹腔镜超声探头，T：肿瘤，PTC：PTC 穿刺针，Seg.8 v：肝脏 S8v，白色三角△：切缘

A. 术前磁共振增强检查示原发性肝癌（T）位于 S8v；　B. LUS 引导下 PTC 针穿刺 S8v 门静脉注射亚甲蓝染料；

C. 超声见 S8v 门静脉（白色箭头）；　D. 可见注射亚甲蓝后 Seg.8v 蓝染；

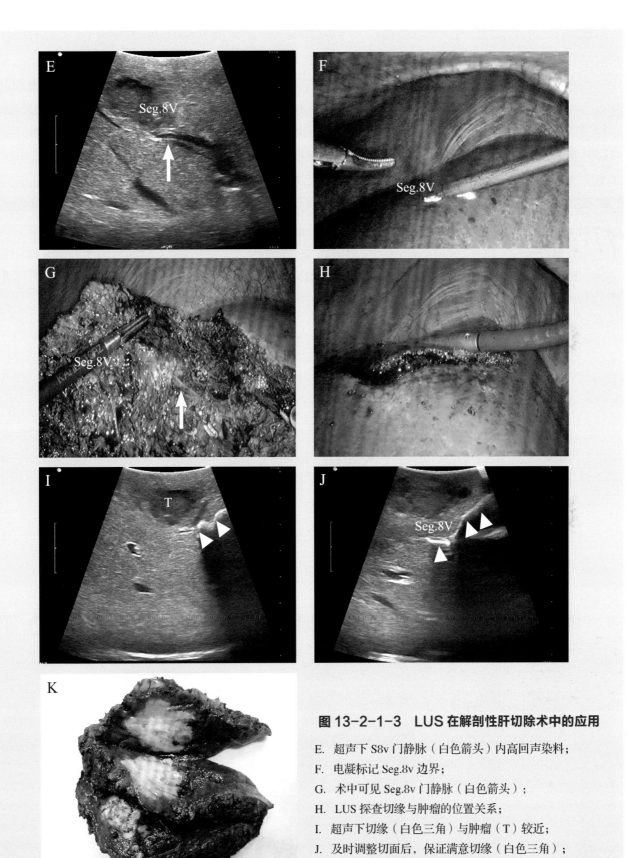

图 13-2-1-3　LUS 在解剖性肝切除术中的应用

E. 超声下 S8v 门静脉（白色箭头）内高回声染料；

F. 电凝标记 Seg.8v 边界；

G. 术中可见 Seg.8v 门静脉（白色箭头）；

H. LUS 探查切缘与肿瘤的位置关系；

I. 超声下切缘（白色三角）与肿瘤（T）较近；

J. 及时调整切面后，保证满意切缘（白色三角）；

K. 大体标本见肿瘤完整，切缘满意

病例3：患者女，57岁，查体发现肝占位（图13-2-1-4A、B）1个月入院。HBsAg（+），AFP：230μg/L。诊断：（左外叶）肝细胞癌。拟行腹腔镜肝脏左外叶切除术。

术中见肿瘤与肝左静脉关系密切，按计划LUS引导下标记切除范围（图13-2-1-4C），离断肝实质后准备Endo-GIA离断左外叶肝蒂。为避免Endo-GIA尖端损伤肝左静脉的主干，造成肝左静脉的部分切割，在Endo-GIA击发前LUS探查（图13-2-1-4D）见肝左静脉主干在闭合器前方，CDFI可见肝左静脉主干内血流良好，且肿瘤切缘足够（图13-2-1-4E，超声见切缘和Endo-GIA尖端呈高回声），遂击发切割闭合器。术后检视大体标本见切缘满意（图13-2-1-4F）。

病例4：患者男，56岁，入院诊断：结肠癌伴多发肝转移。术前腹部CT平扫+增强：①肝左叶多发转移瘤，右肝转移瘤，请结合临床，治疗后复查。②胆囊炎。拟行腹腔镜结肠癌根治+左半肝切除+肝右叶肿瘤剜除术。转移瘤位置示意图见图13-2-1-5A。

术中LUS探查，电凝标记肝中静脉在肝脏表面的投影（图13-2-1-5B），LUS探查发现肝左叶4个病灶，其一位于肝脏左、右叶分界，即肝中静脉正前方，遂在LUS引导下修改预切除线（包含左肝所有病灶，图13-2-1-5C），行左半肝切除术，完整保留肝中静脉于右半肝（图13-2-1-5D，可见位于肝中静脉正前方的肿瘤轮廓，包含在切除范围内）。再行肝右叶转移瘤剜除术（图13-2-1-5E）。术后检视大体标本见切缘阴性，达到R0切除（图13-2-1-5F）。

五、技术要点及注意事项

1. 腹腔镜下肝脏的超声探查应有一定的扫查顺序，且不可轻易中断或改变，否则可能造成探查的遗漏。可以借助重要管道的走行作为指引：如肝静脉系统的回流范围或肝蒂及门静脉及其属支。应当充分利用探头的屈曲旋转以方便探查，但仍应注意探查的全面性。

2. 探查过程中力度应一致，避免出现超声探查范围深浅不一。调整超声探查的深度及焦距，使观察更准确，而非利用不合理的力度保证探查效果，避免压扁血管改变解剖关系。

3. 充分利用超声探头的轴向旋转扫查，有经验的术者对探头的轻微轴向旋转可以有助于判断方位。

4. 与经皮超声的"标准切面"相比，LUS的肝脏扫查断面多为斜切面，辨识管道结构需要借助肝表面及肝内解剖标志、管道结构有无血流以及血流方向、彩色多普勒波形、管壁回声和有无搏动等，不同肝段的肝蒂结构以及肝内静脉的小分支须通过探头反复从第一肝门或第二肝门血管主干向目标管道结构来回扫查确定。

5. 肿瘤边界或肝内重要管道结构在肝表面的投影标记时，选用线阵探头较为准确，可将拟标定的区域置于图像的正中或一侧，再以探头中央或两端对应区域以电凝在肝表面标记。

6. LUS引导下的穿刺技术，分为切面内进针和切面外进针两种方式：切面内进针可应用超声穿刺引导线和引导槽，进针方向与超声扫查为同一切面；切面外进针的进针点位于探头侧方，进针方向不在扫查平面内，需要术者良好的空间想象和三维定向能力。

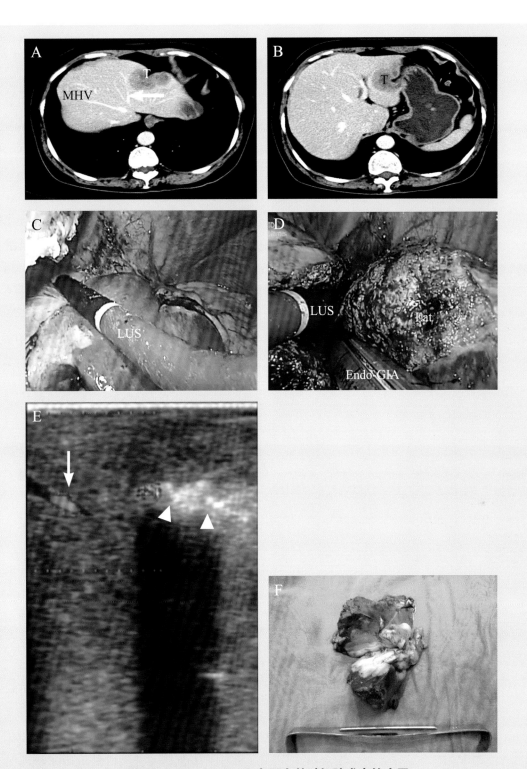

图 13-2-1-4　LUS 在肝左外叶切除术中的应用

患者女，57 岁，入院诊断：左外叶肝细胞癌。拟行腹腔镜左外叶切除术。

白色箭头：肝左静脉，MHV：肝中静脉，T：肿瘤，LUS：腹腔镜超声探头，Lat：肝脏左外叶，Endo-GIA：内镜下切割闭合器，白色三角△：切缘

A、B．术前 CT 增强见肿瘤（T）位于肝右外叶，距肝左静脉（白色箭头）较近。（MHV：肝中静脉）；C．LUS引导标记切除范围；D．Endo-GIA 击发前 LUS 探查肝左静脉（Lat：肝左外叶）；E．超声下见切缘（白色三角）和 Endo-GIA 尖端高回声，CDFI 见肝左静脉主干（白色箭头）血流良好；F．大体标本可见肿瘤完整、切缘满意

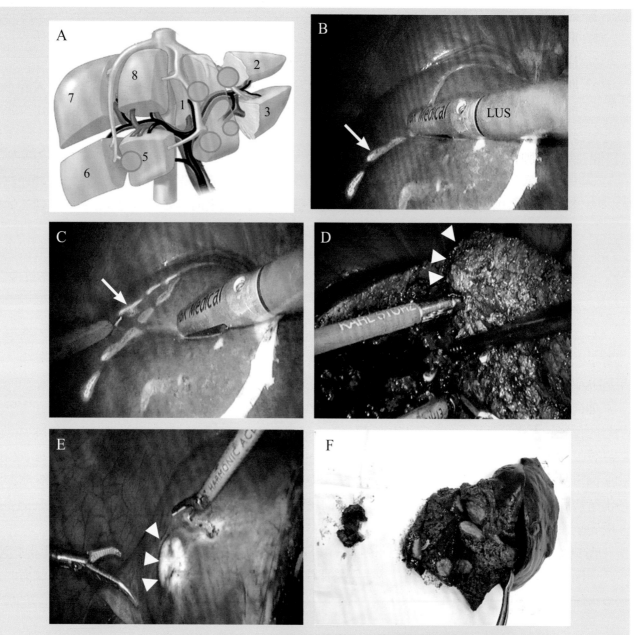

图 13-2-1-5　LUS 在肝转移瘤术中分期中的应用

患者男，56 岁，入院诊断：结肠癌伴多发肝转移。拟行腹腔镜结肠癌根治 + 左半肝切除 + 肝右叶肿瘤剜除术。

白色箭头：电凝标记预切除线，LUS：腹腔镜超声探头，白色三角△：肿瘤范围

A. 肝转移瘤位置的模式图；B. LUS 引导电凝标记肝中静脉在肝表面的投影（白色箭头）；C. LUS 引导下电凝标记根据肿瘤位置调整的预切除线（白色箭头）；D. 术中见位于左、右肝间的肿瘤（白色三角）；E. 术中见位于右肝的肿瘤（白色三角）；F. 大体标本见肿瘤完整、切缘满意

六、并发症及其预防与处理

1. 肝脏出血、腹部空腔脏器损伤　多为穿刺活检或操作不慎、意外损伤脏器实质或血管所致。应注意探查时轻柔操作，避免损伤脏器，必要时电凝、缝扎止血。

2. 胆漏　为不慎损伤肝实质小胆管或肝外胆管所致。应注意探查时探头的力度及方向，对肝表面的小胆漏可予以电凝或缝扎，肝外胆管的损伤必要时应行 T 管置入或行胆肠吻合防止出现胆管狭窄。

3. 纵隔气肿和气体栓塞　纵隔气肿多为注气过多或患者膈肌裂孔过松等，气体溢入纵隔腔所致。气体栓塞是致命性并发症，其主要原因是注气过程中，气腹针误入体内血管所致。处理：应尽量在直视范围内置入 Trocar，避免无意义的探查导致出血进而导致气体栓塞，一旦出现气体栓塞应立即关闭气腹，及时抢救。

4. 腹腔感染或切口感染　应在手术中注意无菌操作，仔细缝合切口，必要时加强换药。

5. 其他　如腹痛、呃逆、皮下气肿、酸中毒、戳孔肿瘤种植等。

七、临床意义及评价

与开腹肝切除手术不同，由于无法触诊，腹腔镜肝脏手术更加依赖于 LUS。由于 LUS 的高分辨率，其对于术前影像学不能发现的子灶或转移灶有很高的阳性率。文献报道，在腹腔镜肝脏外科手术中，使用 LUS 改变了 16%~25% 的术前规划[2, 3]。

如何准确定位深在病灶及确定手术切缘在腹腔镜肝脏手术中较困难。通过 LUS 可以确定肝实质内病灶的位置、大小、数目、性质、范围、深度，并给出具体测量数据。CDFI 可提供肝内门静脉属支、腔静脉、肝静脉及其属支的影像，有助于完整切除病灶、最大程度保护剩余肝脏功能和体积，减少出血和胆漏风险。在肝脏恶性肿瘤的腹腔镜手术中，术中 LUS 探查不仅保证了切缘，而且减少了肿瘤在肝内沿荷瘤肝段门静脉转移的风险。LUS 可增加腹腔镜肝切除术的"可视性"，降低术后并发症，增加手术的安全性。

在 LUS 辅助下，笔者已完成腹腔镜肝脏部分切除手术 300 余例，无一例因术后出血需再次手术处理，术后胆漏发生率低于 3%，术中出血及术后平均住院日均明显小于同期开腹肝切除病例。恶性肿瘤的长期效果需进一步观察。

（王宏光　张雯雯）

第二节 腹腔镜超声辅助肝肿瘤射频消融

近年来，肝脏肿瘤的局部消融治疗由于其微创、对周围肝组织损伤小、安全性相对较高而应用广泛。其中，RFA 已被证实明显优于酒精注射治疗[4]。而针对直径小于 3cm 的小肝癌，临床研究表明射频消融与手术切除可以达到相似效果，而安全性更高[5]。针对无法根治性切除的晚期肝癌患者，射频消融治疗的疗效和安全性也有肯定的报道。

作为经皮超声引导肝肿瘤射频消融的必要补充，腹腔镜下超声引导肝肿瘤消融治疗由于治疗过程可视，能够及时处理术中可能出现的并发症，也可以通过器械协助保护周围脏器从而对膈顶、第二肝门、肝尾状叶、肝左叶脏面等经腹超声下的"危险部位"肿瘤进行射频消融，从而有着更好的安全性和有效性[6]。

一、适应证

1. 肿瘤大于 2cm，但小于 5cm。
2. 乙型肝炎肝硬化合并门静脉高压、肝储备功能受到严重损害等有较大肝切除手术风险的肝肿瘤。
3. 肿瘤位于肝脏表面、紧邻空腔脏器、胆囊、第一肝门重要管道结构、肿瘤较大近膈顶、第二肝门、肝尾状叶、肝左叶脏面等经皮超声引导消融的"高危部位"肿瘤。

二、禁忌证

1. 严重心肺疾病和（或）心肺功能障碍，难以耐受 CO_2 气腹者。
2. 严重的凝血功能障碍，难以纠正者。
3. 肝脏肿瘤位于无法经 LUS 扫查的部位。
4. 腹腔镜下肝脏肿瘤的穿刺路径无法避开重要结构者。

三、操作前准备

同本章第一节。

四、操作方法

1. 根据肝脏肿瘤位置选择 LUS 进入腹腔的 Trocar 位置及进针点，并可利用肝脏影像三维重建软件规划 LUS 位置及进针点（图 13-2-2-1）。
2. 使用纱布垫高或器械牵拉等方式保护肝周重要脏器以免损伤。
3. 探查肿瘤所在的位置，测量其大小、血流情况；必要时使用实时弹性成像及超声造影检查明确肿瘤的实际范围。
4. CDFI 显示肿瘤周围的血管，避开重要血管、胆管设计针道。
5. 注意进针方向在超声探查平面内或与扫查平面的夹角尽量小，选择合适的进针角度（当射频针与超声扫查平面成 60° ~90° 时会使定位十分困难）（图 13-2-2-2）。必要且条件允许时使用介入引导线和引导槽。
6. 单人操作，一手拿探头、一手进针；进针后反复轴向转动探头扫查、配合轻微顺时针方向移动射频针以判断进针方向及深度，避免损伤肝内重要管道。

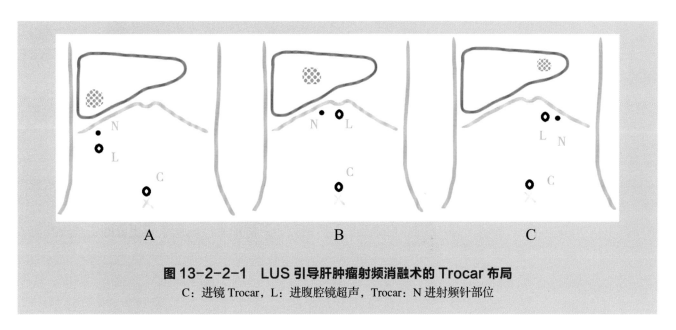

图 13-2-2-1 LUS 引导肝肿瘤射频消融术的 Trocar 布局

C：进镜 Trocar，L：进腹腔镜超声，Trocar：N 进射频针部位

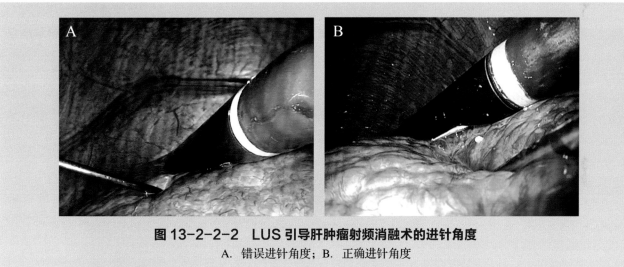

图 13-2-2-2 LUS 引导肝肿瘤射频消融术的进针角度

A. 错误进针角度；B. 正确进针角度

7. 消融前可细针穿刺活检。

8. 进针后、消融时均应注意检查肝脏周围（尤其是膈肌、肾上腺、胆囊、胃等部位），避免热量传导导致周围脏器损伤。

9. 消融后注意烧灼针道防止肿瘤的针道转移。

10. 退针后如穿刺点有出血可电凝止血。

11. 再次测定肿瘤血流或实时弹性成像及超声造影评估消融效果。

12. 冲洗肝周，放置防粘连材料。

【典型病例】

病例 1：患者男，52 岁，以"乙肝 20 余年，体检发现肝脏肿瘤 1 周"入院，术前腹部 MRI 增强检查发现"右肝 S7 小结节，HCC 可能性大"（图 13-2-2-3A）。拟行"腹腔镜超声引导下右肝肿瘤射频消融术"。

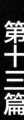

　　术中 LUS 探查见肿瘤位于肝右前叶肝蒂前方，大小约 21mm，血供较丰富，与术前影像学相符（图13-2-2-3B）。结合术前阅片考虑肝左外叶可疑结节（图 13-2-2-3D），行 LUS 全肝扫描，扫查中发现左肝外叶 S2 肝蒂前方有一低回声区，大小约 12mm，与周围组织界限较清晰，考虑为小肝癌（图13-2-2-3E）。遂将 2 灶均行 LUS 引导下射频消融（图 13-2-2-3C、F）。术后常规 1 个月后磁共振复查示 2 灶均消融完全（图 13-2-2-3G、H）。

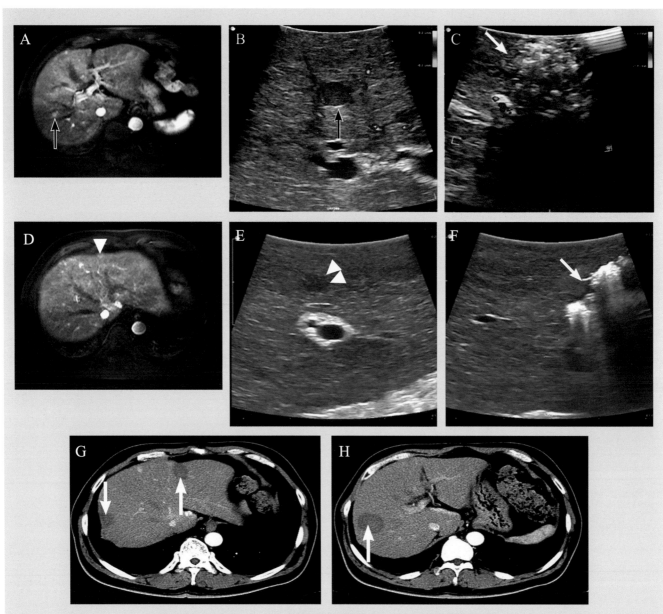

图 13-2-2-3　LUS 引导腹腔镜肝 S7、S2 肿瘤射频消融术

患者男，52 岁，以体检发现肝肿瘤 1 周入院。拟行 LUS 引导下肝肿瘤射频消融术

A. 术前磁共振增强检查见 S7 小肝癌（↑）；　　　　B. 超声下见 S7 小肝癌（↑）；

C. 超声下肿瘤射频范围（↑）；　　　　　　　　　　D. 术前磁共振增强检查见 S2 可疑小肿瘤（△）；

E. 超声见 S2 可疑肿瘤（△）；　　　　　　　　　　F. 超声下见 S2 可疑肿瘤的射频范围及针道（↑）；

G、H. 术后 1 月复查见 S2、S7 肿瘤及结节处均消融完全（↑）

病例2：患者男，52岁，以"乙肝病史8年，发现肝肿瘤5天"入院。术前MRI平扫＋动态增强检查示"肝右叶肝肿瘤（13mm×16mm），根据血供特点（快进快出）考虑HCC可能性大"（图13-2-2-4A）。拟行"腹腔镜超声引导下肝肿瘤射频消融术"。

术前根据影像学三维重建后模拟LUS探查位置及方向（图13-2-2-4B~D），术中根据规划行LUS探查，很快查见肿瘤位于肝右前叶肝蒂前方，大小约18mm，血供较丰富（图13-2-2-4E），实时弹性成像显示肿瘤较周围组织质硬（图13-2-2-4F），术中超声造影见动脉期强化明显高增强，延迟期强化消退，与术前影像学相符（图13-2-2-4G、H）。遂行LUS引导下射频消融术（图13-2-2-4I、J）。术后LUS复查见毁损明显，超声造影见三期未强化呈无回声，证实消融完全（图13-2-2-4L）。消融后实时弹性成像显示消融区域质硬，且覆盖原肿瘤区域（图13-2-2-4K）。

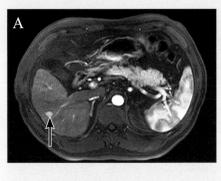
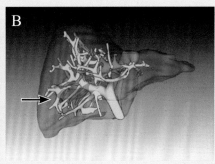
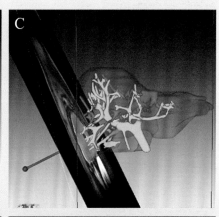
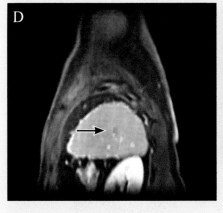
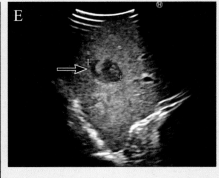
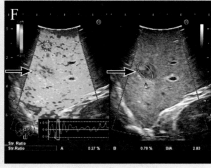

图13-2-2-4　术前三维重建规划、LUS引导腹腔镜下肝S7肿瘤射频消融术

患者男，52岁，以"发现肝肿瘤5天"入院拟行"腹腔镜超声引导下肝肿瘤射频消融术"

LUS：腹腔镜超声探头，RFA：射频消融针

A、B. 术前影像学及三维重建中可见肝右叶肿瘤（↑）；

C. 三维重建中模拟LUS探查平面及位置；

D. 三维重建中模拟的LUS探查平面，可见肿瘤（↑）；

E. 术中LUS探查见右肝肿瘤（↑）低回声；

F. 实时弹性成像（RTTE）显示肿瘤（↑）较周围组织质硬（Stain Ratio:2.83）；

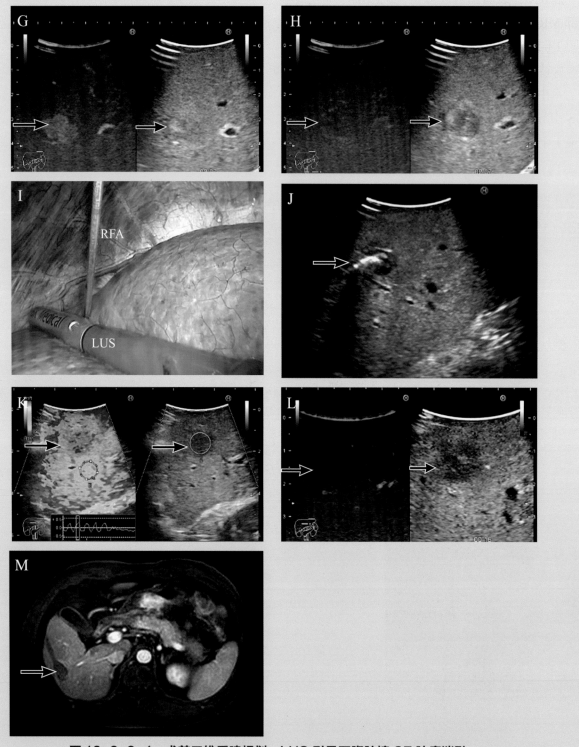

图 13-2-2-4 术前三维重建规划、LUS 引导下腹腔镜 S7 肿瘤消融

G、H. 超声造影（CEUS）见肿瘤（↑）动脉期强化明显，延迟期强化消退；

I. LUS 引导下 RFA 进针行消融治疗；　　J. 超声见针道及射频范围（↑）；

K. 术后实时弹性成像（RTTE）显示消融范围（↑）较周围组织质硬（Stain Ratio：1.62）；

M. 术后超声造影（CEUS）显示消融范围（↑）三期强化显无回声；

H. 术后三个月复查见肿瘤消融完全（↑）

病例3：患者男，57 岁，入院诊断：肝左外叶原发性肝癌、肝右叶肿瘤微波消融术后；肝硬化。腹部 MRI 平扫＋增强显示：肝脏右叶后下段占位治疗后改变，与原片相比凝固性坏死显著并缩小（图 13-2-2-5A）；肝左外叶下段结节，富血供，考虑新发病灶（图 13-2-2-5B）。该患者由我院介入超声科转入，拟行"腹腔镜超声引导下肝左外叶肿瘤射频消融术"。

术中 LUS 探查如术前影像学，使用方纱置于左外叶与胃壁之间保护消化道组织（图 13-2-2-5C、D），LUS 引导下行肝肿瘤射频消融，保护周围脏器组织的同时保证了消融范围（图 13-2-2-5E、F）。术后常规 1 个月后磁共振复查示肿瘤消融完全（图 13-2-2-5G）。

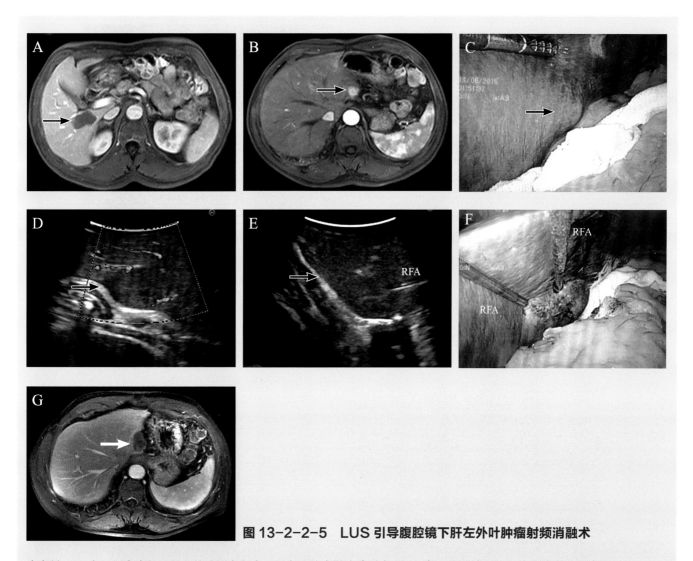

图 13-2-2-5　LUS 引导腹腔镜下肝左外叶肿瘤射频消融术

患者男，57 岁，入院诊断：肝左外叶原发肝癌，肝右叶肿瘤微波消融术后。拟行"腹腔镜下肝左外叶肿瘤射频消融术"
RFA：射频消融针
A、B. 术前磁共振增强检查见肝癌微波消融后凝固坏死完全（↑），左外叶新发肿瘤（↑）；
C. 术中可见左外叶新发肿瘤（↑）突出于表面，附邻胃前壁；
D、E. 超声见肿瘤（↑）低回声，血流丰富。后方高回声为左外叶与胃壁间方纱。RFA 为针道；
F. 术中照片；　G. 术后 1 月复查见肿瘤消融完全（↑）

病例4：患者女，56岁，入院诊断：①肝肿瘤，②肝硬化。肝胆胰MRI平扫+动态增强扫描示：①肝右叶前上段异常信号，考虑炎性假瘤可能性大，建议穿刺活检（图13-2-2-6A、B）；②肝硬化。由于患者明显肝硬化，不能完全排除肝癌，拟行"腹腔镜超声引导下肝S8肿瘤射频消融术"。

术中发现肝硬化较重（图13-2-2-6C），LUS探查见肝硬化明显，回声不均，肝内多个高低回声结节，无法定位可疑肝肿瘤（图13-2-2-6D）。遂根据MRI示可疑肝肿瘤与重要管道解剖关系（肿瘤位于门静脉右前支8段腹侧支末梢，见图13-2-2-6A），通过LUS引导，沿门静脉右支扫查至门静脉8段腹侧支（图13-2-2-6E），确定肿瘤位置（图13-2-2-6F），行相应肝段的射频消融（图13-2-2-6G、H）。术后复查示消融完全，肿瘤区凝固性坏死明显（图13-2-2-6I）。

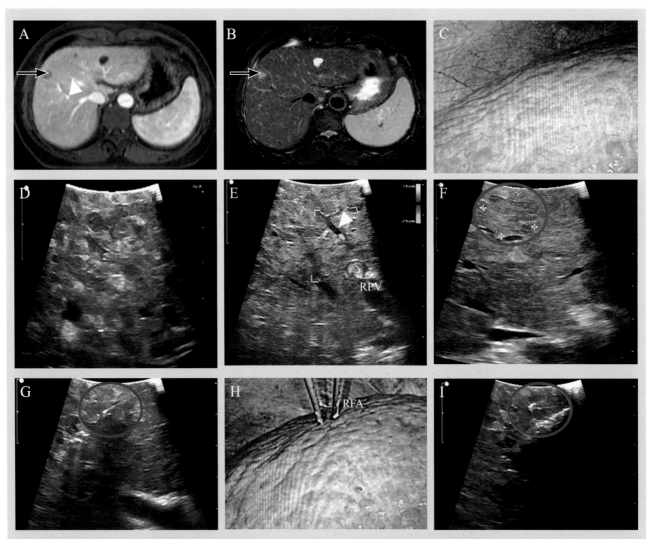

图13-2-2-6 LUS引导腹腔镜下肝S8肿瘤射频消融术

患者女，56岁，入院诊断：右前叶肝脏肿瘤。拟行"腹腔镜超声引导肝肿瘤射频消融术"
RPV：门静脉右支，红色圆圈：射频范围-S8腹侧段，RFA：射频消融针
A、B. 术前磁共振检查见肿瘤（↑）位于肝脏S8，△所示为S8腹侧段门静脉；
C. 术中见患者肝硬化较重；D. 超声下见肝硬化明显，回声不均，肝内多个高低回声结节，无法定位肿瘤；
E、F.LUS引导沿门静脉右支（RPV）寻至S8腹侧段门静脉（△），确定肿瘤位置；
G、H、I.LUS引导行相应肿瘤区域（红色圆圈）的消融。RFA为射频消融针，可见消融区域的高回声

五、技术要点及注意事项

1. LUS 探查时，应扫查全肝以避免术前影像学遗漏的病灶。

2. 超声造影检查是目前研究的热点，其诊断能力与增强螺旋 CT 扫描相当。RFA 前的超声造影检查可以更清晰、更准确地显示肝癌的大小、形态和浸润范围，提高肿瘤主滋养动脉的显示率，为确定消融范围和治疗方案提供可靠的依据。超声造影检查更可应用于 RFA 后即时显示肿瘤灭活效果[7]。但是腹腔镜超声探头的高频特点影响了正常的超声造影效果；可以尝试通过增加单次造影剂用量、降低机械指数以及调节图像（比如增加图像的灵敏度和分辨率）来提高图像分辨率。

   笔者在解放军总医院肝胆外科行腹腔镜超声引导下肝肿瘤射频消融治疗的 21 个患者中（共计 29 个肿瘤），术前和术后行常规超声造影和实时弹性成像以实时观察治疗效果（表 13-2-2-1）。

表 13-2-2-1　本中心在 LUS 引导下肝肿瘤射频
消融治疗中常规超声造影 CEUS 和实时弹性成像 RTTE 的结果

项目	数值
病例数	21
男	12
女	9
肿瘤个数	29
原发性肝癌	24
其他肿瘤	5
肿瘤直径（cm）	0.7~4.2（mean 2.56）
> 3cm	9
≤ 3cm	20
超声造影阳性个数	26/29
弹性应变率比值 （strain ratio, SR）	0.46~5.2（mean 2.14）
> 1	22/29
≤ 1.0	7/29

3. "热沉效应"指肿瘤组织在被加热消融时，相邻的直径 > 1mm 的血管内血流会起到降低热能的作用，进而消融范围会比预计的缩小[8]。治疗时应考虑这一作用，配合增加消融次数或针数，或结合门静脉阻断技术，扩大消融范围。

4. 单针单次消融后为避免消融区域对剩余肿瘤组织超声显像的影响，可采用 LUS 做多角度扫查以及腹腔镜下的多角度进针，进行再次消融。

5. 对于较大的肿瘤（3~5cm），可采用多针法（2~3针），同时多角度穿刺，使消融范围相互叠加后完全覆盖肿瘤，此时 LUS 引导下的多针布针会比经皮消融有更多的进针角度选择。每根针分别采用先消融远端（针尖区域）、再退针消融近端的顺序以扩大消融范围（图 13-2-2-7）。

6. RFA 前穿刺活检时应尽量使穿刺活检针经 Trocar 或保护鞘进入腹腔，以减少种植转移（图 13-2-2-8）。

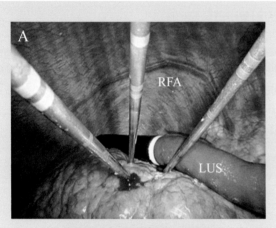

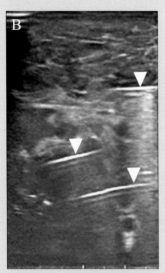

图 13-2-2-7　LUS 引导腹腔镜下肝脏肿瘤射频消融术（多针）

LUS：腹腔镜超声探头，RFA：射频消融针，
白色三角：针道

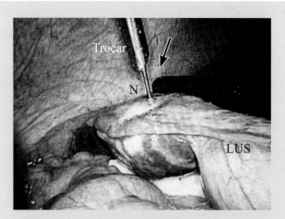

图 13-2-2-8　LUS 引导腹腔镜下肝脏肿瘤穿刺活检

LUS：腹腔镜超声探头（↑），Trocar：穿刺器，
N：穿刺活检针

六、并发症预防及处理

1. 肝脏或周围脏器出血、胆漏　多为穿刺活检或操作不慎、意外损伤脏器实质或血管所致。应注意探查时轻柔操作，避免损伤脏器，必要时电凝止血。

2. 腹部脏器损伤、灼伤　多为胃肠道管壁、膈肌、胆囊、肾上腺等被射频针在进针过程中损伤、甚至在消融过程中被灼伤。进针前应认真规划进针路径，进针过程应仔细谨慎，避免对周围器官的骚扰。消融前应全面检查，充分利用腹腔镜手术直视腹腔的优势，对周围脏器进行周密的保护。如严重损伤应积极行腹腔镜下脏器修补术，避免术后脏器部分坏死造成术后出血、胆漏、肠漏等严重后果。

3. 肿瘤破裂出血　多为直接穿刺肝脏表面的肿瘤所致，短时间内热量集积可使肿瘤爆裂导致出血。对于肝脏表面肿瘤应避免直接穿刺瘤体，应先从肿瘤基底部或供血肝蒂进行消融，然后再消融瘤体。

4. 术后发热　为肿瘤凝固型坏死所致，部分为热沉效应将射频消融的热量随血管带至全身血液循环所致，对症处理即可。如果经保守治疗未见好转，形成局限性脓肿，可行超声引导下穿刺引流。

5. 术后肝脓肿 为凝固性坏死区继发液化性坏死、合并感染所致，其常见原因多为术中小胆管热损伤。穿刺过程应注意避免过分接近直径 1mm 以上的胆管，怀疑肝内胆管热损伤时必要时可预防性使用抗生素治疗，术后注意复查。

6. 纵隔气肿和空气栓塞 纵隔气肿多为注气过多或患者膈肌裂孔过松等，气体溢入纵隔所致。空气栓塞是致命性并发症，其主要原因是注气过程中，气腹针误入体内血管所致。

7. 气胸 原因多为穿刺过程中损伤膈肌。进针和消融前后注意观察、必要时请麻醉医生配合使肺全部充气以明确胸腔界限多可避免。

8. 肿瘤种植转移 肿瘤细胞在进针、退针的过程中会随射频针发生种植转移。应强调重视针道消融的充分性，并注意退针速度。同时，位于肝表面的肿瘤应尽量避免多次重复进针。

9. 急性肾衰竭 此类并发症多出现于大肿瘤、长时间的 RFA 治疗，治疗过程中造成的热溶血是肌红蛋白血尿的主要原因。亦有文献报道肿瘤坏死物质也是导致术后肾衰竭的原因之一。这些病例往往通过重症监护、监测肾功能及中心静脉压等，以及对症治疗（包括肾透析）可好转。文献报道，通过术中术后注意尿液颜色的变化、水化处理、利尿治疗可减少此类并发症的发生。而加强术前规划尽量避免长时间 RFA 治疗能从根本上避免这种情况的发生[9]。

10. 其他如腹痛、腹腔感染或切口感染、呃逆、胆漏、皮下气肿、酸中毒、戳孔肿瘤种植等。

七、临床意义及评价

LUS 辅助肝肿瘤射频消融是经皮超声引导消融的有益补充，虽然目前一些先进的介入技术（如人工胸水、人工腹水、胆道穿刺注水等）已能充分解决诸如肿瘤位于膈顶、紧邻空腔脏器的表面或较大管道等难题，但这些难题正是 LUS 辅助肝肿瘤射频消融的优势，改变一下治疗方式则困难迎刃而解。

LUS 本身定位精准，探头又可紧贴肝脏肿瘤表面扫描，引导电极针插入肿瘤内部，保证疗效；同时引导电极针规避肝内重要管道，减少术后并发症。腹腔镜直视下操作治疗能够及时处理出血、胆漏及周围脏器损伤的情况，且较开腹手术具有创伤小、疼痛轻、恢复快的优点。

LUS 引导下 RFA 治疗小肝癌具有上述众多优点及无法比拟的优势，体现了精准、微创的治疗理念及良好的临床应用价值，对于一些无法切除的小肝癌，肿瘤毗邻肝内较大管道系统或肝脏周围脏器，尤其合并肝硬化门脉高压症的患者，LUS 引导 RFA 既是很好的手术治疗方案，也是肝移植等待期的桥接方案[10]。

但腹腔镜超声下的操作需要外科医生具有较好的三维解剖、立体视觉，同时应掌握熟练的超声操作技巧和判识读片能力，对医生综合要求较高。利用术前肝脏影像学三维重建及导航技术能够很好的融合腹腔镜手术、超声引导和射频消融治疗的优势，缩短学习曲线，是当前研究的热点。

（王宏光　张雯雯　王崑）

腹部术中超声及腹腔镜超声

第十三篇

第三节 腹腔镜超声在肝外胆道系统的应用

腹腔镜胆囊切除术（laparoscopic cholecystectomy，LC）是腹腔镜技术在肝胆外科领域的最早应用，现已成为胆囊切除术的"金标准"，LUS 在胆道外科的早期应用很大程度上依赖于 LC 的推广。在 LC 术中，胆囊三角区的解剖困难以及胆囊壶腹、肝外胆道的走行不能有效辨清是中转开腹的重要原因，此时勉强进行 LC 术会大幅提高医源性胆管损伤的发生率。对于丰富的肝外胆道系统变异，以及各种复杂的病理状态，LUS 无异于提供了一种无创、精确、快速的探查方式，从而有效、安全地辅助困难 LC 的完成，减少胆管损伤的发生率[1]。

对于因胆囊结石需行 LC 的患者，LUS 可术中实时明确肝外胆道有无继发结石，这样既能避免术前常规磁共振胰胆管造影（magnetic resonance cholangiopancreatography，MRCP）造成的费用升高，又能减少阴性经内镜逆行性胰胆管造影术（endoscopic retrograde cholangio-pancreatography，ERCP）的比例，有效保护 Oddi 括约肌的功能[11]。

一、适应证

1. 怀疑肝外胆道变异，胆囊壶腹显示不清的 LC 术中探查。
2. 困难 LC 术中引导肝外胆管走行，避免胆管损伤。
3. LC 术中可疑胆管损伤，以确认或排除。
4. 怀疑胆总管下段结石，判断是否应行术中胆总管探查取石。
5. 胆总管囊肿的术中分型，探查肝内外胆管的形态。

二、禁忌证

同本章第一节。

三、操作前准备

同本章第一节。

四、操作方法

1. 探查胆总管（图 13-2-3-1）：将探头置于胆囊管与胆总管的汇合处，屈曲一定角度与胆管紧贴，向头侧旋转可扫查胆囊管根部，胆总管以及左右肝管横断面。向下顺肝十二指肠韧带侧后方滑向胆总管下段（图 13-2-3-1A）。探头边滑动边顺时针旋转，根据胆总管图像位置进行插入深浅的调整。扫查胆总管的横断面，尤其应充分扫查胆总管末端这一结石好发部位。胆总管、肝动脉与后方的门静脉组成"米老鼠征"（图 13-2-3-1B、C）。探头与肝十二指肠韧带平行探查，可见"平行管征"（图 13-2-3-1D、E）。
2. 必要时抬起右肝下级或牵拉胆囊壶腹，使肝外胆管充分展开，便于观察。
3. 注意在探头和器官接触时要保持探头与胆管之间最小压力以避免压扁管道。
4. 必要时通过调整体位以及文氏孔注水来更好的扫查肝外胆管。

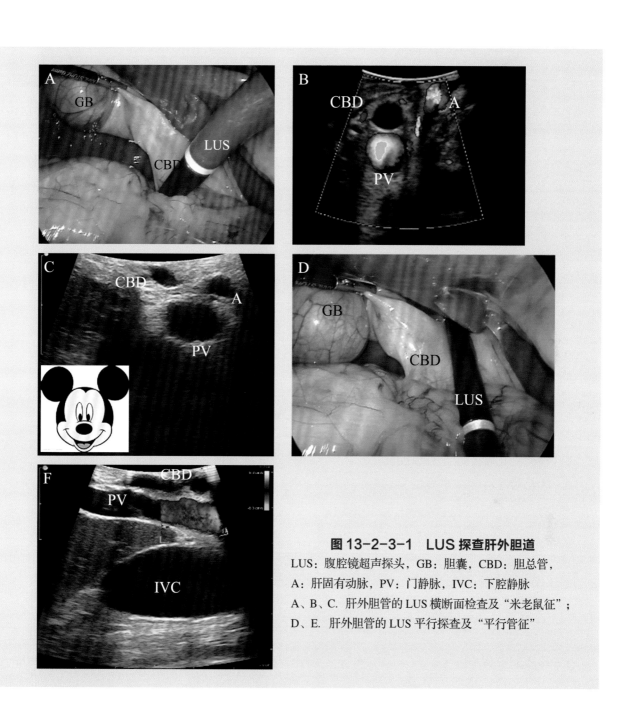

图 13-2-3-1　LUS 探查肝外胆道

LUS：腹腔镜超声探头，GB：胆囊，CBD：胆总管，
A：肝固有动脉，PV：门静脉，IVC：下腔静脉
A、B、C. 肝外胆管的 LUS 横断面检查及"米老鼠征"；
D、E. 肝外胆管的 LUS 平行探查及"平行管征"

【典型病例】

病例 1：患者女，32 岁，入院诊断：胆囊结石、胆总管结石？术前 MRI 不能明确胆总管结石（图 13-2-3-2A、B，可见扩张的胆总管，未见充盈缺损）。拟行 LC 备术中胆总管探查术。

术中探查见胆总管不宽，直径 10mm，未见明显增粗、炎性反应等。LUS 探查发现胆总管中段可见高回声，后方有声影（图 13-2-3-2C、D）。遂切开胆总管，胆道镜探查见胆总管多发小结石，行胆总管探查取石 + 胆总管一期缝合术（图 13-2-3-2E~G）。

患者术后恢复快，无胆漏等并发症，3 天即出院。避免了二次手术或 ERCP+EST 下胆总管取石，保护了 Oddi 括约肌的功能。

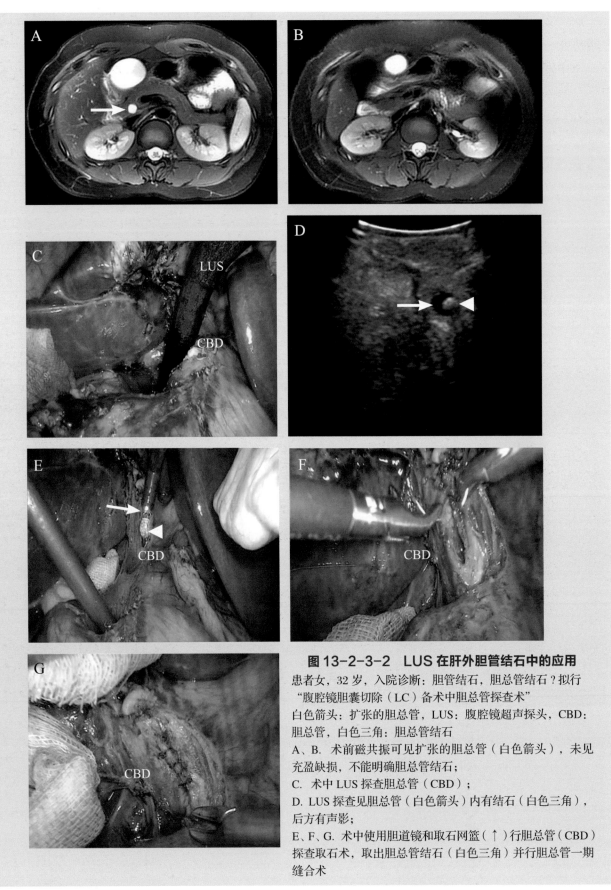

图 13-2-3-2　LUS 在肝外胆管结石中的应用

患者女，32 岁，入院诊断：胆管结石，胆总管结石？拟行
"腹腔镜胆囊切除（LC）备术中胆总管探查术"

白色箭头：扩张的胆总管，LUS：腹腔镜超声探头，CBD：
胆总管，白色三角：胆总管结石

A、B. 术前磁共振可见扩张的胆总管（白色箭头），未见
充盈缺损，不能明确胆总管结石；

C. 术中 LUS 探查胆总管（CBD）；

D. LUS 探查见胆总管（白色箭头）内有结石（白色三角），
后方有声影；

E、F、G. 术中使用胆道镜和取石网篮（↑）行胆总管（CBD）
探查取石术，取出胆总管结石（白色三角）并行胆总管一期
缝合术

病例 2：患者男，42 岁，经腹超声检查示："胆囊结石伴慢性胆囊炎。"入院诊断：胆囊结石伴慢性胆囊炎。拟行 LC 术。

术中发现胆囊管与胆总管解剖关系不清，可疑胆总管损伤（图 13-2-3-3A），遂行腹腔镜超声探查术。LUS 探查发现患者存在肝外胆管变异，胆囊管较长，骑跨肝总管前方，向下与肝总管汇合（图 13-2-3-3B、C：LUS 与肝外胆管平行探查，超声见平行管征，可见胆囊管于肝总管前方骑跨、汇合；图 13-2-3-3D、E：LUS 与肝外胆管垂直探查，超声见胆总管全长完整、未见管腔狭窄或闭塞；图 13-2-3-3F：LUS 探查见肝总管完整未见管腔狭窄或闭塞）。LUS 探查见肝门部胆管完整未损伤。

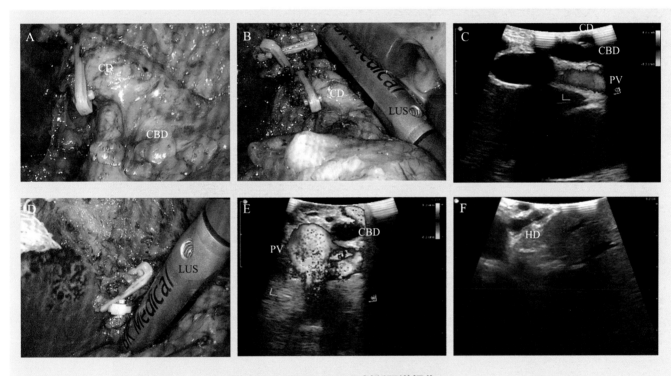

图 13-2-3-3　LUS 判断胆道损伤

患者男，42 岁，入院诊断：胆管结石伴慢性胆囊炎。拟行腹腔镜胆囊切除术（LC）。

CBD：胆总管，CD：胆囊管，LUS：腹腔镜超声探头，PV：门静脉，HD：肝总管

A. 术中发现胆囊管（CD）与胆总管（CBD）解剖关系不清，可疑胆总管损伤；

B、C. 术中 LUS 与肝外胆管平行探查，见患者存在肝外胆管变异，胆囊管（CD）与肝总管并行较长后骑跨在肝总管前方，向下与肝总管汇合。可见胆总管（CBD）与门静脉（PV）形成平行管征；

D、E. 术中 LUS 与肝外胆管垂直探查，见肝外胆管全长完整，未见管腔狭窄或闭塞；F. LUS 探查见肝门部胆管（HD 为肝总管）完整无损伤

病例3：患者男，55岁，以"发现胆囊结石2年，加重3个月"入院，经腹超声、腹部CT增强检查示（图13-2-3-4A）："胆囊结石伴胆囊炎，胆囊颈嵌顿结石。"入院诊断：胆囊结石伴胆囊炎。拟行LC术。

术中见胆囊颈嵌顿结石，无法分辨壶腹结构（图13-2-3-4B）。LUS探查见壶腹嵌顿结石，无明显胆囊管结构（图13-2-3-4C~E），无安全距离进行常规的胆囊三角区解剖，遂决定行胆囊大部切除，残余的少量壶腹部胆囊壁行间断缝合，避免损伤胆总管、肝总管等重要结构（图13-2-3-4）。

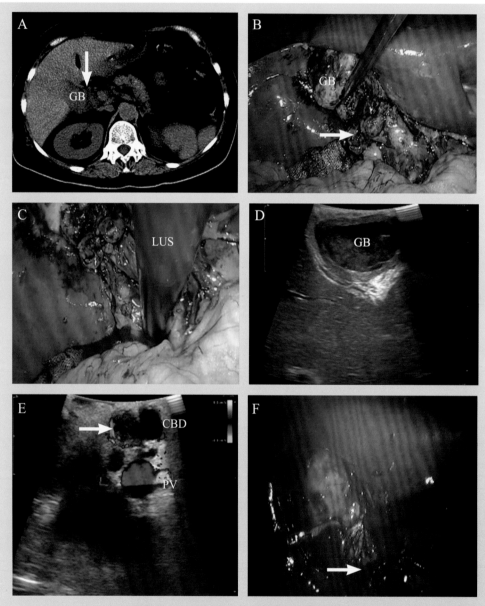

图 13-2-3-4 LUS 辅助困难 LC

患者男，55岁，入院诊断：胆囊结石伴胆囊炎（胆囊颈嵌顿结石）。拟行腹腔镜胆囊切除术（LC）。

GB：胆囊，白色箭头：炎性增生、实性变的胆囊壶腹，LUS：腹腔镜超声探头，CBD：胆总管，PV：门静脉

A. 术前影像显示胆囊颈嵌顿结石（白色箭头）。GB 为胆囊；

B. 术中见胆囊颈嵌顿结石（白色箭头）无法辨清壶腹结构；

C、D、E. LUS 探查胆囊及壶腹，可见胆囊（GB）充满结石，胆囊壶腹嵌顿结石（白色箭头），无明显胆囊管结构；

F. 术中行胆囊大部切除，残余的少量壶腹部胆囊（白色箭头）壁行间断缝合

五、技术要点及注意事项

1. 当确认胆总管有困难时，可以参考胆总管周围的正常解剖标志，如十二指肠、门静脉、肠系膜上静脉和胃十二指肠动脉等结构来加以识别。沿着胆总管长轴朝十二指肠方向移动探头，再适当调整角度，可使肝十二指肠韧带获得成像。然后，探头作顺时针转动即可探查胆总管末端和胰头部。部分病例可借助于充盈、少气的十二指肠作为声窗，来评价壶腹部和胰头部解剖或病理改变。

2. 使用 LUS 的多普勒血流显像功能，可以准确有效的分辨肝十二指肠韧带内的胆总管（及异位胆囊管）、门静脉（及肠系膜上静脉）、肝总动脉及分支以及胰管开口。肝门部结构的辨别可根据其位置判断：胆总管一般位于肝动脉前外侧，而门静脉位于其后方。胆总管壁为高回声、无搏动，腔内无血流；出现胆道梗阻时，胆总管直径常大于 10mm。门静脉特征为壁薄、腔内可见层状静脉血流；而肝动脉管径较小且具有动脉搏动特征。根据多普勒血流频谱特征则更容易作出鉴别。

3. 判断胆总管末段的超声标志：①内径逐渐变细的"鼠尾状"胆总管；②十二指肠第二段内侧肠壁；③胰头部外侧缘低回声带。见图 13-2-3-5。

4. 注意区分胰腺段胆总管和胰管，避免探查损伤主胰管。

5. 部分泥沙样结石没有清晰的"高回声"表现，反而表现为相对周围组织的混杂"低回声"或"等回声"，应注意应用多普勒血管显像技术区分相应管道，并结合术前影像学判读超声图像。

6. 应根据 LUS 探查的结石大小确定胆总管纵行切口的长度，以免切口过短导致结石取出困难，或切口过长带来镜下缝合困难。

7. LUS 扫描可发现肝外胆管管径发生明显变化，出现变细、狭窄，胆总管的连续性中断，误夹钛夹时在胆管壁上出现伴后方声影的强回声光斑或强光点等，这些都提示出现胆道损伤。

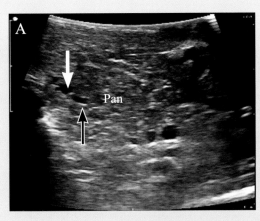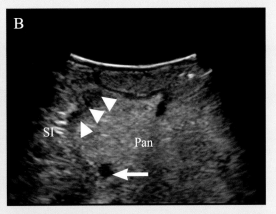

图 13-2-3-5　胆总管末段的超声标志

Pan：胰腺实质，白色箭头：胆总管末段，黑色箭头：胰管，SI：肠管（可见高回声的肠壁），白色三角：胰头部外侧缘低回声带

六、并发症及其预防与处理

1. 出血 反复胆管炎发作容易导致周围组织炎症反应及粘连，增生的小血管丰富且质脆，盲目的反复探查可能导致周围组织出血甚至胆管内壁出血，为下一步的操作带来困难。应避免过深探查进入小网膜囊开口，避免没有规划的反复上下探查，始终将探头置于可以观察的角度，自上而下缓缓观察。调整超声探查的深度及焦距，使观察更准确，而非利用不合理的力度保证探查效果。

2. 术后血清淀粉酶升高 探查中挤压胰腺头部往往导致胰腺淀粉酶（伴或不伴血清脂肪酶）的升高，如术中行胆总管切开探查可使这种血清淀粉酶升高更明显。术中应注意探查的力度，可以配合调节增益及超声频率调整图像分辨率，并通过训练掌握顺肝十二指肠韧带斜行"滑下"的动作和方向，而非一再增加探头挤压组织的力度。

3. 腹腔感染或切口感染 手术中应注意无菌操作，加强冲洗、引流，以标本袋取出胆囊以及结石等，避免切口感染。出现感染应调整引流管或再次腹腔穿刺置管引流，必要时加强换药。

4. 肝脏出血、腹部空腔脏器损伤、胆漏、纵隔气肿和气体栓塞及其他并发症同本章第一节。

七、临床意义及评价

LUS检查胆管系统有助于弄清胆道解剖结构，可明确胆道系统生理和病理状态下的解剖关系，并可确认某些解剖变异，使术者能安全游离解剖胆囊管，防止发生胆管损伤并发症。与术中胆道造影（intraoperative cholangiography，IOC）相比，LUS操作相对简单、安全、耗时短（平均5~10分钟），且可避免接触放射性和造影剂；更为重要的是，LUS可提供实时、动态、有可直视下结构参照的影像，并不受胆囊管解剖的限制，LC手术分离前便可检查，且术中可随时方便地使用。LUS依赖高频探头和直接接触扫描两大优势，可弥补腹腔镜术中触觉的缺乏，可准确定位微小病灶，有助于发现、确诊或排除肝内外胆管结石，尤其是术前没有确诊的胆总管结石；确定其数目、位置、大小，其敏感性与IOC相当，特异性超过IOC[12]。

LUS辅导下的腹腔镜胆囊切除、胆道探查取石、T形管引流术或一期胆管缝合术安全可靠、技术可行，为胆石症微创外科诊断和治疗开辟了一条新途径。

同时，LUS对胆总管的扫查可帮助外科医生正确决策胆囊结石合并胆总管结石患者的治疗方式，避免盲目的胆总管阴性探查，减少LC后胆总管残余结石率，从而提高整体治疗水平。

（王宏光 张雯雯）

第四节　腹腔镜超声在胰腺的应用

胰腺是腹腔另一重要实质性脏器，因其为腹膜后位器官，前方有肝左叶、小网膜囊、消化道而极大地影响了常规超声探查的准确性：经腹超声往往因为消化道遮挡而被气体影响透声效果、穿刺活检也很难避免经胃肠道进针。经消化道内镜超声由于患者常带有抵触心理，且因同时行相应治疗的作用有限而不能常规开展。腹腔镜超声检查很好地解决了这些问题，进而在胰腺肿瘤的探查分期、定性诊断等方面越来越有不能代替的作用[13]。

胰腺各部均与周围的重要管道结构关系密切：胰头、钩突将肠系膜上动静脉紧紧包裹，胰体尾部与脾血管和腹腔干、肝总动脉及其分支关系紧密，往往于术前影像学上不能清晰分辨此部解剖。而 LUS 分辨率高、紧贴胰腺表面探查，结合腹腔镜直视，能较好的分辨胰腺各部与重要管道结构的解剖关系，为手术决策带来便利。

胰腺囊性病变的病因比较复杂，术前确诊较为困难。然而，术前明确囊性病变的性质，不仅有助于确定手术治疗方案，而且对于患者的预后至关重要。当经皮超声诊断困难可采用腹腔镜和腹腔镜超声检查的方法，结合囊肿及囊液的生化、病理及细胞学检查，其检查结果更精确，可提高胰腺囊性病变的术前确诊率。术前对胰腺囊性病变的性质有了明确诊断，则手术治疗方案可做到科学而合理。

一、适应证

1. 鉴别诊断胰腺肿瘤，并需在腹腔镜下抽取活检标本或囊液。
2. 探查肿瘤的数目、边界、确定切缘。
3. 胰岛细胞瘤行腹腔镜下剜除术中的肿瘤定位。
4. 探查肿瘤与肠系膜上静脉、门静脉、下腔静脉、肠系膜上动脉的关系，确定可切除性。
5. 探查肿瘤与脾门和脾血管的关系，确定手术是否可以保脾血管以及保留脾脏。
6. 探查有无肝脏、脾脏及其他部位的转移癌，探查有无周围淋巴结转移，进行全面的肿瘤分期。
7. 已知的胰腺恶性肿瘤行介入治疗，使用 LUS 引导。
8. 重症胰腺炎视频辅助下坏死组织清除术中的定位以及胰腺假性囊肿术中定位。

二、禁忌证

同本章第一节。

三、操作前准备

1. 胰腺探查可根据手术需要，于剑突下、左侧肋缘下、右侧肋缘下置入 12mm 一次性 Trocar，LUS 探头由此操作孔进入。
2. 将体位调整至头高脚低、左侧抬高。
3. 余同本章第一节。

四、操作方法

1. 经 12mm 一次性 Trocar 进探头后沿胰头向胰腺体尾部扫查，可将探头直接置于肝左叶和胃小弯对胰腺进行间接扫描，亦可将探头置于胰腺表面探查（需要另用器械和助手协助挑起胰腺前方的胃和网膜等器官）。
2. 探头应与胰腺表面形成切面，尤其是截面积较小或质地较硬的胰腺，探头仅仅置于胰腺前方无法全面扫查胰腺各部位，应灵活运用探头的旋转保证无遗漏。
3. 将探头放在肝门部间接扫描，或在肝十二指肠韧带前方扫查，横向扫描门静脉及胆总管，追踪其胰腺段用于指导胰腺检查。

4. 在检查胰头部时，还可以利用十二指肠作为声窗来提高其显像质量，而利用胃结肠韧带和脾脏作为声窗则可检查胰腺尾部。

5. 必要时，也可将生理盐水注入腹腔以改善声学耦联，提高显像质量。

6. 胰腺肿瘤多呈低回声灶样，部分无清晰的边界，应注意鉴别。必要时行超声造影检查，胰腺癌多于动脉期呈较低回声，而神经内分泌肿瘤因为血供较为丰富为较高回声。

【典型病例】

病例1：患者女，35岁，入院诊断：胰腺体尾部肿瘤：神经内分泌肿瘤。拟行手术：腹腔镜胰腺体尾部切除术。

术前影像学显示肿瘤与脾动静脉关系紧密（图13-2-4-1A），术中LUS探查见肿瘤紧靠脾动静脉前方，其中肿瘤压迫脾静脉中段，考虑保留困难，容易造成血管损伤及出血（图13-2-4-1B、C）。遂行保留脾脏（保留胃短和胃网膜左血管，不保留脾动静脉）的胰腺体尾部切除术——Warshaw手术。LUS引导下确定预切除线（图13-2-4-1D）。术后检视大体标本可见同时切除的脾血管，切缘阴性（图13-2-4-1E）。

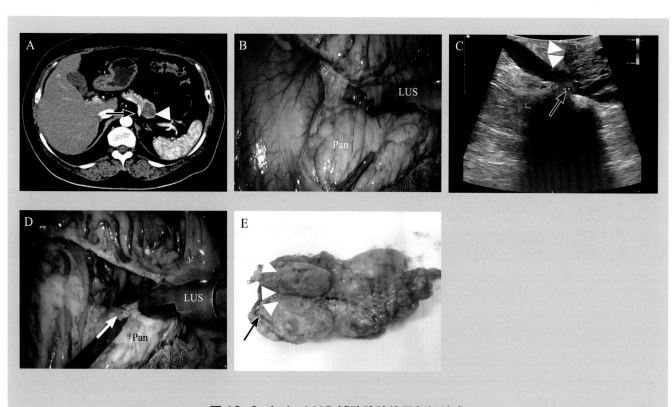

图13-2-4-1 LUS辅助胰腺体尾部切除术

患者女，35岁，入院诊断：胰体尾部神经内分泌肿瘤。拟行"腹腔镜胰腺体尾部切除术"。

LUS：腹腔镜超声探头，Pan：胰腺实质

A. 术前CT增强检查示胰腺体尾部肿瘤（△）与脾血管（↑）关系紧密；

B、C. 术中LUS探查见肿瘤（△）压迫脾血管（↑），CDFI显示血流中断；

D. LUS引导下确定预切除术线（↑）；E. 大体标本可见肿瘤（△）完整，切缘满意，脾血管（↑）部分切除

病例2：患者女，72岁，以"腹痛伴后背痛半个月"入院。术前影像学显示胰腺体尾部肿瘤侵犯肠系膜上动脉、肠系膜上静脉（图13-2-4-2A），入院诊断：胰腺体尾部癌。拟行"腹腔镜超声引导下胰腺肿瘤放射性粒子置入术"。

术中使用LUS探查见肿瘤位于胰腺体尾部，呈混杂回声，边界不清，与肠系膜上动脉、肠系膜上静脉关系密切（图13-2-4-2B、C）。在LUS引导下，避开重要血管，按术前设计置入放射性粒子，粒子间距5~8mm，分布均匀，布满整个肿瘤区域（图13-2-4-2D、E）。对穿刺点的出血和少量胰漏及时予以镜下电凝或缝扎。术后患者腹痛及后背痛明显减轻，无腹腔出血和胰漏，恢复好（图13-2-4-2F，术后1个月复查腹部增强CT）。

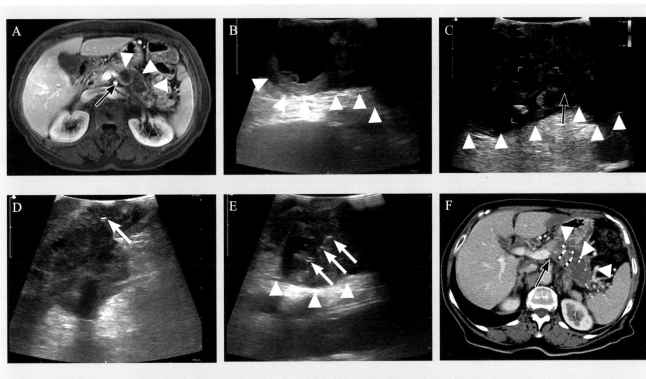

图13-2-4-2　LUS引导下胰腺肿瘤放射性粒子置入术

患者女，72岁，入院诊断：胰腺体尾部肿瘤。因肿瘤侵犯肠系膜上动静脉，拟行"腹腔镜超声引导下胰腺肿瘤放射性粒子置入术"。

A. 术前影像学显示胰腺体尾部肿瘤（△）侵犯肠系膜上动、静脉（↑）；

B、C. 术中LUS探查见胰腺体尾部肿瘤（△）呈混杂回声，与肠系膜上动、静脉（↑）关系密切；

D、E. LUS引导置入放射性粒子，粒子（↑）分布均匀，布满整个肿瘤区域（△）；

F. 术后1月复查见肿瘤（△）内放射性粒子分布均匀

病例3：患者女，27岁，入院诊断：胰腺体部神经内分泌肿瘤。腹部CT平扫+增强显示肿瘤与胰管关系密切（图13-2-4-3A）。拟行"腹腔镜超声引导机器人胰腺肿瘤剜除术"。

术中LUS探查见肿瘤单发，与胰管、脾脏动静脉关系密切（图13-2-4-3B、C），LUS引导下划定切除范围，行胰腺肿瘤剜除术（图13-2-4-3D），未损伤重要管道。

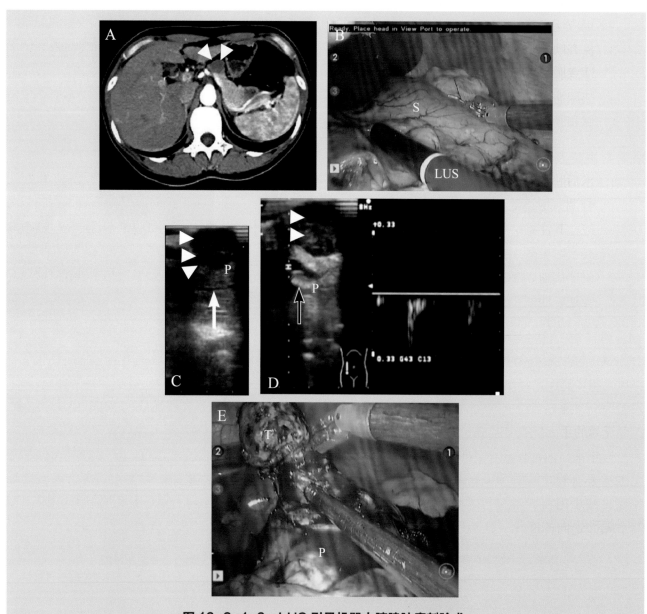

图13-2-4-3 LUS引导机器人胰腺肿瘤剜除术

患者女，27岁，入院诊断：胰腺体部神经内分泌肿瘤。拟行"腹腔镜超声引导下机器人胰腺肿瘤剜除术"。

S：胃，LUS：腹腔镜超声，P：胰腺实质，T：胰腺神经内分泌肿瘤

A. 术前CT增强检查示肿瘤（△）位于胰腺体部，与脾血管和胰管关系密切；

B、C、D. 术中LUS见肿瘤（△）单发，位于胰腺（P）体部，与胰管（↑）、脾血管（↑）关系密切；

E. LUS引导下划定切除范围，行胰腺肿瘤剜除术。胰腺肿瘤（T）完整，术中未损伤重要管道

五、技术要点及注意事项

1. LUS 行胰腺探查应分别扫描胰头、颈、体、尾部，发现主胰管及其扩张程度、胰管狭窄部位；有无胰石、囊肿及肿瘤，通过仔细追踪扩张的胆总管和胰管可辨认胰腺肿物位置；注意有无周围肿大的淋巴结。

2. 应格外注意仔细检查胰腺各部，防止遗漏可能的病灶，当高度怀疑为胰腺神经内分泌肿瘤时则更应注意胰腺各部有无卫星灶或多发肿瘤。

3. 探查胰腺组织及肿瘤与重要管道的关系，应充分借助多普勒血流显像技术分辨重要血管，特别注意肿瘤是否侵犯肠系膜上静脉、动脉和门静脉造成血管移位和癌栓。

4. 胰腺恶性肿瘤往往较易发生早期转移，为避免肿瘤细胞扩散，在扫描胰腺时，尽量不要挤压胰腺和肠系膜根部。

六、并发症及其预防与处理

1. 术后胰漏　探查中挤压胰腺或行介入操作可能造成术后胰漏。术中应注意探查的力度，可以配合调节增益及超声频率调整图像分辨率，而非一再增加探头挤压组织的力度。全面扫查胰腺时应尤其注意扩张的胰管，避免介入操作穿刺胰管（除非是检查必需的）。介入操作后应仔细检查，必要时电凝、缝扎穿刺点。

2. 脏器出血、腹部空腔脏器损伤、胆漏、纵隔气肿和气体栓塞、腹腔感染或切口感染，其他如腹痛、呃逆、胆漏、皮下气肿、酸中毒、戳孔肿瘤种植等同本章第一节。

七、临床意义及评价

LUS 在胰腺外科多应用于胰腺肿瘤的鉴别诊断和术中分期。胰腺肿瘤患者手术切除率往往较低，临床上很多病例是经剖腹探查才证实肿瘤不能切除。此类患者往往有严重的黄疸，肝功能及身体条件差。传统的剖腹探查术造成巨大的手术创伤，也增加了手术的并发症、病死率及住院时间。对于胰腺癌患者，避免无效的手术探查是很有价值的。而胰腺囊性肿瘤的分型与其预后和术式选择也有紧密的关系。

近年来，治疗性腹腔镜胰腺手术中通过 LUS 全面扫描胰腺、定位肿瘤位置、显示肿瘤与胰管和周围重要血管之间的关系，从而可以判定肿瘤能否切除，可避免不必要的扩大根治，获得肿瘤阴性切缘，减少出血、胰漏等并发症的发生率，提高根治性切除率[14]。随着治疗性腹腔镜胰腺手术逐渐成熟并走向标准化，在这一过程中 LUS 会逐渐得到重视，为 LUS 的应用提供了良好的平台。

（王宏光　张雯雯）

第五节 腹腔镜超声辅助胆胰肿瘤术中分期

胆胰肿瘤往往恶性程度较高，早期发生远处转移或周围组织浸润，且易被术前影像学忽略，从而影响手术决策和根治率。腹腔镜能直接观察腹腔内脏器大体病理改变，因而可发现肝脏和腹膜转移，行腹腔肿大淋巴结解剖定位；经直视下穿刺或切取活检获得病理诊断，为治疗提供可靠依据，可减少不必要的剖腹探查术，故已广泛应用于胆胰肿瘤分期诊断[15]。

LUS 结合了腹腔镜探查与术中超声的优势，可发现直径 <1cm 的隐匿病灶并同时行穿刺活检，将超声探头直接置于腹部脏器表面，避免了肠道气体的影响；有助于明确肿瘤的数量和位置，易于发现术前其他影像检查遗漏的微小癌灶或转移灶；明确肿瘤和门静脉、肝静脉、下腔静脉、肠系膜上静脉、肠系膜上动脉以及肝内外胆管、胰管之间的关系，判断门静脉、肝内胆管内是否存在癌栓，亦可发现肿瘤对重要脉管的侵犯，或对可疑转移活检；以此综合判断评估胆胰恶性肿瘤是否可采取根治性切除。

一、适应证

所有胆胰肿瘤的腹腔镜或开腹手术中均可先进行 LUS 分期。

二、禁忌证

1. 传统影像学检查提示恶性肿瘤可能已发生远处转移；且无姑息手术的适应证。
2. 其余同本章第一节。

三、操作前准备

见本章其他节。

四、操作方法

1. 经上腹部 Trocar 放置 LUS 探头进行检查。首先用腹腔镜全面检查腹腔，仔细观察腹腔、膈肌、镰状韧带、网膜及肠道的浆膜面有无肿瘤种植播散。特别注意壁腹膜及大网膜有无肿瘤种植性转移、肠系膜根部有无淋巴结肿大以及肿瘤侵犯门静脉继发内脏静脉床充血情况。不必打开小网膜囊，无须游离十二指肠。
2. 按肝、胆、胰的顺序扫查多脏器，具体特征见本章其他节。
3. 肿瘤侵犯门静脉、肠系膜上静脉的征象有血管闭塞或血栓形成，血管肿瘤界面强回声消失，血管被肿瘤包绕使血管显得僵硬，或血管腔内有癌栓形成。
4. 探查各脏器有无转移病灶、肝门区和肠系膜淋巴结肿大情况。

【典型病例】

病例 1：肝门部胆管癌

患者女，62 岁，入院诊断：肝门部胆管癌、梗阻性黄疸。拟行"机器人肝门部胆管癌根治术"。见图 13-2-5-1。

术中腹腔镜探查未见腹腔转移，LUS 探查见肿瘤位于肝门部胆管，可见肿瘤已侵犯右前、右后胆管汇合处；左内、左外肝内胆管与左肝管连续性好；未见血管侵犯，未见肿大淋巴结（图 13-2-5-1B、C、D、E）。因此，患者术中 LUS 分期为 Bismuth ⅢA 型肝门部胆管癌。遂决定行肝门部胆管癌根治术（右半肝＋尾状叶切除、肝外胆管切除、区域淋巴结清扫、胆肠吻合术）。图 13-2-5-1F，标记肝中静脉在肝脏表面的投影；图 13-2-5-1G，分离出右侧门静脉准备结扎离断；图 13-2-5-1H，切断左肝管；图 13-2-5-1I，完整切除右半肝＋尾状叶、肝外胆管，暴露肝后下腔静脉。

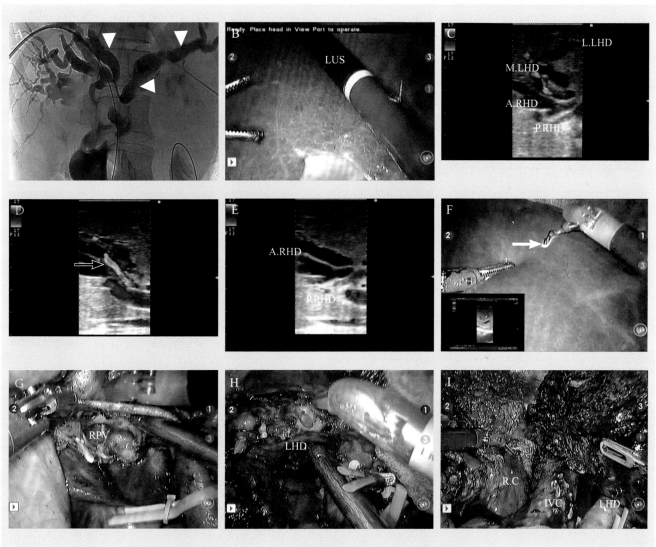

图 13-2-5-1　LUS 辅助机器人肝门部胆管癌根治术

患者女，62 岁，入院诊断：肝门部胆管癌、梗阻性黄疸。拟行"机器人肝门部胆管癌根治术"。

A. 术前经 PTBD 胆道造影显示扩张的肝内胆管（△）；

B、C、D、E. 术中 LUS 探查见肿瘤位于肝门部胆管，可见肿瘤已侵犯右前（A. RHD）、右后胆管（P. RHD）汇合处；左内（M. LHD）、左外肝内胆管（L. LHD）与左肝管连续性好；未见血管侵犯（↑），未见肿大淋巴结；

F. LUS 引导下标记肝中静脉在肝脏表面的投影（↑）；

G. 分离出右侧门静脉（RPV）准备结扎离断；

H. 切断左肝管（LHD）；

I. 完整切除右半肝 + 尾状叶（R. C）、肝外胆管，暴露肝后下腔静脉（IVC）。（LHD：左肝管）

病例 2：胆管下段癌

患者女，52 岁，入院诊断：胆总管下段肿瘤、梗阻性黄疸。拟行"胰十二指肠切除术"，术前行腹腔镜探查 + 肿瘤分期术。见图 13-2-5-2。

术中腹腔镜探查未见腹腔转移，可见胆囊肿大，LUS 探查见肝内外胆管扩张，肝内未见转移灶（图 13-2-5-2A、B），肿瘤位于胆总管下段，向胆总管内突出（图 13-2-5-2C）；肠系膜动静脉、肝总动脉、腹腔干等血管连贯性好，未见受侵，周围无肿大淋巴结（图 13-2-5-2D、E）；可见门静脉、胆总管之间肿大淋巴结位于可切除范围内（图 13-2-5-2F）。遂决定行胰十二指肠切除术。

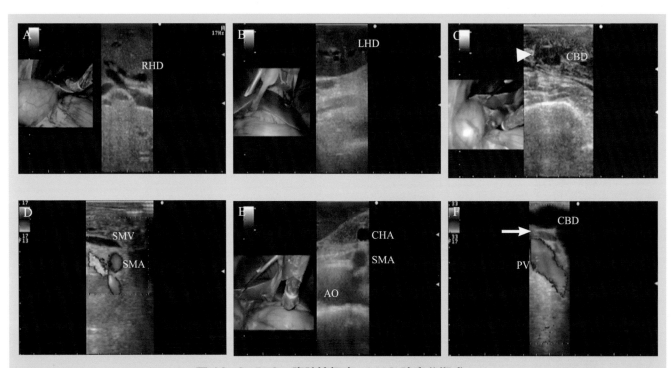

图 13-2-5-2　腹腔镜探查 +LUS 肿瘤分期术

患者女，52 岁，入院诊断：胆总管下段肿瘤、梗阻性黄疸。拟行"胰十二指肠切除术"，术前行腹腔镜探查 + 肿瘤分期术。

A、B、C. 术中 LUS 探查见肝内外胆管扩张（RHD：扩张的右肝管，LHD：扩张的左肝管，CBD：胆总管），肝内未见转移灶，肿瘤位于胆总管下段，向胆总管内突出（△）；

D、E. LUS 探查见肠系膜动静脉（SMA、SMV）、肝总动脉（CHA）、腹腔干（AO）等血管连贯性好，未见受侵，周围无肿大淋巴结；

F. LUS 探查见门静脉（PV）、胆总管（CBD）之间肿大淋巴结（↑）位于可切除范围内。遂决定行胰十二指肠切除术。

病例3：患者男，70岁，入院诊断：胰头肿瘤、梗阻性黄疸。拟行"胰十二指肠切除术"，术前行腹腔镜探查＋肿瘤分期术。见图13-2-5-3。

术中腹腔镜探查未见腹腔转移，可见胆囊肿大。LUS探查见肿瘤位于胰头，肝内外胆管扩张（图13-2-5-3A）；CDFI显示门静脉与肠系膜上静脉移行处受压，可见血管内湍流、血管连续性中断，证实大血管侵犯（图13-2-5-3B、C）；肝门十二指肠韧带及胰头后方均可见肿大淋巴结。经结合患者一般状况与家属交流肿瘤进展，遂行姑息性手术（腹腔镜下胆肠吻合、胃空肠吻合术）。

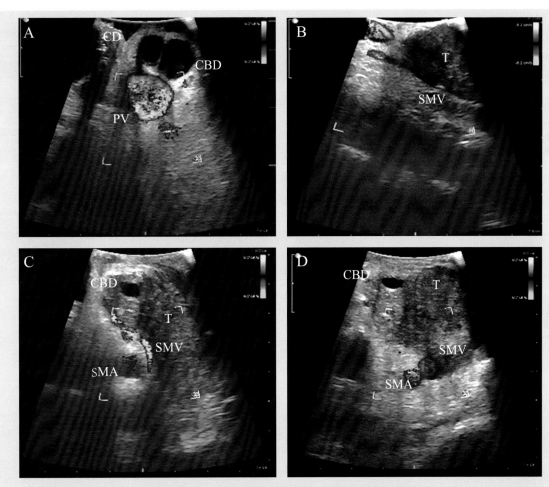

图13-2-5-3　腹腔镜探查＋LUS肿瘤分期术

患者男，70岁，入院诊断：胰头肿瘤、梗阻性黄疸。拟行"胰十二指肠切除术"，术前行腹腔镜探查＋肿瘤分期术。术中LUS探查见肝外胆管（CD：胆囊管，CBD：胆总管）扩张，CDFI显示门静脉（PV）与肠系膜上静脉（SMV）移行处受肿瘤（T）压迫，可见血管内湍流、血管连续性中断，证实大血管侵犯。（SMA：肠系膜上动脉）

五、技术要点及注意事项

见本章其他节。

六、并发症预防及处理

见本章其他节。

七、临床意义及评价

腹腔镜超声分期诊断是其他影像学检查的补充而不是替代,一般应在完成常规影像学检查之后再考虑腹腔镜分期检查;对各种影像学检查认定可行根治性或姑息性手术的胆胰肿瘤病人,剖腹探查术前宜常规进行腹腔镜探查与腹腔镜超声检查,准确分期有助于判断肿瘤根治性切除的可能性、指导外科医生手术决策的制定以及对治疗结果与预后的正确评估。

LUS 进行术中胆胰肿瘤临床分期,其敏感度和准确率与开腹术中超声类似。Parks 等报道,对于 CT 扫描提示直径 <2 cm、未侵犯大血管的壶腹部肿瘤,腹腔镜检查的意义不大,较难发现阳性结果。而近期的研究表明,LUS 判断肿瘤可切除性的诊断敏感性、特异性及阳性预测值均明显高于单用超声内镜,超声内镜与 LUS 联合检查可以进一步提高胰腺癌的诊断敏感性和特异性[16、17]。

根据 LUS 的临床分期可提高不可切除晚期肿瘤的检出率,有助于提高手术切除率,避免不必要的剖腹探查术。因此国内外均有文献建议常规开展胆胰肿瘤的 LUS 分期。

（王宏光　张雯雯）

随着腹腔镜技术的发展，腹腔镜肾部分切除术（laparoscopic partial nephrectomy，LPN）已逐步成为早期肾肿瘤的常规术式[18]。尤其在机器人辅助腹腔镜（robot-assisted laparoscopic）技术出现后，其独有的三维高清立体视野、灵活性高的操作手臂以及可控性高的腹腔镜镜头使术者能更精准地切除肾肿瘤，更确切地缝合肾集合系统以及肾脏创面[19]。然而此类手术的内在缺陷在于只能观察到患肾的表面情况而不能触诊到肾脏，因而难以获得肾内病变的详细信息，从而影响手术的成功率。

腹腔镜超声是腹腔镜与常规超声相结合的技术。由于没有肋骨、腹壁以及其他腹腔脏器的干扰，LUS可使用高频探头与肾脏表面直接接触，与其他影像学相比更能实时了解肿瘤的位置、大小、深度、内部结构及与邻近血管、集合系统的毗邻关系，准确定位肾肿瘤与毗邻正常组织之间的安全切除边界，降低了手术风险，使肿瘤得以安全和完整的切除[20]。

本章节主要对LUS技术在LPN中的应用做一介绍。

一、适应证

1. 完全内生性肿瘤。　　2. 肾门旁肿瘤。　　3. 孤立肾肿瘤。

4. 直径超过4cm的肿瘤。　　5. 基底部较宽的肿瘤。

二、禁忌证

1. 有腹部手术史或肾脏手术史者。　　2. 全身出血性患者。

3. 心肺合并症严重，难以耐受手术者。　　4. 肾周围感染、脓肾、肾脏与周围组织粘连较重者。

5. 有急性腹部炎症患者。

三、操作前准备

1. 仪器准备同本章第一节。

2. 根据术前影像学评估肿瘤位置、大小、范围以及与邻近血管、集合系统的毗邻关系。

3. 普通腹腔镜手术经腹膜后入路时，患者取完全健侧卧位（以右侧卧位为例）。常规消毒铺巾，于腋后线12肋下做一2cm纵行切口，常规建立后腹膜腔间隙。食指探入已扩张的腹膜后间隙并在其引导下分别在腋前线肋缘下放置5mm Trocar（左手操作通道），腋中线髂嵴上放置10mm Trocar（腹腔镜通道），腋后线12肋缘下放置12mm Trocar（右手操作通道），维持气腹压力12~15mmHg。手术过程中LUS探头经12mm Trocar置入。

4. 机器人辅助腹腔镜手术经腹腔入路时，患者取70°健侧斜卧位（以右侧卧位为例）。常规消毒铺巾，于脐内边缘做一3mm横行切口，置入气腹针建立气腹，维持气腹压力12~14mmHg。于脐头侧两横指处腹直肌旁线处置入12mm Trocar（机器人镜头臂通道）；头侧的8mm Trocar置于锁骨中线肋缘下方两横指，距离镜头Trocar 8~10cm，尾侧的8mm Trocar置于腋前线附近，使形成的以镜头Trocar为顶点的等腰三角形顶角在90°~110°之间；另外在距离尾侧8mm Trocar在腹直肌侧缘的投影8~10cm处再放置一个8mm Trocar。上述3个8mm Trocar均为机器人操作臂通道。于脐正中稍下方放置12mm Trocar作为助手通道，LUS探头也经该Trocar置入。

5. 机器人辅助腹腔镜手术经腹膜后入路时，患者取完全健侧卧位（以右侧卧位为例）。常规消毒铺巾，于右腋中线肋缘下与髂嵴中点做一 2cm 横行切口，常规建立后腹膜腔间隙，置入 12mm Trocar（机器人镜头臂通道）。食指探入已扩张的腹膜后间隙并在其引导下在镜头孔上方 1 横指分别于腋后线肋缘和腋前线置入 8mm Trocar 为机器人操作臂通道，腋前线和腋中线中间距离镜头孔下方 2 横指置入 12mm Trocar 作为助手通道，LUS 探头也经该 Trocar 置入。

四、操作方法

1. 打开 Gerota 筋膜和肾周脂肪囊，充分游离肾脏和肾动脉，将 LUS 探头由相应 Trocar 置入，调节探头角度，使其垂直于肾脏表面。
2. 根据术前影像学找到肾脏肿瘤的大致位置，再以此为中心扇形扫查，获取病灶的具体位置、大小及肿瘤边界。
3. 明确肿瘤的位置和边界后，用超声刀或电刀标记切缘。
4. 阻断肾动脉前后通过 CDFI 观察肿瘤内部及周边血供情况，判定肾动脉是否完全阻断及是否有副肾动脉存在。

【典型病例】

患者男，61 岁，入院诊断：右肾占位，左肾透明细胞癌术后。术前肾脏 MRI 平扫 + 动态增强提示：①右肾中上部近肾盂多血供实性肿块，大小约 3.6cm×3.3cm×3.2cm，完全被肾皮质包裹；②左肾术后改变，未见新发或残留病灶（图 13-2-6-1A）。拟行机器人辅助后腹腔镜下右肾部分切除术。

术中纵行切开肾后筋膜，打开肾周脂肪，沿肾表面依次锐性分离肾脏前壁、下极和背侧，未见肾肿瘤突出肾脏表面。经辅助孔置入 LUS 探头至肾表面，在探头引导下寻找肿瘤并定位，探查显示肿瘤呈类圆形低回声，边界较清晰，形态尚规则，内部回声欠均匀（图 13-2-6-1B）。用电剪刀沿探头长轴外侧缘标记肿瘤在肾脏表面的投影，然后于肾脂肪囊外肾后方腰大肌前方游离出右肾动脉，用无损伤"哈巴狗钳"阻断右肾动脉。用剪刀沿右肾肿瘤边缘约 5mm 切开肾实质，逐步切向深部，将肿瘤自右肾完整切除，深面达肾窦及肾盏。右肾创面以 0 号倒刺线行双层连续缝合。去除无损血管钳夹，观察创面无明显出血。置入取物袋，将右肾肿瘤放入取物袋内，取出体外。术后检视大体标本见切缘阴性，肿瘤边缘距正常肾组织 0.3~0.5cm（图 13-2-6-1C），病理回报为肾透明细胞癌伴出血，Fuhrman 核分级 Ⅱ 级。

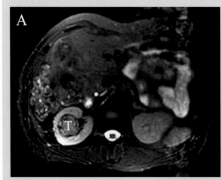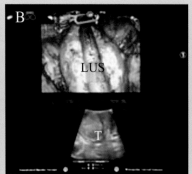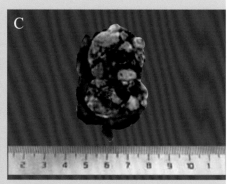

图 13-2-6-1 LUS 在肾脏完全内生性肿瘤中的应用

A. MR 提示肿瘤完全被右肾实质包裹；B. LUS 探头及术中超声影像；C. 手术标本，病理诊断为肾透明细胞癌（T）

五、技术要点及注意事项

1. 行 LUS 检查前，应充分游离并切除肾周脂肪囊，操作中应尽可能将探头贴近肾脏表面进行扫描，以减少超声伪影，必要时扩大游离肾周脂肪。

2. 在实际操作中，应尽量选择使镜体长轴与肾脏长轴在同一平面的 Trocar 置入超声内镜，以便同向操作。

3. 术中同时利用腹腔镜来指导 LUS 的操作，以便了解病灶在肾脏表面的投影位置，并及时应用超声刀或电凝标记肿瘤切缘。

4. 对于切缘距离肿瘤很近时，可在肿瘤切除后利用 LUS 直接扫描肾肿瘤查看假包膜是否完整，以判定切缘是否阴性。

六、并发症及其预防与处理

1. 出血术前通过 CTA 明确肾动脉分支及走向，术中充分游离肾动静脉，尽量于肾动脉主干近端阻断肾动脉；为明确肾动脉是否阻断完全，可在阻断肾动脉前后通过 LUS 彩色多普勒模式观察肿瘤内部及周边血供情况；确切缝合肾实质缺损，创面喷洒生物止血胶；术中若出血不止应及时改开放或行根治性肾切除术。规范而轻柔的 LUS 操作可有效避免组织撕裂和出血。术后继发出血保守治疗无效时可考虑行选择性肾动脉栓塞。

2. 尿漏术中提前控制肾动脉，保持创面清晰，有助于及时发现集合系统破损，以便及时修补；一般尿性囊肿可行经皮置管引流和留置输尿管内支架解决。若尿漏不止及时行根治性肾切除术。

3. 伤口感染术后充分引流，伤口换药，静脉使用抗生素。

4. 周围脏器损伤熟悉解剖，术中精细操作，一旦损伤按相关外科原则处理。

七、临床意义及评价

与开放手术相比，腹腔镜肾部分切除术缺乏触觉反馈，对于内生型肿瘤难以了解病灶的位置、大小、范围和质地等重要信息，手术难以保证切缘阴性并容易损伤集合系统或血管[21]；另外肾门旁肿瘤由于与集合系统及肾门血管毗邻紧密，腹腔镜肉眼直视下容易损伤相应组织，增加手术难度，甚至被迫中转开放手术或行根治性肾切除术[22]。

而 LUS 可以在术中将高频探头直接置于肾脏表面扫查，不受腹壁、骨骼、含气空腔脏器等物理屏障干扰，能够准确判断病灶范围及周边重要解剖结构，确定病灶的边界，并通过超声刀或电凝在肾表面标记切割线，在保证切缘阴性的情况下尽可能保留正常的肾组织，同时避免损伤肾集合系统和肾门血管，减少尿漏和出血的概率。研究报道，同其他术前影像学评估相比，LUS 对于肾脏肿瘤的分期以及可切除性判断具有更高的准确性，有助于手术方案的选择，提高肿瘤切除率，同时可以避免术中盲目切割探查造成不必要的肾实质损伤[23, 24]。

因此，LUS 对于肾脏肿瘤的定位以及判定肿瘤与毗邻组织的关系有明显优势，对于复杂的肾部分切除术可以缩短手术时间，减少手术并发症，为肿瘤的完整切除和手术的安全提供有效保障。

（张旭　马鑫　范阳）

参考文献

1. Berber E, Siperstein AE.Laparoscopic ultrasound.SurgClin North Am.2004, 84（4）: 1061-84.Review..

2. Foroutani A, Garland AM, Berber E, et al.Laparoscopic ultrasound vs.triphasic computed tomography for detecting liver tumors.Arch Surg.2000, 135（8）: 933-8.

3. Chang L, Stefanidis D, Richardson WS, et al.The role of staging laparoscopy for intra-abdominal cancers: an evidence-based review. SurgEndosc.2009; 23（2）: 231-41.

4. Lin SM, Lin CJ, Lin CC, et al.Randomised controlled trial comparing percutaneous radiofrequency thermal ablation, percutaneous ethanol injection, and percutaneous acetic acid injection to treat hepatocellular carcinoma of 3 cm or less.Gut.2005; 54: 1151-1156

5. Chen MS, Li JQ, Zheng Y, et al.A prospective randomized trial comparing percutaneous local ablative therapy and partial hepatectomy for small hepatocellular carcinoma.Ann Surg.2006; 243: 321-328.

6. Birsen O, Aliyev S, Aksoy E, et al.A critical analysis of postoperative morbidity and mortality after laparoscopic radiofrequency ablation of liver tumors.Ann SurgOncol.2014; 21(6): 1834-40.

7. Wu JY, Chen MH, Yang W, et al.Role of contrast enhanced ultrasound in radiofrequency ablation of metastatic liver carcinoma. Chin Cancer Res.2012; 24（1）: 44-51.

8. Jiao LR, Williamson RCN, Habib NA.Radiofrequency comes of age in liver surgery: ablation technique and adjunct to resection. HPB.2003; 5: 3-5.

9. Rodriguez J, Tellioglu G, Siperstein A, et al. Myoglobinuria after laparoscopic radiofrequency ablation of liver tumors.J Gastrointest Surg.2010; 14: 664-7.

10. Herbold T, Wahba R, Bangard C, et al.The laparoscopic approach for radiofrequency ablation of hepatocellular carcinoma--indication, technique and results.Langenbecks Arch Surg.2013; 398（1）: 47-53.

11. Costi R, Gnocchi A, Di Mario F, et al.Diagnosis and management of choledocholithiasis in the golden age of imaging, endoscopy and laparoscopy.World J Gastroenterol.2014; 20（37）: 13382-401.

12. Aziz O, Ashrafian H, Jones C, et al.Laparoscopic ultrasonography versus intra-operative cholangiogram for the detection of common bile duct stones during laparoscopic cholecystectomy: a meta-analysis of diagnostic accuracy.Int J Surg.2014; 12（7）: 712-9.

13. Doucas H, Sutton CD, Zimmerman A, et al.Assessment of pancreatic malignancy with laparoscopy and intraoperative ultrasound.SurgEndosc.2007; 21（7）: 1147-52.

14. Hariharan D1, Constantinides VA, Froeling FE, et al.The role of laparoscopy and laparoscopic ultrasound in the preoperative staging of pancreatico-biliary cancers--A meta-analysis.Eur J SurgOncol.2010; 36（10）: 941-8.

15. Doucas H, Sutton CD, Zimmerman A, et al.Assessment of pancreatic malignancy with laparoscopy and intraoperative ultrasound.SurgEndosc.2007; 21: 1147-52.

16. Ni Mhuircheartaigh JM, Sun MRM, Callery MP, et al.Pancreatic Surgery: a multidisciplinary assessment of the value of intra-operative ultrasound.Radiology.2013; 266（3）: 945-955.

17. Barabino M, Santambrogio R, PisaniCeretti A, et al.Is there still a role for laparoscopy combined with laparoscopic ultrasonography in the staging of pancreatic cancer? SurgEndosc.2011; 25（1）: 160-165.

18. Lane BR, Campbell SC, Gill IS.10-year oncologic outcomes after laparoscopic and open partial nephrectomy.J Urol, 2013, 190（1）: 44-49.

19. ShirokiR, Fukami N, Fukaya K, et al.Robot-assisted partial nephrectomy: Superiority over laparoscopic partial nephrectomy.Int J Urol, 2015, 20

20. Fazio LM, Downey D, Nguan CY, et al.Intraoperative laparoscopic renal ultrasonography: use in advanced laparoscopic renal surgery.Urology, 2006, 68（4）: 723-737.

21. Komninos C, Shin TY, Tuliao P, et al.Robotic partial nephrectomy for completely endophytic renal tumors: complications and functional and oncologic outcomes during a 4-year median period of follow-up.Urology, 2014, 84（6）: 1367-1373.

22. Frank I, Colombo JR Jr, Rubinstein M, et al.Laparoscopic partial nephrectomy for centrally located renal tumors.J Urol, 2006, 175（3 Pt 1）: 849-852.

23. Richardson W, Stefanidis D, Mittal S, et al.SAGES guidelines for the use of laparoscopic ultrasound.SurgEndosc, 2010, 24（4）: 745-756.

24. Secil M, Elibol C, Aslan G, et al.Role of intraoperative US in the decision for radical or partial nephrectomy.Radiology, 2011, 258: 283-290.

编后语

　　《中华介入超声学》是人民卫生出版社 17 年前同我谈定的项目，为我心里一直放不下的梦，前后经历了三个阶段。

　　1996 年，人民卫生出版社杜贤等社领导就灵敏地觉察到介入超声的临床应用价值，与我草签了合同，并耐心地关注着我们的发展和完善。1997 年，作为我主编的《消化系统超声学》的第十一章完成了初稿，但因不够全面不甚满意而未曾交付出版。2002 年，又开始动笔撰写第二稿。然而当时正值超声造影和射频消融新技术开展和突飞猛进时期，不得已而被搁置。介入超声近十几年来发展迅速、日新月异，终于迎来了几乎在全身各主要器官的开展应用，介入作为超声学科的分支逐渐成熟了。2014 年，看到临床的需求及未完成的二稿，终于压不住内心的冲动，酝酿再次下火海。在董宝玮教授的鼓励下，在梁萍教授、严昆教授和王金锐教授的支持下，以北大肿瘤医院超声科及 301 医院超声介入科为主力军，开始着手撰写《中华介入超声学》专著。

　　忆往事，近四十年来我们克服重重困难开展并推广介入超声技术。首先，应充分肯定董宝玮教授在引领我国开展介入超声的重要作用。作为外科医生出身的他，具有高于影像诊断局限的视野。我有幸作为他的第一助手参与介入超声的开创工作，获益良多。还由于上世纪六十年代在郭应禄院士指导下参与外科手术的经历，使我学到不少创伤外科的实践经验和理论知识。1987~1990 年，我又作为公派留学生赴日本北海道大学放射科留学，期间参与不少尸体解剖及动物实验、放射介入诊断治疗等工作，为其后我能把介入超声应用于肝胆、肺胸、泌尿、颅脑脊髓等领域打下了良好的基础。我要感谢我的经历和同事老师，感谢生逢一个医学发生巨大变革的时代。是临床和患者的需求，是医疗设备的进步，给我们创造了条件和机会。

　　我还要感谢主编助理、年轻医生及研究生们的参与，历时两年余，他（她）们兢兢业业的埋头苦干，不少作者的稿件甚至经过 3~5 稿的修改调整，而毫无怨言。尤其两个主要医院的全科同志和研究生们忍受着我的苛刻要求，在此，表示由衷的歉意！

　　为求一部精品，两年来再度对疾病缠身年逾八旬的丈夫和女儿幼孙失职，是我此生难以弥补的缺憾，在此，请求家人的谅解！

陈敏华

2017 年 元旦